疑难病例影像解析丛书

主编

王秋萍　王　玮　郭佑民

胸部疾病疑难病例

影像解析

IMAGING ANALYSIS
OF DIFFICULT
CASES OF CHEST
DISEASES

上海科学技术出版社

图书在版编目(CIP)数据

胸部疾病疑难病例影像解析 / 王秋萍,王炜,郭佑
民主编.—上海:上海科学技术出版社,2019.1
 (疑难病例影像解析丛书)
 ISBN 978-7-5478-4013-9

 Ⅰ.① 胸… Ⅱ.① 王… ② 王… ③ 郭… Ⅲ.① 胸腔疾
病—疑难病—影象诊断 Ⅳ.① R560.4

 中国版本图书馆CIP数据核字(2018)第098504号

胸部疾病疑难病例影像解析
主编 王秋萍 王 玮 郭佑民

上海世纪出版(集团)有限公司
上海科学技术出版社 出版、发行
(上海钦州南路71号 邮政编码200235 www.sstp.cn)
上海中华商务联合印刷有限公司印刷
开本 787×1092 1/16 印张 25.75
字数 350千字
2019年1月第1版 2019年1月第1次印刷
ISBN 978-7-5478-4013-9/R·1625
定价:128.00元

内容提要

　　本书是上海科学技术出版社"疑难病例影像解析丛书"之一，主要针对胸部疑难病例进行影像学剖析。全书分为肺部疾病、纵隔疾病、心脏及大血管疾病和胸廓疾病4章，通过对100个典型病例的非典型表现，以及少见或者罕见病例的典型表现的展示，从影像学的角度分析这些疾病的诊断难点，重点介绍其诊断与鉴别诊断要点，可为呼吸科医师、心内科医师、放射科医师等的日常临床工作提供帮助。

编者名单

主　编　王秋萍　王　玮　郭佑民

副主编　张　蕴　朱　力　于　楠

学术秘书　于　楠　李文玲

编　者（按姓氏笔画排列）

丁宁宁　西安交通大学第一附属医院

于　楠　陕西中医药大学附属医院

王　玮　空军军医大学唐都医院

王秋萍　西安交通大学第一附属医院

朱　力　宁夏医科大学总医院

朱少君　空军军医大学唐都医院

刘　为　西安市第一医院

刘　艳　长庆油田职工医院

刘　哲　西安交通大学第一附属医院

杜永浩　西安交通大学第一附属医院

李　玮　空军军医大学唐都医院

李　馨　长安医院

李小怀　中国人民解放军第 323 医院

李永斌　西安医学院第二附属医院

时　宏　西安市第一医院

佟佳音　西安交通大学第一附属医院

沈　聪　西安交通大学第一附属医院

张　伟　空军军医大学唐都医院

张　惠　西安交通大学第一附属医院

张　蕴　西安交通大学第一附属医院

张静平　西安交通大学第一附属医院

陈　静　陕西中医药大学附属医院

范妤欣　西安交通大学第一附属医院

尚　进　西安交通大学第一附属医院

胡　风　陕西地矿医院

党　珊　陕西中医药大学附属医院

徐小玲　西安交通大学第一附属医院

郭佑民　西安交通大学第一附属医院

郭晓娟　首都医科大学附属北京朝阳医院

麻少辉　西安交通大学第一附属医院

梁　挺　西安交通大学第一附属医院

蔡关科　陕西省中医医院

薛久华　空军军医大学唐都医院

魏　璇　空军军医大学唐都医院

前　言

　　胸部疾病一直是占据人类疾病谱发病率前列的重大疾病，而医学影像学技术则是胸部疾病诊断与鉴别诊断最为重要的手段之一。本书通过对 100 例胸部疾病的影像学解析，为影像科、呼吸科、心内科等相关专业的临床医师提供可供参考和借鉴的临床诊断思路。

　　全书分为肺部疾病、纵隔疾病、心脏及大血管疾病和胸廓疾病 4 章。通过 100 个典型胸部病例的非典型表现、少见或者罕见病例的典型表现的展示，期望从不同的角度反映胸部疾病诊断的难点，把握诊断与鉴别要点，为胸部疾病临床诊断提供影像学依据。

　　承蒙上海科学技术出版社的信任，我们组织各位编者，历时 4 年余完成了编写任务。基于我等学识有限，编写定有不足之处，恳望读者不吝赐教。

2018 年 6 月初伏于长安

目 录

第一章
肺部疾病

第二章
纵隔疾病

第三章
心脏及大血管疾病

第四章
胸廓疾病

第一章
肺部疾病

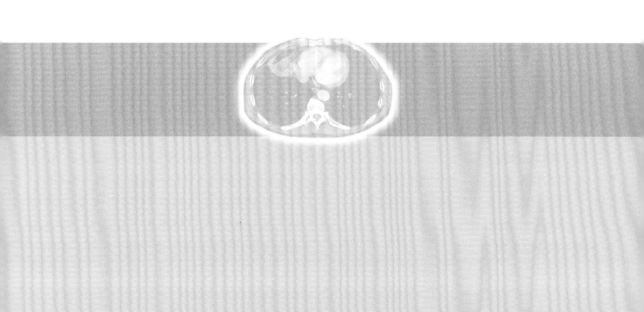

第一节　感染性疾病

病例 ❶ 肺炎克雷伯杆菌感染

▪ 临床及影像学资料 ▪

· 患者，男性，56岁。间断咳嗽、咳痰伴痰中带血4个月，加重1周，咳黄白色黏痰，近1周咯血加重，为痰血混合，间断有整口鲜血，发病以来无发热、盗汗，2周前外院胸部CT检查显示"右肺中叶团块影，其内可见空洞"，为进一步诊治入院。

1. 实验室检查

3次痰涂片检查：未见抗酸杆菌。

痰培养：肺炎克雷伯杆菌曾为阳性。

肿瘤标记物为阴性。

2. 影像学表现

首次胸部CT平扫：右肺中叶体积减小，其内可见团片状密实影，边缘模糊，周围可见渗出影及索条影，内可见规则坏死灶（图1-1-1A～D），斜裂上移，呈弧形向后突起，病变未见跨叶生长征象（图1-1-1B），相邻胸膜广泛增厚、凹陷，胸膜脂肪线可见（图1-1-1D）。纵隔内未见肿大淋巴结。

3. 治疗及随访

抗生素治疗15天后胸部CT平扫：病变体积略有增大，下缘可见浅分叶征（图1-1-1E），液化坏死形态大小变化不显著（图1-1-1F）。

继续抗生素治疗35天后再次复查胸部CT，右肺中叶病灶外形无明显改变，下缘浅分叶消失，其内坏死灶有所增大（图1-1-1G、H），增强显示坏死灶壁光滑规整，周围肺野及相邻胸膜呈中度均匀强化（图1-1-1I），胸膜下脂肪间隙仍然存在。

全身骨显像及头颅MRI检查未见明显异常。

4. 手术

行右肺中叶切除术。

5. 病理

淋巴细胞性细支气管炎，伴脓肿形成。

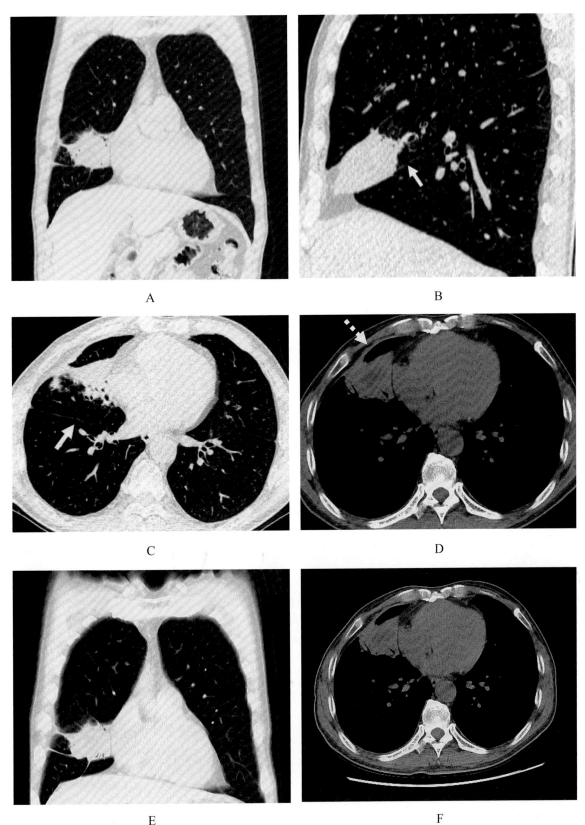

A

B

C

D

E

F

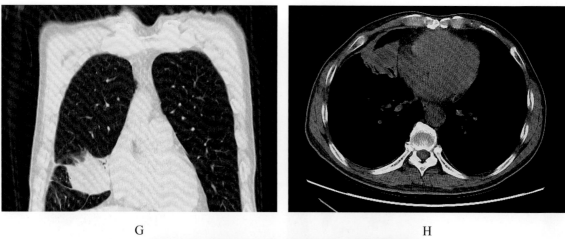

G　　　　　　　　　　　　　　H

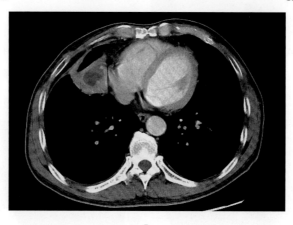

I

图1-1-1A～I　男性，56岁，肺炎克雷伯杆菌感染

首次胸部CT冠状位（A）、矢状位（B）及轴位（C）示右肺中叶片状密度增高影，内可见含气的支气管，病变以叶间裂为界，周围可见小片状及索条状高密度影，水平裂（黑箭）下移、斜裂（白实箭）上移，并向后弧形突起（即斜裂下坠）。纵隔窗（D）示病变内可见椭圆形水样密度影，相邻胸膜广泛增厚，轻度凹陷（白虚箭）。抗生素治疗15天后胸部CT冠状位（E）显示病变下缘出现浅分叶，纵隔窗（F）示病变内水样密度影及相邻胸膜的大小、形态与图D相似，继续抗生素治疗35天后复查，冠状位（G）示病变的大小、形态与图A相似，纵隔窗（H）示病变内水样密度影较图F略增大，增强扫描（I）示病变及邻近胸膜均匀强化，内部液化区域光滑整齐。

■ **解　析** ■

肺炎克雷伯杆菌肺炎（Klebsiella pneumoniae pneumonia，KPP）是由肺炎克雷伯杆菌引起的急性肺部炎症，亦称肺炎杆菌肺炎或弗利兰德杆菌肺炎（Friedlander pneumonia）。肺炎克雷伯杆菌原属于肠道菌群，正常存在于人体肠道

或者呼吸道。通过荚膜抗血清试验可分为80个亚型，1～6型常见于呼吸道感染，其中以克雷伯菌肺炎亚型、克雷伯菌鼻硬结亚型、克雷伯菌臭鼻亚型最多见[1]。当人体免疫力低下，如老年、营养不良、慢性酒精中毒、慢性支气

管—肺疾病及全身衰竭等，肺炎克雷伯杆菌可引起肺、肝等脏器的病变。

1. 病理

急性期，胸膜表面有纤维素性渗出。显微镜下见肺泡壁充血肿胀，肺泡渗出液黏稠，内有多核细胞或单核细胞，细胞内外都可见到克雷伯杆菌。还可见到肺泡壁坏死，有实质破坏或脓肿形成。慢性期，患肺有多发肺脓肿伴肺实质显著纤维化、胸膜增厚等。

2. 临床表现

患者临床发病急骤，主要表现为畏寒、发热、咳嗽、胸痛、咳黄绿色脓性痰，痰液黏稠，可带血，少数咳出典型的红棕色黏稠胶冻状痰。早期可以累及胸膜引起脓胸，累及心包可引起血行播散和脑膜炎。近年来流行病学资料显示，肺炎克雷伯杆菌已成为院内和社区感染重要的致病菌[2]。

3. 影像学表现

综合影像及临床表现可将KPP分为两种类型[3]，急性肺炎型及伴有并发症的肺炎型，伴发征象包括脓肿（16%～50%），肺坏死灶（7%～50%）及慢性KPP（5%～33%）。

有国外文献报道[4]，急性KPP的主要表现为磨玻璃密度影（100%），其次为实变（91.4%）及小叶内网状影（85.9%）；小叶中心结节影，支气管壁增厚及支气管扩张、空洞及胸腔积液在混合感染型肺炎中较KPP感染所致肺炎中表现更为常见[3]。大部分病灶位于双肺外周带。

KPP的CT表现可以归纳为以下3种[4, 5]。

（1）片状实变型或者脓肿形成型：肺炎克雷伯杆菌肺炎表现为大片状实变影，边界模糊，靠近叶间裂处比较清晰，累及右上肺叶X线胸片呈"叶间裂下坠"，卧位胸片此征象不能显示，而表现为右上肺贴近水平裂的大片状模糊影，水平裂下缘清晰，位置未见上移，

CT表现因为向后突出而形成典型的"钟乳石"征。病变短期内可形成空洞，洞壁多较光滑，一般直径很少超过2 cm。该类型为克雷伯杆菌肺炎的典型表现，但是对于老年人，临床症状表现不典型，抗炎治疗效果不佳或肺内病灶进行性增大的患者，警惕腺癌的可能[6]。

（2）小叶肺炎型或多发斑片状实变型：肺炎克雷伯杆菌肺炎表现为两侧肺内或一侧肺内的多发斑片状实变影，边界模糊，部分实变影可以相互融合，或者在短期内出现小空洞。该类型较大叶实变型少见。

（3）肺纹理增多型：肺炎克雷伯杆菌肺炎表现为两肺内或一侧肺内，或者一叶肺内纹理增多、增粗、模糊，与一般的支气管炎很难鉴别。该类型最少见。

MOON等认为[7]，复杂型KPP的主要表现为坏死性肺炎及胸膜反应，前者的CT表现为均质强化的实变区和边界不清的低密度影，内间杂大小不等的含气空腔，均质密实影为脓腔，因为坏死组织和痰液黏稠而不易咳出，才表现为大片状较均质实变影，后者主要表现为胸腔积液和胸膜增厚。

本例为中老年患者，间断咳嗽咳痰4个月，间断咯血，肿瘤标记物为阴性，痰培养肺炎克雷伯杆菌阳性。该患者入院胸部CT表现为右肺中叶实变影，其内伴大小不等，边界不清楚低密度影，可见支气管气象，邻近肺野可见索条影及沿支气管分布的点絮状模糊影，中叶可见轻度下坠，由于未累及叶间裂未见明显后凸的"钟乳石"征象，受累肋胸膜广泛增厚。

抗感染治疗后复查实变区内坏死灶有所增大，内壁光滑规整，实变区呈散在斑片状、条状不规则强化。纵隔内未见明显增大淋巴结影。影像学征象仍然提示为炎性病灶伴有脓肿形成，抗感染治疗效果不佳的原因可能是病灶

存在机化，由于不能排除肿瘤的可能，综合考虑后建议患者行外科手术，术后病理证实为淋巴细胞性细支气管炎，伴脓肿形成。

4. 鉴别诊断

（1）金黄色葡萄肺炎：金黄色葡萄肺炎的特征性X线可见肺气囊形成，囊壁薄，同时病变呈现游走性。

（2）真菌性肺炎：真菌性肺炎亦可见空洞形成。但患者多有长期使用广谱抗生素、免疫抑制剂、抗癌药物和大剂量糖皮质等病史。

（3）肺结核：肺结核病灶多呈斑片状，梅花瓣状结节影，发生大叶浸润时其病理上为干酪性坏死，所形成的空洞均有不同厚度的纤维化壁，常为薄壁或厚壁空洞，空洞内多有液平。结核病灶在吸收好转时常存留钙化灶、纤维化、肺叶体积缩小，肺门影上提。

综上所述，KPP患者在临床上常伴有比较严重的基础性疾病，所以病死率较高[8]。影像表现与其他细菌性肺炎相同，仅根据影像鉴别诊断困难，确诊依赖于细菌学检查。影像学检查的重要性在于发现病变，确定病变的数目和范围，并在临床诊治过程中进行必要的随访复查以观察疗效。

（郭晓娟　郭佑民）

·参考文献·

［1］李影林.临床微生物学及检验［M］.北京：人民卫生出版社，1995：266-270.

［2］Chambers HF. Community-associated MRSA: resistance and virulence converge［J］. N Engl J Med, 2005, 352(14): 1485-1487.

［3］Okada F, Ando Y, Honda K, et al. Acute Klebsiella pneumoniae pneumonia alone and with concurrent infection: comparison of clinical and thin-section CT findings［J］. British Journal of Radiology, 2010, 83(994): 854-860.

［4］Okada F, Ando Y, Honda K, et al. Clinical and pulmonary thin-section CT findings in acute Klebsiella Pneumoniae, pneumonia［J］. Eur Radiol, 2009, 19(4): 809-815.

［5］张春生，李学军，邰韩珍，等.克雷伯杆菌肺炎的影像探讨（附89例分析）［J］.影像诊断与介入放射学，2007，16(6)：261-263.

［6］姜亿一，吴恩福.克雷伯杆菌肺炎CT表现（附2例报告）［J］.实用放射学杂志，2005，21(4)：396-396.

［7］Mccartney C, Sriram K B. Lung adenocarcinoma masquerading as refractory［J］. Case Reports, 2014, pii: bcr2013202993.

［8］Moon WK, Im JG, Yeon KM, et al. Complications of Klebsiella pneumonia: CT evaluation［J］. Journal of Computer Assisted Tomography, 1995, 19(2): 176-181.

病例② 铜绿假单胞菌肺炎

■ 临床及影像学资料 ■

· 患者，女性，42岁。间断咳嗽2年余，加重伴咳痰、活动后气短1年余。痰量较少，多为白色黏痰，偶有左侧胸痛。

1. 实验室检查

血常规未见明显异常，红细胞沉降率（血沉，ESR）23 mm/h，C反应蛋白（CRP）6.22 mg/L，抗核抗体（ANA）（+）胞质型1：150。

痰查细菌、真菌、结核均为阴性。

胸腔积液检查示渗出性胸腔积液，胸腔积液以淋巴细胞、中性粒细胞为主，支气管灌洗液检查未见阳性病原菌。

2. CT表现

1年前于当地医院行胸部CT检查示支气管扩张合并感染，右肺上叶、左肺上叶小片状实变影，左侧胸腔积液，纵隔肺门淋巴结肿大。

予以莫西沙星治疗无好转，又给予抗结核3联治疗45天，症状无好转，复查CT见右肺中叶外侧段及双肺下叶基底段新发支气管扩张伴实变渗出，双肺多发肺大疱，左肺上叶为著。双侧胸腔积液。

入院时胸部CT显示纵隔右移，左肺下

叶支气管各段开口处纤细（图1-1-2A），肺野内可见片状密实影，伴支气管扩张、充气（图1-1-2B），左肺弥散分布多发大小不等、形状各异、壁厚薄不一的气腔，外形似为融合的肺大疱，较厚的"壁"含斑点状气体影，考虑系受压实变的肺组织，部分气腔内含液平（图1-1-2C、D）。左肺上叶局限性肺气肿，右肺中下叶纵隔缘有类似改变，程度较左侧略轻，右肺下叶外基底段可见斑点状密度增高影。左侧气胸。纵隔未见肿大淋巴结影。

3. 痰培养

入院连续3次痰培养检出铜绿假单胞菌。

4. 治疗及随访

给予左氧氟沙星联合头孢他啶治疗后1个月复查，气腔较前缩小，气腔内液平消失，右下肺渗出性病变吸收好转，右下肺出现边缘毛糙的索条影（图1-1-2E、F）。

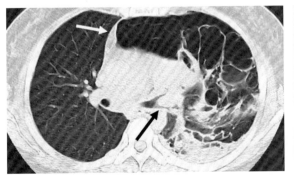

A

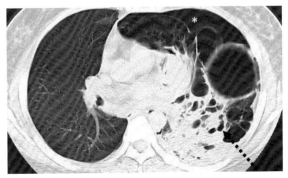

B

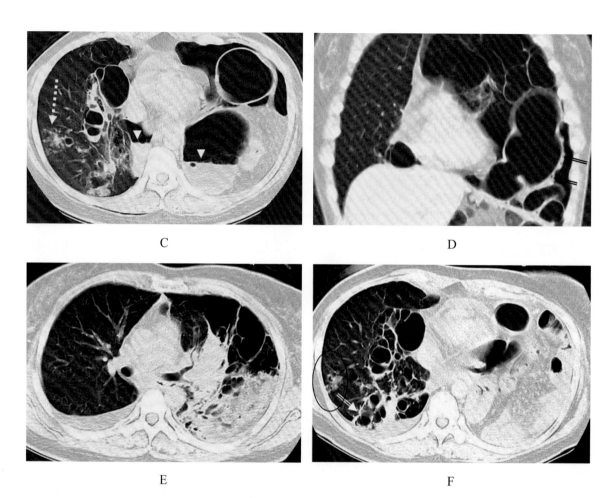

图1-1-2A～F　女性，42岁，铜绿假单胞菌肺炎

　　入院时胸部CT轴位经隆突下层面（A）示，前联合（白实箭）右移，其旁肺透光度下降，可见全小叶气肿，左肺下叶支气管各段开口处纤细（黑实箭）。右中间段支气管发出层面（B）显示左肺下叶片状高密度影，边缘不整，内可见多发椭圆形或短柱状含气的扩张支气管（黑虚箭），左侧气胸（*）。靠近肺底层面（C）右肺中叶全小叶气肿，双肺下叶多发大小不一气腔，部分气腔内可见气液平面（箭头），右肺下叶外基底段胸膜下可见楔形斑点状密度增高影（白虚箭）。冠状位重建（D）示气腔内缘光滑，可见完整或不完整分隔，囊壁可厚可薄，厚壁上可见气体影（黑空心箭）。左氧氟沙星联合头孢他啶治疗后1个月复查，图A层面（E）及图C层面（F）显示气胸消失，气腔较前缩小，气腔内液平消失，右下肺渗出性病变吸收好转，该区出现多发支气管扩张（圆圈），右下肺出现边缘毛糙的索条影（白空心箭）。

■ 解　析 ■

　　铜绿假单胞菌肺炎（pseudomonas aeruginosa pneumonia，PAP）又称绿脓杆菌性肺炎，是一种严重的感染性疾病，其致病菌为条件致病菌——铜绿假单胞菌（pseudomonas aeruginosa，PA）广泛存在于自然界（水、土壤、植物、动物和人）中。随着我国人口逐步进入老龄化，加之老年人多数有基础疾病、机体抵抗力下降、各脏器功能减退等危险因素，老年PAP的发病率和病死率远高于青年患者。

PA引起的社区获得性肺炎很少见，其中大部分患者有基础疾病存在，包括恶性肿瘤、囊性纤维化、再生障碍性贫血、慢性阻塞性肺疾病（COPD）和支气管扩张等。但是PA是引起住院患者特别是ICU患者肺炎的主要院内病原菌，是医院获得性肺炎的首要病因，病死率达60%～80%[1, 2]。本病病程较长，可达2～3个月，最长4个半月。

1. 病理

PAP的病理特征一般表现为迅速形成的肺叶实变或支气管肺炎，组织坏死引起多发性小脓肿，绝大多数病变发生在肺下叶，半数以上为双侧性，常累及胸膜。镜检：见肺泡内炎性渗出物包含多核粒细胞和单核细胞，肺泡腔内充满深色嗜碱性颗粒物质与大量革兰阴性杆菌密集菌群。肺泡壁坏死形成微脓肿以及局部出血是其突出的改变。

2. 临床表现

患者多为老年、体弱、粒细胞缺乏、免疫功能低下、慢性阻塞性肺病、糖尿病、心力衰竭、气管切开等多种损伤及防御功能障碍的疾病。临床表现缺乏特征性。常见表现为感染中毒症状，如恶寒、高热、咳嗽、吐大量黄绿色脓痰。体温多呈稽留热型或弛张热型，热程可长达1～2周，用退热药效果不佳。此外，还可伴随精神症状、呼吸困难和进行性发绀。实验室检查呈现贫血、低蛋白血症，酸碱平衡紊乱，白细胞不一定升高。

3. 影像学表现

最早于1968年，Tillotson and Lerner等[3]总结了PAP的影像学征象，认为其主要表现为弥漫性支气管肺炎并多发结节影，Winer-Muram等[4]认为支气管气象见于97%的人工通气相关性PAP患者。Shah等[5]报道的医院获得性PAP主要表现为多发含有支气管气象的实变影（100%）并结节灶（50%），病变常为双侧、随机分布（48%～91%）。

Okada等[6]统计了35例PAP患者的胸部CT征象，发现磨玻璃密度是最常见的征象（97.1%），其次为支气管壁增厚（88.6%），实变影（65.7%），小叶内网状影（20.0%），空洞影（14.3%），模糊的小叶中心结节影（8.6%），少数患者还表现为树芽征，胸腔积液的发生率较高（42.9%）。Winer-Muram等[4]报道了56例人工通气相关性肺炎，认为多发含有支气管气象的实变影是最常见的影像征象，23%的患者可以出现空洞或空腔影。

PA是引起支气管肺炎很重要的病原菌，PA引起的支气管管壁增厚的发生率与其他定植于支气管的病原菌（支原体肺炎、流感嗜血杆菌、金黄色葡萄球菌）相似，但明显高于导致肺泡炎症的病原菌[7, 8]。PA引起的空腔型病变要明显高于其他细菌性肺炎，如流感嗜血杆菌、金黄色葡萄球菌。而且有研究显示，PA混合肺炎链球菌或克雷伯杆菌感染出现肺部空洞的概率要远远高于单独病菌所致的感染[9]，因此胸部CT发现空洞或空腔性病变常提示PA感染或混合有PA的肺部感染。

本病例为中年女性，肺部有支气管扩张的基础病变，肺部出现实变影及胸腔积液后给予常规抗感染治疗，效果不佳，后又行抗结核治疗半年，导致患者免疫力下降，产生了感染PA的必备条件。

入院前胸部CT显示左肺下叶基底段含支气管气象的实变影，其内可见多发小空洞；右肺下叶可见支气管肺炎及囊状扩张支气管伴液平；双侧胸腔积液。患者入院1年前出现胸腔积液，后虽然经过抗感染及抗结核治疗，胸腔积液未减少，反而慢慢增多，院外治疗过程中左肺下叶出现实变及渗出影，后快速出现明显的支气管扩张，入院后经过治疗肺内渗出及实变影有吸收，但肺结构破坏持续存在，可能与细菌破坏肺组织支持结构后机体修复不佳有关。本病例提示对于某些抗感染、抗结核疗效不佳的肺内渗出实变影，出现快速的肺组织结构破坏时，应该考虑到PA的感染，尤其是在患者有基础肺部疾病时。

4. 鉴别诊断

（1）金黄色葡萄球菌肺炎：金黄色葡萄球菌肺炎的病变发展迅速，常在几小时至1天病变由单发的小片状渗出迅速发展为广泛的炎性浸润灶；病变内可见特征性的"肺气囊"形成；胸膜常常受累，并出现脓胸；病变此起彼伏，交替进展。

（2）老年播散性肺结核：本病表现为弥漫结节状改变时，需与老年播散性肺结核鉴别，后者结节中心有细小钙盐沉着，本病没有。

（3）结核性空洞和肺脓肿：本病的单发空洞应与结核性空洞和肺脓肿鉴别。结核空洞早期多薄壁，一般无液平。肺脓肿空洞则大多见于下叶背段。

综上所述，PAP常发生于具有基础疾病的人群，如肿瘤患者或者吸烟人群。其在胸部CT的主要表现为磨玻璃密度影、实变影、支气管壁增厚，常并发空腔性病变，近半数患者出现明显的胸腔积液，虽然其影像学与引起支气管肺炎的其他病原菌表现类似，但是如果发现支气管壁增厚明显，渗出病灶内出现空腔性病灶时，需要考虑到PAP的可能。对斑片状肺浸润而缺乏特异性改变者，结合临床，若系重症住院患者，且肺部感染多发生在基础疾病极期或后期，应适时提示临床医生，多次做病原学检查是必要的。

（郭晓娟　郭佑民）

·参考文献·

［1］Pennington JE, Reynolds HY, Carbone PP. Pseudomonas pneumonia. A retrospective study of 36 cases［J］. Am J Med, 1973, 55(2): 155−160.

［2］Lipchil RJ, Kuzo RS. Nosocomial pneumonia［J］. Radiol Clin North Am, 1996, 34(1): 47−58.

［3］Tillotson JR, Lerner AM. Characteristics of nonbacteremic Pseudomonas pneumonia［J］. Ann Intern Med, 1968, 68(2): 295−307.

［4］Winer-Muram HT, Jennings SG, Wunderink RG, et al. Ventilator-associated Pseudomonas aeruginosa pneumonia: radiologic findings［J］. Radiology, 1995, 195(1): 247−252.

［5］Shah RM, Wechsler R, Salazar AM, et al. Spectrum of CT findings in nosocomial Pseudomonas aeruginosa pneumonia［J］. J Thorac Imaging, 2002, 17(1): 53−57.

［6］Okada F, Ono A, Ando Y, et al. Thin-section CT findings in Pseudomonas aeruginosa pulmonary infection［J］. British Journal of Radiology, 2012, 85(1020): 1533−1538.

［7］Okada F, Ando Y, Wakisaka M, et al. Chlamydia pneumoniae pneumonia and Mycoplasma pneumonia pneumonia: comparison of clinical findings and CT findings［J］. J Comput Assist Tomogr, 2005, 29(5): 626−632.

［8］Okada F, Ando Y, Honda K, et al. Clinical and pulmonary thin-section CT findings in acute Klebsiella pneumoniae pneumonia［J］. Eur Radiol, 2009, 19(4): 809−815.

［9］Omeri AK, Okada F, Takata S, et al. Comparison of high-resolution computed tomography findings between Pseudomonas aeruginosapneumonia and Cytomegalovirus pneumonia［J］. Eur Radiol, 2014, 24(12): 3251−3259.

病例 ❸ 肺隐球菌病

■ 临床及影像学资料 ■

·患者，男性，61岁。1个月前查体发现右下肺结节，不伴胸痛、咯血、发热、咳嗽、气短、乏力、盗汗、恶心、心慌、头晕、头痛等不适，无吸烟史。给予口服莫西沙星抗感染治疗，无特殊不适。2周后复查胸部CT示：右下叶结节同前无明显变化。1天前无明显诱因感右侧胸痛，呈阵发性，无放射，就诊于本院。自发病以来，体重无明显变化。全身浅表淋巴结无明显肿大，胸廓对称，双侧呼吸运动一致，叩诊呈清音，双侧呼吸音清，未闻及干湿啰音。

1. 实验室检查

CEA（癌胚抗原）稍高，全身PET-CT未见转移灶。

2. CT表现

右肺下叶前基底段可见不规则密度增高影，边缘较清晰，其内可见含气支气管影（图1-1-3A～E），近叶间裂可见纤维条索影及小结节影（图1-1-3A、D、F），斜裂胸膜及背侧胸膜有结节（图1-1-3C、F）。病灶内无钙化（图1-1-3G）。

3. 手术

入院后第3天行"胸腔镜下右肺下叶切除术"，术中探查：右肺中下叶与胸壁粘连，未见胸腔积液及转移灶，肿块位于右肺下叶前基底段，切除右肺下叶，清扫中下叶气管分叉处淋巴结。

4. 病理

术中送冰冻病理回报"炎性"，石蜡包埋病理切片为"隐球菌型肺炎"。患者术后第5天出院。

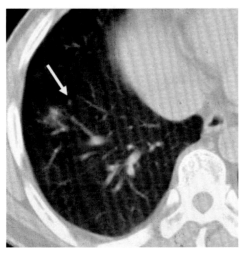

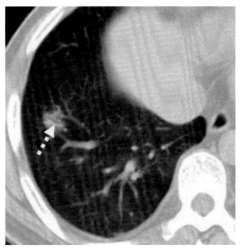

A   B

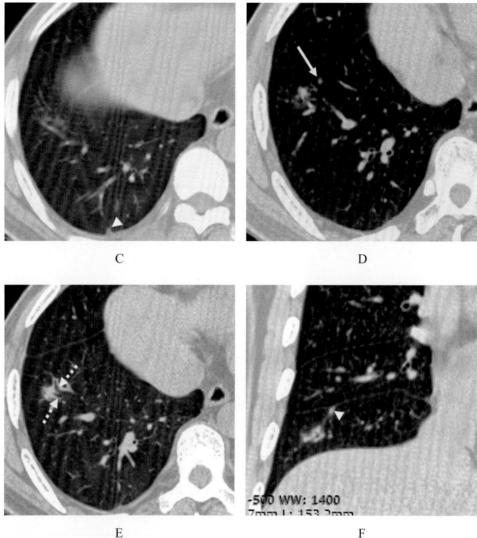

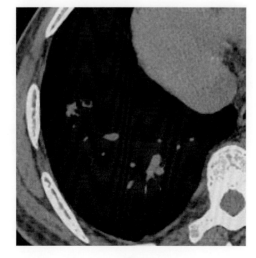

图1-1-3A～G　男性，61岁，肺隐球菌病

常规CT平扫（A～C，层厚＝5 mm）示右肺下叶前基底段近叶间裂不规则结节灶（虚箭），边界较清晰，背侧胸膜可见结节（箭头）；薄层CT（D、E，层厚＝1 mm）清晰显示其内支气管充气征（虚箭），病灶周围可见微结节灶（实箭），冠状位（F）显示病灶与斜裂之间可见纤维索条影，与斜裂胸膜相交处呈结节状（箭头）。图E层面的纵隔窗（G）显示病灶较肺窗小，未见钙化。

（张　惠　于　楠）

病例❹ 肺隐球菌病

▮临床及影像学资料▮

· 患者，女性，55岁。反复发热4个月余。4个月前无明显诱因出现发热，伴寒战，体温最高39.6℃，无咳嗽、咳痰，无咯血，无尿频、尿急等症状，在当地医院给予"消炎药"（具体不详）后体温下降。此后发热症状反复出现，无明显咳嗽、咳痰，在当地医院均给予"消炎药及退热药"（具体不详）后体温下降。

· 2周前无明显诱因再次出现发热，体温最高38.5℃，伴咳嗽，咳少量白色黏液痰，不易咳出，伴拉丝，自服止咳药症状无缓解，为求诊治来院，门诊以"双肺病变性质待定"收入院。自发病以来，食纳差，夜休差，大小便正常。体重无明显变化。因IgA肾病，口服左旋咪唑、米氟米特片、双嘧达莫、甲泼尼龙（美卓乐）6个月。

1. 实验室检查

血常规：白细胞计数$6.67×10^9$/L，中性粒细胞计数$4.87×10^9$/L，中性粒细胞0.73；单核细胞计数$0.35×10^9$/L，单核细胞0.052；淋巴细胞计数$1.43×10^9$/L，淋巴细胞0.214。血细胞沉降率5 mm/h，C反应蛋白17.80 mg/L，降钙素原荧光免疫法=0.21 ng/ml；1，3-β-D葡聚糖（G试验）<10.00 pg/ml，半乳甘露聚糖（GM试验）=0.24；呼吸道病毒全套均为阴性；结核杆菌抗体IgG测定：阴性，结核杆菌定量测定<50.00。

2. CT表现

两肺多发、多样性病变，以右肺病变较密集。多发大结节影，大小不等，多为球形，边界清楚，部分位于胸膜下，以较宽基底与胸膜相邻，为梗死样结节影，边缘稍模糊。多发微

小结节影，边缘不清。多发实变影，部分病变内可见支气管气象，部分病变邻近胸膜，为梗死样实变影。部分结节与实变影周围可见晕征。左上肺分支状渗出灶，右上肺支气管周围实变影（图1-1-4A～C）。未见胸腔积液征象，未见肺门、纵隔淋巴结增大。结合临床，考虑肺真菌感染。应用莫西沙星（拜复乐）联合伊曲康唑抗感染治疗10天后复查胸部CT平扫，两肺病变稍有缩小（图1-1-4D～F）。

3. 活检

入院后第12天，对右下肺病变进行CT引导下经皮肺穿刺活检。

4. 病理

"右肺"穿刺小块肺组织呈隐球菌性炎伴坏死。根据患者肺穿刺病检结果确诊"双肺隐球菌病"。

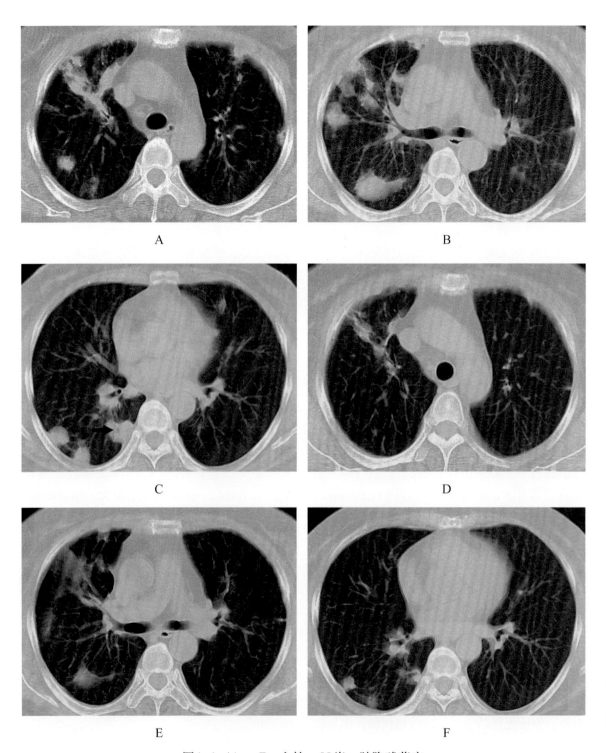

图1-1-4A～F 女性，55岁，肺隐球菌病

　　胸部上中下肺野CT肺窗（A～C）显示两肺多发斑片状、云絮状、结节状影，大小不等，形状多样，多为球形，边界清楚，部分病变内可见支气管气象；抗真菌治疗后（D～F）复查，肺内病变明显减少、缩小。

（梁　挺　郭佑民）

病例❺ 肺隐球菌病

■临床及影像学资料■

·患者，男性，72 岁。咳嗽、咯痰 1 个月。1 个月前无诱因出现咳嗽、咳白色黏痰，无发热、盗汗，无胸痛、气短。自服"阿莫西林"，症状略有好转，但咳嗽持续存在。7 天前出现活动后气短，夜间可平卧，无心慌、胸痛、胸闷。既往有陈旧性结核病史 30 年。10 年前查体时发现血糖高，诊断为"2 型糖尿病"，近 1 年未监测血糖，未服用任何降糖药物。入院后查血糖 17.1 mmol/L。

1. CT 表现

初诊胸部CT，两肺散在斑片状结节影，边缘模糊不清并可见晕征，部分病灶内见空气支气管征（图 1-1-5A、B）；纵隔多发肿大淋巴结，部分有钙化。

抗生素治疗 10 天后复查 CT：两肺散在斑片状结节影，部分病灶较前变实、变大，其余变化不显著（图 1-1-5C、D）。

2. 活检

对左下肺病变行 CT 引导下经皮肺穿活检术。

3. 病理

肺组织肉芽肿性炎，片内结构提示为新型隐球菌感染。

4. 治疗及随访

抗真菌治疗 1 个月后复查 CT：两肺散在斑片状结节影，病灶边缘渗出有吸收，境界较前清晰；左肺下叶背段实变较前范围减小（图 1-1-5E、F）。

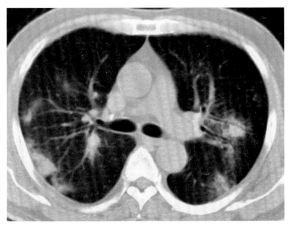

A

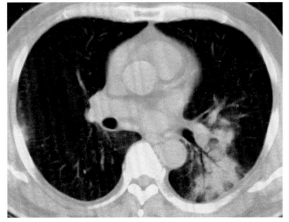

B

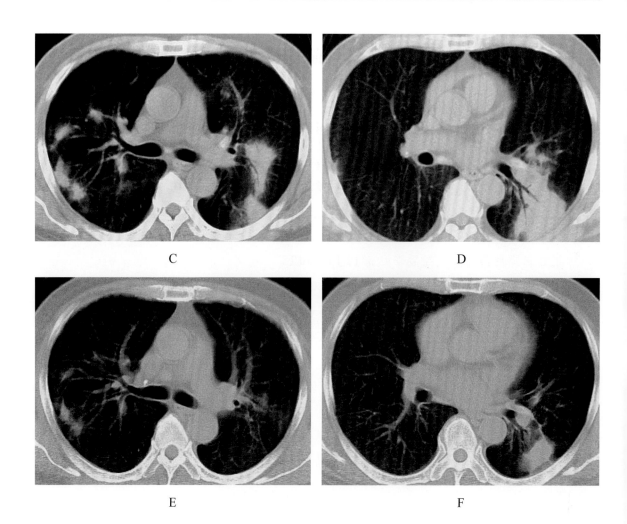

C　　　　　　　　　　　　　　D

E　　　　　　　　　　　　　　F

图1-1-5A～F　男性，72岁，肺隐球菌病

　　初诊胸部CT（A、B）示两肺散在斑片状结节影，边缘模糊不清，并可见晕征，部分病灶内见空气支气管征。抗生素治疗10天后CT复查（C、D）显示部分病灶较前变实、变大，其余变化不显著。抗真菌治疗1个月后CT复查（E、F），病灶体积缩小，边缘渗出有吸收，境界较前清晰，实变较前范围减小。

（尚　进　郭佑民）

病例⑥　肺隐球菌病

■ 临床及影像学资料 ■

·患者，男性，81岁。咳嗽咳痰6个月余。发病以来无发热畏寒。1个月前于外院查胸部CT检查诊断为不典型肺炎，行头孢类抗感染治疗，效果不佳，遂就诊入院。

1. 实验室检查

血常规示白细胞9.48×10^9/L，中性粒细胞0.70。尿粪常规、肝肾功能无阳性发现。

2. 影像学表现

右肺多发大小不等的斑片状及结节状高密度影，实变影沿支气管血管束分布，边缘不清楚，其内可见支气管气象，结节形态尚规整，密度均匀，肿块邻近胸膜轻度均匀增厚，并轻度凹陷（图1-1-6A～D），纵隔内未见增大淋巴结，双侧胸腔未见胸腔积液。

头颅MRI显示颅内多发慢性缺血灶。

3. 活检

入院后对右肺病变进行CT引导下经皮肺穿刺活检。

4. 病理

肺间质内见隐球菌，隐球菌抗原为阳性。

5. 治疗及随访

行口服氟康唑胶囊治疗。抗真菌治疗1个月后复查，结节影基本消失，实变影体积缩小，边缘平直，病灶周围可见索条影及散在斑片影（图1-1-6E、F）；继续抗真菌治疗，4个月后复查CT，病变仅残留少许条片影及索条影（图1-1-6G）。

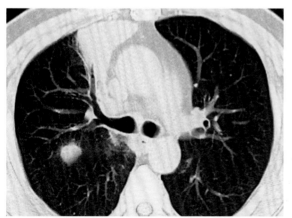

A

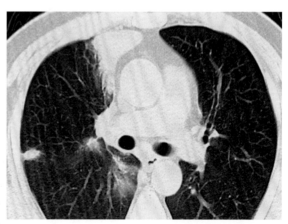

B

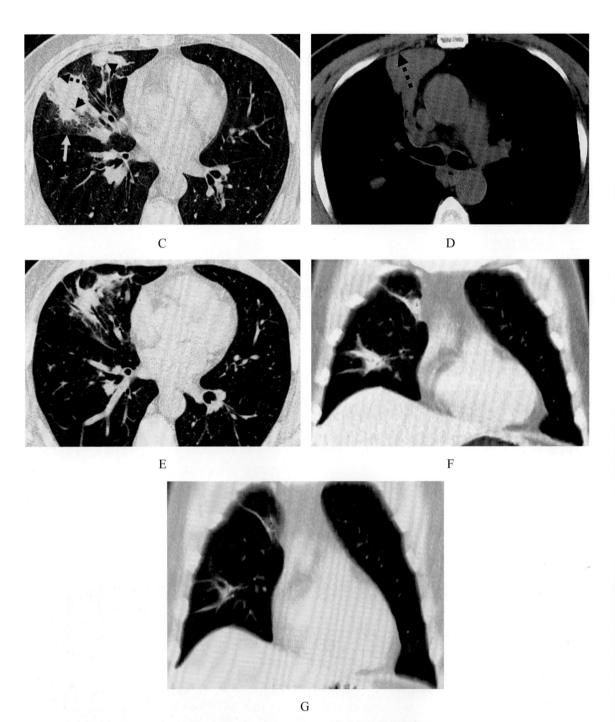

图1-1-6A～G　男性，81岁，肺隐球菌病

　　CT平扫肺窗（A～C）显示右肺多发斑片状实变影及大小不等结节影，实变影内见支气管气象（箭头），邻近斜裂胸膜（实箭）前移，图A同层纵隔窗（D）显示结节体积较肺窗缩小，密度均匀，实变影邻近胸膜（虚箭）均匀增厚、凹陷。抗真菌治疗1个月后CT复查，图C同层肺窗图（E）显示病灶体积缩小，边缘变得不规则，冠状位（F）重建显示病灶边缘出现多发粗长索条影及散在斑片影；4个月后复查CT（G），病变体积进一步缩小，仅仅残留少许条片影及索条影。

（郭晓娟　郭佑民）

■ 解　析 ■

肺隐球菌病（pulmonary cryptococcosis, PC）是由新型隐球菌感染引起的一种少见的肺部真菌病，是仅次于肺曲霉菌的肺部真菌感染，由Sheppel于1924年首先报道。新型隐球菌属于酵母菌，是真菌中的一种，菌体常为芽生酵母形态，有凝胶状荚膜包绕，墨汁染色后可以清晰显示。隐球菌在自然界广泛分布，尤以家鸽、家禽的粪便中，通过空气传播，与其他机遇性真菌一样，易侵袭免疫功能低下者，但也可发生于免疫功能正常者[1]。以男性多见，发病年龄为20～65岁，婴幼儿及老年人较少见[2]。

PC是一种亚急性或慢性真菌感染，侵入机体的途径以皮肤和呼吸道最常见，对中枢神经系统的亲和性较高，其次为皮肤和肺。在大多数患者中，肺部常为新型隐球菌感染的首发部位[3]，单独侵犯肺部者占所有隐球菌病的20%左右。肺部真菌感染是人体中深部真菌感染发病最多的部位，由于其缺乏典型临床表现，并且发病前多伴有严重基础疾病，使得诊断困难，甚至延误治疗，导致患者的死亡[4]。因此，对于怀疑肺部真菌感染的患者，应尽早进行CT检查，以达到早期诊断，采取针对性治疗，获得良好的预后。

1. 临床表现

PC的临床表现无特异性，症状轻重不一，根据临床表现可分为下列3种情况[3,5,6]。

（1）无症状：此类病例往往是在X线或CT检查时偶然发现，无任何临床症状。

（2）慢性型：常为隐匿性起病，表现为咳嗽、咳痰、发热、咯血及胸痛等非特异性症状，查体一般无阳性发现，多数患者抗生素治疗无效。

（3）急性型：偶尔可表现为急性严重下呼吸道感染导致的急性呼吸衰竭，多见于艾滋病患者。

本组共4个病例，除第一个病例（病例3）为常规查体发现外，其他3个病例的症状分别为咳嗽、咳痰、发热，病程1～6个月，分别为81岁老年男性，糖尿病10年的老年男性（72岁），IgA肾病6年的女性（55岁）。均为经抗感染治疗效果不佳入院。

2. 病理

早期的病理改变主要是菌落积聚并形成凝胶样物质，周围肺组织炎症反应轻，后期的病理改变以形成肉芽肿及坏死灶为主。病变的愈合方式为纤维化和钙化。

肉眼观察，肺叶内可见多发蚕豆或核桃大小的无包膜结节，剖面灰白色，镜下观察，病灶中央大片坏死，代以大量巨细胞性肉芽肿，并见灶性化脓性坏死与小脓肿形成，坏死周边可见大量弥漫性组织细胞、多核巨噬细胞，少量不典型的朗格汉斯巨细胞增生，间质纤维结缔组织增生。

隐球菌在HE染色中不易识别，易漏诊。隐球菌的荚膜黏多糖经特殊染色容易识别，如阿尔辛兰、PAS、Gmcott六胺银染色均可显示菌体。嗜黏液卡红染色是隐球菌最具特异性的染色方法，可与其他酵母类真菌区别[7]。

3. 影像学表现

PC的影像学表现和患者免疫状态有关。免疫功能健全的患者，早期菌落聚集成胶样病灶，多形成肉芽肿结节或纤维结缔组织病灶，影像学多表现为肺部结节或肿块。免疫功能不全者，由于缺乏炎性细胞浸润，早期主要引起组织的黏液变性，晚期也可有由组织细胞、多核巨细胞、巨噬细胞、纤维母细胞及淋巴细胞组成的肉芽肿形成，但较少见，影像上多为大片或多发的肺炎样改变和混合型改变[8]。因此，PC在影像学的表现具有多形性和多变性的特点，累积1个或多个肺叶[9]，虽无特异性，但CT仍是诊断PC的重要手段之一，主要表现分为以下5型[10]。

（1）肺部肿块或结节型：表现为单发、多发结节或（和）肿块，大小不等，边界多数较清楚，形态多不规则，可有分叶及毛刺，约40%病灶周边或邻近肺野可见磨玻璃样模糊影，称为"晕征"[11, 12]，其"晕征"形成的机制为微血管出血。大多数病灶位于肺外带及胸膜下，可有边缘光滑的空洞形成，可与肺门血管相连，有胸膜凹陷征。

（2）支气管浸润性肺实变型：多表现为局限渗出实变灶，大小不一、形态各异、单发或多发的病变，边界较模糊，密度不均匀，可见支气管气象或空泡征，部分可见坏死空洞。病灶呈大叶或节段性分布。

（3）弥漫混合病变型：主要表现为结节、斑片、团块、大叶实变等多发、多样病灶共存[8]。

（4）弥漫性粟粒型：以两肺多发粟粒状结节，直径3～5 mm，边缘模糊表现为主，肺尖多不受累，短期内变化快，可以融合成片。

（5）间质性肺炎。

上述5型表现中，后两型较少见。此外，隐球菌病还可出现"树芽征"，这是由于隐球菌吸入到呼吸性支气管、终末细支气管或肺泡内，引起的肉芽肿性及感染性病灶，病情进展，结节影融合，可形成沿支气管分布的片状实变影。

关于肺隐球菌病病灶的分布特点，Fox 等[13]报道58%有下肺病变，80%结节影和肿块影分布在外周。对于治疗后反应，实变型和结节型病灶吸收过程中，病灶中央出现小空洞，洞壁光滑，厚薄较均匀，周围无卫星病灶，随着疗程空洞壁逐渐变薄，逐渐吸收。

本组病例中，第一个病例（病例3）表现为单发结节合并有周围微结节状的卫星灶，结节内可见支气管充气征，误诊为结核、炎症及支气管肺泡癌；第二个病例（病例4）表现为多发大小不等结节，伴少许渗出实变灶；第三个和第四个病例（病例5、病例6）表现为大片渗出实变灶与多发大小不等结节共存，病变多位于两肺外带及胸膜下，部分结节边缘可见"晕征"，大片实变影内可见支气管气象，同时伴有纵隔淋巴结的肿大，符合弥漫混合型PC的影像学表现。

4. 鉴别诊断

（1）肺结核：肺结核临床症状较PC更明显，一般有结核中毒症状，如午后低热、盗汗、消瘦等。肺结核球一般好发于上叶尖后段及下叶背段，病变常伴有钙化及空洞，而一般PC内钙化少见，这主要是因为PC 的后期病理改变主要是以炎性肉芽肿并凝固性坏死为主，病变内部无钙化，较少见。浸润性结核以斑片、斑点、条索为主，多位于肺尖部和下叶背段，有沿支气管分布的趋势，很少见晕征。

（2）周围型肺癌：两者均可表现为病变内支气管管壁结构不被破坏的肺结节，只是PC结节分叶为浅分叶，毛刺不明显，可继发胸膜增厚，强化不明显；而肺癌分叶、毛刺较前者明显，明显强化。尽管如此，两者的鉴别仍很难，时常需要通过穿刺活检、病理学或细胞学明确诊断。

（3）肺多发转移瘤：肺多发转移瘤因多为血行转移，结节随机分布在肺野内[5]，结节边缘多光滑锐利，呈类圆形，形态基本相同，多数密度均匀[14]。而本病例病灶多位于两肺外带及胸膜下，边缘模糊不清，同时病灶形态不一，小病灶呈类圆形结节影，大病灶多不规则，其内还可见支气管气象（图1-1-5B），甚至可有坏死或空洞。

（4）肺炎：普通肺炎好发于青壮年，起病急，突然高热、寒战、胸痛、咳嗽，咯铁锈色痰是其最常见临床症状；实验室检查，白细胞总数、中性粒细胞明显增高；CT表现为按肺叶分布的、密度均匀增高的阴影，其内可见含气支气管影，增强扫描无强化，抗生素治疗有效。本病临床症状轻，白细胞总数、中性粒细胞无明显增高，抗感染治疗后病灶未见明显变化。

（5）韦格纳肉芽肿：韦格纳肉芽肿与该病例多发结节表现相似，但病灶有融合趋势并可形成空洞，其发病率明显少于肺部真菌感染，同时采用激素诊断性治疗后病灶变化快是本病的特点，结合临床表现可与本病例鉴别。

（6）肺曲霉病：本例与肺曲霉均为条件致病菌，两者临床基础病相似，需予以鉴别。典型继发肺曲霉球病的CT表现为"空气新月征"和"滚球征"（病灶随体位改变而变动），增强扫描无明显强化。多为单个或多发呈结节或肿块样，伴或不伴磨玻璃影，磨玻璃影的病理基础多为病灶周围高度血管侵袭造成的出血。病灶发生部位多数为双侧肺部外周，尤其上叶较多见，纵隔淋巴结肿大较少出现。肺隐球菌病以结节、肿块为主，多分布于两下肺；无"空气新月征"和"滚球征"。

综上所述，PC是一种慢性、亚急性真菌感染性疾病，原发性肺隐球菌病可发生于免疫功能正常者和免疫功能低下者，临床症状不明显，抗感染治疗效果欠佳，CT表现为肺内局灶或多部位实变、结节，近端见空气支气管征，并且病灶中心层面密度较高及周围密度趋淡，有时伴有坏死且无钙化时，应高度怀疑肺隐球菌感染。对于诊断困难者，应尽早行肺穿刺活检、纤维支气管镜检查等方式以明确诊断。

（郭佑民　张　蕴）

·参考文献·

[1] Peter G, Pappas, John R, et al. Cryptococcosis in human immunodeficiency virus-negative patients in the Era of effective Azole therapy [J]. Clin Infect Dis, 2001, 33(5): 690-699.

[2] Henckaerts L, Spriet I, Meersseman W, et al.Long-term treatment of refractory invasive fungal infection with posaconazole additive value of therapeutic drug monitoring [J]. Acta Clin Belg, 2011, 66(3): 232-232.

[3] Guimaraes MD, Marchiori E. Fungal infection mimicking pulmonary malignancy: clinical and radiological characteristics [J]. Lung, 2013, 191(6): 655-662.

[4] 焦洋, 白冲.支气管肺泡灌洗在肺部真菌感染中的诊断价值 [J].中国真菌学杂志, 2010, 5（5）: 316-317.

[5] Yu JQ, Tang KJ. Pulmonary cryptococcosis in non-AIDS patients [J]. Braz J Infect Dis, 2012, 16(6): 531-539.

[6] 王迩诺, 唐平, 滑炎卿.原发性肺部真菌病的发病和CT表现 [J].国际医学放射学杂志, 2013, 36(5): 435-438.

[7] 谭国强, 龙晚生, 马雁秀, 等.肺隐球菌病的CT诊断及病理对照 [J].临床放射学杂志, 2013, 32(9): 1272-1275.

[8] Xie LX, Chen YS, Liu SY, et al. Pulmonary cryptococcosis: comparison of CT findings in immunocompetent and immunocompromised patients [J]. Acta Radiol, 2014, 56(4): 447-453.

[9] 王颖, 柳国学, 张秀兰.肺隐球菌病的影像学表现（附32例分析）[J].放射学实践, 2003, 18（8）: 579-581.

[10] Zinck SE, Leung AN, Frost M, et al. Pulmonary cryptococcosis: CT and pathologic findings [J]. J Comput Assist Tomogr, 2002, 26(3): 330-334.

[11] 邵江, 史景云, 尤正千, 等.肺隐球菌病的CT表现 [J].中华放射学杂志, 2004, 38（8）: 831-833.

[12] Zinck SE, Leung AN, Frost M, et al. Pulmonary cryptococcosis: CT and pathologic findings [J]. J Comput Assist Tomogr, 2002, 26(3): 330-334.

[13] Fox DL, Müller NL. Pulmonary cryptococcosis in immunocompetent patients: CT findings in 12 patients [J]. American Journal of Roentgenology, 2005, 185(3): 622-626.

[14] Goldman JD, Vollmer ME, Luks AM. Cryptococcosis in the immunocompetent patient [J]. Respir Care, 2010, 55(11): 1499-1503.

病例 ⑦ 侵袭性肺曲霉病

▪ 临床及影像学资料 ▪

·患者，女性，15 岁。间断发热 10 天，鼻、牙龈出血 2 天。门诊以"急性白血病"收入院，给予 VCIDP 化疗方案后体温降至正常。化疗 2 周后出现发热、咳嗽、咳痰，伴咽痛。查体：体温 38.5℃，咽后壁多处白色附着物，两肺呼吸音清。

1. 实验室检查

门诊查血常规示：白细胞 $17.72 \times 10^9/L$，血红蛋白 88 g/L，血小板（PLT）$12 \times 10^9/L$，白细胞分类，淋巴细胞占 0.98，凝血功能未见明显异常。

骨髓穿刺并结合骨髓免疫分型检查提示急性淋巴细胞白血病 L2。

化疗 2 周后白细胞 $0.27 \times 10^9/L$，粒细胞缺乏。C 反应蛋白 56.40 mg/L，超敏 C 反应蛋白 > 10.60 mg/L，降钙素原 0.11 ng/ml。

咽拭子培养：白念珠菌，对氟康唑敏感。

住院期间，多次 1, 3-β-D 葡聚糖（G）< 10 pg/ml，最初半乳甘露聚糖（GM）试验 I = 0.42，1 周后 I = 0.99，最高 I = 3.28。

2. 活检

抗真菌 + 抗菌联合治疗 4 周后，由于病变继续增大，对左肺上叶前段病变进行 CT 引导下经皮肺穿刺活检。

3. 病理

"左肺穿刺"小块肺组织慢性炎症伴局部纤维组织增生，局灶炎性坏死物内可见曲霉菌丝，GM 试验：1.29。

4. 治疗及 CT 表现演变

化疗 2 周时，胸部 CT 见两肺多发微结节影，左肺上叶前段淡薄小分支状渗出影（图 1-1-7A、B）。

抗真菌 + 抗菌联合治疗 2 周后复查两肺多发大小不等结节、肿块影及片状高密度影，部分病灶内可见空气支气管征，大部分病灶周围出现晕征（图 1-1-7C、D）；CT 诊断两肺真菌感染可能性大。

继续抗真菌 + 抗菌联合治疗 2 周，并于化疗结束当天复查胸部 CT（图 1-1-7E、F），显示肺内病变继续增大。

穿刺活检后，采用替考拉宁 + 伏立康唑 + 卡泊芬净（科赛斯）+ 哌拉西林 - 他唑巴坦（特治星）+ 丙种球蛋白治疗，2 周后 CT（图 1-1-7G、H）显示，肺内病灶缩小，边缘渗出吸收，病灶内出现空洞。继续抗真菌治疗，2 周后 CT（图 1-1-7I、J）显示两肺病变明显缩小、空洞消失，临床 GM 试验 I 值波动在 0.6 ~ 0.9。

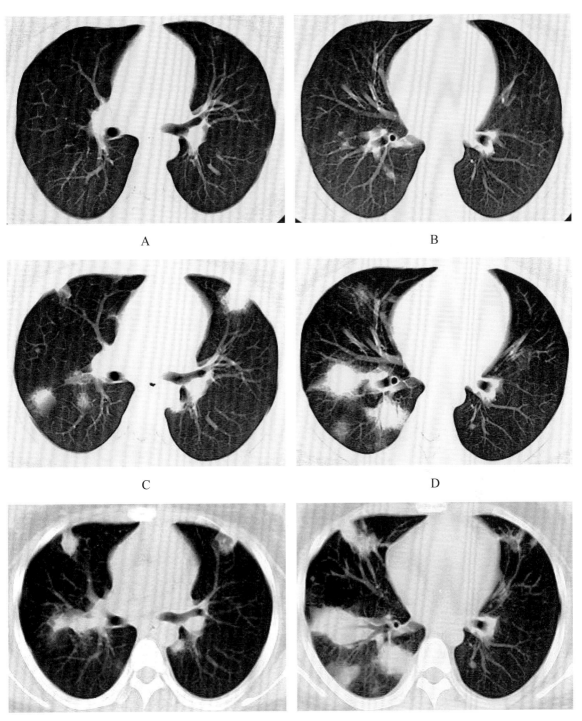

A

B

C

D

E

F

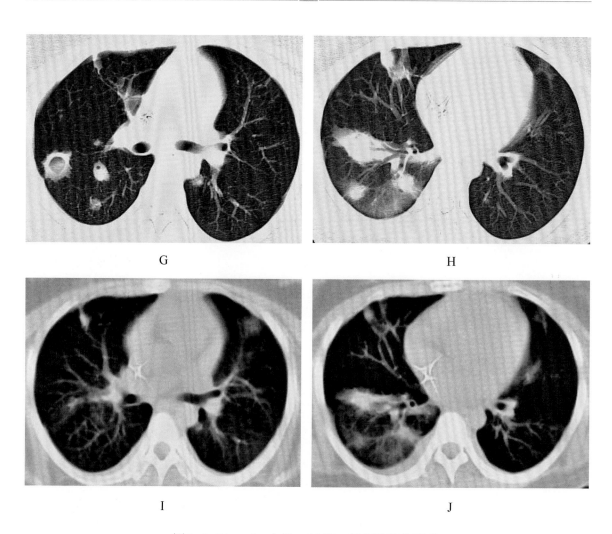

G   H

I   J

图1-1-7A～J　女性，15岁，侵袭性肺曲霉病

急性淋巴细胞白血病L2化疗后2周粒细胞缺乏，粒细胞缺乏开始时胸部CT平扫示（A、B）两肺多发微结节影，左肺上叶前段淡薄小分支状渗出影，即树芽征。给予氟康唑＋美罗培南＋美平联合治疗，2周后复查（C、D）显示病变比上次增多、增大，结节周围晕征明显，右肺下叶背段实变影内可见支气管气象（D）。给予替考拉宁＋伏立康唑＋美罗培南联合治疗2周，并于化疗结束当天复查（E、F），显示病变继续增大。在化疗间歇期给予替考拉宁＋伏立康唑＋卡泊芬净＋哌拉西林/他唑巴坦＋丙种球蛋白治疗，2周后复查（G、H）病灶内出现空洞，病变周边渗出显著减轻，继续治疗2周后复查（I、J）空洞影消失，病变整体缩小。

（尚　进　张　蕴）

病例 ⑧ 肺黄曲霉感染

■ 临床及影像学资料 ■

· 患者,男性,77岁。1年前无明显诱因出现咳嗽、喘憋伴咳黏液痰,喘憋于活动后明显,与刺激性气体无明显相关性,发病以来无发热、盗汗、无咯血。2周前于当地医院就诊查胸部CT示肺气肿,肺内未见明显片状渗出影,予以对症治疗后好转出院,出院后第2天清晨不能唤醒,遂于当地医院急诊就诊。

· 入院后胸片示双肺多发炎症渗出,结合以往病史给予万古霉素联合美罗培南康抗感染治疗,复查胸片示双肺多发渗出未见明显变化,呼吸功能未明显好转,后调整治疗方案,改为伊康唑抗真菌,普加环素联合氨曲南抗烟曲霉,治疗后下肺叶病灶好转,上肺叶病变加重,并出现发热表现,在上述治疗基础上,加用头孢类抗生素,体温恢复正常,复查血,炎性指标正常后出院。

1. 实验室检查

血常规:白细胞$18.15 \times 10^9/L$,中性粒细胞0.895。后多次复查白细胞仍然很高给予万古霉素治疗后,入院查白细胞$5.8 \times 10^9/L$,中性粒细胞0.955。

2. 细菌学检查

痰细菌学培养:黄曲霉。

普加环素联合氨曲南抗曲霉治疗后2周,双肺上叶炎性病灶加重,痰细菌学培养:杆菌及真菌。

3. 治疗及CT表现演变

CT平扫(图1-1-8A～D):双肺部分支气管管腔扩大,管壁增厚,沿支气管血管束分布的散在斑片状渗出实变影,以及程度不等的磨玻璃影,病变边缘模糊不清,部分病变内可见支气管气象。左肺上叶小叶间隔增厚,小叶核星芒状增粗,病变之间可见斑片状透光度增强区。

采用伏立康唑治疗2周后复查(图1-1-8E、F)胸部CT肺内除了上述渗出及实变灶外,病变区出现了大小不等,形状各异的空腔影及空洞影,空洞壁厚薄不均匀,内壁尚光整,外缘可见渗出性病变、双肺上叶空洞内可见结节状软组织密度影,双侧胸腔积液。

普加环素联合氨曲南抗曲霉治疗2周后CT(图1-1-8G、H)提示肺内部分空洞减小,周围实变及渗出有所吸收,但双肺上叶炎性病灶加重。

(郭晓娟 朱 力)

■ 解 析 ■

肺曲霉病(pulmonary aspergillosis,PA)是一种由曲霉引起的感染性、进展性、变态反应性疾病[1]。自然界大约有200多种曲霉,但是仅仅有10种左右可以致病,其中主要是烟曲霉,其次是黑曲霉和黄曲霉,土曲霉、Lentulus曲霉、棒状曲霉、构巢曲

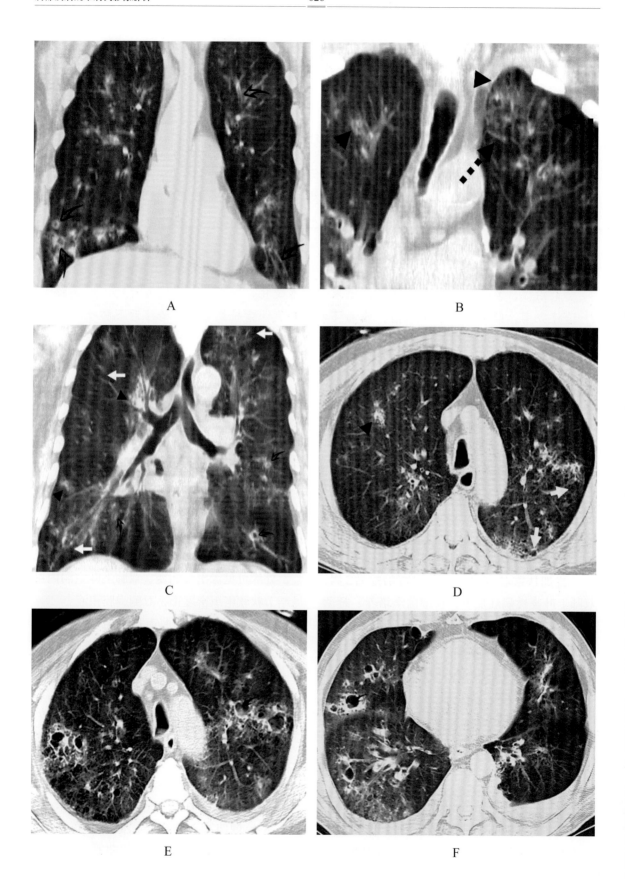

A

B

C

D

E

F

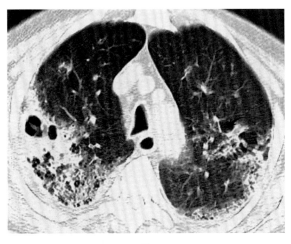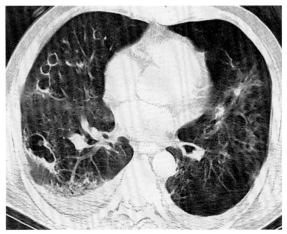

G　　　　　　　　　　　　H

图1-1-8A～H　男性，77岁，肺黄曲霉感染

入院时胸部CT冠状位（A～C）及轴位（D）显示双肺多发散在斑片状不均匀高密度影（箭头），内可见含气支气管影；部分支气管局限性管腔扩张（虚弯箭），管壁增厚，内缘光滑，部分外缘模糊。左肺尖部分小叶间隔增厚（虚箭），其内小叶核增粗，形状不整，边缘模糊，病变之间肺透光度不均匀，磨玻璃密度影内可见斑点状透亮影（实箭）。治疗后2周CT轴位肺窗（E、F）显示双肺出现多发大小不等薄壁含气囊腔，囊壁内缘光滑，外缘边界模糊，腔内可见高密度小结节（实弯箭），渗出胸腔积液。抗曲霉治疗2周后复查（G、H）部分囊腔内结节缩小，腔外渗出性改变范围增大。

霉、焦曲霉、灰绿曲霉及花斑曲霉等菌种少见。曲霉病是真菌感染中最常见的一种，人体各器官几乎均可受累，但以肺和鼻旁窦常见。PA很少原发，绝大多数继发于慢性肺疾病、机体免疫功能低下的人群，也可以发生于长期应用抗生素、激素、免疫抑制剂等轻度免疫受损的患者，少许情况下，免疫正常的人由于大量吸入真菌孢子也可以发生原发性IPA[2]。同一患者可同时存在包括细菌/病毒在内的复合感染，致其影像学和临床表现多样。本组第一例为白血病患者，第二例为长期慢性肺疾病患者，肺部既有真菌又有杆菌感染。

1952年Hinson将PA分为寄生性（曲霉球，aspergilloma）、变态反应性支气管肺曲霉病（allergic bronchopulmonary aspergillosis，

ABPA）、血行播散性或侵袭性肺曲霉病（invasive pulmonary aspergillosis，IPA）3型，不同类型可以互有重叠或转化[3]。

肺曲霉病一般分为：① 曲霉球：多发生于原有肺内的空洞/空腔性病变内；② 过敏性支气管肺曲霉病：是对曲霉抗原的超敏反应，典型见于长期哮喘或囊性纤维化的患者；③ 侵袭性肺曲霉病：为肺曲霉病中具有很高致死率的一种类型，绝大多数的IPA宿主存在免疫功能缺陷、粒细胞缺乏、长期使用抗菌素、免疫抑制剂或激素类药物等情况[4]。本组2例均为侵袭性肺曲霉病。

1. 临床表现

侵袭性肺曲霉病通常表现为发热、咳嗽、咳痰及呼吸困难等呼吸道症状，与支气管肺炎相似。本组患者有发热、咳嗽、咳痰表现。

2. 病理

在人体内，真菌感染的第一道防线是巨噬细胞，它可杀灭分生孢子。第二线道防线由中性粒细胞组成，可清除菌丝体。这些防线的缺损会导致真菌感染[1]。

IPA的基本病理改变为气道侵袭和血管侵袭[5]，动物实验表明，气道侵袭征象早于血管侵袭征象[6]。前者主要为菌丝在支气管黏膜上生长，引起急性气管-支气管炎，包括聚集成群的小叶中心微结节影、分支线状高密度影和气道周围实变影[5]。后者主要为菌丝堵塞局部肺血管，造成局部肺泡内出血、肺组织的梗死、坏死。其侵袭状态与患者免疫状态相关[7]，粒细胞缺乏的重度免疫抑制患者（血液系统疾病患者及接受异体造血干细胞移植者），其病理学特点为：大量曲霉造成的显著血管受侵征象，缺乏炎症细胞浸润及炎症反应。非粒细胞缺乏的轻度免疫抑制患者（实体器官移植患者及慢性阻塞性呼吸道疾病患者），其病理学特点为气道受侵的征象，炎性坏死灶周围放射状排列的菌丝，伴有显著的中性粒细胞浸润。

3. 影像学表现

气道侵袭征象包括小叶间隔增厚、沿支气管血管束分布的气腔结节及渗出影、支气管壁增厚、"树芽征"等。在免疫功能稍好一些的病例，气道侵袭征象持续时间相对较长，以天计算[8]，胸部CT扫描较容易抓住、显示这些征象。而对于白血病化疗后粒细胞缺乏的患者持续时间较短，以小时计算[8]，很快发展为血管侵袭征象，因此胸部CT扫描时机不恰当，不容易抓住、显示气道侵袭征象，故有些学者认为气道侵袭征象为侵袭性肺曲霉病的非典型征象。文献对血管侵袭征象的报道、研究较多，包括实变影或梗死样实变影、结节影或梗死样结节影、晕征、空洞影或空气新月征[2]。

（1）晕征：晕征出现较早，多见于发病1～2周内，被认为是肺曲霉病重要的早期表现形式。其形成的病理基础是肺梗死灶周围的肺泡内出血，晕征圆内的病灶多为凝固性坏死的肺组织。在免疫缺陷患者，尤其是在中性粒细胞缺乏患者中，早期CT检查如果发现晕征，应高度怀疑IPA。值得注意的是，虽然晕征对早期诊断真菌感染较敏感，但特异性不是很高，还可见于念珠菌感染、巨细胞病毒感染、结核、Wegener肉芽肿等[9]。另有学者报道抗真菌治疗后，晕征为最早消失的征象，故认为晕征的变化可作为治疗早期评价治疗是否有效的指标之一[10]。

（2）实变区中心低密度影：实变区中心低密度影多见于发病2周内，其病理基础是血管阻塞造成的肺梗死，周围伴出血及炎性细胞浸润，这一征象在增强CT上较易识别，表现为不强化的楔形低密度影。Horger等[9]认为其具有较高的特异性。

（3）支气管周围气腔实变影和小叶中心结节：支气管周围气腔实变影和小叶中心结节的病理基础是曲霉菌沿气道播散，引起支气管炎、支气管肺炎，其CT表现呈多发、不同类型的结节混合存在。结节病变在初次检查后7～14天随访时，无论是大小和数目均有增加的趋势，即使在大剂量抗真菌治疗的过程中也表现出相似的变化（图1-1-7C～F）。

（4）空气新月征：空气新月征出现较晚，出现在IPA发病后的2～3周。其病理基础是部分坏死组织被白细胞溶解并吸收，空气进入形成[8]。由于此征象的出现常与粒细胞数量恢复相关，故空气新月征被认为是病灶开始吸收消散的标志[11]。其特征性的CT表现是：中央残留坏死组织，外周环绕一圈空气影。空洞的形成则是病灶吸收消散的另一个重要征象

（图1-1-7G、H）。

（5）胸膜改变：早期多为胸腔积液和胸膜增厚。晚期为胸膜肥厚、粘连，或仅显示与胸膜相连的索条状瘢痕影，后者见于感染消退期末，提示病变基本痊愈。

本组前一例为白血病化疗后发病患者，最初的肺内病变量少，病变小，属于气道侵袭征象，GM试验I = 0.42，推测与病变内真菌尚未大量繁殖，产生的半乳甘露聚糖量不多有关，随着病变的进展，肺内病变增多、增大，GM试验I值渐升高，有效的抗真菌治疗后，两肺病变有所好转，临床GM试验I值波动在0.6～0.9，有所下降。

关于COPD合并IPA的患者，Samarakoon等[12]报道其CT的表现主要为非特异性渗出和实变影，两者所占比例为63%，空洞占20%，单发/多发结节影占6%，而晕征出现的概率较低；Vandewoude等[13]研究亦提示非特异性实变影比特异性影像学表现更为常见，因此，COPD合并IPA的影像学特征并无特异性，且晕征及空气新月征极少出现在此类人群。

本组后一例患者为老年男性，基础疾病为COPD，属于轻度免疫抑制的患者，病变早期以沿支气管血管束分布的气腔实变影及晕征为主，治疗2周后肺内除实变影外，仍可见到磨玻璃影。此外，还出现多发空腔及空洞型病灶，同以往文献报道，说明疾病处于恢复期，但未出现典型的空气新月征。回顾该病例入院CT表现沿支气管血管束分布的多发实变影，晕征及下叶楔形实变影，均可提示曲霉病。

4. 鉴别诊断

该病例年龄较小，为白血病患者化疗后粒细胞缺乏，需与以下疾病鉴别。

（1）大叶性肺炎：IPA可以出现肺叶和肺段的实变，但是有多发倾向，可以累及多个肺叶与肺段，而大叶性肺炎一般局限于某一肺叶和肺段，且抗生素治疗有效。

（2）肺脓肿：IPA常为多发结节伴空洞，空洞壁较厚，液平较少见，且为短小液平，而典型的非血源性肺脓肿常单发，空洞壁较薄且伴宽大液平，空洞周围可见大片渗出。

（3）肺结核：肺结核结节周围常见卫星灶，晕圈征罕见，病灶内可出现钙化，且IPA抗真菌治疗后吸收较快。

（4）其他肺部真菌感染：其他肺部真菌感染与本病鉴别困难，常需依赖于实验室检查[14, 15]。

综上所述，肺曲霉是一种条件致病菌，肺曲霉病的发生、发展取决于患者的免疫状态及患者肺本身的基础病变。胸部CT检查在诊断曲霉病方面具有很高的价值，不同时期的肺曲霉病具有一定的CT征象，如果在疾病早期阶段加以识别，对挽救患者生命，改善预后具有重要的意义。

（郭晓娟　张　蕴）

·参考文献·

［1］ 郭佑民，陈起航，王玮.呼吸系统影像学［M］.2版.上海：上海科学技术出版社，2016：627-639.

［2］ Thompson BH, Stanford W, Galvin JR, et al. Varied radiologic appearances of pulmonary aspergillosis［J］. Radiographics, 1995, 15(6): 1273-1284.

［3］ Hinson KF, Moon AJ, Plummer NS. Broncho-pulmonary aspergillosis; a review and a report of eight new cases［J］. Thorax, 1952, 7(4): 317-333.

［4］ Franquet T, Muller NL, Cimenez A, et al. Spectrum of pulmonary aspergillosis: histologic, clinical, and radiologic findings ［J］. Radiograhpics, 2001, 21(4): 825-829.

［5］ Park SY, Lim C, Lee SO, et al. Computed tomography findings in invasive pulmonary aspergillosis in non-neutropenic transplant recipients and neutropenic patients, and their prognostic value［J］. Journal of Infection, 2011, 63(6): 447−456.

［6］ Hope WW, Petraitis V, Petraitiene R, et al. The initial 96 hours of invasive pulmonary aspergillosis: histopathology, comparative kinetics of galactomannan and (1−3)β−D−Glucan, and consequences of delayed antifungal therapy［J］. Antimicrobial Agents and Chemotherapy, 2010, 54(11): 4879−4886.

［7］ Pauw BED, Walsh TJ, Donnelly JP, et al. Revised definitions of invasive fungal disease from EORTC/MSG Consensus Group［J］. Clin Infec Dis, 2008, 46(12): 1813−1821.

［8］ Nucci M, Nouér SA, Cappone D, et al. Early diagnosis of invasive pulmonary aspergillosis in hematologic patients: an opportunity to improve the outcome［J］. Haematologica, 2013, 98(11): 1657−1660.

［9］ Horger M, Einsele H, Schumacher H, et al. Invasive pulmonary sapergillosis: frequency and meaning of the "hypodense sign" on unenhanced CT［J］. Br J Radiol, 2005, 78(932): 697−703.

［10］ Lim C, Seo JB, Park SY, et al. Analysis of initial and follow-up CT findings in patients with invasive pulmonary aspergillosis after solid organ transplantation［J］. Clin Radiol, 2012, 67(12): 1179−1186.

［11］ Brodofel H, Vogel M, Hebart H, et al. Long-term CT follow-up in 40 non-HIV immunocompromised patients with invasive pulmonary aspergillosis: kinetics of CT morphology and correlation with clinical findings and outcome［J］. AJR, 2006, 187(2): 404−413.

［12］ Samarakoon P, Soubani A. Invasive pulmonary aspergillosis in patients with COPD: a report of five cases and systematic review of the literature［J］. Chron Respir Dis, 2008, 5(1): 19−27.

［13］ Vandewoude KH, Blot SI, Depuydt P, et al. Clinical relevance of Aspergillus, isolation from respiratory tract samples in critically ill patients［J］. Crit Care, 2006, 10(1): 31−33.

［14］ 卜庆丰，张杰.肺曲霉病的CT诊断［J］.中国医学影像杂志，2003，11(6)：473−474，648.

［15］ 袁建南，谭华桥，张汉良，等.侵袭性肺曲霉病CT诊断［J］.中国医学影像杂志，2009，19(6)：682−685.

病例❾　肺念珠菌感染

■ 临床及影像学资料 ■

·患者，男性，52岁。反复喘憋40年，加重2个月，闻油漆味可加重。于当地医院诊断为"支气管哮喘"，并进行对症治疗。2个月前患者无明显诱因出现喘憋加重，明显时伴心悸，胸痛，左侧为著。于中西医结合医院住院治疗，病程中加用泼尼松口服并规律吸入舒利迭1个月余。1周前于医院门诊就诊，行胸部CT检查示"双肺支气管扩张并感染，建议结合临床除外真菌感染，纵隔内可见多发增大淋巴结。"服用头孢类抗生素，效果不佳。患糖尿病10年。吸烟1年，平均5支/日，已经戒烟。家中饲养宠物。

1. 实验室检查

肺功能示：阻塞为主的混合型通气功能障碍，气道可逆实验为阴性。

2. CT表现

双肺多发支气管呈囊状、串珠状及柱状扩张，支气管壁不规则增厚，部分可见液平，支气管血管束周围可见散在、多发磨玻璃密度影（图1-1-9A ～ C）。

服用头孢类抗感染治疗1个月余后症状加重，行胸部CT（图1-1-9D）：支气管扩张加重，支气管周围磨玻璃密度影增多、增浓，磨玻璃密度影边界欠清晰，腔静脉后方及气管隆突前可见多发增大淋巴结，边界清晰，密度均匀（图1-1-9E）。

3. 痰培养

痰培养：念珠菌3级。

4. 治疗及随访

遂采用抗真菌治疗，症状好转出院。

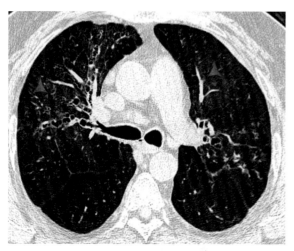

A

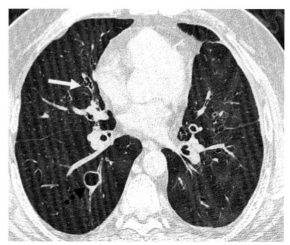

B

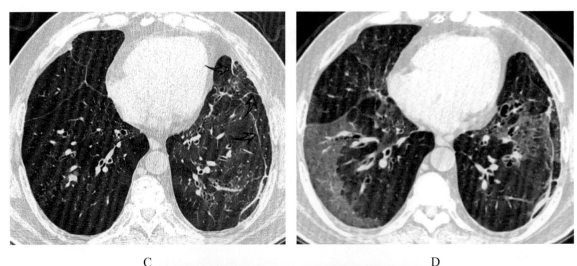

C   D

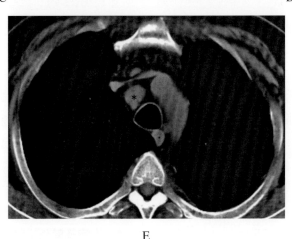

E

图1-1-9A ~ E　男性，52岁，肺念珠菌感染

　　CT肺窗（A ～ C）示双肺散在支气管管腔扩大，串珠状扩张的支气管管壁厚薄不均（实箭），部分囊状扩张的腔内见短小液平（虚箭），扩张支气管周围肺透光度下降（三角形区），左下肺见多发长短不一，粗细不均，走行不定的索条影（弯箭）。抗感染治疗2个月后复查，图C同层的CT肺窗（D）示双肺磨玻璃密度影范围扩大，密度较前增大，支气管管腔扩大较前更为明显。主动脉结层面纵隔窗（E）显示纵隔内淋巴结肿大（*）。

■ **解　析** ■

　　白念珠菌是正常人上呼吸道的寄生菌，通过直接吸入或经气管插管的管壁直接向下蔓延至支气管、肺部[1]，形成原发性肺念珠菌病（pulmonary candidiasis）；也可由肺外感染灶经血液循环播散至肺部，形成继发性肺念珠菌感染。

1. 临床表现

　　近年来，肺部真菌感染明显增多，以老年慢性肺源性心脏病患者居多，主要是因为高龄、长期肺部基础疾病，伴有多种慢性疾病及广谱抗生素和糖皮质激素的广泛应用[2]。患者的症状和体征大多缺少特征性[3]。呼吸道症状和体征一般轻微。随着病情的进展，症状加重，咳嗽、咳痰加剧，白色黏液痰常较黏稠，或有由菌丝及真菌碎片组成的胶冻样小块状物，偶带血丝，痰亦可呈脓性。血源播散型常出现迅速进展的念珠菌败血症和休克，最终导致呼吸衰竭。

2. 病理及影像学表现

影像学表现缺乏特异性，难以与其他肺部机遇性感染鉴别。国内有学者[4]通过动物实验研究了肺念珠菌病急性期的CT表现，发现其主要有三种性质的病变，依次为磨玻璃密度影（83%）、实变（48%）、结节（43%），上述病变常混合存在（70%），以两肺下野弥漫性（61%）分布为主，病灶变化较快；晚期可见到肺小叶间隔增厚和支气管血管周围间质增厚。

（1）磨玻璃病变：白念珠菌的磨玻璃样病变的病理基础是肺泡及肺泡壁的炎细胞浸润，CT上表现为双肺不对称分布的淡薄的磨玻璃样密度增高影，其内肺纹理增粗，可见支气管气象。

（2）渗出实变病变：白念珠菌的渗出实变表现如下：① 肺实质化脓性炎症，病变早期，肺泡内多核白细胞为主的炎细胞渗出、蛋白样物质沉积，肺泡壁内间质成纤维细胞和淋巴细胞浸润，导致肺泡壁增厚，CT上主要表现为以小叶分布为主的多发、小片状渗出实变影，主要分布于肺外周带胸膜下，呈小叶分布为主的楔形病变；② 肺血管内血栓形成、以吞噬细胞反应为主的炎性反应，相应肺组织呈现坏死、液化或出血性渗出，坏死物内可见白念珠菌孢子和菌丝，CT上主要表现为支气管血管周围的渗出实变影，边界模糊，随时间进展，逐渐融合，呈叶或亚段性分布。

（3）结节病变：结节病变的病理改变为肉芽肿或出血性坏死。气道感染者CT上表现为双肺多发小结节，大小较均一，常伴有晕征，较少形成空洞[5]。血型播散病灶可形成双肺弥漫性粟粒状阴影（病理上以肺腺泡实变为主），边缘较模糊，大小为3～5 mm，多不累及肺尖。

慢性阻塞性肺疾病患者随着肺功能损害加重，真菌感染的机会有所增加[6]，本例患者为老年男性，有支气管扩张的基础病因，长期使用广谱抗生素和激素。此外，患者还有糖尿病病史，继发真菌感染的概率会明显增高。第一次胸部CT检查显示为沿支气管血管束分布的多发磨玻璃密度影，2个月后进展为双肺弥漫性分布的磨玻璃密度影，以下叶胸膜下为主。2个月内肺内病变迅速进展，临床主要表现为喘憋，无明显咳痰，肿瘤标记物为阴性，临床不支持肿瘤，但是头孢内抗感染治疗效果不佳，考虑为杆菌或真菌感染，而影像学表现支持真菌感染，加之痰培养为念珠菌3级，遂采用抗真菌治疗，症状好转后出院。

3. 鉴别诊断

（1）粟粒型肺结核：粟粒型肺结核的结节小而密集，双中下肺均累及，而肺白念珠菌病结节粗大且稀少，不累及肺尖。

（2）细菌性肺炎：细菌性肺炎一般局限于一个肺叶，磨玻璃病变轻微。而白念珠菌病病变范围广，可累及多个肺叶、肺段；磨玻璃病变多发、广泛，并常伴发其内支气管血管纹理增粗改变（图1-1-9D）。此外，在细菌感染的基础上，在治疗过程中临床症状加重或（和）肺部影像由轻变重的典型变化时，应考虑到本病的可能。

（3）肺隐球菌病：肺隐球菌病的结节有聚集倾向，结节内，尤其是结节内侧缘常可见粗大、含气的支气管，而肺白念珠菌病的结节多为散在分布，结节内较少出现含气支气管。

（4）肺曲霉病：肺曲霉病更多地表现为小叶中心结节影及实变影，如果发现结节内有空气新月征和随体位变化而游动的曲霉球对诊断肺曲霉病极有价值。

肺白念珠菌病常发生在机体免疫力低下的人群，临床症状和影像学表现无特异性，诊断时应注意到原发疾病及诱因，在原有疾病基础上，临床症状短期加重或（和）肺部影像由轻变重时，应考虑到本病的可能。

（郭晓娟　郭佑民）

·参考文献·

［1］Bonten MJM, Gaillard CA, Leeuw PWD, et al. Role of colonization of the upper intestinal tract in the pathogenesis of ventilator-associated pneumonia［J］. Clinical Infectious Diseases, 1997, 24(3): 309−319.

［2］路伟. 21例老年肺源性心脏病患者继发肺部白念珠菌感染分析［J］.中国慢性病预防与控制，2006，14（3）：194−195.

［3］袁瑛，施军卫，郑宏.肺白念珠菌病误诊为活动性肺结核1例［J］.临床肺科杂志，2014，19（2）：373−375.

［4］Li XS, Zhu HX, Fan HX, et al. Pulmonary fungal infections after bone marrow transplantation: the value of high-resolution computed tomography in predicting their etiology［J］. Chin Med J, 2011, 124(20): 3249−3254.

［5］Yasuda Y, Tobino K, Asaji M, et al. Invasive candidiasis presenting multiple pulmonary cavitary lesions on chest computed tomography［J］. Multidiscip Respir Med, 2015, 10(1): 1−3.

［6］林英翔，王辰，张鸿，等. 慢性阻塞性肺疾病急性加重期肺部真菌感染的临床分析［J］.中国现代医学杂志，2005，15（23）：3641−3642.

病例⑩　肺诺卡菌感染

■ 临床及影像学资料 ■

· 患者，女性，75 岁。咳嗽、咳痰 1 个月余，加重伴发热、喘息 2 周。咳黄色黏液痰，偶有痰液拉丝，间断发热，最高体温 38.8℃，伴畏寒。6 天前就诊于本院，门诊静脉滴注头孢唑肟，症状改善不明显，仍有发热，体温多于下午及夜间升高。遂入院，查体：双肺可闻及大量湿啰音及少许干啰音。

1. 实验室检查

门诊血常规，白细胞 $19.64 \times 10^9/L$，中性粒细胞 0.88。

入院后，白细胞 $16.81 \times 10^9/L$，中性粒细胞 0.91。

血 CA125 169.80 U/ml，CA199 53.80 IU/ml，神经元烯醇化酶 18.11 IU/ml。

2. CT 表现

入院 CT（图 1-1-10A～E）显示双肺多叶、段分布的大小不等斑片状、结节状、团块状高密度影，以上叶尖后段显著，病变形状不规则，境界欠锐利，可见晕征，病灶内可见空泡征、支气管充气征，渗出性病变内可见多发大小不等气囊，双肺上叶下垂区域呈磨玻璃样密度，其内支气管扩张及小囊状透亮影，病灶

邻近胸膜增厚。纵隔及左侧肺门可见多发散在增大淋巴结影。

3. 痰培养

痰培养为诺卡菌感染。

4. 治疗及随访

遂采用亚胺培南-西司他汀钠联合复方新诺明，2 天后患者体温恢复正常，症状好转。

治疗后 3 周复查（图 1-1-10F～G）渗出性病变吸收，实变影范围减小，边缘锐利，残留条片影、索条影及多发不规则小空洞影。

继续治疗 1 个月后复查胸部 CT（图 1-1-10H～J）实变及渗出影基本吸收，残留多发索条影及较大薄壁空洞影，部分空洞内可见纤维分隔影，局部胸膜肥厚粘连，纵隔及左侧肺门淋巴影缩小。

■ 解　析 ■

诺卡菌是革兰阳性棒状需氧菌，具有弱抗酸性，属于放线菌的一种，菌丝呈分支状，普遍存在于泥土、空气、草丛和腐败植物中。奴卡菌非人体定植菌，通过呼吸道、皮肤或消化道侵入人体致病[1]。当宿主免疫防御机制削弱时容易发病。

1888 年 Edmond Norcard 报道了首例诺

卡菌病，引起该疾病的诺卡菌已有 10 种，我国最常见的是星形诺卡菌复合群。肺是最常受累的器官，吸入菌丝片段可引起肺诺卡菌病（pulmonary nocardiosis, PN），占所有诺卡菌病的 70%～80%[2]。此病是由诺卡菌引起的一种肺部急性、亚急性或慢性感染性疾病。

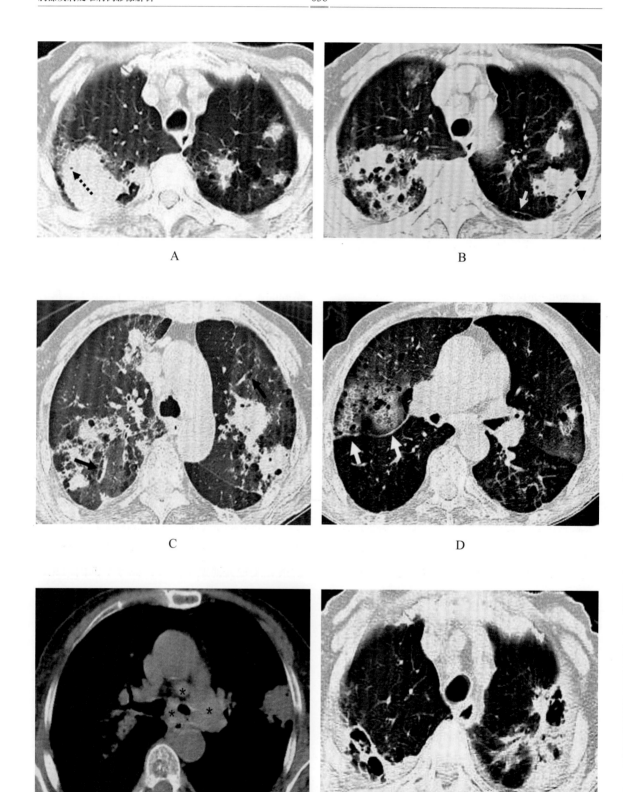

A

B

C

D

E

F

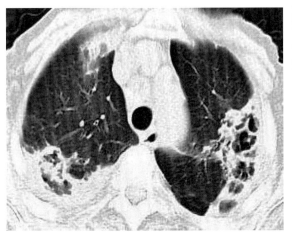

G

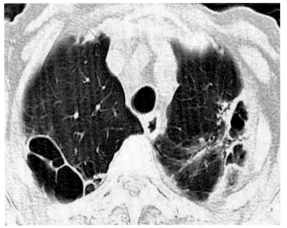

H

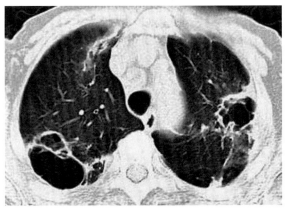

I

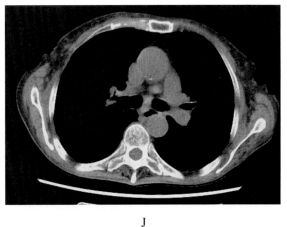

J

图1-1-10A～J　女性，75岁，肺诺卡菌感染

CT肺窗（A～D）显示双肺上叶多发大小不等、形状各异、浓淡不一高密度影，边界模糊，肿块内可见泡状低密度影（黑虚箭，空泡征），渗出实变影内可见多发大小不等气囊，病变周围肺组织内可见支气管扩张（黑实箭），斜裂胸膜（白实箭），病变邻近胸膜（箭头）广泛增厚，左肺下野可见扭曲的线状影。纵隔窗（E）显示隆突下、隆突前及左肺门淋巴结（*）增大，部分融合。治疗后3周复查（F、G）病变吸收边缘锐利，内部出现不规则空洞，实变影范围减小；继续治疗1个月后复查（H～I）病变实变及渗出影基本吸收，残留多发索条影及较大薄壁空洞影，部分空洞内可见纤维分隔影，纵隔窗（J）显示纵隔及左侧肺门淋巴影缩小。

1. 病理

该病主要病理改变为急性坏死性肺炎、肺脓肿、胸膜炎等。特征性病理改变是化脓性肉芽肿，即广泛白细胞浸润和明显坏死的脓肿形成，病变周围可见不完整的肉芽组织包绕，由于缺乏纤维化，常以伴有窦道形成的化脓性炎症为特点。其周围可见革兰阳性球杆菌或分支状菌丝。

2. 临床表现

该病较少见，临床特点无特异性。主要临

床表现为发热、咳嗽、咳痰、呼吸困难、体重减轻、食欲下降[3]。据文献报道，其临床表现类似于肺结核症状[4]。PN多发生于免疫功能缺陷或受损的患者，近年来，随着免疫抑制剂、糖皮质激素应用增多，器官移植、肿瘤化疗的广泛开展，PN发病率逐年上升，但也可以发生于免疫功能正常者[5]。

3. 影像学表现

PN的胸部影像学无特异性，主要的影像学表现可以归纳如下。

（1）孤立或多发结节及肿块病变：孤立或多发结节及肿块影，结节内常出现低密度影，甚至出现空洞影[6]，结节周围可以出现晕征[7]，播散性PN常表现为数量众多的、大小不一的、随机分布的结节灶。

（2）点状或斑片状渗出性病变：点状或斑片状渗出性病灶，呈大叶性或小叶性分布，病灶沿支气管播散时表现为支气管壁增厚，管腔内渗出物及多发小叶中心结节影。

（3）肺实变阴影病变：肺实变部分患者可表现为多发肺实变影，实变区可出现低密度坏死灶，增强扫描显示更为清晰，可呈环形强化，类似肺脓肿改变，1/3患者可以出现空洞影，像其他支气管肺炎一样沿支气管血管束分布的肺实变影并不常见，肺门及纵隔淋巴结肿大在PN中发生率不高[8]。

（4）胸膜下浸润性病灶及胸膜渗出病变：胸膜下浸润性病灶及胸膜渗出[9, 10]，胸腔积液是胸膜受累的最常见表现，发生率高达80%，常包裹形成脓胸，脓胸大小不一，慢性感染可以导致胸膜增厚。

（5）胸壁受侵病变：胸壁软组织及邻近的肺野、胸膜腔出现渗出性病变，胸壁肌肉内甚至可以出现脓肿，破溃后与皮肤相通可形成瘘管。也可侵犯脊椎，引起压缩性、溶骨性变化。

（6）肺内其他病变：其他表现包括支气管

扩张、铺路石征[11]（该征象是肺及中枢神经系统同时受累的危险因素）。

PN的影像学表现与肺结核，侵袭性肺真菌病表现类似[12-14]。Blackmon等[15]回顾性研究了53例PN患者的胸部CT，认为PN的早期胸部CT表现无特异性，但是以实变最为常见（64%），其次为结节（57%），约有40%的患者表现为空洞。病情进展后可在结节、空洞及块状阴影的周围出现铺路石征象（71.4%）。有学者还研究了免疫状态与PN肺部影像学表现之间的关系，研究结果认为免疫正常人群与免疫受损人群的影像学表现类似，但是免疫抑制的患者如肺内同时出现多发结节、实变及空洞时高度提示PN[16]。

本例为老年女性，无免疫受损的病史，急性起病，肺内影像学表现为多发实变及大小不等的结节及肿块影，伴多发小空洞影，实变及结节内可见不规则低密度影，未行增强扫描，所以无法显示脓肿的环形强化影，病变周围可见絮状渗出影，纵隔可见散在增大淋巴结影。确诊后给予磺胺类药物治疗，症状好转，肺内渗出性病灶吸收，实变影范围减小，出现索条影及牵拉性支气管扩张，仅双肺上叶残留条片影及多发小空洞影，继续治疗1个月后胸部CT显示，双肺上叶可见较大薄壁空洞影，内伴分隔，周围可见索条影，属于疾病恢复期，肺结构损毁的表现。

4. 鉴别诊断

（1）普通肺炎、肺脓肿：无论是从临床表现、实验室检查，还是从影像学表现上看，两者都颇为相似，只是诺卡菌更容易迅速波及其他系统，如形成脑脓肿、皮下脓肿。当两者鉴别困难时，需借助痰液、肺泡灌洗液、脓液等标本的细菌培养。

（2）肺结核：肺结核的胸腔积液外观常为淡黄色透明液体，而本病的胸腔积液多为脓性或巧克力色。肺结核的病变以上肺野多见，而本病以下肺野多见。肺结核较少出现皮下脓肿。

（3）肺癌：本例为老年患者，CA125、CA19及神经元烯醇化酶均有增高，需要与肺癌鉴别。肺癌起病隐匿，在不合并感染的情况下，白细胞计数及中性粒细胞无明显增高，病灶边界较本病清楚。当两者鉴别困难时，可行活检或细菌培养进行鉴别。

综上所述，肺诺卡菌病属于临床少见病例，临床表现及影像学表现无特异性，容易与普通肺炎、肺脓肿、肺结核或肿瘤混淆，细菌培养和甄别是诊断的金标准。如果出现下列情况应警惕本病：① 有结缔组织病、肾脏疾病、血液病、脏器移植、恶性肿瘤等免疫功能低下的基础疾病的患者，在接受激素或免疫抑制剂治疗过程中出现肺脓肿或皮下脓肿；② 有土壤和家畜接触史，又有原因不明的肺部感染，常规抗感染及抗结核治疗无效者；③ 肺脓肿患者迅速出现脑脓肿、皮下脓肿及心包积液；④ 胸部X线上呈单个或多发性结节状影伴空洞和胸腔积液，常规治疗无效者。

（郭晓娟　朱　力）

·参考文献·

［ 1 ］ Yu X, Han F, Wu J, et al. Nocardia, infection in kidney transplant recipients: case report and analysis of 66 published cases ［J］. Transpl Infect Dis, 2011, 13(4): 385−391.

［ 2 ］ Martínez R, Reyes S, Menéndez R. Pulmonary nocardiosis: risk factors, clinical features, diagnosis and prognosis ［J］. Curr Opin Pulm Med, 2008, 14(3): 219−227.

［ 3 ］ Orhan Y, Mehmet D. Actinomycoses and Nocardia pulmonary infections ［J］. Curr Opin Pulmy Med, 2006, 12(3): 228−234.

［ 4 ］ 李航，所爱英，谢广顺，等. 免疫功能正常宿主的肺奴卡菌感染2例［J］.中华结核和呼吸杂志，2001，24（9）：567−567.

［ 5 ］ 圣朝军，张杜超，徐雅萍，等.肺奴卡菌感染2例报道并文献复习［J］.疑难病杂志，2014（10）：1008−1011.

［ 6 ］ Oszoyoglu AA, Kirsch J, Mohammed TL. Pulmonary nocardiosis after lung transplantation: CT findings in 7 patients and review of the literature ［J］. J Thorac Imaging, 2007, 22(2): 143−148.

［ 7 ］ Kanne JP, Yandow DR, Mohammed TL, et al. CT findings of pulmonary nocardiosis ［J］. AJR, 2011, 197(2): 266−272.

［ 8 ］ Yoon HK, Im JG, Ahn JM, et al. Pulmonary nocardiosis: CT findings ［J］. J Comput Assis Tomogr, 1995, 19(1): 52−55.

［ 9 ］ Hakim H, Rao NN, Faull RJ, et al. Nocardiosis presenting as a lung mass in a kidney transplant recipient ［J］. Nephrology, 2015, 20(S1): 6−9.

［10］ Blackmon KN, Ravenel JG, Gomez JM, et al. Pulmonary nocardiosis: computed tomography features at diagnosis ［J］. J Thorac Imaging, 2011, 26(3): 224−229.

［11］ Godwin JD, Müller NL, Takasugi JE. Pulmonary alveolar proteinosis: CT findings ［J］. Radiology, 1988, 169(3): 609−613.

［12］ Yeom JA, Yeonjoo J, Doosoo J, et al. Imaging findings of primary multidrug-resistant tuberculosis: a comparison with findings of drug-sensitive tuberculosis ［J］. J Comput Assis Tomogr, 2009, 33(6): 956−960.

［13］ Chung MJ, Lee KS, Koh WJ, et al. Drug-sensitive tuberculosis, multidrug-resistant tuberculosis, and nontuberculous mycobacterial pulmonary disease in nonAIDS adults: comparisons of thin-section CT findings ［J］. Eur Radiol, 2006, 16(9): 1934−1941.

［14］ Kim HC, Goo JM, Lee HJ, et al. Multidrug-resistant tuberculosis versus drug-sensitive tuberculosis in human immunodeficiency virus-negative patients: computed tomography features ［J］. J Comput Assis Tomogr, 2004, 28(3): 366−371.

［15］ Blackmon KN, Ravenel JG, Gomez JM, et al. Pulmonary nocardiosis: computed tomography features at diagnosis ［J］. J Thorac Imaging, 2011, 26(3): 224−229.

［16］ Mehrian P, Esfandiari E, Karimi MA, et al. Computed Tomography Features of Pulmonary Nocardiosis in Immunocompromised and Immunocompetent Patients ［J］. Pol J Radiol, 2014, 80(2): 13−17.

病例⑪ 右肺上叶肺结核

■ 临床及影像学资料 ■

· 患者，男性，47岁。以"发现右上肺病变3月余"为主诉入院。3个月前因颈椎病检查行X线检查发现右上肺病变，无咳嗽、咳痰、气短等不适，未诊治。1个月前出现咳嗽，少量白色黏痰，活动后稍感胸闷气短，无发热、胸痛、咯血，无心前区不适，行胸部CT示：右肺上叶占位性病变，来门诊就诊，行气管镜检查，镜下考虑"轻度炎症"，病理无阳性发现。

· 20余天前出现高热，最高体温39.4℃，伴发冷，咳嗽加重，咳黄脓痰，于当地医院住院治疗，痰培养示：牛链球菌2型，同时支原体检查阳性，按药敏实验先后给予"亚胺培南、左氧氟沙星、阿奇霉素"抗感染治疗，体温恢复正常，咳嗽减轻，痰液明显减少，现为少许白色黏痰。复查胸部CT右上肺病变吸收不明显。今为求进一步诊治来我科，门诊以"右上肺病变待查"收住院。发病来，神志清，精神可，食欲较差，夜休尚可，大小便正常，体重减轻约6 kg。查体：体温36.0℃，心率72次/分，呼吸16次/分，血压100/70 mmHg。右上肺呼吸音稍低，余查体未见明显异常。

· 既往史：否认有肝炎病史，否认有高血压、心脏病、糖尿病史，否认肝炎、结核、疟疾病史，否认食物、药物过敏史，否认外伤、手术及输血史。未到过疫区；不吸烟，饮少量酒；先后于水泥厂、煤矿、石灰厂工作10余年，吸烟指数1 650年支，吸烟33年，家族中无类似疾病史，否认家族性遗传病史。

1. 实验室检查

血常规：白细胞9.78×10⁹/L，中性粒细胞0.732（正常值0.05～0.07），单核细胞0.09（正常值0.03～0.08），肝功能：GPT 60.7 U/L，GGT 54.5 U/L，ALB 33.9 g/L，肾功能：UA 542.02 μmol/L，电解质：血钾3.46 mmol/L，肺癌三项：NSE 21.41 ng/ml（正常值0.00～15.20 ng/ml），痰涂片见革兰阳性球菌及阴性杆菌，抗酸染色阴性，尿粪常规、C反应蛋白（CRP）、凝血六项、降钙素源（PCT）、传染性指标八项、结核杆菌定量测定、结核杆菌抗体IgG测定、脑利钠肽前体（Pro-BNP）、血沉（ESR）、呼吸道病毒抗体八项未见明显异常。肺功能：轻度阻塞性肺通气功能障碍，肺弥散功能大致正常。结核感染T细胞斑点试验：抗原A 10（正常值<6），抗原B 25（正常值<6），G试验、GM试验、电解质未见明显异常。

支气管镜检查：各叶段支气管黏膜光滑，管腔通畅，管腔内可见白色分泌物，集痰送培养，未见肿物、出血及狭窄（图1-1-11A、B）。右主支气管内侧壁可见异常开口（图1-1-11C），远端镜不能进入。于右上叶尖段盲检，生理盐水灌洗回收送脱落细胞。诊断右主支气管异常开口，双侧支气管黏膜轻度炎症。

2.影像学表现

右肺上叶体积缩小，水平裂上移，斜裂向上前移位，右肺门上移（图1-1-11D～F），右肺上叶支气管未见明显狭窄（图1-1-11D、F）；右肺上叶病变位于尖后段，外形不整，周边可见结节状突起，其内可见空泡征及"吹气球样"囊状支扩（图1-1-11G～J），病灶周围见片状、斑片状及条

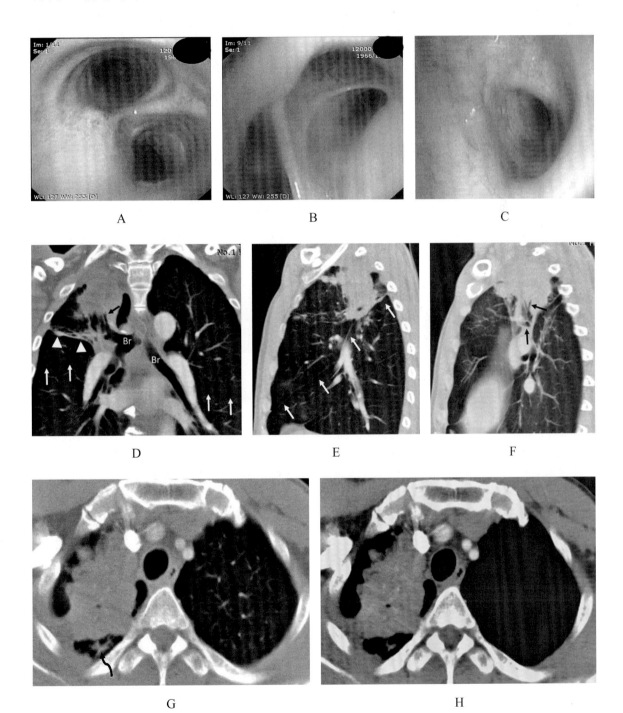

A　　　　　　　　B　　　　　　　　C

D　　　　　　　　E　　　　　　　　F

G　　　　　　　　　　　　H

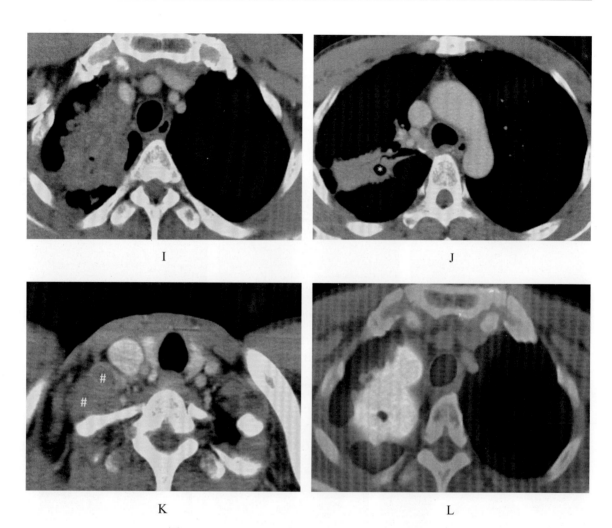

图1-1-11 A～L　男性，47岁，右肺上叶肺结核

纤维支气管镜下，左右主支气管（A）、右肺上下叶支气管（B）及右侧主支气管内侧壁的异常开口（C）示支气管黏膜光滑，管腔通畅。CT冠状位（D）及矢状位（E、F）重建显示右肺水平裂（箭头）、斜裂（白箭）向病灶区聚拢，粗细不均，边缘不整，右主支气管向上移位，上叶各段支气管及其分支（黑箭）管壁未见增厚，管腔无狭窄。轴位肺窗（G）示病变形态不规则，周围可见斑片状高密度影（弯箭），同层增强扫描动脉期（H）及静脉期（I）示肿块不均匀强化，内可见空泡征，主动脉弓平面（J）病灶内类圆形气体密度与扭曲的支气管相通（囊状支扩，*），甲状腺层面（K）显示右侧锁骨上窝淋巴结（#）肿大，密度不均。肿块的¹⁸F-FDG PET/CT融合图像（L）显示肿块呈分叶状，核素摄取增高。

索状密度增高影（图1-1-11G）；增强扫描，病变在动静脉期均呈不均匀持续强化（图1-1-11H～J）。右锁骨上见肿大淋巴结，部分呈环形强化（图1-1-11K）。诊断：右肺上叶肺癌并右肺上叶阻塞性肺炎及右锁骨上淋巴结肿大。

PET-CT示右肺上叶不规则块状高密度影，右侧锁骨上、右肺下叶支气管旁肿大淋巴结葡萄糖代谢不同程度增高，多考虑恶性病变伴感染，淋巴结转移（图1-1-11L）。

3. 手术

入院后2周在全麻胸腔镜辅助下行右肺上

叶切除＋纵隔淋巴结清扫术。术中探查：右肺上叶与胸顶、纵隔、胸壁、上腔静脉广泛重度粘连，未见明显胸腔积液及转移灶，上叶尖前段粘连，基底部可见7 cm×8 cm×9 cm不规则质硬肿块，活动性差。

4. 病理

右肺上叶肉芽肿性炎伴坏死及灶状钙化，考虑结核。

■ 解　析 ■

素有"白色瘟疫"称号的结核病是长期威胁人类健康的常见疾病之一，由于结核菌株的耐药性、变异性，使得肺结核的发病率有所回升，且合并其他感染时，症状表现不典型，实验室表现不典型，容易导致误诊，给患者带来沉重的心理负担。随着社会的进步，预防接种、医疗条件的改善，结核发病的年龄逐渐增大。1979年、1990年、2000年3次调查，结核病的患病率高峰分别为65岁、70岁、75岁[1]。

1. 病理

肺结核病所引起的肺内炎性渗出、增生及干酪样坏死是肺结核病的基本病理改变。结核病的病程特点是破坏和修复常同时进行。故上述3种病理变化多同时存在，也可以某一种变化为主，也可相互转化。这取决于结核分枝杆菌的感染量、毒力以及机体的抵抗力和变态反应状态。

坏死性肉芽肿性炎是浸润性肺结核的组织学特征。常见的病理表现为细支气管和其周围渗出性肺泡炎性改变。干酪样物质占据细支气管腔和肺泡管，并发支气管血管束扭曲、肺气肿、支气管扩张。病变中央部位可有干酪样坏死。病变好转可以逐渐吸收、纤维化、增殖硬结，最后形成钙化。

2. 临床表现

浸润性肺结核多数起病缓慢。在疾病早期，若病变轻微或患者状态良好，患者可无症状或症状轻微，仅在体格检查时发现。随着炎性浸润，患者有轻微干咳或咳少量白色黏液痰，痰中带血或少量咯血、胸痛等表现。病变再进展，特别是合并继发感染时，咳嗽加重，可出现刺激性咳嗽、咳黄色黏液脓痰，出现气短、呼吸困难等局部表现，并逐渐出现程度轻重不一的全身症状，如盗汗、乏力、食欲不振、消瘦、心悸及月经不调等。多数患者红细胞沉降率加快。痰结核菌的阳性率高。结核菌素试验多为阳性。

本例患者45岁，以查体发现肺部本病，为初发病史，后因出现高热、畏寒、咯黄脓痰就诊，经抗感染治疗症状明显改善，但CT表现前后变化不显著，给疾病的诊断带来困惑。入院后痰涂片抗酸染色阴性，结核杆菌定量测定、结核杆菌抗体IgG测定未见明显异常，结核感染T细胞斑点试验轻度升高，肿瘤标志物NSE略增高。这些实验室检查结果特异性不强，对诊断帮助不大。患者为中年男性，长期吸烟，有粉尘接触史，3个月体重下降6 kg，从病史上无法确定诊断。

3. 影像学表现

早期病变呈斑点状、片状或云絮状渗出影或实变影，微结节、结节或肿块样占位，病变继续发展，肺泡实变并相互融合成大片状实变影，边界模糊不清，实变影内密度不均匀，可出现空洞、钙化。周围可有纤维索条影，病变累及胸膜时，可出现胸腔积液、胸膜肥厚粘连。有学者认为，肿块周围出现渗出、纤维索条、钙化等多种形式病变并存的情况时，倾向于肺结核的诊断[2]。结核灶好发于上叶尖、后段及下叶背段。

　　本患者的CT图像特点是右肺上叶体积缩小，相邻叶间胸膜不均匀增厚，右锁骨上淋巴结肿大，病变处核素浓聚，提示肺癌或感染性病变。回顾分析本病例的图片，有以下几点不支持肺癌：① 右肺上叶各段支气管及其分支起始部管壁光滑，未见增厚及狭窄征象；② 病灶内的空洞内壁太光滑整齐。

　　虽然本患者有长期粉尘接触史，且在尘肺的基础上容易继发结核感染或癌变[3]，但是考虑到尘肺的典型CT表现为双肺弥漫性病变[4]，而本病例的病变仅局限于一个肺叶，其影像学表现并不支持典型的尘肺。

4. 鉴别诊断

　　（1）肺癌：肺癌引起阻塞性肺炎的原因是病变近端支气管阻塞引起的，体积缩小的肺组织只是发生了实变，因此在CT上通常可以观察到病变近端支气管管腔缩窄，管壁增厚，局部形成软组织肿块。而肺结核的肺体积缩小既可以是近端支气管阻塞所致，也可以由体积缩小的肺组织发生纤维化所致，由于肺组织纤维化所致的肺体积缩小不伴有近端支气管的狭窄等异常改变。肺癌引起的空洞多是由于肿瘤中心缺血坏死所致，其周围的瘤组织继续生长，

导致空洞的内壁常常凹凸不平，有结节突入洞内；而肺结核的空洞常为光滑的类圆形或不规则形，洞内壁光滑，无壁结节。

　　（2）支气管扩张并感染：由于肺内的纤维化所致的支气管牵拉、聚拢引起的支气管扩张，合并感染时，肺内出现局限性的片状模糊阴影，密度不均匀，加之纤维化导致的肺体积缩小，导致两者鉴别困难。以下表现有助于两者的鉴别：支气管扩张合并感染时，常伴有支气管内的液体聚集，出现气液平面。

　　（3）普通大叶性肺炎：普通大叶性肺炎临床症状有高热、咳嗽咳痰，肺内段性、叶性分布的渗出实变影，甚至可有空洞形成，但其不伴有肺体积的缩小。

　　综上所述，当临床表现及实验室检查不典型，尤其是肺结核合并其他感染时，临床诊断相当困难，如果仅想通过检查鉴别肺结核和原发性肺癌时，不建议首选^{18}F-FDG PET-CT检查。此时如果疾病的影像学特点是肺体积缩小，仔细观察病变近端支气管改变，病灶内空洞的形状将有助于两者的鉴别诊断，当鉴别仍有困难时，穿刺活检不失为一种首选的有效的方法。

（于　楠　王秋萍）

·参考文献·

[1] 马玙，黄学锐.老年人肺结核的临床特点及诊治对策[J].中华老年医学杂志，2005，24（6）：406-409.

[2] 刘瑛，吴宁，邹霜梅，等.误诊为周围型肺癌的肺结核^{18}F-FDG PET-CT表现[J].癌症进展，2012，10（3）：306-312.

[3] Rafeemanesh E, Majdi MR, Ehteshamfar SM, et al. Respiratory diseases in agate grinding workers in Iran[J]. International Journal of Occupational Medicine & Environmental Health, 2014, 5(5): 130-136.

[4] Guidelines for the use of the ILO International Classification of Radiographs of Pneumoconioses, Revised edition 2011. http://ilo.ch/safework/info/publications/WCMS_168260/lang-es/index.htm.

病例⑫　右肺上叶尖段结核球

▌临床及影像学资料▌

· 患者，男性，36 岁。以"咳嗽 1 月余"之主诉入院。1 个月前无明显诱因引起咳嗽，干咳，无痰。无胸闷、气短等不适。就诊当地医院给予口服药物对症支持治疗，无明显效果。10 余天前患者出现咳嗽、咳痰，痰为白色泡沫状。自发病来神志清，精神可，生命体征平稳。食纳可，大小便正常。体重减轻约 2 kg。专科检查：胸廓对称无畸形。双侧呼吸动度一致，叩诊及听诊未及异常。门诊以"右肺新生物"收入。

· 既往史：否认有肝炎病史，否认有高血压、心脏病、糖尿病史，否认食物过敏史，对链霉素及磺胺过敏，否认外伤、手术及输血史。未到过疫区；不吸烟，饮少量酒；否认粉尘及有毒、放射性物质接触史。兄妹 5 人，均体健，无家族遗传病史。

1. 实验室检查

癌胚抗原（CEA）、细胞角蛋白19片段（CYFRA21-1）、神经元特异性烯醇化酶（NSE）均正常，血沉及 PPD 未查。

2. 影像学表现

右肺上叶尖段哑铃型软组织肿块（图 1-1-12A～C），上部呈不规则状，密度均匀，边缘锐利，可见深分叶（图 1-1-12D、E）。下部呈类圆形，内有斑点状钙化（图 1-1-12B），肿块远端周围肺组织内可见条索状及斑点状高密度影（图 1-1-12A、D），部分钙化，肿块相邻胸膜未见明显增厚（图 1-1-12E）。

PET-CT 示肿块核素摄取增高，SUVmax 约为 8.1（图 1-1-12F～H）。隆突前、右肺门多发密度稍高淋巴结，核素摄取轻度增高，SUVmax 为 2.1～2.7（图 1-1-12I～K）。诊断：右肺尖软组织肿块，葡萄糖代谢增高，考虑周围型肺癌并感染，右肺门及纵隔淋巴结代谢轻度增高，考虑转移瘤，右肺尖硬结灶。

3. 手术

手术探查：胸膜脏壁两层粘连，壁层胸膜未见种植转移性结节。结节位于右肺上叶，大小为 4 cm×4 cm，质硬，表面粗糙不平，与周围肺组织分界不清，肺门部及叶间裂可触及数枚肿大黑色淋巴结。行根治性右肺上叶切除术。

4. 病理

术中冰冻活检回报："右肺上叶"肺肉芽肿性病变伴坏死，符合结核。

抗酸（-），"右上叶"肺肉芽肿性病变伴干酪样坏死；肺门淋巴结（1个）肉芽肿性病变；肺门淋巴结（2个）反应性增生，符合结核。

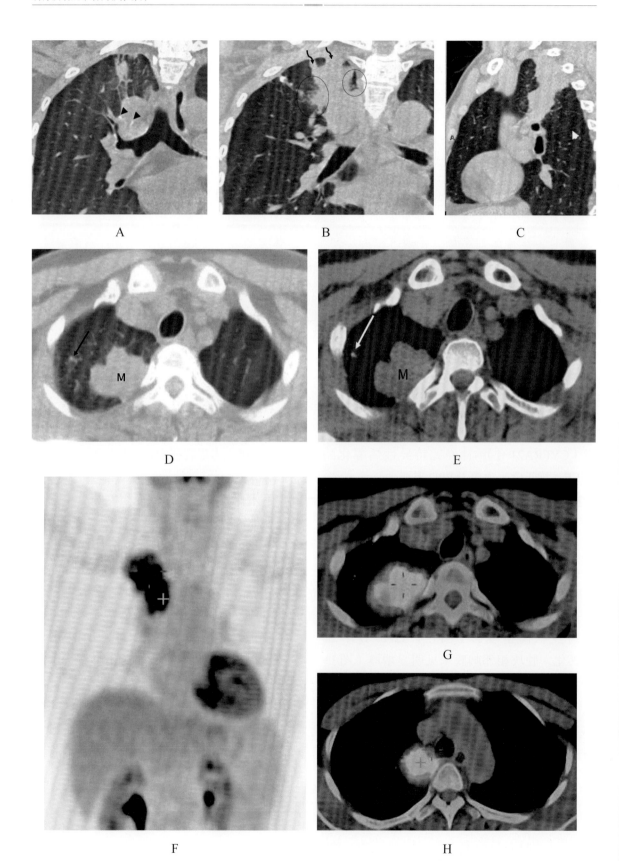

A

B

C

D

E

F

G

H

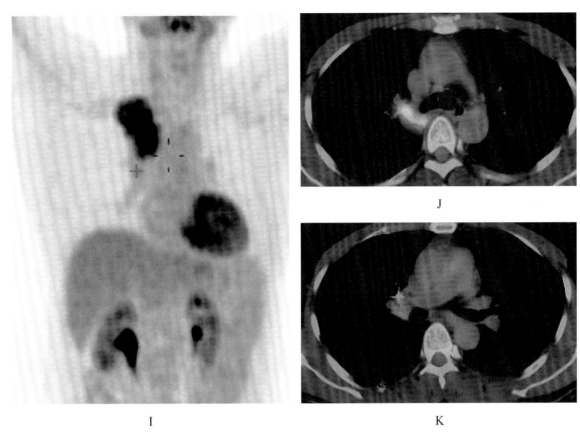

I   K

图1-1-12 A～K　男性，36岁，右肺上叶尖段结核球

　　右肺上下叶支气管层面冠状位（A、B）及矢状位（C）示右肺上叶哑铃型软组织肿块，肿块上部呈不规则状，肿块周围呈蟹足状突起（弯箭），边缘部分清楚，部分模糊不清（圆圈内），下部呈类圆形，内有斑点状钙化（黑箭头），相邻斜裂略突向下方（白箭头），肿块与胸膜呈广基底连接。肿块上部轴位肺窗（D）及纵隔窗（E）示肿块有深分叶，周围斑点状粟粒病灶可见点状钙化（直箭）。肿块的^{18}F-FDG PET代谢显像（F）及PET/CT融合图像（G、H）显示肿块核素摄取增高。隆突前、右肺门层面^{18}F-FDG PET代谢显像（I）及PET/CT融合图像（J、K）显示淋巴结核素摄取轻度增高。

■ 解　析 ■

　　结核球（tuberculoma）是指纤维组织包绕的干酪病灶，形成球形，是一种特殊类型的肺结核，占继发型肺结核中的3%～6%。它常以孤立性肺内结节的表现形式出现。结核球形成的主要原因有：① 干酪性肺炎治疗过程中病变局限、被吸收，周围形成纤维包裹；② 结核空洞的引流支气管被阻塞，空洞被干酪样组织所充填，形成阻塞性愈合；③ 原发型肺结核未愈合，病变扩大，中央发生干酪样坏死，周围纤维组织增生形成并包裹，形成结核球。

　　近10年来，由于结核菌株的耐药、变异，使得肺结核的发病率反弹，逐年递增，我国也是肺结核的高发区。目前的肺结核常存在临床表现隐匿或不典型，结核菌素试验阳性率低，影像学表现常不典型的特点，容易导致误诊。

1. 病理

结核球多起源于继发性的结核病灶，少数由原发结核病灶发展而来。当结核菌数量少、毒力弱且机体的免疫力强，变态反应低时，结核病灶很快局限，其内发生干酪样坏死，周围纤维组织增生，形成一层较薄的纤维包膜包裹而形成球形结核病灶。故在病理上表现为圆形或卵圆形结节，病变中心为干酪样物质，周边由上皮样组织细胞、多核巨细胞及不等量的胶原组成的肉芽肿病变。

2. 临床表现

起病缓慢、病程长，多见于青壮年人群，以20～30岁多见。由于结核球的病灶被包裹、局限，因此，临床上结核中毒症状少见或缺如。不少患者通过体检发现。当患者肺部有其他性质结核病灶时，可伴或不伴有咳嗽、咯血、胸痛等。本病例以干咳为初发症状，伴有体重下降，与肺癌的临床表现有重叠。

3. 影像学表现

结核球好发于上叶尖后段及下叶背段。直径多为2～3 cm，以圆形、类圆形多见，亦可呈长椭圆形、浅分叶状。结核球轮廓多较光滑，也可见毛刺，一般毛刺较粗、较长。类似软组织密度，密度均匀或不均匀，边缘光滑锐利，见钙化及空洞。结核球周围可见散在的斑点状、小结节状、片状、条索状结核病灶，称为卫星灶，为增殖性或纤维性病灶。邻近胸膜的结核球，在病灶与胸膜间可见条索影相连。多数情况下结核球增强扫描无强化或仅有包膜强化。上述表现中，钙化及周围卫星灶对结核球的诊断及鉴别诊断有重要意义。

本病例虽有钙化及卫星病灶，但由于其边缘部分模糊，肿块具有深分叶，加之起病初期

为干咳，后为泡沫样稀痰，体重减轻等临床表现，导致误诊。

PET是一种定量显示放射性核素标记的示踪剂在体内分布的无创性检查方法，PET-CT是将PET与CT同机融合的一种多功能分子成像系统，他同时完成了对病灶的精确定位和代谢信息的显示，为良恶性肿瘤的鉴别诊断、恶性肿瘤的临床分期、手术及放疗的精确定位提供重要的依据。^{18}F-FDG（18-氟脱氧葡萄糖）是目前临床上最常使用的糖代谢类示踪剂，反映组织对葡萄糖代谢的水平。由于恶性肿瘤细胞分裂增殖加快，耗能增加，葡萄糖代谢增高，导致^{18}F-FDG在肿瘤内聚集形成核素浓聚现象。

葡萄糖代谢的水平升高见于恶性肿瘤，结核、结节病、曲霉病、组织胞质菌病等炎性病变也可出现核素浓聚现象。这是因为病灶内含有巨噬细胞、淋巴细胞、粒细胞等代谢旺盛的细胞，对葡萄糖需求增高。但是应该指出，如若炎症反应结束，病灶为纤维组织瘢痕时，病灶通常无核素摄取或仅有轻中度摄取[1]，此为判断炎症是否具有活性的一个指标。由于肺结核和肺癌的^{18}F-FDG PET-CT均可表现为核素聚集[2]，其SUV的差异不大，有学者研究认为对于CT平扫密度均匀的病灶，^{18}F-FDG PET-CT扫描时，如果病灶中央出现摄取稀疏区时，常常提示病灶内出现的是干酪坏死而非肺癌的液化坏死，有助于肺结核的诊断。遗憾的是本病例未出现这一征象，此外，还有学者研究认为^{18}F-FDG和^{11}C-Choline联合检测有助于肺结核与肺癌的鉴别，其研究结果显示^{18}F-FDG和^{11}C-Choline的值均高，有助于肺癌的诊断，而^{18}F-FDG值高，^{11}C-Choline值低，结核的可能性大[3]。

4. 鉴别诊断

（1）周围型肺癌：周围型肺癌与肺结核球

均可表现为肺野外周孤立球形阴影，形态相似，两者都可伴有肺门、纵隔淋巴结肿大，其影像学表现存在相当大的重叠，有时候鉴别相当困难。一般来讲，周围型肺癌呈分叶状或不规则形，结核球通常呈类圆形。肿瘤内钙化少见，周围很少或者无卫星病灶，结核球周围常有渗出、纤维索条、钙化等多种形式病变并存的卫星灶（图1-1-12B、D）[4]。肺癌远端常出现肺气肿，阻塞性肺炎等气道阻塞改变[5]。早期肺癌邻近的胸膜常呈现"胸膜凹陷征"，胸膜增厚不明显，结核球邻近的胸膜如出现凹陷，常伴有胸膜的增厚。

（2）肺炎性肌纤维母细胞瘤：肺炎性肌纤维母细胞瘤是肺内良性肿块，是由肺内慢性炎症产生的肉芽肿、机化、纤维结缔组织增生及相关的继发病变形成的肿块，其本质是增生性炎症。与结核球相比，肺炎性肌纤维母细胞瘤可发生于两肺野任何部位，以胸膜下多见，密度较均匀，周围缺乏卫星病灶，其周围形成的胸膜增厚粘连较结核少见。

综上所述，肺结核与肺癌的临床表现和CT表现存在部分重叠，肿块周围卫星灶如果出现渗出、纤维索条、钙化等新老病灶并存时，有助于肺结核的诊断。[18]F-FDG是一种非特异性示踪剂，[18]F-FDG PET-CT虽然对肺部大肿块的良恶性鉴别、肺结核的活动性判断具有重要的临床应用价值，但对肺结核等炎性病变与恶性肿瘤的鉴别仍然困难，最后确诊仍需要依靠组织学。本文旨在通过对误诊病例的分析，提高对肺结核CT、PET-CT表现的认识，从而提高对肺结节诊断的准确性。

（于 楠 王秋萍）

·参考文献·

［1］Davis SL, Nuermberger EL, Um PK, et al. Noninvasive pulmonary［18F］-2-fluoro-deoxy-D-glucose positron emission tomography correlates with bactericidal activity of tuberculosis drug treatment［J］. Antimicrobial Agents & Chemotherapy, 2009, 53(11): 4879-4884.

［2］白璐，于楠，李艳，等. 基于[18]F-脱氧葡萄糖PET-CT成像对非小细胞肺癌纵隔淋巴结转移识别的Meta分析［J］.中华放射学杂志，2016，50（10）.

［3］Hara T, Kosaka N, Suzuki T, et al. Uptake rates of ^{18}F-fluorodeoxyglucose and ^{11}C-choline in lung cancer and pulmonary tuberculosis: a positron emission tomography study［J］. Chest, 2003, 124(3): 893-901.

［4］刘瑛，吴宁，邹霜梅，等. 误诊为周围型肺癌的肺结核[18]F-FDG PET-CT表现［J］.癌症进展，2012，10（3）：306-312.

［5］郭佑民，陈起航，王玮.呼吸系统影像学［M］.上海：上海科学技术出版社，第二版，2016，169-235.

第二节　良性肿瘤与肿瘤样病变

病例❶　左肺肺炎性肌纤维母细胞瘤

■ 临床及影像学资料 ■

·患者，女性，43岁，3个月前无明显诱因出现咳嗽、咳痰，伴胸闷、气短，活动后加重，当地医院给予抗炎、支持等治疗后，症状有所缓解。

1. 实验室检查

红细胞沉降率（ESR）37.0 mm/h，白细胞 8.02×10^9/L，中性粒细胞0.85。肺功能检查提示：中度限制性肺通气功能障碍。外院CT提示：左肺上叶肺不张。支气管镜：左肺上叶可见新生物完全堵塞管腔，累及次级隆突；左肺下叶管腔黏膜略充血。

2. 影像学表现

X线片显示纵隔左移，左肺上叶不张（图1-2-1A、B），考虑中央型肺癌。

CT平扫和增强CT检查：左肺上叶不张（图1-2-1C），肺门处可见一大小为 3.3 cm×3.2 cm 的不规则软组织肿块影，密度均匀，与不张的肺组织分界不清（图1-2-1D）。增强扫描肿块呈不均匀强化，强化程度低于不张的肺组织（图1-2-1E～G）。左肺动脉与肿块分界模糊，左肺上叶支气管截断，前上纵隔可见肿大淋巴结影（图1-2-1H～J），左侧胸膜腔积液。考虑中心型肺癌。

3. 手术

手术探查：左侧胸膜无粘连，淡黄色积液约500 ml，左肺上叶实变，质硬，于左上叶支气管根部见大小为5 cm×5 cm×2 cm包块，与周围组织界限不清，与左肺动脉干粘连紧密，第5组淋巴结2枚，1.5 cm×1.6 cm，质硬活动度差；上叶支气管旁淋巴结1枚，1.3 cm×1.0 cm，质硬活动度差；第7组淋巴结2枚，1.1 cm×0.8 cm，质硬活动度可。行左全肺切除术。

4. 病理

（1）左肺支气管黏膜-肺组织慢性炎伴纤维结缔组织增生、透明变性及组织细胞增生，局部血管增生、扩张及充血，组织学特点符合炎性肌纤维母细胞瘤，局部多核巨细胞增生呈慢性肉芽肿性炎症。

（2）支气管残端黏膜组织慢性炎症。

（3）支气管旁淋巴结，第5、6、7、8、9、10组淋巴结慢性炎症。

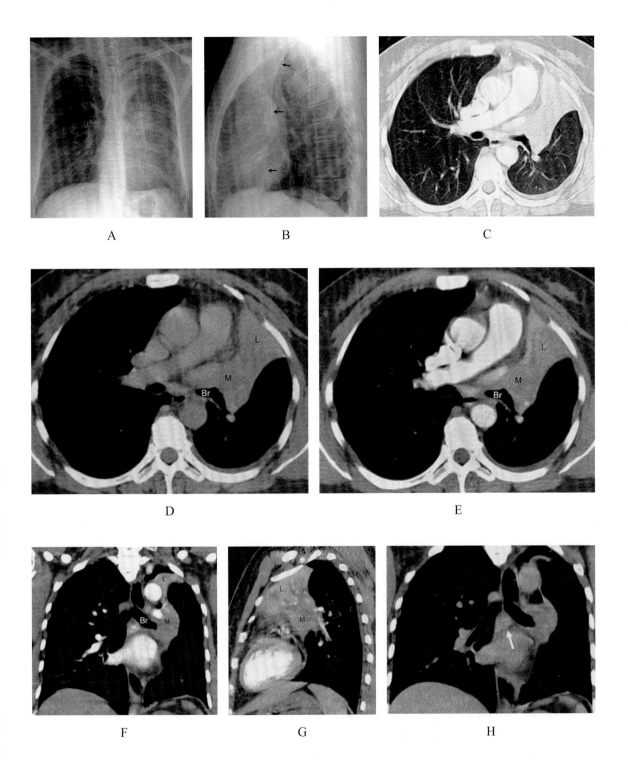

A

B

C

D

E

F

G

H

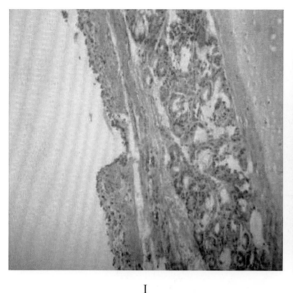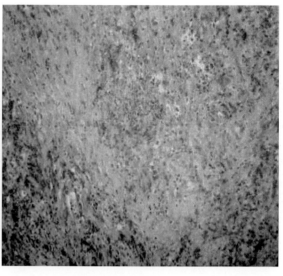

I　　　　　　　　　　　　　　　　　　　J

图1-2-1A～J　女性，43岁，左肺肺炎性肌纤维母细胞瘤

胸部正位（A）显示纵隔气管略向左侧移位，左肺门旁见团片状高密度影，边缘模糊不清，左心缘显示不清；侧位片（B）示斜裂（黑箭）前移呈"镰刀征"，肺门肿大。CT肺窗（C）上，前联合左移，斜裂向前移位，并与肿大的肺门后缘相连，呈光滑锐利的"S"状（黑箭），同层平扫（D）及增强（E）纵隔窗显示肺门侧肿块密度略低，边界不整，密度不均，内可见稍高密度结节，远端肺组织内可见细管状低密度影穿过，肿块与肺组织分界不清，左侧胸膜腔内可见液体密度影。冠状位（F）及矢状位（G）重建显示肿块包绕左主支气管及左肺动脉生长，左肺上叶支气管截断，不张肺组织内与肺动脉伴行的低密度支气管扩张。气管隆突平面冠状位（H）示隆突下淋巴结（白箭）增大，气管及纵隔左移，前上纵隔可见肿大淋巴结影。术后病理切片（I，HE×10；J，HE×300）显示，纤维结缔组织增生、透明变性及组织细胞增生，局部血管增生、扩张及充血，局部多核巨细胞增生。注：Br＝左主支气管；L＝肺组织；M＝肿块。

■ 解　析 ■

炎性肌纤维母细胞瘤（inflammatory myofibroblastic tumor, IMT）又称炎性假瘤、浆细胞肉芽肿、黄色瘤、纤维黄色瘤、组织细胞瘤、浆细胞瘤、假肉瘤样肌纤维母细胞增生等[1]，是一种全身少见病变，多见于肺，占肺部肿块的0.7%[2]。早期人们认为它是由肺内慢性炎症产生的肉芽肿机化、纤维结缔组织增生及相关的继发病变形成的肿块，并非真正肿瘤，故肺炎性假瘤归入肿瘤样病变[3]。随着研究的深入，目前临床较一致地认为，它是一种具有潜在或低度恶性的真性肿瘤[4]。WHO肺肿瘤分类中，将它从肿瘤样病变移入间叶肿瘤，中间性，少数可转移类[5, 6]。

1. 病理

肿瘤由分化的肌纤维母细胞性梭形细胞形成，常伴大量浆细胞和/或淋巴细胞等炎症细胞浸润的一种肿瘤。多数为单发，少数为多发。肉眼观肿物为实性，无包膜，切面光滑，无皱缩，呈灰黄、灰白或灰褐色，花斑状，质地软硬不一。镜下观，组织结构及细胞成分表现复杂多样，主要细胞成分为梭形细胞伴大量炎症细胞浸润。梭形细胞体长核小，胞质嗜酸，无病理性核分裂象及凝固性坏死。免疫组化显示，Vimentin、Desmin，肌动蛋白（SMA）阳性[7]，经电镜证实梭形细胞为肌纤维母细胞和纤维母细胞。

2. 临床表现

肺IMT可发生于任何年龄，多见于青年，无临床症状，或有咳嗽、痰中带血、胸痛、胸闷、低热等非特异性症状。既往可有慢性支气管炎、肺炎、肺化脓症等病史[8]。

3. 影像学表现

按病灶边缘的情况肿瘤可分为浸润型和肿块型两类。所谓浸润型是指病变边缘模糊，周围有炎性浸润及磨玻璃样改变。肿块型则表现为边缘清楚的肿块，光滑或有浅分叶，周围可见纤维索条影及粗长的毛刺影，相邻胸膜受到牵拉内陷，其较有特点的征象有[1, 8]：① 病灶两侧缘平行垂直于胸膜呈方形（方形征）。② 病灶边缘不规则，局部呈"桃尖"样外凸。③ 病灶内单个或多个小空洞，内壁光滑。

按病变的发病部位可分为中心型和周围型。中心型IMT表现为肺门肿块[9]，伴或不伴有相应肺叶、段的阻塞性肺炎、肺不张。周围型肿块多位于肺的外周带，呈孤立性肺结节或肿块。

本例患者病变位于左上叶支气管根部，CT显示肺门处不规则软组织肿块影，伴左肺上叶支气管截断，肺不张（图1-2-1C），左肺动脉与肿块分界模糊，前上纵隔淋巴结影肿大（图1-2-1H），患侧胸膜腔积液。加之支气管镜检观察到左肺上叶支气管完全被新生物堵塞，且病变累及次级隆突。这些改变常见于中央型肺癌，因此误诊。遗憾的是支气管镜观察到病变时并未取组织活检。

4. 鉴别诊断

本病为中央型肺炎性肌纤维母细胞瘤，其影像学特点是肺门肿块，伴支气管截断，阻塞性肺不张，纵隔淋巴结肿大，胸腔积液。故应与中央型肺癌、纵隔型小细胞癌、肺结核等病鉴别。

（1）中央型肺癌：以下几点有助于两者的鉴别诊断：① 炎性假瘤临床症状轻，或无症状，肺癌症状明显或进行性加重；② 炎性假瘤的瘤体增长缓慢或无增长，肺癌肿块倍增时间短、发展快；③ CT扫描可见炎性假瘤内单个或多个小空洞，甚至呈蜂窝样，肺癌空洞一般呈偏心性厚壁空洞，内有癌结节；④ 炎性假瘤在痰检、支气管镜活检中查不到癌细胞。

（2）纵隔型小细胞癌：纵隔型小细胞癌有以下特点：① 肺门肿块大且明显；② 肺内阻塞性改变少而轻；③ 转移征象出现早；④ 对化疗、放疗反应敏感；⑤ 小细胞肺癌很少发生空洞。

（3）肺结核：肺结核有以下特点：① 结核瘤有结核感染病史，结核菌素试验阳性；② CT平扫：结核瘤好发于肺上叶尖后段、下叶背段，不跨越肺叶、肺段，多呈球形，直径一般3～5 cm，绝大部分边缘清楚光整，密度较高且均匀，钙化一般较多且呈层状或斑点状，病灶周围有卫星灶，贴近胸壁者可合并有胸腔积液，纵隔淋巴结钙化多见；③ 增强扫描：肺结核瘤多数无强化或呈周边环状强化，且强化环较薄、厚薄均匀，内外壁均较光滑，这与结核瘤的包膜有关。

（4）肺内淋巴瘤：肺内淋巴瘤常见侵犯纵隔各间隙，血管前间隙最早及最易受累，纵隔两侧淋巴结多同时受累，呼吸道症状相对较轻。CT图像上，淋巴结增大直径多在15 mm以上，呈圆形或椭圆形软组织密度结节，部分可融合呈较大肿块，特别是位于前纵隔。病变多数密度均匀，CT增强扫描时多呈均匀强化。

综上所述，炎性肌纤维母细胞瘤是一种肺部的间叶组织肿瘤，属于中间性肿瘤，可发生转移和复发。它可发生在肺的任何部位，以外周带多见。发生在肺门区的病变极易与中央型肺癌混淆，需行纤维支气管镜及CT引导下穿刺活检提高诊断符合率。

（蔡关科　张　伟）

·参考文献·

［1］李利锋，任欢欢，鲁宏.肺炎性肌纤维母细胞瘤的CT表现［J］.实用放射学杂志，2017，33（1）：144-146.

［2］Zennaro H, Laurent F, Nergier B, et al. Inflammatory myofibroblastic tumor of the lung (inflammatory pseudotumor): uncommon cause of solitary pulmonary nodule［J］. Eur Radiol, 1999, 9 (6): 1205-1207.

［3］Travis WD, Colby TV, Corrin B, et al. Histological Typing of Lung and Pleural Tumours［M］. Springer Berlin Heidelberg, 1999.

［4］Girard F, Kambouchner M, Maugendre S, et al. Inflammatory pseudotumors of the lung with severe course［J］. Revue Des Mal Respir, 2001, 18(5): 541-544.

［5］Travis WD, Brambila E, Muller-Hemelink GK, et al. World Health Organization classification of tumours, pathology and genetics of Tumours of the lung, leura, hmus and heart Lyon: IARC Press, 2004, 9-124.

［6］Travis WD, Brambilla E, Nicholson AG, et al. The 2015 World Health Organization Classification of Lung Tumors: Impact of Genetic, Clinical and Radiologic Advances Since the 2004 Classification. J Thorac Oncol, 2015, 10(9): 1243-1260.

［7］李宝重，何明，陈新，等.肺炎性肌纤维母细胞瘤临床病理特点与预后分析［J］.中华肿瘤防治杂志，2014，21(16)：1266-1269.

［8］郭佑民，陈起航，王玮.呼吸系统影像学［M］.2版，上海：上海科学技术出版社，2016：348-355.

［9］毛文君，叶书高，陈静瑜.肺炎性肌纤维母细胞瘤误诊中央型肺癌1例分析并文献复习［J］.中国误诊学杂志，2012，12（9）：2019-2021.

病例❷　机化性肺炎

■ 临床及影像学资料 ■

·患者，女性，66岁。咳嗽，咯痰，10天前受凉后出现咳嗽，痰为咖啡色，间有少许红色；无胸闷、心慌及气短，无发热、盗汗、纳差及全身乏困无力，无胸痛。遂于当地医院给抗感染、止咳治疗，行胸部 X 线示左肺上野炎症，磁共振检查示左肺上叶炎症，右肺下叶结节考虑占位。今患者为求进一步诊治来我院，门诊以"右肺癌"收入院。入院后查体无明显异常。

1. CT表现

双肺3个病灶，形状各异，密度均匀度不同，边界清晰度各异。左肺上叶前段病变（图1-2-2A ～ C）呈斑片状及结节状

致密影，其内可见充气支气管影及内壁光滑整齐的空洞，病变边界清楚锐利，可见多个尖角，肺门侧可见絮状渗出影；右肺中叶内侧段结节影（图1-2-2D ～ F）边

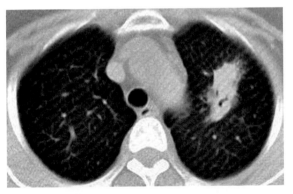

A

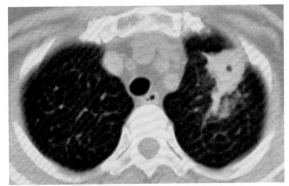

B

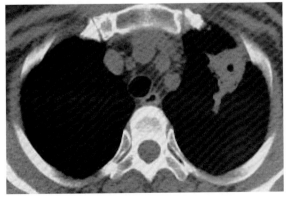

C

D

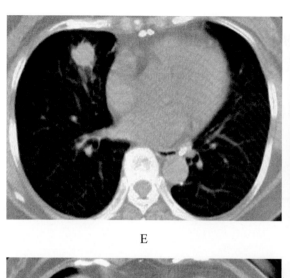

E

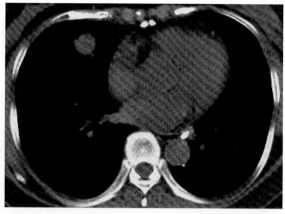

F

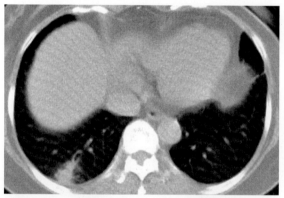

G

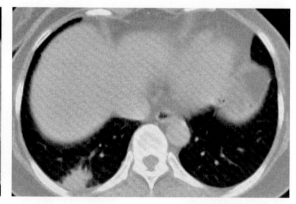

H

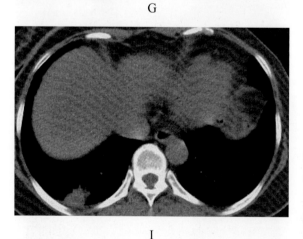

I

图1-2-2A～I　女性，66岁，机化性肺炎

CT肺窗显示双肺多发病灶，左肺上叶前段病变（A、B）致密，外形不规则，有多个尖角，周围可见絮状渗出影，病变边缘可见充气支气管影，内部可见小空洞（直径约5 mm），纵隔窗（C）显示空洞内壁光滑整齐。右肺中叶内侧段结节影（D、E）右侧缘平直，左侧缘及前缘可见粗毛刺，病变边界较清，纵隔窗（F）显示其内密度均匀。右肺下叶后基底段斑片状密度增高影（G、H）与相邻胸膜相连，可见晕征，纵隔窗（I）显示相邻胸膜均匀广泛增厚，无胸膜凹陷。

缘平直，界较清，可见粗毛刺，内部密度均匀；右肺下叶后基底段斑片状密度增高影（图1-2-2G～I）位于胸膜下，紧贴胸膜，相邻胸膜均匀广泛增厚，病变周围可见晕征。

2. 活检

入院后第3天行CT引导下经皮肺穿刺活检。

3. 病理

"左肺上叶穿刺"小块肺组织呈慢性机化性肺炎。

■ 解 析 ■

机化性肺炎（organic pneumonia，OP）是一种以细支气管、肺泡管、肺泡腔内肉芽组织栓形成为特征的肺部非特异性炎症过程[1]，包括继发性机化性肺炎（secondary organizing pneumonia，SOP）和隐源性机化性肺炎（cryptogenic organizing pneumonia，COP）。

1. 病理

机化性肺炎的病理特点为病变呈斑片状分布，病变中央为小气道，肺泡内、肺泡管内见疏松的胶原样结缔组织增生，形成Masson小体，可伴或不伴终末呼吸性细支气管内结缔组织肉芽栓的形成，肺泡壁和肺泡间隔有以单核细胞为主的细胞浸润，肺结构往往正常，镜下病变均匀一致。

2. 临床表现

机化性肺炎的症状主要表现为干咳、活动后气短，程度多数较轻，部分患者可出现发热、纳差、体重下降，少数患者有流感样前驱症状。SOP患者可同时伴有原发病的临床表现。影像学上，机化性肺炎在胸片上表现多样，无特异性，多表现为双侧斑片状影，主要分布于胸膜下及肺野外带，在病程中可有移动或呈游走性，少数表现为间质性改变或多发性局灶性肿块影，极少数呈弥漫性粟粒影。

3. 影像学表现

OP典型的CT表现为两肺多发性肺泡实变影[2]，多见于两肺胸膜下或沿支气管血管束分布，病变大小从几厘米到整个肺叶不等，可有支气管充气征。这种影像学改变虽然高度提示机化性肺炎，但并不特异，也可见于慢性嗜酸性肺炎、支气管肺泡癌等。机化性肺炎除了典型的CT表现外，亦可见双肺弥漫性间质影及孤立局灶性病变。其他不常见但对机化性肺炎诊断有帮助的影像学表现有与胸膜面平行的不规则胸膜下带状影、中央为磨玻璃样而周围为实变影的反晕轮征等[3, 4]。

4. 鉴别诊断

本例患者为两肺多发斑片状、结节样致密影，其中左肺上叶病灶可见空洞（图1-2-2B、C），需与肺癌及结核相鉴别，但患者临床表现与肺癌及结核区别较明显且病程时间较短，同时结合病灶两肺多发的表现，仍考虑为两肺炎症的可能性较大。但如果机化性肺炎呈单发且病灶较为局限时，其影像学表现则与周围型肺癌表现相似，难以鉴别。此时，影像诊断需注意以下几点。

（1）局限性机化性肺炎病灶边缘大多模糊，周围型肺癌病灶大多边缘清楚，如果继发感染、肺不张、癌性浸润后则边缘亦不清楚。

（2）部分局限性机化性肺炎可见"空气支气管征"，表现为管壁柔顺；而肺癌时"空气支气管征"管壁则多表现为僵硬。

（3）机化性肺炎病灶边缘呈不规则、锯齿样、向心性弓形凹陷，且相邻边缘交界处呈尖角状突起或长毛刺状，其为病灶和周围纤维组织增生，瘢痕收缩所致[5]；周围型肺癌变现为分叶状，少有锯齿样改变。

（4）机化性肺炎病灶多邻近胸膜，容易引起广泛胸膜增厚；而周围型肺癌容易引起邻近胸膜的牵拉形成"胸膜凹陷征"，这点也有助于诊断。此外，可在抗感染治疗的基础上短期复查，机化性肺炎病灶会有不同程度的减小，而周围型肺癌则会有较为明显的增大。机化性肺炎病灶多位于肺外围，还应与肺梗死鉴别。

本例虽为两肺多发病变，但每一病变内都可见空气支气管征，病变周围区域均可见数量不等的渗出性病变与条索状影，具有较多的炎症性病变的征象。

综上所述，对于具有一定特征性征象的机化性肺炎诊断不难，但当其具有与周围型肺癌、结核类似的征象时，鉴别诊断困难，虽然患者的临床表现有助于我们的判断，但仍需结合病理进一步检查，以做出明确诊断。

（尚 进 于 楠）

·参考文献·

[1] Demedts M, Costabel U. ATS/ERS international multidisciplinary consensus classification of the idiopathic interstitial pneumonias [J]. Eur Respir J, 2002, 19(5): 794−796.

[2] Schlesinger C, Koss MN. The organizing pneumonias: an update and review [J]. Curr Opin Pulm Med.2005, 11(5): 422−430.

[3] Kim SJ, Lee KS, Ryu YH, et al. Reversed halo sign on high-resolution CT of cryptogenic organizing pneumonia: diagnostic implications [J]. Am J Roentgenol, 2003, 180(5): 1251−1254.

[4] Polverosi R, Maffesanti M, Dalpiaz G. Organizing pneumonia: typical and atypical HRCT patterns [J]. Radiol Med. 2006, 111(2): 202−212.

[5] 刘庆伟，崔允峰，郭卫华，等.局限性机化性肺炎的高分辨率CT表现 [J].中华放射学杂志.2001，35（8）：630−632.

病例❸　左上肺硬化性肺泡细胞瘤

▪ 临床及影像学资料 ▪

·患者，女性，25岁。胸部不适1个月，无寒战、高热，无低热、盗汗，无胸闷、气短，无咳嗽、咳痰，无咯血，未予治疗。

1. 实验室检查

血、尿、粪与肝肾功能常规未见明显异常。

2. 影像学表现

胸部透视点片左肺门区肿块影（图1-2-3A）。

CT表现：左肺门区类圆形肿块影，大小为4.5 cm×3.2 cm，密度均匀，平均CT值约39 HU，边界清楚，内缘与左心房间可见稍低密度间隙影，后缘与左下肺动脉紧密相邻（图1-2-3B、C）。胸部增强CT扫描动脉期：左肺门区肿块不均匀强化，病变内可见斑点状血管样强化（图1-2-3D），非血管区平均CT值约74 HU，静脉期肿块密度均匀，密度进一步升高，平均CT值约99 HU（图1-2-3E），病变位于左下肺动脉、左上肺静脉与左下肺静脉之间（图1-2-3F、G）。纵隔、肺门未见增大淋巴结，未见胸腔积液征象。

3. 手术

胸腔镜探查：左胸腔部分粘连，游离胸腔粘连后探查发现，左肺上叶舌段胸膜下为4 cm×3 cm×3 cm大小肿块，夹于左下肺动脉干，左上下肺静脉之间，与周围肺组织关系较为紧密。

4. 病理

术后病理报告：硬化性肺泡细胞瘤。

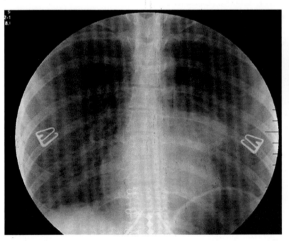

A

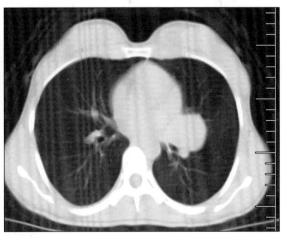

B

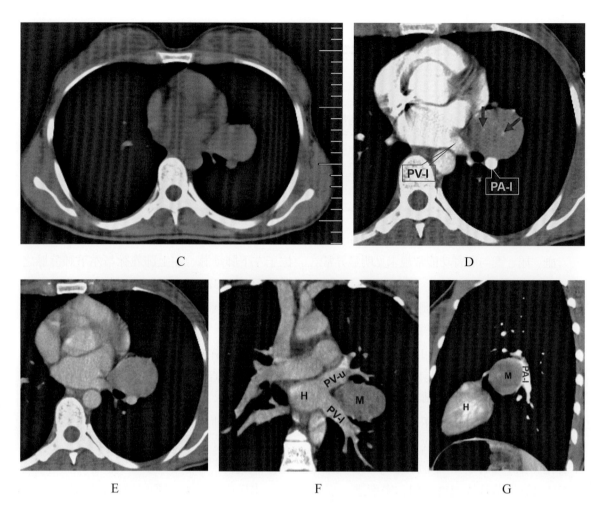

图1-2-3A～G　女性，25岁，左上肺硬化性肺泡细胞瘤

胸部透视点片（A）示左肺门区肿块影，边界尚清楚。胸部CT平扫肺窗（B）示左肺门区软组织肿块，边缘光滑锐利，纵隔窗（C）示其内密度均匀。CT增强扫描动脉期（D），病变强化，内可见血管样小点状强化影（箭），静脉期病变进一步强化，呈均匀密度（E），右下肺动脉干位于肿块后方，冠状位（F）与矢状位（G）重建图显示病变位于左侧上、下肺静脉之间，左下肺动脉干腹侧。注：H＝心脏；PV-u＝左上肺静脉；PV-l＝左下肺静脉；PA-l＝左下肺动脉干；M＝肿块。

（杜永浩　张　蕴）

病例④　右肺硬化性肺泡细胞瘤

■临床及影像学资料■

·患者，男性，23岁，以"间断右侧胸痛2月余"主诉入院。2个月前无明显诱因出现右侧胸痛，伴干咳，疼痛时轻时重，1个月前胸痛较前频繁。行胸片及胸部CT检查发现右肺下叶包块。查体：胸廓对称无畸形，无胸壁静脉曲张，双侧呼吸动度一致；语颤无增强或减弱；双肺叩诊呈清音，心尖位于右锁骨中线上第5肋间；双肺呼吸音清晰，未闻及干、湿性啰音。

1. CT表现

右肺下叶内前基底段见类圆形软组织密度结节影，边界清晰，大小为2.7 cm×2.2 cm，边缘可见晕征，内部可见钙化影（图1-2-4A、B）。增强扫描见轻度不均匀渐进性强化（图1-2-4C、D）。平扫、动脉期及静脉期CT值分别为30 HU、38 HU、48 HU。纵隔内未见肿大淋巴结。右侧胸膜腔内见弧形液体低密度影，左侧胸膜腔内未见积液征象。

2. 手术探查

胸腔无积液、无粘连。病变位于右肺下叶内基底段，大小为2.5 cm×2.5 cm×2.0 cm，质硬，边界清晰，切面呈灰黄色。

3. 病理学报告

硬化性肺泡细胞瘤（右肺下叶基底段）（图1-2-4E）。

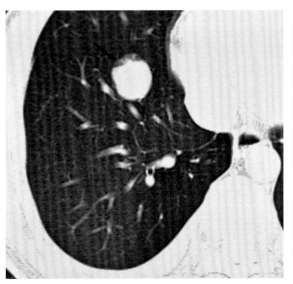

A

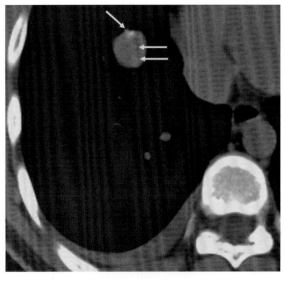

B

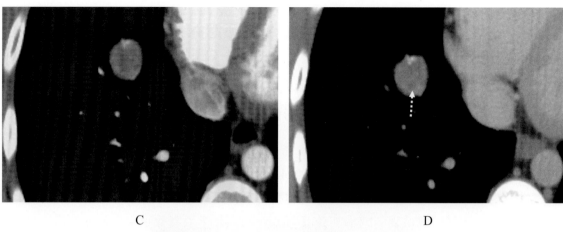

C　　　　　　　　　　　　　　　　D

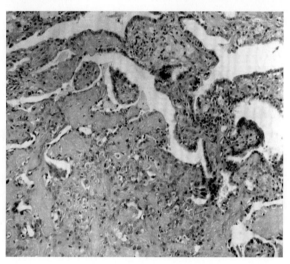

E

图1-2-4A～E　男性，23岁，右肺硬化性肺泡细胞瘤

CT平扫肺窗（A）及纵隔窗（B）示右肺下叶内、前基底段见类圆形软组织密度结节影，边界清晰，病灶前缘可见不均匀渗出影（黑箭），边缘及内部可见斑点状钙化影（白实箭）；右侧胸膜腔内见弧形液体低密度影。同层增强动脉期（C）及静脉期（D）病变呈轻度渐进性强化，静脉期强化不均，其内可见更低密度（虚箭）。术后组织学切片（HE×200，E）示圆形间质细胞小，染色质细而分散，有清楚的核仁。

（刘　艳　张　伟）

■　**解　　析**　■

硬化性肺泡细胞瘤（sclerosing pneumocytoma，SP）曾经称为肺硬化性血管瘤（pulmonary sclerosing hemangioma，PSH）[1]，是1956年由 Liebow 和 Hubbell 首次提出，因其中有血管样组织区，该区有硬化但又不是血管源性肿瘤，于1999年WHO将其命名为肺硬化性血管瘤[2]，归属于"其他肿瘤"。有研究表明，该肿瘤实际上源于原始呼吸道上皮细胞，最有可能是Ⅱ型肺泡壁细胞[3]，肿瘤细胞表面表达TTF-1。2015年WHO将其更名为硬化性肺泡细胞瘤，归为"腺瘤"类。

SP是一种少见的肺部良性肿瘤，其发生率仅次于错构瘤。其诱因及发病机制不明。因发病率低，临床及影像学缺乏特异性表现，术前诊断困难，易造成误诊。其组织学表现复杂，在病理诊断尤其是术中冰冻，易误诊为肺癌[4]，以致手术过度治疗[5]。

1. 病理

硬化性肺泡细胞瘤是一种肺泡来源的肿瘤[1, 3]，它由类似于Ⅱ型肺泡细胞和圆形细胞的双分子层表面细胞组成，大多数肿瘤都有至少3～4种生长模式：实性、乳头状、硬化性和出血性。肿瘤的两个关键性特征在两种细胞类型中存在：立方形的表面细胞和基质圆形细胞，表面细胞呈立方形，形态学上类似Ⅱ型肺泡细胞。这类肿瘤在冰冻切片、小活检和细胞学上都容易被误诊为腺癌或类癌，故难以确诊。随着免疫组化及分子水平研究的不断深入，发现瘤体内肿瘤微血管密度（microvessel density, MVD）高。这一特征有助于此病的诊断，也可与其他良性肿瘤或肺癌进行鉴别[6]。

2. 临床表现

本病多发生于中年女性，可能与性激素有关，多数患者的雌激素受体与孕酮受体均为阳性。40～60岁多见。患者多无症状；有症状者主要表现咳嗽、痰血、胸痛、胸部不适[7]。本病几乎都是良性的，但也有文献报道，部分患者肺内出现多个肿块和淋巴结转移，暗示其具有恶性潜能[8]。

3. 影像学表现

病灶大多数表现为圆形、椭圆形孤立性结节，边缘光整，浅分叶，无卫星病灶。无肺门及纵隔淋巴结转移。根据发生部位将其分为肺门区和外周区病变，前者病灶位于肺门旁或段支气管旁，后者病灶位于段以下支气管旁或胸膜下区[7]。本例属肺门区病变。

较有特点的CT征象[2, 7, 9]：① 空气半月征：表现为肿瘤周边见新月状透亮区，边界光整，密度可不均匀。是由于毛细血管增生、气道变形，或瘤体出血破裂与支气管相通，形成肿瘤内游离气腔所致。② 血管紧贴征：表现为病灶边缘明显强化且有点状（轴向）及长条形血管影，一般与肺门血管相延续，这是由于肿瘤在增大过程中对周围肺组织产生推移、压迫，肺间质内血管紧贴肿块造成。③ 晕征：表现为围绕病灶周围的磨玻璃状阴影，病理为肿瘤出血导致病灶周围肺泡内可见红细胞及含铁血黄素沉着。④ 强化特征：肿瘤由于有大量小血管，因此均有强化，可为均匀或不均匀显著强化，CT值有的可高达100 HU以上，如果瘤体内夹杂较多纤维成分，强化方式则为渐进性[7]。

本组两例均为年轻患者，前一例为肺门区病变，后一例为外周区病变，两者虽发病部位不同，其共同影像学特点为：孤立性肺结节，呈类圆形，边缘光滑，边缘血管未见受侵征象，增强扫描呈中等程度渐进强化，周围无卫星灶。前一个病例病灶内可见血管影，后一个病例部分边缘可见晕征。

4. 鉴别诊断

（1）肺错构瘤：肺错构瘤是肺内最常见的良性肿瘤，密度不均匀，病灶内常有低密度脂肪影和钙化影，典型病灶内出现"爆米花"样钙化，无强化或轻度强化。本病钙化为粗点状，无低密度脂肪成分，病灶强化明显。

（2）结核球：结核球好发于上叶尖后段及下叶背段，密度多不均匀，可有低密度坏死区、斑点状、结节状或层状高密度钙化影。增强扫描一般表现为无或强化或环状强化，灶周常伴有卫星病灶。

（3）肺癌：肺癌边缘常具有分叶征，同时以深分叶征常见，与本病边缘光整、无分叶或者呈浅分叶不同；另外肺癌边缘常有细而短的毛刺、胸膜凹陷，有时病灶内可见空气支气管征，且病灶内可有钙化，肺癌钙化常为沙砾状或粗大的条状，而本病边缘无毛刺，密度多均匀，偶见点状或片状钙化（图1-2-4B）。

（4）肺曲霉球：曲霉球可随体位变化而移动，增强扫描无强化，空气半月征一般位于远地侧，而本病的空气半月征出现位置随机，实性部分强化明显。

综上所述，硬化性肺泡细胞瘤是一种肺泡来源的肿瘤，属于肺腺瘤，其临床表现无特异性。一般MSCT表现为肺内孤立性软组织密度结节或肿块，边界清楚，密度均匀；较有特征性的MSCT表现有晕征、灶周肺气肿及空气新月征、血管贴边征、钙化位于瘤体外周部，增强扫描呈渐进性强化；尤其是当晕征与空气新月征同时出现可作为诊断本病的有力证据。尽管如此，通过影像学表现并结合临床对本病提出诊断还是很困难的，确诊需结合组织病理学[10]。

（王　玮　张　蕴）

·参考文献·

［1］Travis WD, Brambilla E, Nicholson AG, et al. The 2015 World Health Organization Classification of Lung Tumors: Impact of Genetic, Clinical and Radiologic Advances Since the 2004 Classification. J Thorac Oncol, 2015, 10(9): 1243-1260.

［2］Travis WD, Colby TV, Corrin B, et al. Histological Typing of Lung and Pleural Tumours ［M］. Springer Berlin Heidelberg, 1999.

［3］亓昌珍，龚建平，蔡武，等. 64排螺旋CT在诊断肺硬化性血管瘤中的价值［J］.临床放射学杂志，2013，32（3）：433-436.

［4］Lei Y, Yang D, Jun-Zhong R, et al. Treatment of 28 patients with sclerosing hemangioma (SH) of the lung ［J］. Journal of Cardiothoracic Surgery, 2012, 7(1): 34-38.

［5］李俊鹏，冯彩婷，王桂东，等.右肺支气管软骨瘤一例［J］.中国胸心血管外科临床杂志，2012，19（2）：167-167.

［6］史景云，易祥华，刘士远，等.肺硬化性血管瘤增强CT表现及其与微血管密度的关系［J］.临床放射学杂志，2004，23（1）：53-56.

［7］曾裕静，黄丽莹，蓝博文，等.肺部硬化性血管瘤的CT表现与病理对照［J］.中国CT和MRI杂志，2014，12（1）：20-21.

［8］Maeda R, Isowa N, Miura H, et al. Bilateral multiple sclerosing hemangiomas of the lung ［J］. Gen Thorac Cardiovasc Surg, 2009, 57(12): 667-670.

［9］郭佑民，陈起航，王玮.呼吸系统影像学［M］.2版，上海：上海科学技术出版社，2016，331-338.

［10］Wang QB, Chen YQ, Shen JJ, et al. Sixteen cases of pulmonary sclerosing haemangioma: CT findings are not de finitive for preoperative diagnosis ［J］. Clinical Radiology, 2011, 66(8): 708-714.

病例❺ 肺软骨瘤

■ 临床及影像学资料 ■

· 患者，女性，40岁，查体发现右下肺肿物1周入院。入院后查体未见特殊异常。

1. CT表现

CT检查示右下肺后基底段可见大小为6.4 cm×5.7 cm×7.5 cm的不规则肿块，有深分叶（图1-2-5A），周围无卫星病灶，病灶内可见多发斑片状钙化（图1-2-5B）。

2. 手术

剖胸探查：包块位于右肺下叶后段，突出于肺表面，不规则分叶，被覆脏层胸膜及少量肺组织，与周围组织无粘连，质硬。行右肺下叶楔形切除术，完整切除肿物。

3. 病理

肉眼观，包块为灰白灰褐色不规则组织，大小为6.5 cm×6.0 cm×5.0 cm，有多个结节状突起，切面质地较硬，灰白色，半透明状，软骨样（图1-2-5C）。镜下观，瘤体由较成熟的软骨细胞构成，周围为软骨基质包绕，呈不规则分叶状（图1-2-5D）。病理诊断：右下肺软骨瘤，局部生长活跃。

■ 解 析 ■

软骨瘤为起源于软骨细胞的良性肿瘤，可发生于任何软骨组织，原发肺软骨瘤（pulmonary chondroma，PC）少见，为间叶组织肿瘤，属肺部良性肿瘤。呼吸系统软骨瘤分为中央型和外周型两类[1]。中央型软骨瘤又称气管、支气管软骨瘤，好发于气管的中上1/3区域，起源于气管软骨环，形成膨胀性肿块。外周型软骨瘤又称为肺软骨瘤，好发于肺

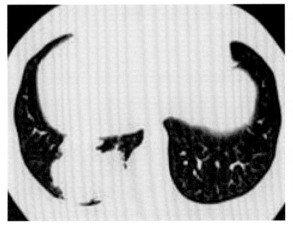

A

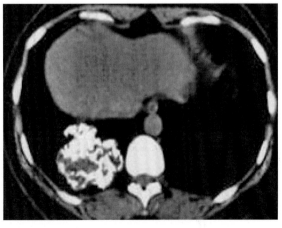

B

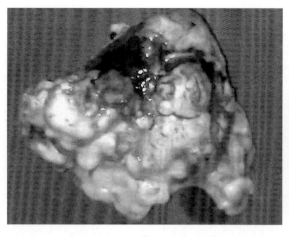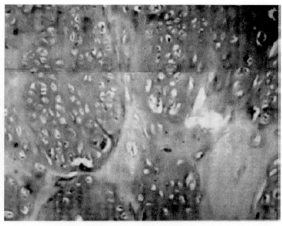

C D

图1-2-5A～D　女性，40岁，肺软骨瘤

CT肺窗（A）示右肺下叶分叶状肿物，边缘锐利，同层纵隔窗（B）示病灶内广泛斑片状、弧形钙化。术后大体标本（C）显示包块呈灰白灰褐，极不规则；组织学切片（HE×40，D）示瘤体由较成熟的软骨细胞构成。

外周带，其来源可能为[2]：① 胚胎发育时残留的异位软骨组织；② 其他部位的软骨细胞随血流入肺脏；③ 结缔组织、纤维网细胞在一定条件的刺激下发展而来。本例属于外周型软骨瘤。

1. 病理

肉眼观，肿瘤组织呈灰白色半透明状，质硬，呈分叶状，切面灰白，中央可有钙化或骨化。镜下观，肿瘤由分化成熟的软骨组织构成，周围为软骨间质包绕。软骨组织可为透明软骨、纤维软骨、弹力软骨或各种软骨混合存在，没有其他间叶组织成分，无异常核分裂，无脂肪组织。软骨细胞可发生钙化、骨化和黏液样变性[3]。

2. 临床表现

肺软骨瘤的症状取决于肿瘤的大小和位置。如果压迫支气管，可导致咳嗽、咳痰、咯血、呼吸急促、气短。肿瘤较大压迫胸壁，可导致胸痛、胸闷。由于肺软骨瘤生长缓慢，多数无临床症状，因查体发现[2]。本例患者也是查体发现肺内肿块。

3. 影像学表现

肺软骨瘤表现为肺内孤立性结节、肿块，边界清楚、锐利，无毛刺，有分叶，肿块呈软组织密度，常有斑点状、结节状、斑块状钙化[2, 4]，少数病变密度均匀[1, 4]。病灶周围无卫星灶。纵隔、肺门无淋巴结肿大。增强扫描病灶不强化或仅有轻至中度强化。

本病例的影像学特点是肺内孤立性肿块伴大量钙化，肿块呈不规则状，轮廓清晰，周围未见卫星灶。

4. 鉴别诊断

（1）肺结核：肺结核常位于上肺尖段和下叶背段，其钙化特点为层状、弧形及同心圆状，病灶周围常可见索条影，支气管扩张、肺气肿、卫星灶，增强扫描的特征表现为环形强化。

（2）肺错构瘤：肺错构瘤是最常见的肺内良性肿瘤，如果在病灶中发现脂肪组织和爆米花样钙化，对两者的鉴别诊断有帮助，否则，两者很难鉴别。

（3）硬化性肺泡细胞瘤：与肺软骨瘤相比，硬化性肺泡细胞瘤有以下特征性表现时有助于两者的鉴别：①病灶边缘出现空气新月征；②病灶边缘出现"晕征"；③增强扫描，硬化性肺泡细胞瘤均会强化，肿瘤肺门缘出现管径增粗的、早期显著强化的肺动脉供血血管——肺动脉为主征，或见血管进入肿瘤，进入部呈结节突起——尾征。

综上所述，肺软骨瘤临床表现不明显，影像征象不特异，术前诊断较为困难，尤其是与肺软骨型错构瘤难以区分，确诊仍需术后病理检查。由于该病存在恶变的可能[5]，外科手术完整切除为支气管软骨瘤的首选治疗方法，且预后良好。

（刘 艳 朱少君）

·参考文献·

［1］郭佑民，陈起航，王玮.呼吸系统影像学［M］.上海：上海科学技术出版社，第二版，2016，346-347.

［2］Tian D, Wen H, Zhou Y, et al. Pulmonary chondroma: A clinicopathological study of 29 cases and a review of the literature［J］. Molecular & Clinical Oncology, 2016, 5(3): 211-215.

［3］Rodriguez FJ, Aubry MC, Tazelaar HD, et al. Pulmonary chondroma: a tumor associated with Carney triad and different from pulmonary hamartoma［J］. Am J Surg Pathol, 2007, 31(12): 1844-1853.

［4］涂占海，林征宇，曹代荣，等.肺原发性软骨瘤的CT表现［J］.中国临床医学影像杂志，2013，24（4）：255-258.

［5］Mei B, Lai YL, He GJ, et al. Giant primary mesenchymal chondrosarcoma of the lung: Case report and review of literature［J］. Ann Thorac Cardiovasc Surg, 2013, 19(6): 481-484.

病例❻　肺软骨样错构瘤

▪ 临床及影像学资料 ▪

· 患者，女性，54岁，农民，查体发现后纵隔病变，偶感心悸，平时体检无胸闷、胸痛、气短、咳嗽、咳痰、痰中带血，无恶心、呕吐，一般情况良好，无吸烟、饮酒等不良嗜好。4年前因子宫肌瘤行手术治疗，无高血压、糖尿病、冠心病等病史，16年前宫外孕行手术治疗时曾输血，无传染病史及疫区接触史，家族中无类似病史。

1. CT 表现

螺旋CT增强扫描示右肺下叶轻度分叶状肿块，内部密度不均，可见点片状脂肪样低密度影及点片状钙化密度影，增强扫描动脉期及静脉期病灶渐进性轻度强化，强化不明显（图1-2-6A、B），病灶大小为67 mm×75 mm×23.8 mm。病灶位于右下肺静脉后方、中间段支气管分叉下方，右肺下叶段支气管内侧，肿块内缘呈尖嘴状突入后纵隔，与左心房后缘分界不清（图1-2-6C～E）。邻近右肺下叶肺纹理聚拢，右肺静脉受压局部变形移位与病灶粘连分解不清，影像学意见：右后纵隔内占位性病变，考虑畸胎瘤。

2. 手术

手术探查术：右侧胸腔少量积液，病变大小为80 mm×80 mm×70 mm，质中，与右肺下叶、右下肺静脉、部分心包粘连紧密，术中连同右肺下叶整叶切除。

3. 病理

术后病理报告：良性病变，考虑肺软骨样错构瘤。

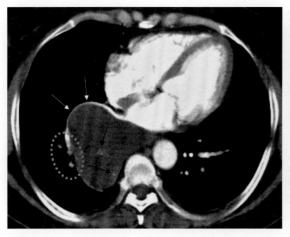

A

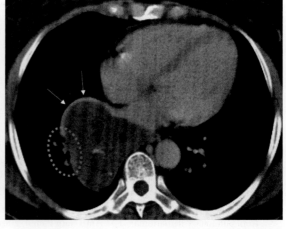

B

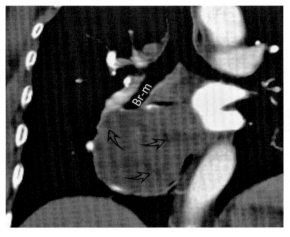
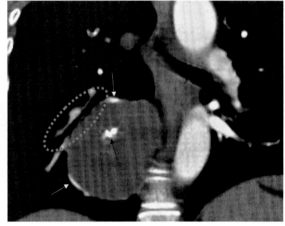

C

D

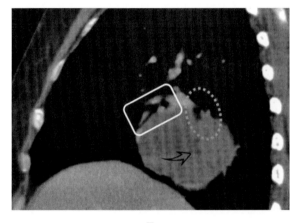

E

图1-2-6A～E　女性，54岁，肺软骨样错构瘤

CT轴位增强扫描动脉期（A）及静脉期（B）显示右下肺静脉（白直箭）后方分叶状肿块，内缘伸入至左心房后方，肺静脉及左心房与肿块之间脂肪层消失，两者界面尚光滑，受压移位显著，右下肺支气管及其分支（圆圈内）位于肿块外侧缘，整体受压外移，支气管未见明确狭窄。左右主支气管分叉平面冠状位（C）及脊柱前缘层面（D）冠状位显示右下肺静脉（白直箭）位于肿块的周边，紧贴肿块行走，肿块内可见斑点状钙化（黑直箭）及斑点状、裂隙状脂肪密度（弯箭）。矢状位（E）显示右肺中叶支气管（方框）及下叶支气管（圆圈）骑跨于肿块上缘。注Br-m＝中间段支气管。

■ 解　析 ■

　　肺软骨样错构瘤是支气管壁的最常见良性肿瘤，占所有孤立性肺结节的7%～14%[1]，1969年由Butler首先报道，肿瘤由不同分化程度的间质组织组成，比如软骨、脂肪、骨骼及平滑肌，软骨成分多见，极少恶变，此瘤并非在发育过程中形成，也不是起源于支气管软骨，而是由残留的间叶组织转化为成熟软骨、纤维和脂肪组织的结果[2]。本病例病变在右肺下叶支气管根部与中间段支气管分叉区域，推压下肺支气管向外移位，沿右下肺静脉向内

侧走行伸入纵隔，导致误诊为纵隔肿瘤。

1. 病理

　　肿瘤成分因个体差异而不同。肉眼观：肿瘤膨胀性生长，故其外形多呈类圆形，表面光滑锐利，偶有分叶。肿块与支气管不通，与周围肺组织有纤维包膜分隔，故手术容易剔除。镜下：以软骨团成分为主，伴有纤维和脂肪成分，偶有上皮成分（为肿瘤生长时陷入的支气管或肺泡上皮，而非肿瘤固有成分）。故瘤内容易发生软骨钙化。免疫组化染色对间叶

组织标记和类固醇激素受体呈阳性反应。

2. 临床表现

肺软骨样错构瘤是错构瘤中最常见的亚型，成人期发病，发病高峰期为 40 ~ 60 岁[3]。男性多于女性，男女比例为 2 ~ 3:1。肿瘤常位于肺的周边，接近胸膜或肺叶间隙处，生长缓慢，病程较长，临床上常无症状，绝大多数为体检时偶然发现，患者一般情况好，肿瘤较大时可出现压迫、阻塞等表现，从而出现如胸痛、咳嗽、咳痰、痰中带血及胸闷气短、呼吸困难等症状。

3. 影像学表现

目前本病的诊断主要依赖于 CT 检查，其影像学表现为圆形或椭圆形肿块影，边缘清晰锐利，绝大多数肿物在 3 cm 以下，密度的改变取决于肿瘤内的组成成分，有软骨钙化或骨化者，病灶内可见弧状、环形、粗点状、爆米花样钙化影，但也只有约 10% 的肿瘤会出现此种改变，其他大部分病例只表现为软组织密度的结节或肿块，大多数瘤内的脂肪成分较少，位于软骨之间，呈裂隙状。

HRCT 可以在纤维软骨脂肪瘤中检出脂肪成分，从而得以确诊此病。但是由于肿物的位置以及部分容积效应的影响，加之肿瘤的脂肪成分较少，往往难于精确检测。若将 CT 的扫描厚度设定在 1 ~ 2 mm，就可以减少容积效应，提高检出脂肪的敏感度和特异度。

4. 鉴别诊断

瘤体内出现点状、环状或不规则钙化是诊断本病的重要依据，但是应和肺癌、结核球进行鉴别。

（1）肺癌：肺癌结节形状通常不规整，可见深浅不一的分叶和毛刺，可有空泡征、血管集束征及胸膜凹陷征等，结节内无脂肪，少见钙化。如出现钙化则多是肿瘤内部散在分布的沙粒或面沙样钙化，且钙化范围不是很大。增强后强化程度大于 20 HU，可见肺门、纵隔淋巴结肿大及肺内、外转移。

（2）结核瘤：结核瘤多位于上叶尖后段，下叶背段或基底段，病灶类圆形，边缘光整或可见长毛刺，周围可见卫星灶，其内主要为干酪样物质，通常 CT 值低于软组织，可见砂砾样钙化或不规则钙斑，增强扫描无强化或仅见包膜强化，随访中病灶不增大反而缩小。

（3）硬化性肺泡细胞瘤：硬化性肺泡细胞瘤是一种肺内少见的良性肿瘤，多表现为边界清楚，内部无脂肪成分，可见钙化，但增强以后呈明显强化，错构瘤则呈轻度强化。周边可见引流小血管影较具特征性。

如果肿瘤全部由未钙化的软骨及或纤维成分构成，既不能检出脂肪，又不能检出钙化，那就难以根据影像的表现做出定性诊断[4]。

综上所述，肺错构瘤不是真性肿瘤，而是器官内正常组织的错误组合与排列，这种器官组织在数量、结构或成熟程度上的错乱改变将随着人体的发育而缓慢生长，极少恶变。错构瘤成分复杂，多数是正常组织不正常发育形成的类瘤样畸形，少数属于间叶性肿瘤。脂肪和钙化是多数错构瘤的特征表现，爆米花样钙化是肺错构瘤的特征性表现。

（王　玮　刘　为　时　宏）

·参考文献·

[1] Colby TV, Koss MN, Travis WD, eds. Atlas of Tumor Pathology [M]. 3rd Series, Fascicle 13. Washington DC: Armed Forces Institute of Pathology, 1995: 203-234.

[2] 钱慧珍，徐殿仁.肺软骨瘤样错构瘤 2 例误诊为肺癌 [J].临床误诊误治，2007，20（3）：93-93.

[3] Kim GY, Han J, Kim DH, et al. Giant cystic chondroid hamartoma [J]. Journal of Korean Medical Science, 2005, 20(3): 509-511.

[4] 李铁一.中华影像医学.呼吸系统卷 [M].北京：人民卫生出版社，2010：227-228.

病例 ⑦　支气管乳头状瘤

■临床及影像学资料■

·患者，女性，52岁。反复咳嗽2年，伴呼吸困难及少量咯血入院，病程中无盗汗、发热、胸痛等症状。

1. CT表现
右肺上叶前段支气管内偏在性息肉状肿块，远端肺野斑片状渗出影（图1-2-7A）。

2. 镜检
纤维支气管镜：左侧壁息肉状隆起物，表面光滑但不规则（图1-2-7B）。

3. 手术
局麻下，行经支气管镜下病变切除术（图1-2-7C）。

4. 病理
术后组织学显示肿瘤呈乳头状生长（图1-2-7D），病理诊断为乳头状瘤。

■解　析■

支气管乳头状瘤（papilloma of bronchus，PB）是发生在成人的一种少见的气管良性肿瘤，占肺良性肿瘤的7%[1]。肿瘤多发于大气道，仅限于气管黏膜表面，向腔内生长阻塞管腔。虽然乳头状瘤是良性的，但往往具有浸润性，可发生恶变。

1. 病理
临床及病理上根据病变数量、发生部位及组织学特点，可分为多发型、炎性型及孤立型。

（1）多发型与人乳头状瘤病毒感染有关，多见于儿童。

（2）炎性型常单发，与慢性炎症刺激有

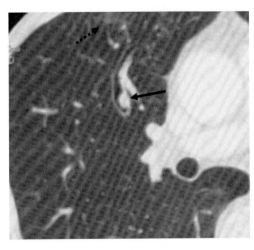

A

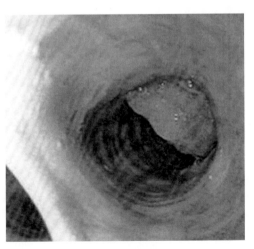

B

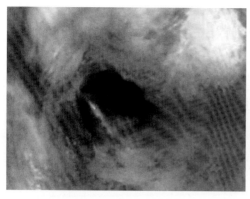
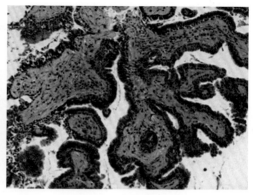

C   D

图1-2-7A～D　女性，52岁，支气管乳头状瘤

CT肺窗（A）示右肺上叶前段支气管局部增宽，其内可见一半圆形结节（实箭），相邻管腔狭窄，远端肺野内云絮状稍高密度影（虚箭）。纤维支气管镜下（B）观，支气管左侧壁可见一"息肉样"肿物，表面光滑，有浅分叶，镜下切除肿物后镜下观，支气管通畅（C），术后组织学检查（HE×100）示肿瘤呈乳头状生长（D）。

关，又称炎性假瘤。

（3）孤立型非常罕见，可能起源于化生的呼吸道上皮，常发生于中老年；根据其被覆上皮成分可分为鳞状细胞乳头状瘤、腺性乳头状瘤、混合性鳞状细胞[2]。

2. 临床表现

本病多发生在大支气管，偶尔见于段支气管，本例发生在右肺上叶前段支气管。临床主要表现为咳嗽、咳痰、胸闷、气短，甚至可出现咯血、反复发作的呼吸道感染及呼吸衰竭。

3. 影像学表现

胸部X线直接征象很难观察到，间接征象主要有阻塞性肺炎、支气管扩张。

直接征象表现为气管、支气管内单发或多发结节，结节呈类圆形或不规则形，带蒂或广基底生长，边缘光滑，向腔内突起，不向管腔外延伸，直径约数厘米。薄层CT及多方位成像通过细微细节不仅可以显示肿瘤特征，而且还能显示带蒂肿瘤是否是宽基底，有无向管壁外浸润[2]。

4. 鉴别诊断

（1）支气管平滑肌瘤：支气管平滑肌瘤，起源于支气管黏膜下平滑肌组织，是呼吸道罕见疾病，CT检查可见支气管内软组织影，边界光滑，多不伴肺门或纵隔淋巴结肿大，术前诊断主要依靠支气管镜及病理活检。

（2）错构瘤：肺错构瘤10%发生于支气管腔内，其成分复杂，多含有钙化和脂肪结构，故较易鉴别诊断。

综上所述，支气管乳头状瘤是一种少见的气管良性肿瘤，可发生恶变，薄层及其多平面重建有助于展现病变的特点，由于其临床及影像学表现缺乏特异性，故诊断主要依靠纤维支气管镜下活检及手术组织的病理检查。

（王　玮　李　玮　朱少君）

·参考文献·

［1］Popper H H, Wirnsberger G, Jüttner-Smolle FM, et al. The predictive value of human papilloma virus (HPV) typing in the prognosis of bronchial squamous cell papillomas［J］. Histopathology, 1992, 21(4): 323-330.

［2］Kajiwara1 N, Kakihana1 M, Usuda1 J, et al. Interventional management for benign airway tumors in relation to location, size, character and morphology［J］. J Thorac Dis, 2011, 3: 221-230.

病例 ⑧ 气管软骨瘤

■ 临床及影像学资料 ■

· 患者，男性，13岁。以"咳嗽、咳痰、气短1月余，发热1天"之主诉入院。1个月前无明显诱因出现咳嗽，呈阵发性，伴哨鸣音，痰多不易咳出，无血丝，伴胸闷、气短、胸痛，咳嗽时伴呼吸困难等症状，于当地医院行胸部CT显示气管占位，经抗感染治疗，症状无明显缓解。1天前发热，最高体温38.8℃，对症治疗后体温正常。自发病以来，精神良好，夜休可，食纳、二便正常，体重无明显变化。发育正常，胸廓对称无畸形，呼吸运动未见明显异常，触觉语颤无明显增强或减弱，双肺叩诊清音，右肺呼吸音粗，偶可闻及哮鸣音，未闻及干湿性啰音。心前区无明显隆起或凹陷，心尖搏动未见明显异常，心浊音界无明显异常，心率76次/分，律齐，各瓣膜听诊区未闻及病理性杂音，未闻及心包摩擦音。门诊以"气管肿瘤，I型呼吸衰竭"收住。

· 否认肝炎、结核、疟疾等传染病感染，否认慢性支气管病史，否认高血压、心脏病史，否认糖尿病、脑血管疾病、精神疾病史，否认手术、外伤、输血史，否认食物、药物过敏史，预防接种史不详。无吸烟、饮酒史，不良嗜好。否认家族性遗传病史。

1. 实验室检查

血常规：红细胞计数 4.76×10^{12}/L（$4.30 \sim 5.80$），血红蛋白129.00 g/L，白细胞计数 15.56×10^9/L，中性粒细胞0.86，淋巴细胞0.10，单核细胞0.02，嗜酸细胞0.001，血小板计数 307×10^9/L。尿常规（－）。粪常规（－）。肝肾功能：丙氨酸转氨酶21.00 U/L，天冬氨酸转氨酶14.00 U/L，白蛋白36.70 g/L，球蛋白27.00 g/L，钾4.10 mmol/L，钠136.00 mmol/L，氯98.00 mmol/L，钙2.63 mmol/L，直接胆红素5.50 μmol/L，间接胆红素5.2 μmol/L，总胆固醇2.97 mmol/L，尿素4.51 mmol/L，二氧化碳结合率27 mmol/L。血气分析：体温37℃，血液剩余碱5.80 mmol/L（$-3.0 \sim 3.0$），细胞外液剩余碱6.60 mmol/L（$-3.0 \sim$ 3.0），实际碳酸氢盐30.60 mmol/L（$22.0 \sim 27.0$），标准碳酸氢盐29.40 mmol/L（$22.0 \sim 27.0$），二氧化碳总量32.00 mmol/L（$19.0 \sim 25.0$），钠离子134.00 mmol/L（$135 \sim 145$），标准离子钙、血细胞比容、钙离子、钾离子、血糖、乳酸、二氧化碳分压、氧分压、酸碱度、氧饱和度及总血红蛋白含量均正常。

2. CT表现

CT平扫示隆突上方气管前壁可见一不规则软组织肿块，致气管明显变窄呈新月形（图1-2-8A），该肿块与周围组织分界不清，同时向气管腔内、外生长（图1-2-8B～D），肿块表面较光滑，与气管的夹角成钝角；肿瘤向纵隔方向生长，推压下腔静脉使其受压变形（图1-2-8E），血管壁光滑，未见受侵征象。

肿块密度不均，内可见斑点状、短线状、爆米花样钙化（图1-2-8B～G）。

增强扫描肿块呈持续性不均匀强化（图1-2-8C、D、H、I）。双肺下野纹理模糊，可见斑片状渗出实变影，内伴略扩张充气支气管样影（图1-2-8J）。

3. 手术

手术探查：胸腔无粘连及积液，右肺未见明显异常，于隆突上1 cm气管内可及一质硬肿块，灰白色，大约为4 cm×2.5 cm，肿瘤宽基底位于气管右侧壁，分叶，表面光滑，活动度差，呈哑铃状，部分肿瘤突出于气管前方，包绕气管前壁及右侧壁，气管切开后，可见黄色黏稠痰液自双侧主支气管管口涌出，气管前方及肺门部可及肿大淋巴结。行气管肿瘤切除+气管端端吻合术。

4. 病理

术中冰冻病理学检查，气管切缘未见肿瘤残留，淋巴结为反应性增生。术后组织学显示肿瘤细胞为透明软骨（图1-2-8K），病理诊断："气管"软骨瘤。淋巴结"R2组"（2个）、"R4组"（3个），"L4组"（3个）反应性增生。

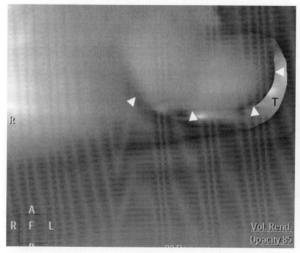

A

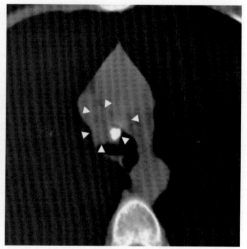

B

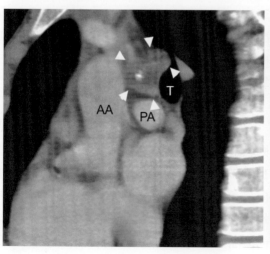

C

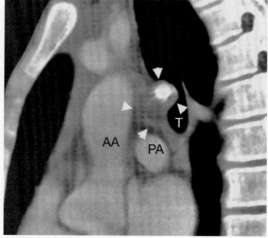

D

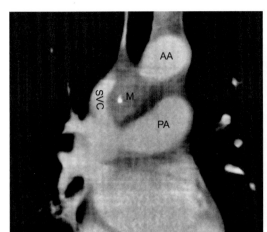

E

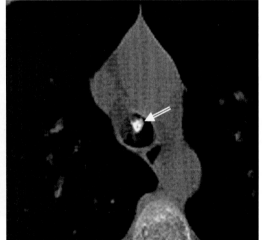

F

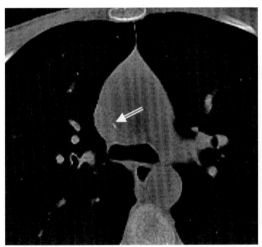

G

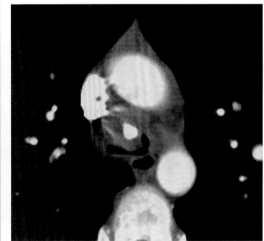

H

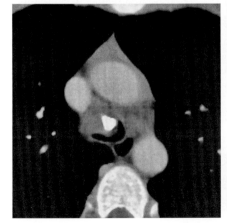

I

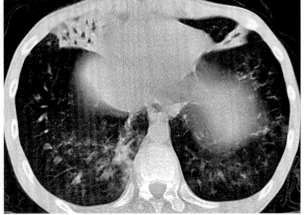

J

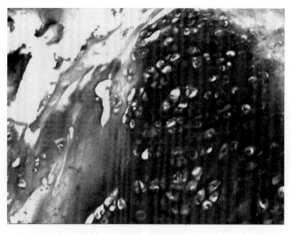

K

图1-2-8A～K　男性，13岁，气管软骨瘤

虚拟内镜（A）显示隆突上方气管前壁丘状隆起（箭头），致气管腔变窄呈新月形；CT轴位平扫（B）显示气管前壁一不规则软组织肿块（箭头）同时向气管腔内、外生长，与周围组织分界不清，内可见结节状钙化；增强扫描静脉期矢状位连续断面（C、D）显示肿块（箭头）突入气管腔的部分表面光滑，与气管壁的夹角成钝角，除钙化外，密度仍不均匀；增强扫描静脉期冠状位（E）显示肿块推压上腔静脉使其受压变形，血管壁光滑。CT轴位骨窗（F、G）显示钙化呈短线状、爆米花样（长箭），H、I分别为图B层面动脉期及静脉期扫描，显示肿块呈持续性轻度强化。肺底平面轴位肺窗（J）显示双肺下野纹理模糊，可见斑片状渗出、实变影，内部气管、支气管轻度扩张。术后组织切片（K，HE×10）显示肿瘤细胞核小，深染，无核分裂，有大量蓝染的透明软骨基质。图中白箭头所示为肿块边缘；长箭所示为肿块内钙化；AA＝主动脉；PA＝肺动脉；SVC＝上腔静脉；T＝气管；M＝肿块。

■ 解　析 ■

气管软骨瘤（bronchial chondroma）是来源于气管、支气管及细支气管软骨的良性肿瘤，罕见。根据有无伴随病变分为两类，一类称为Carney三联征，是一种罕见的非遗传性疾病，好发于年轻女性，气管软骨瘤只是综合征的一个组成部分，该综合征还包括胃肠道间质肿瘤（胃上皮样平滑肌肉瘤）和肾上腺嗜铬细胞瘤。另一类称为孤立性气管软骨瘤，此型男性略多于女性，男女比例为1.7：1，发病年龄广泛，平均46岁[1, 2]。本例为孤立性气管软骨瘤。

1. 病理

软骨瘤可发生在气管的任何部位，最常见于右主气管[1]，起源于气管软骨环，形成膨胀性肿块。早期为局部隆起，进一步生长可形成球形肿块突入气管腔，通常无蒂，肿块向腔内突出明显时也可带蒂。肿块轮廓光整，覆盖正常气管黏膜，表面可见丰富血管影，病变内可有钙化或骨化。软骨组织可为透明软骨、纤维软骨或弹力软骨或混合型软骨。镜下瘤组织为透明软骨，部分区域内细胞较分散，瘤内夹杂黏液纤维组织，并可见钙化或骨化。

2. 临床表现

疾病早期临床无症状或出现干咳，继发感染时出现咳嗽、咳痰、发热等症状。肿瘤较大阻塞气道时则发生呼吸困难及喘鸣等。

3. 影像学表现

本病典型影像学表现：肿瘤起自气管软骨环，向气管腔内生长时表现为气管的偏心性狭窄，管壁的宽基底肿块与气管软骨环相连，表面较光滑，或有浅分叶，病变与气管的夹角成钝角；肿瘤向气管外生长可推压邻近结构，使其移位、变形甚至阻塞，但不侵犯周围结构。肿瘤呈软组织密度，内部常有大小不等、形状不一的钙化或骨化影，钙化为本病的较为特异的表现。当肿瘤引起气道阻塞后，会导致被阻塞的气管、支气管的肺内可出现阻塞性肺气肿，或阻塞性炎症，或阻塞性肺不张。

4. 鉴别诊断

气管软骨瘤需要与合并钙化的病变鉴别，如错构瘤、血管类肿瘤、结核、淀粉样变等。

（1）气管错构瘤：气管软骨瘤和错构瘤都易发生钙化，两者容易混淆，如果发现肿块内同时存在脂肪、钙化和软组织成分，有助于错构瘤的诊断，当发现肿块内存在环形、弧形等软骨基质样钙化时，倾向于软骨瘤的诊断，当两者难以鉴别时，经气管镜穿刺活检有助于两者的鉴别诊断，诊断仍有困难，最后诊断只能依赖于手术标本的组织学检查。

（2）气管血管类肿瘤：气管血管类肿瘤[3]也常位于黏膜下，也可见多发钙化，其钙化的机制是静脉石和血管壁钙化，所以，病灶内的钙化呈圆点状、线状，而本病的钙化多而且大，常表现为团块样、爆米花样、蛋壳状等良性钙化模式。

（3）气管结核：气管结核的腔内结节型常表现为突向管腔的单发或多发结节，需要与气管肿瘤鉴别。该型结核多为结核肉芽肿期的表现。当病变处于肉芽肿早期时，病变呈较均匀的软组织密度，边缘清楚，内部一般无钙化；当病变处于肉芽肿的干酪坏死期时，软组织内

因坏死而不均匀，边缘模糊，逐渐发生钙化，此时增强扫描有助于两者的鉴别，此期的结核灶呈花环状强化，中央不强化区为干酪坏死区，坏死边缘或内部发生钙化。

本病的不均匀强化系肿瘤组织成分不同，无环形强化特点。此外结核患者多有结核中毒症状，气管受累范围一般比较长，其上下累及范围远大于其局部的厚度，且随访病变表现形式变化多样。

（4）气管局限性淀粉样变性：气管局限性淀粉样变性也可表现为气管的局部狭窄，气管管壁局部增厚，伴钙化。但该病变不破坏气管软骨，仅局限于气管软骨之内，此点与本病完全不同。

（5）气管的恶性肿瘤：由于本病呈广基底同时向腔内外生长，故应与气管的恶性肿瘤相鉴别。气管的恶性肿瘤一般较大，常有气管壁的侵犯，肿块邻近的气管壁增厚较明显，本病肿块邻近的气管管壁无增厚；恶性肿瘤常伴有纵隔淋巴结的增大，本病多不伴淋巴结肿大。

综上所述，气管软骨瘤罕见，缺乏特异性临床症状和体征，容易误诊为哮喘[4]、非典型分枝杆菌感染[5]等病，贻误治疗[6]。X线胸片虽然可以显示阻塞性肺气肿、肺炎及肺不张等间接征象，但对气管、支气管病变常难以显示。CT扫描有助于气管病变的显示和鉴别，如果发现病灶同时向腔内外生长，伴有多发散在的钙化，尤其是出现弧形、环形钙化时，应想到本病。增强扫描助于疾病的鉴别诊断，但是由于钙化明显，常影响对肿瘤内部密度特点及肿瘤边缘的判定。此外由于气道的堵塞，患者常不能屏气扫描，图像质量差也容易影响病变细节的观察。当肿瘤鉴别困难的时候，气管镜引导下穿刺活检不失为一种有效的诊断及治疗方法。

（于　楠　王秋萍）

·参考文献·

［1］Fernandez-Bussy S, Labarca G, Descalzi F, et al. Endobronchial Chondromas［J］. Respiratory Care, 2014, 59(12): e193−e196.

［2］Anrijs S, Weynand B, Pirson F, et al. Chondroma: an uncommon case of bronchial tumor［J］. Journal of Bronchology & Interventional Pulmonology, 2009, 16(4): 270−273.

［3］郭佑民，陈起航，王玮.呼吸系统影像学［M］.二版，上海：上海科学技术出版社，2016：648−650.

［4］Nesketa B, Alrajab S, Wellikoff A, Gilmore T. A 38−year−old woman with asthma and recurrent pneumonia［J］. Chest, 2012, 142(4): 1A−1B.

［5］Ichiki H, Yano M, Nishitani K, et al. A case of endobronchial chondroma in a patient with atypical mycobacterial infection ［J］. Nihon Kyobu Shikkan Gakkai Zasshi, 1993, 31(3): 390−393.

［6］Takahashi A, Konno S, Hatanaka K, et al. A case of sarcoidosis with eosinophilia in peripheral blood and bronchoalveolar lavage fluid［J］. Respiratory Medicine Case Reports, 2013, 8(1): 43−46.

第三节 恶性肿瘤

病例❶ 右肺类癌

■临床及影像学资料■

· 患者，女性，25 岁，1 个月前无明显诱因出现咳嗽，多呈刺激性干咳，偶有咳痰，并痰中带血，最大量约 10 ml，鲜红色。外院予以消炎治疗，效果不佳。

1. 实验室检查

肺功能、血气分析、肝功能、肾功能、电解质、血尿便未见异常。

2. CT 表现

平扫及增强：右肺门肿块伴右下肺阻塞性肺炎、阻塞性支气管扩张（图1-3-1A、B），肿块内可见结节状、放射状及弧形钙化（图1-3-1C～F），软组织部分均匀、渐进性

强化（图1-3-1C～E），右肺下叶及其分支支气管部分阻塞、受压变窄（图1-3-1C～F），考虑占位性病变，不能排除软骨源性肿瘤，请结合支气管镜检查结果。

3. 手术

手术探查：右侧胸膜腔无积液及粘连，肿瘤位于右肺下叶背段，大小为 5 cm×4 cm×4 cm，质韧，侵及右肺中支气管根部及下腔静

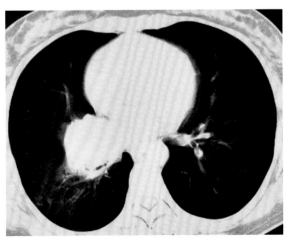

A

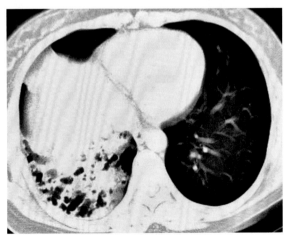

B

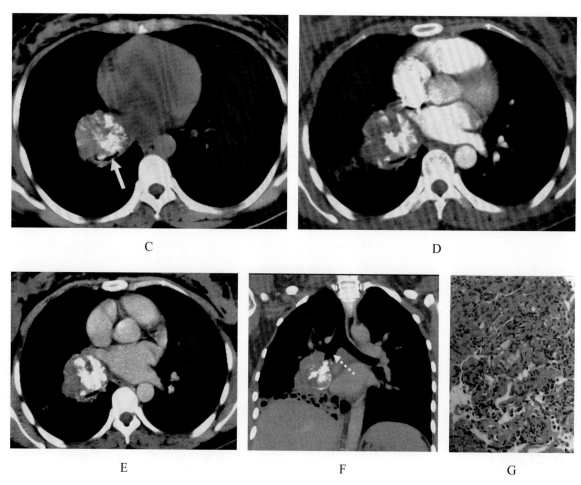

图1-3-1A～G　女性，25岁，右肺类癌

　　CT肺窗（A、B）示右肺门下部可见一大小为5 cm×4 cm×4 cm的肿块，轻度分叶，边缘模糊毛糙，右肺下叶渗出、实变，实变影内可见弥漫扩张的含气支气管影，右膈肌升高，心脏轻度右移，图A同层纵隔窗（C）示肿块内大片状钙化，部分呈放射状外观，下叶支气管（实箭）呈新月状，后移，同层增强动脉期（D）显示肿块轻度均匀强化，静脉期（E）肿块密度进一步均匀增高。冠状位（F）显示右侧中间段支气管（虚箭）截面不整，肿块突向管腔。术后组织学切片（HE×20，G）示支气管黏膜组织慢性炎症伴出血、坏死及纤维组织增生，其内可见散在异型细胞。

脉根部，行右肺中下叶肿瘤根治术。

4. 病理

　　（右肺）支气管黏膜组织慢性炎症伴出血、坏死及纤维组织增生，其内可见散在异型细胞（图1-3-1G），结合组织学及免疫学表型特征提示神经内分泌癌，类癌可能性大。

■ 解　析 ■

　　类癌（carcinoid）是一种能产生小分子多肽类或肽类激素的肿瘤，即胺前体摄取脱羧细胞肿瘤（amine precursor uptake decarboxylation cell tumor，APUD）。此种肿瘤能分泌5-羟色胺、激肽类、组胺等生物学活性因子，引起血管舒缩障碍、胃肠症状、心脏和肺部病变等，称为类癌综合征[1]。90%以上的类癌发生于胃肠道，主要见于阑尾，少数发生于结肠、胃、Meckel憩室，以及胆道、胰腺、肺和支气管等。肺类癌分为典型类癌和不典型类癌。

1. 临床表现

典型类癌表现为Cushing综合征、副瘤综合征，如哮喘样支气管痉挛、阵发性心动过速、水样腹泻、皮肤潮红等，这类患者容易确诊。另一类为不典型型类癌，其临床表现不具特异性，表现为咳嗽、咳痰、咯血，容易与肺常见病相混淆。

2. 病理

肿瘤体积通常不大，瘤体呈灰白色或淡黄色，有不完整包膜，边界不清，切面灰褐色。镜下观，类癌细胞呈方形，柱状，多边形或圆形。细胞核均匀一致，很少有核分裂象，细胞质内含有嗜银颗粒[2]。类癌瘤缺乏特殊征象，诊断颇为困难。

3. 影像学表现

根据影像学表现将肺类癌分为中央型和周围型，中央型多见，以右下肺居多[2]。本例发生在右肺下叶，累及中间段支气管及下叶支气管。肿瘤常呈类圆形，边界清楚，瘤内常出现斑片状或弥漫性钙化，其发生率可达26%～30%[1, 3]。

本例病灶钙化呈大片状，部分呈放射状，与软骨类肿瘤钙化相似，故术前被误诊为软骨源性肿瘤。中央型类癌堵塞支气管时，与中央型肺癌一样导致阻塞性肺炎、肺不张。本例患者的CT图像上可见右肺下叶炎症伴肺体积缩小的征象，同时可见右肺中间段支气管受累的

改变，容易误认为中心型肺癌。因此，两者需要鉴别诊断。

4. 鉴别诊断

（1）中央型肺癌：与类癌相比，支气管肺癌的发病年龄较大，病灶边缘不如类癌光整，常有毛刺及棘状突起，与类癌相比更容易发生缺血坏死导致肿块密度不均，强化不均。动态观察，支气管肺癌比类癌倍增时间短，穿刺活检后行免疫组化检查有助于两者的鉴别[4]。

（2）结核球：结核球一般为单个、直径2 cm以上的由纤维组织包绕干酪样结核病变或阻塞性空洞被干酪物质充填而形成的球形病灶，呈圆形、椭圆形或分叶状，多位于肺的上叶，一般表现为球形块状影，轮廓清楚，密度不均，可因干酪坏死导致不均匀，周围常伴有散在的纤维增殖性病灶——即"卫星灶"。而类癌周围常无卫星灶，也很少发生坏死液化。

综上所述，肺类癌是肺部少见的恶性肿瘤，影像学表现缺乏特异性征象。国外报道对于中心型肺类癌，纤维支气管镜检查的准确率可以达到84%[5]，但误诊率也较高，主要与结核瘤、支气管肺癌难于鉴别，发现肺门部占位性病变伴有显著钙化时，应想到有肺类癌需要鉴别，最终诊断常需要组织学结合免疫组化综合确定。与其他类型肺癌相比，肺类癌一般分化较好，侵袭性较低，生长速度较慢，预后相对较好，其治疗仍然以手术为首选治疗方式[6]。肺类癌是否需行放化疗目前仍然存在争议，Wirth等[7]报道18例肺类癌患者对放化疗总反应率仅为22%。而Gridelli等[8]则建议伴有淋巴结转移的AC患者术后应该辅助放化疗。

（刘　艳　王　玮）

·参考文献·

［1］刘由军，黄华福，尹生江，等.肺神经内分泌肿瘤临床表现及CT诊断［J］.实用放射学杂志，2008，24（01）：131-132.

［2］朱蕾，申屠阳，张杰，等.肺类癌的病理特质与临床决策［J］.中国肺癌杂志，2013，16（05）.

［3］Magid D, Siegelman SS, Eggleston JC, et al. Pumonary carcinoid tumors：CT assessment［J］. J Comput Assist Tomogr, 1989, 13(7)：224-247.

［4］郭佑民，陈起航，王玮.呼吸系统影像学［M］.二版，上海：上海科学技术出版社，2016：648-650.

［5］Naalsund A, Rostad H, Strom EH, et al. Carcinoid lung tumors-incidence, treatment and outcomes：a population based study［J］. Eur J Cardiothorac Surg, 2011, 39(4): 565-569.

［6］马军，时雨，詹成，等.30例肺类癌的临床特征及治疗［J］.复旦学报：医学版，2014，41（2）：248-252.

［7］Wirth LJ, Carter MR, Janne PA, et al. Outcome of patients with pulmonary carcinoid tumors receiving chemotherapy or chemoradiotherapy［J］. Lung Cancer, 2004, 44: 213-220.

［8］Gridelli C, Rossi A, Airoma G, et al. Treatment of pulmonary neuroendocrine tumors: state of the art and future developments［J］. Cancer Treat Rev, 2013, 39(5): 466-472.

病例 ② 右肺上叶原位腺癌

▪ 临床及影像学资料 ▪

·患者，女性，71岁。以"单位体检发现右肺上叶结节4个月"之主诉入院。4个月前于体检时行胸部CT发现右上肺结节，无胸痛、胸闷、气短、咳嗽、咳痰、发热、盗汗、乏力、恶心、声音嘶哑等症状，未予诊治。患病以来，精神、食纳可，体重无明显变化。查体：听诊双肺呼吸音清，未闻及干湿性啰音。门诊以"右肺结节：肺癌？肺结核？肺炎性假瘤？"收入。

·既往史：60年前患"肺结核"，抗结核治疗后痊愈。20年前因"子宫肌瘤"行子宫全切术，10年前，因"胆结石"行胆囊切除术。发现血压高10年，口服降压药物控制良好。其父患肺癌去世，其母患食管癌去世。

1. 影像学表现

常规5 mm层厚CT显示右肺上叶后段混合密度结节，直径约10 mm，边缘模糊不清（图1-3-2A），2个月后复查，病灶略增大，实性成分略有增多（图1-3-2B），薄层重建显示结节密度不均，内可见小泡征（图1-3-2C、D），结节形态不规则（图1-3-2D），病变远端肺透光度局限性增强（图1-3-2D），MIP图重建显示病灶区有2根血管，相互交通（图1-3-2E），PET-CT显示病灶区无确切核素浓聚（图1-3-2F）。

2. 手术

手术探查：上叶尖段胸膜粘连，上叶后段可扪及一直径约5 mm结节，未见胸膜凹陷，

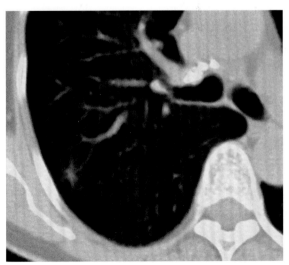

A

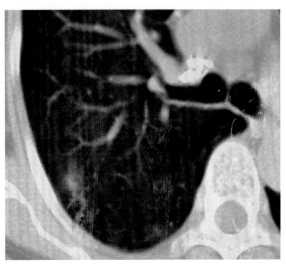

B

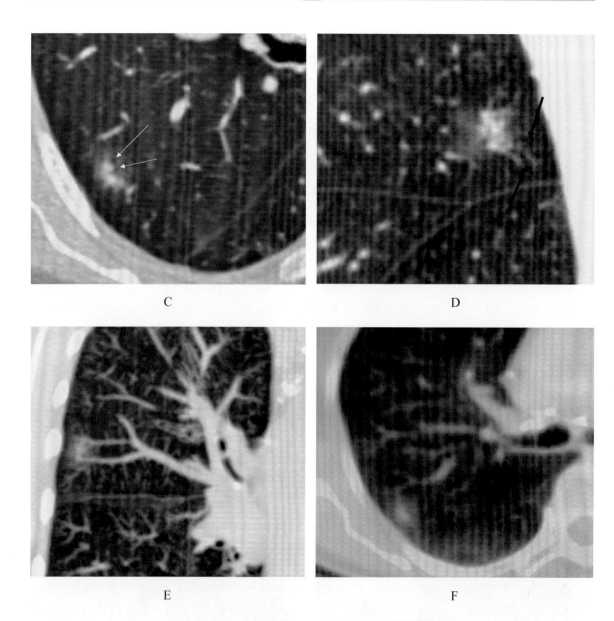

C   D

E   F

图1-3-2A～F 女性，71岁，右肺上叶原位腺癌

常规5 mm层厚CT显示右肺上叶后段星芒状结节，周围呈磨玻璃密度影，边缘模糊不清（A），2个月后复查，实性成分及周围磨玻璃密度影均较前略有增大（B），1 mm薄层轴位（C）及矢状位（D）显示结节形态不规则，密度不均，内可见小泡征（白箭），病变远端肺透光度局限性增强（黑箭），MIP重建（E）显示有两根血管平行进入病灶区，两者发出分支并相互交通，血管直径小于1 mm。PET-CT融合图（F）显示病灶区无确切核素浓聚。

楔形切除病变，冰冻提示局部炎症，肿瘤不除外，行右肺上叶切除＋淋巴结清扫术。

3. 病理

术后病理学报告：右肺上叶后段原位腺癌。

■ 解　析 ■

原位腺癌（adenocarcinoma in situ，AIS）和非典型腺瘤样增生统称为浸润前病变[1]，属于癌前病变的一种。

1. 病理

与非典型腺瘤样增生相比，原位腺癌的肿瘤细胞连续分布，无中断，但仍严格沿肺泡结构生长（单纯贴壁式生长），也无重叠拥堵，不成簇、成堆向肺泡腔内突起，无间质、血管和胸膜侵犯，肺泡间隔可有硬化，但无瘤细胞浸润。镜下，肿瘤细胞少见核仁和核分裂象，常见核内包涵体。

2. 临床表现

原位腺癌在肺癌中所占的比例逐渐升高，50%以上患者为女性，62%的患者无吸烟史[2]。患者通常无症状，多为查体偶然发现，其预后良好，术后无须进一步治疗，术后5年生存率达100%[3, 4]。

3. 影像学表现

胸片常漏诊，常规CT易误诊，HRCT有助于对原位癌细微结构的显示。原位癌的典型CT表现[5, 6]为局灶性纯磨玻璃结节，边缘光滑，直径≤30 mm，结节内可见横径≤2 mm的细小血管及其分支走行。

由于肿瘤血管的形成，肺泡的塌陷，细胞密集度的增加，纤维间隔的增厚，使病变从纯磨玻璃密度演变成混合密度结节；肺泡的不完全萎陷，细支气管的扭曲导致病灶内部出现小泡征[7]。本病例的特征性表现是，混合型磨玻璃结节，结节形状不规则，结节内可见小泡征和肿瘤血管形成，结节肺门远侧局限性肺通气过度，无胸膜侵犯征象。

4. 鉴别诊断

混合型磨玻璃结节不是一种特有征象，有广泛的疾病谱，可见于良性病变、良性肿瘤、增生，和恶性肿瘤。

（1）良性病变：炎性病变的病理基础是炎性渗出，肺间质纤维化及肺泡内肉芽组织的重叠影像，因此病灶边缘模糊，常为不规则形的多角状、楔形、方形或多边形，边缘锐利、平直或轻微凹陷[8]，实性部分可位于病灶周边，形成反晕征；原位癌多为类圆形，或不规则分叶状或生姜状，实性部分位于病灶内部，周围磨玻璃密度影包绕，形成晕征[7]。

局部创伤引起的磨玻璃密度结节具有局部活检、穿刺等病史，且病灶在短期内变化明显，而原位癌无此临床病史，且大小、形态、密度长期不变或缓慢增大。

（2）良性肿瘤：毛细血管瘤多位于小叶中央，仰卧位结节呈混合型磨玻璃密度，俯卧位，结节呈纯磨玻璃密度影，此点为特异性表现，也是该肿瘤与其他肿瘤区别的根本点[7]。

硬化性肺泡细胞瘤多位于肺内带，中央密度略低于周边。原位癌多位于肺外带，如果密度不均匀，则表现为中央密度高于周边。

（3）非典型腺瘤样增生：非典型腺瘤样增生与原位腺癌无论在影像学上还是病理组织改变上有相当部分的重叠，两者鉴别相当困难。研究显示非典型腺瘤样增生没有新生血管，所以病灶内的血管形态自然，无异常分支，各血管之间也不形成吻合支。本病例的结节内有2支平行血管进入，提示血管并非自然穿行，而是被牵拉卷入，2个血管发出分支并相互交通形成吻合的肿瘤血管[9]。当两者鉴别困难时，可进行随访，当发现实性成分增多，磨玻璃密度逐渐增高（前后CT值增加100 HU）时有助于排除非典型腺瘤样增生。

（4）微浸润腺癌：本病例病灶的实性成分含量接近50%，结节远端局限性通气过度，提示气管通畅性受到影响，加之形状不规则，容易令人想到微浸润腺癌或浸润性腺癌，故冰冻活检虽然诊断炎症，也进行了整个肺叶和肺门淋巴结的切除。回顾性分析它们之间的改变，还是有不同之处。

微浸润腺癌已突破癌前病变的界限，成为临床肺癌，它与原位癌的根本区别在于，肿瘤细胞在肺泡壁附壁生长的同时伴有肺泡塌陷，弹性纤维中至重度增生，网状结构断裂。因此在理论上，微浸润腺癌的实性成分普遍大于原位癌，且外形更不规则，更容易出现分叶、毛刺、空泡征，支气管充气征，胸膜凹陷征。

在原位癌生长、演变的过程中，除了来自肺的供血血管外，肿瘤血管增生，相互联通，形成肿瘤的血管系统，因此，肿瘤血管的形态、走行和数量对两者的鉴别有帮助。当病灶内的血管增粗（直径 > 2 mm），分支增多，相互之间联通形成血管网（即混合型磨玻璃结节 + 血管"移动" + 血管"联通"），甚至血湖时，其性质更倾向于微浸润腺癌[7]。

（5）浸润性腺癌：浸润性腺癌的肿瘤细胞在肺泡内呈堆叠式增殖，出现明显的成纤维细胞增生和广泛的肺泡塌陷，因此，其实性成分所占比例更大（> 50%，直径 > 5 mm），由于肿瘤的侵袭性、生长的不均衡和肺间隔的阻挡，导致其典型表现为病灶外形不规则，可出现深分叶、细小毛刺、棘状突起、空泡征，支气管截断或在病灶内走行僵硬、扭曲，管腔壁

不均匀增厚，进入病灶的血管增多增粗，直径 > 2 mm，相互沟通，胸膜凹陷征等征象。当发现肿瘤侵犯淋巴管、血管或胸膜，以及出现肿瘤性坏死时，均应诊断为浸润性腺癌。通常原位癌的实性成分的直径 ≤ 5 mm，占整个病灶50%以下，无胸膜侵犯。

（6）淋巴瘤：淋巴瘤常为多发病灶，围绕支气管生长，边缘清楚/模糊，可有毛刺及分叶，但无胸膜凹陷，瘤内血管支气管形态、走行自然，发现浅表或其他部位淋巴结肿大有助于淋巴瘤的诊断[9]。原位癌也不伴有胸膜凹陷，但病灶内的血管增多，可形成肿瘤血管网，此期的癌通常不存在转移性淋巴结肿大。

（7）转移瘤：转移瘤的形态可以非常相似，但瘤灶在短期内可迅速增大、增多，如果伴有纵隔、胸膜、骨的转移有提示作用。原位癌的生长较缓慢，其形态、大小、数量长期保持稳定。

综上所述，混合型磨玻璃密度结节是一种常见影像学征象，其疾病谱广泛，应用合理的影像学检查技术对疾病的判断非常重要。正如本例患者的图像所见，薄层、高分辨CT扫描对病灶内的小泡征，磨玻璃密度影的形状等细微结构观察非常重要，利用CT的后处理技术有助于克服横断面扫描对血管、气管、外形整体空间特性的展现，缩小鉴别诊断的范围。此外，定期随访是肺结节鉴别诊断的一个重要手段。

（于　楠　王秋萍）

·参考文献·

[1] Trais WD，Brambilla E，Noguchi M，et al. International association for the study of lung cancer/American thoracic society/European respiratory society international multidisciplinary classification of lung adenocarcinoma［J］. J Thorac Oncol，2011，6(2)：244−285.

[2] Gazdar AF，Thun MJ. Lung cancer：smoke exposure and sex［J］. Clin Oncol，2007，25(5)：469−471.

[3] Saito H，Kameda Y，Masui K，et al. Correlations between thin-section CT findings, histopathological and clinical findings of small pulmonary adenocarcinomas. Lung Cancer, 2011，71(2): 137−143.

[4] Maeshima AM，Tochigi N，Yoshida A，et al. Histological scoring for small lung adenocarcinomas 2 cm or less in diameter:

a reliable prognostic indicator. J Thorac Oncol, 2010，5(3): 333−339.

[5] Austin JH，Garg K，Aberle D，et al. Radiologic implications of the 2011 classification of adenocarcinoma of the lung [J]. Radiology，2013，266(1): 62−71.

[6] Natasha G, Sanjay J, Adam W. The revised lung adenocarcinoma classification-an imaging guide [J]. Journal of Thoracic Disease, 2014, 6(Suppl 5): 537−546.

[7] 张国桢，郑向鹏，李铭. 微小肺癌——影像诊断与应对策略 [M].北京：人民军医出版社，2015：9.

[8] Furuya K, Murayama S, Soeda H, et al. New classification of small pulmonary nodules by margin characteristics on high-resolution CT [J]. Acta Radiologica, 1999, 40(5): 496−504.

[9] 郭佑民，陈起航，王玮.呼吸系统影像学 [M].二版.上海：上海科学技术出版社，2016：648−650.

病例❸　肺微浸润性腺癌

▪ 临床及影像学资料 ▪

·患者，男性，52岁。以"查体发现右下肺结节6天"之主诉入院。患病以来，无寒战、高热，无咳嗽、咳痰、咯血，无胸闷、气短、胸痛。肺部听诊呼吸音清，未闻异常呼吸音。4年前因原发性肝癌行肝部分切除术。

1. 实验室检查

血常规、尿常规、粪常规，肝肾功能未见异常。肿瘤标志物未见增高。

2. 影像学表现

常规厚层（10 mm）CT扫描显示右下肺微小、类圆形淡薄的磨玻璃密度影（图1-3-3A），薄层（1 mm）扫描显示结节呈混杂密度，边缘锐利，形状不规则（图1-3-3B～D），可见分叶（图1-3-3C），病灶内可见有分支的血管结构（图1-3-3B、C），边缘似有细支气管

（图1-3-3D）。

PET-CT该区未见核素浓聚。肝脏S6段核素浓聚（图1-3-3E、F）。

3. 手术

胸腔镜探查胸膜腔无粘连，胸腔无积液，行楔形切除术。

4. 病理

病理学报告"右下肺"微浸润性腺癌，出院诊断右下肺浸润性腺癌（T1N0M0）。

肝脏手术后病理证实肝癌复发。

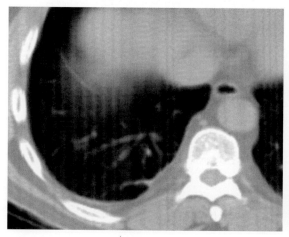

A

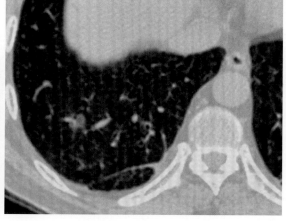

B

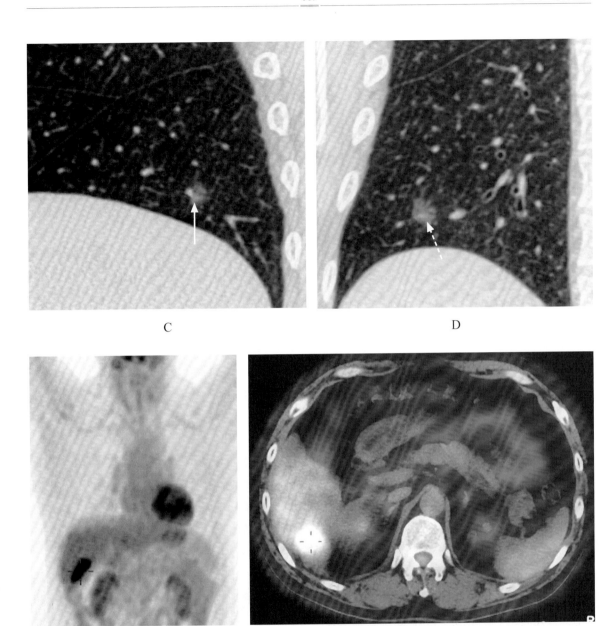

C

D

E

F

图1-3-3A～F 男性，52岁，右下肺微浸润性腺癌

常规10 mm厚层CT肺窗（A）示右肺下叶外基底段纯磨玻璃密度结节，与肺纹理重叠。1 mm层厚CT肺窗显示结节密度混杂，边缘清晰锐利，形状不规则（B～D），有浅分叶（C），血管穿行于病变内，并有分支（实箭），细支气管（虚箭）走行于病灶边缘，似有中断。PET核素代谢图（E）该区未见异常。PET-CT融合图显示肝脏S6段核素浓聚结节（F）。

■ 解 析 ■

根据2011年国际肺癌研究学会（IASLC）、美国胸科学会（ATS）和欧洲呼吸学会（ERS）公布的肺腺癌国际多学科分类方案，微浸润性腺癌已属于早期肺腺癌。其定义是指病灶直径≤30 mm，以附壁生长为主，发生微小或区域性间质（不包括淋巴管、血管或胸膜）浸润，且浸润灶的最大直径不得超过5 mm。如果侵犯了淋巴管、血管或胸膜，或肿瘤发生坏死，或浸润灶直径大于5 mm，称为浸润性腺癌（invasive adenocarcinoma）[1]。

1. 临床表现

本病多位于肺外周，女性多见，好发年龄在60岁左右，与吸烟无关，且多无临床症状。

2. 病理与影像学表现

根据IASLC/ATS/ERS多学科分类方案的定义及肺腺癌影像指南的标准，微浸润性腺癌在CT上多呈混合型磨玻璃密度结节[2]，实性成分少（直径常≤5 mm）。在肺癌生长的最初阶段，结节向周围生长的速度较慢，受表面张力的影响，病灶趋于球形，当肿瘤细胞突破肺泡基底膜呈浸润性生长时，肿瘤细胞生长迅速，局部表面张力与其他部位不平衡，病灶向某一方向的生长速度更快，表现为不规则形。当肿瘤发展为堆集式或膨胀式增长时，其密度明显增高，速度加快，受肺支架（肺血管、支气管分支等间质）的限制，病灶会出现分叶征象。

研究表明[3]，当肿瘤从非血管新生状态（即休眠状态肿瘤，无法发生侵袭性生长）转变为血管新生状态时，肿瘤细胞脱离休眠状态，生长加速，血行转移风险显著增加。有学者认为[4]当病灶内的血管较粗（直径常 > 2 mm），分支增多，分支间联通形成肿瘤血管循环（即血管"移动" + 血管"联通"）时，提示病变从原位癌过渡到微浸润性腺癌。

本病例肺部病灶的特点：肺野内孤立、纯磨玻璃密度结节，轻度分叶，有血管穿过，周围无卫星灶。由于患者具有恶性肿瘤病史，同次检查肝右叶S6段核素浓聚结节，尽管肺部病灶很小，患者还是进行了手术切除。

对于纯磨玻璃密度结节，尤其是小的结节，通常胸片不能显示，常规CT容易漏诊（图1-3-3A），采用薄层CT或HRCT检查不仅能显示病变，而且通过后处理技术可以展现病灶的密度、支气管血管束等改变，为鉴别诊断提供依据。

磨玻璃密度结节形成的病理基础有[5]：① 各种原因导致的肺泡腔内气体量减少，如肺泡塌陷，肺泡腔被渗液、血液等其他物质充填；② 固有肺组织增厚，如细胞密度增加，细胞间液体增多，肺泡壁增厚等原因导致肺固有组织厚度增加。

由此可见，磨玻璃密度结节作为一种非特异性病变，产生的原因众多，包括良性病变（炎症、出血、创伤）、癌前病变及良恶性肿瘤等多种疾病鉴别。

3. 鉴别诊断

（1）转移瘤：转移瘤通常呈密度均匀的类圆形，很少出现分叶征，短期随访，肺内病灶可迅速增大、增多。本例微浸润腺癌虽然不是混合密度，也呈现均匀密度，但其外形不规则（图1-3-3D），可见浅分叶（图1-3-3C），尤其是在血管进入处呈现凹陷性切迹（图1-3-3B）是本病区别于转移瘤的关键所在。

（2）浸润前病变：非典型腺瘤样增生、原位癌及微浸润腺癌的肿瘤细胞均是以附壁生长为主，故其CT影像学表现有一定重叠，与前两者不同，后者的肿瘤细胞对周围组织具有侵蚀功能，导致肿瘤边缘各个细胞分化程度不一致，生长速度不同，其形状更趋向不规则和有分叶。张国桢等人认为肿瘤内的微血管有助于两者的鉴别，遗憾的是我们这例患者未行增强扫描，不过CT平扫显示病灶内有血管穿过，并在病灶内有分支形成（图1-3-3C），且该血管进入肿瘤的凹陷处有助于浸润癌的诊断。如果还不能鉴别的话，短期随访，如果发现病灶密度混杂、血管增粗、血管分支增多有助于排除浸润前病变。

（3）良性病变：炎性磨玻璃病变的病理基础是炎性渗出，故其边模糊，多呈类圆形，发生纤维化后，边缘逐渐清晰，形状变为不规则的多角状。与之相比，本例病灶边缘锐利，清晰，有分叶，而无角状突起。

肺泡出血呈圆形或类圆形的纯磨玻璃密度结节，边缘模糊，短期内病变变化显著，数天内病变可迅速缩小或消失。子宫内膜异位症所造成的出血性结节具有与月经相关的周期性变化，可伴有月经性气胸、血胸、咯血。微浸润腺癌多为混杂密度，即便为纯磨玻璃密度，其形状也失去类圆形特点，且边缘清晰，短期内随访不会发生变化，长期随访逐渐增大，密度增高变实。

局部创伤引起的磨玻璃密度结节具有局部有活检、穿刺等病史，且病灶在短期内变化明显，而本病无此临床病史，且大小、形态、密度长期不变或缓慢增大。

（4）良性肿瘤：毛细血管瘤多位于小叶中央，仰卧位结节呈混合型磨玻璃密度，俯卧位，结节呈纯磨玻璃密度影，此点为特异性表现，也是该肿瘤与其他肿瘤区别的根本点。

微小硬化性肺泡细胞瘤内无血管走行，而本病例血管位于病灶内部。

综上所述，微浸润性腺癌的预后虽然良好，但其生长速度远远快于原位癌，如果不能准确辨认，及时治疗，一旦发展成为浸润腺癌，其预后明显不良，因此，准确把握该期的影像学特点，对患者的准确、及时治疗是非常关键的。在技术上要求薄层，多平面重建，甚至必要时增强扫描，以显示其内血管、支气管特点，为准确诊断提供依据。

（郭佑民　王秋萍）

·参考文献·

[1] Trais WD, Brambilla E, Noguchi M, et al. International association for the study of lung cancer/American thoracic society/European respiratory society international multidisciplinary classification of lung adenocarcinoma［J］. J Thorac Oncol, 2011, 6(2): 244-285.

[2] Natasha G, Sanjay J, Adam W. The revised lung adenocarcinoma classification-an imaging guide［J］. Journal of Thoracic Disease, 2014, 6(Suppl 5): 537-546.

[3] Moserle L, Amadori A, Indraccolo S. The angiogenic switch: implications in the regulation of tumor dormancy［J］. Current Molecular Medicine, 2009, 9(8): 935-941.

[4] 张国桢，郑向鹏，李铭.微小肺癌——影像诊断与应对策略［M］.北京：人民军医出版社，2015：9.

[5] 田龙，沈诚，车国卫.肺部磨玻璃密度影研究进展［J］.中国胸心血管外科临床杂志，2015（4）：371-374.

病例④　高分化浸润性腺癌

■ 临床及影像学资料 ■

·患者，男性，53岁。以"单位体检发现右肺上叶淡薄阴影1天"之主诉入院。无胸痛、胸闷、气短、咳嗽、咳痰、发热、盗汗、乏力、恶心、声音嘶哑等症状。查体：听诊双肺呼吸音清，未闻及干湿性啰音。既往体健，家族无恶性肿瘤病史。

1. CT表现

常规5 mm层厚CT扫描显示右肺上叶尖段胸膜下低密度实性结节，相邻血管向结节聚拢，肿块与胸膜间有一分叶状假空洞（图1-3-4A），相邻胸膜广泛凹陷（图1-3-4A～C）。1 mm薄层多方位重建显示结节密度不均，内可见小泡征（图1-3-4D～F），结节形态不规则（图1-3-4G），可见细毛刺（图1-3-4H），穿入的血管在结节内发生扭曲，聚拢，并突入假空洞内（图1-3-4F），洞壁光滑，腔内可见多发线样分隔（图1-3-4D～F、H）。

2. 手术

右肺上叶根治性切除。

3. 病理

术后病理学报告：高分化浸润性腺癌，右肺上叶淋巴结转移。

■ 解　析 ■

据世界卫生组织报道，在我国肺癌死亡率占所有恶性肿瘤死亡率的27.0%[1]，居首位。女性肺癌发病率已超过乳腺癌，与男性一样，成为机体癌症发病率的首位。在女性肺癌患者中，肺腺癌居多，其75%发生在肺的外周带[2]。

1. 临床表现

肺腺癌以中老年女性多见，通常无临床表现，与吸烟无直接相关关系。与鳞癌相比，腺癌具有病灶直径小，出现远处转移早，预后差的特性。

2. 病理与影像学表现

浸润性腺癌的生长方式有伏壁生长，乳头状生长，细胞类型有黏液型和非黏液型，这些方式和细胞以不同的比例组成肿瘤，导致腺癌的CT征象多样且多变。

当肿瘤细胞浸润肺间质的范围 > 5 mm，或伴有淋巴管，或（和）血管，或（和）胸膜的侵犯，或肿瘤内发生坏死时，腺癌就脱离了微浸润腺癌，移行演变为浸润性腺癌[3]。浸润性腺癌的生长方式多样，可以是伏壁式、堆积式、浸润式或混合式。当肿瘤细胞以伏壁生长为主时，在病变早期，病变内肺泡、气管的支架结构不被破坏，其内仍然含气，随着肿瘤细胞的增多，肺泡逐渐被填塞，当肺泡被部分填塞，或肺泡虽被完全填塞而支气管尚通畅，或支气管间断堵塞时，在CT图像中显示病灶内斑点状、细线状、树枝状透亮影（即显示空泡征或支气管充气征）。

当肿瘤内发生小灶状坏死时，液体排出形

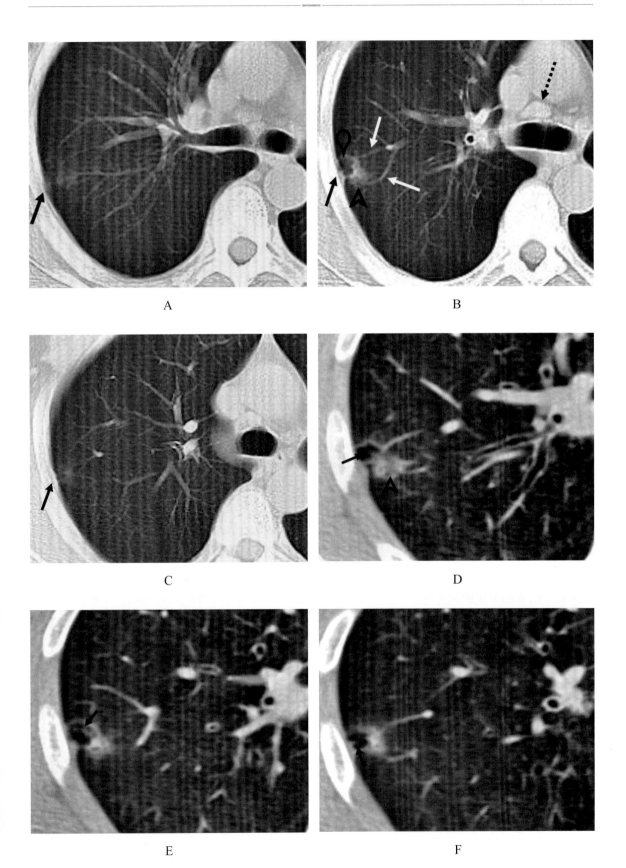

A

B

C

D

E

F

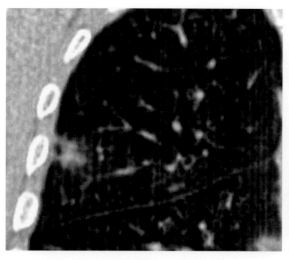
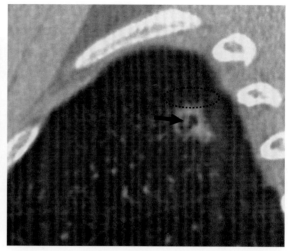

G　　　　　　　　　　　　　H

图1-3-4A ~ H　男性，53岁，高分化浸润性腺癌

图A ~ C为5mm层厚连续3个断面，显示右肺上叶尖段低密度实性结节，内似见空泡征（箭头），病灶前外分叶状含气结构（水滴），相邻胸膜广泛凹陷（长黑箭），病灶肺门端可见2支血管聚拢（白箭），隆突前及右肺门可见淋巴结（虚箭）。图D ~ F为1mm层厚连续3个断面，显示结节内小泡征（箭头），结节偏一侧的假空洞及洞内线状分隔（短黑箭），图G和图H分别为冠状位及矢状位重建，显示肿块外形不整，边缘有毛刺（圆圈内）。

成小空洞。由于浸润性腺癌肿瘤内各区域细胞增生活跃程度的差异，导致其生长不平衡，在CT上表现为外形不规则，快速生长和肺支架（肺血管、支气管分支等间质）限制的双重作用，使结节表面呈分叶状。肿瘤生长膨大的同时，内部纤维组织增生显著，细胞塌陷、纤维收缩加剧结节的不规则和分叶。

这种牵拉力作用于瘤周肺组织会引起支气管血管集束征，作用于邻近胸膜，会导致胸膜凹陷征。支气管血管集束征在CT上表现为支气管和（或）血管失去其自然的走行方向，向病灶聚拢。胸膜凹陷征在CT上表现为肿瘤通过线条影牵拉相邻的脏层胸膜，使之向内凹陷，凹陷处脏层和壁层胸膜分离，呈喇叭口状，为液体所充填。

典型浸润性腺癌的CT特点为：实性结节，或以实性为主的混合性磨玻璃密度结节，结节外形不规则，多有深分叶、细短毛刺，内

部可出现小泡征、支气管充气征、支气管扩张，周围支气管血管常向病灶聚拢（即"支气管血管集束征"）及胸膜凹陷。

本病例除具有上述腺癌的某些特点外，其突出的表现是肿块与胸膜面之间的薄壁"假空洞"样改变，所谓"假空洞"（pseudocavity）在本质上不是一种空洞，而是一种空腔性病变，其形成机制是：当病变侵犯细支气管，而其远端细支气管、肺泡并未塌陷，病变产生活瓣作用，使气体只进不出或进多出少，导致局限性生理腔隙的异常扩大，形成类似空洞的影像学征象[4,5]。

3. 鉴别诊断

（1）瘢痕旁气肿：瘢痕旁气肿常见于瘢痕周围，这是由于促结缔组织增生反应，导致肺间质纤维组织增生，肿瘤或瘢痕组织中央区硬化，其周残留的肺泡未完全封闭，导致"假空洞"。该征象与肺组织坏死形成的空洞不同，其

腔隙可以是单个或多个肺泡扩大，或支气管增宽、扭曲，故此类空腔常具有以下特点：① 洞壁薄，内外壁光滑，无壁结节；② 洞外形多不规则，呈花瓣状，有线样分隔伸入洞内；③ 洞位于结节的非肺门端。大凡可引起细支气管不全堵塞，而又未导致受累气管远端肺支架系统塌陷的疾病均可引起"假空洞"征。其鉴别诊断主要依据导致细支气管堵塞的病灶特点。

（2）癌性空洞：癌性空洞的特点是洞壁厚，空洞偏在，洞内壁凹凸不平，而假性空洞洞内壁光滑，无附壁结节，但有分隔突向腔内。

（3）肺脓肿空洞：肺脓肿空洞内壁光滑，也可表现为多房状和薄壁空洞，此时容易混淆，以下几点有助于与假性空洞的鉴别：① 脓肿内常有液平，假性空洞内通常只有气体，合并感染可出现液平；② 脓肿内的分隔通常是完整的，将病灶分割成一个一个独立的腔，而假性空洞的分隔通常不完整，分隔不贯穿洞腔，腔之间相互串通。

（4）结核空洞：文献报道结核也可出现"假空洞"，结核周围常有斑点状、索条状卫星灶，毛刺多粗大，临床上结核患者年轻，常伴有咳嗽、咳痰、发热等症状，肺腺癌的结节形状常伴有深分叶和细短毛刺，周围无卫星灶，多见于中老年女性，通常无临床症状。

综上所述，肺腺癌以伏壁生长为主，其生长方式多样，成分多样，导致其影像学表现形式多样，小泡征及假空洞征体现了其伏壁生长的特性，是有别于肺鳞癌、肺小细胞癌等恶性肿瘤生长的独特之处。假空洞对浸润性腺癌的诊断具有提示作用，在判断假空洞的征象时，必须采用薄层、多角度重建，以资与空洞性病变鉴别。

（王秋萍　郭佑民）

·参考文献·
［1］http://www.who.int/cancer/country-profiles/chn_zh.pdf?ua = 1.
［2］张国桢，郑向鹏，李铭.微小肺癌——影像诊断与应对策略［M］.北京：人民军医出版社，2015：9.
［3］Trais W D, Brambilla E, Noguchi M, et al. International association for the study of lung cancer/American thoracic society/European respiratory society international multidisciplinary classification of lung adenocarcinoma［J］. J Thorac Oncol, 2011, 6(2)：244−285.
［4］Oda S, Awai K, Liu D, et al. Ground-glass opacities on thin-section helical CT: differentiation between bronchioloalveolar carcinoma and atypical adenomatous hyperplasia.［J］. American Journal of Roentgenology, 2008, 190(5): 1363−1368.
［5］Heulitt MJ, Ablow RC, Santos CC, et al. Febrile infants less than 3 months old: value of chest radiography［J］. Radiology, 1988, 167(1): 135−137.

病例⑤　肺内同时性多原发性肺癌

▪临床及影像学资料▪

· 患者，女性，51岁，平时体健，无吸烟、饮酒等不良嗜好。因单位体检发现双肺多发病灶，发现病灶前后无寒战、高热，无咳嗽、咳痰、咯血，无胸闷、气短、胸痛。无体重下降。查体：听诊双肺呼吸音清，未闻及异常呼吸音。其父母亲均因癌症去世。

1. CT 表现

胸部CT扫描显示双肺多发大小不等，密度各异结节，其中包含纯磨玻璃密度结节、实性结节、混合密度结节。

病灶1，位于右肺上叶前段，纯磨玻璃密度结节（图1-3-5A～D），大小为19.2 mm×21.7 mm×23.8 mm，形状不规则，可见深分叶（图1-3-5A、B）。病灶边缘光滑、锐利，密度均匀，有血管及支气管出入其间，支气管管壁不厚，管腔扩张扭曲（图1-3-5C、D），血管在病灶内有分支，各血管无增粗狭窄（图1-3-5A、B），无胸膜。

病灶2，位于右肺上叶前段心缘旁，实性结节，直径约5.4 mm，形状不规则，与纵隔胸膜有线状影连接（图1-3-5E，即胸膜凹陷），病灶边缘光滑、锐利，密度均匀，无血管及支气管出入。

病灶3，位于右肺下叶背段，混合密度结节，直径约4.9 mm，病灶边缘模糊（图1-3-5F），有细小、无分支血管穿行（图1-3-5G），无支气管出入。上述病灶周围均无卫星灶。

PET-CT检查，病灶1的^{18}F-FDG放射性核素异常浓聚（图1-3-5H），SUVmax值约为1.3。

2. 手术

行右肺上叶根治性切除，右肺下叶楔形切除术。

3. 病理

术后病理学报告："病灶1"浸润性腺癌，以腺泡样为主，伴乳头状及伏壁样成分；"病灶2"浸润性腺癌，非黏液性；"病灶3"原位腺癌，非黏液性。

▪解　析▪

2011年国际肺癌研究学会（IASLC）、美国胸科学会（ATS）和欧洲呼吸学会（ERS）将肺腺癌分为浸润前病变（包括非典型腺瘤样增生、原位腺癌）、微浸润腺癌、浸润性腺癌和浸润性腺癌变异型4类[1]。

目前观点认为，肺腺癌是通过非典型腺瘤样增生发展至原位腺癌，再发展成微浸润腺癌，最终发展成浸润腺癌。这个过程可以逐级进行，也可以跳跃发生，还可以长期停滞，甚至发生退缩。因此，在同一位患者的一侧或双侧肺内的不同部位，可以同时存在两个或两个以上多个时期的病变，此现象称为同时性多原发性肺癌[2]（synchronous multiple primary lung cancer, sMPLC）。

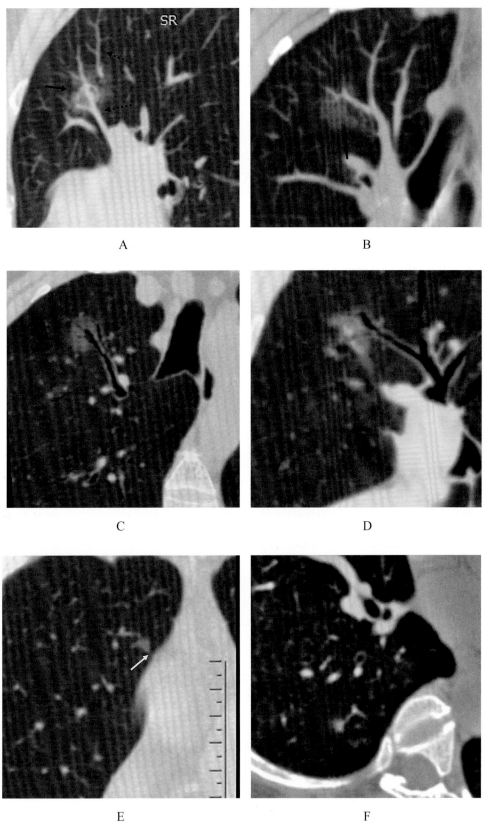

A

B

C

D

E

F

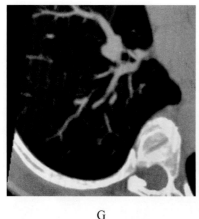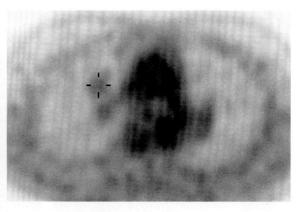

G　　　　　　　　　　　　　　　H

图1-3-5A～H　女性，51岁，肺内同时性多原发性肺癌

图A～D均为病灶1（浸润性腺癌，腺泡为主）的CT重建图，MIP图（A、B）示结节形状不规则，有深分叶（黑实箭），边缘清楚，密度均匀，可见两根血管（黑虚箭）进入，血管在病灶内有分支，各血管无增粗狭窄。minMIP图（C、D）示进入病灶内的支气管管壁不厚，管腔扩张扭曲，细小分支缺失，呈枯树枝状。图E为病灶2（浸润性腺癌，非黏液性）的斜冠状位CT图，示该病灶为均匀实性结节，形状不规则，下缘有切迹，病灶与纵隔胸膜有线状影连接（E，即胸膜凹陷），病灶边缘清晰锐利，无血管及支气管出入。病灶3（原位腺癌，非黏液性）呈混杂密度，实性为主，外缘模糊（F），有细小、无分支血管穿行（G），未见支气管出入。^{18}F-FDG（H）显示病灶1呈核素轻度浓聚，SUVmax值约为1.3。

1. 临床表现

多原发肺癌并非少见，国内发病率为0.3%～1.2%[3-4]，随着诊疗技术的进步和（或）诊断认识的提高，其检出率逐年增高。其临床表现为咳嗽、血痰、发热、胸痛胸闷，部分患者为查体发现。研究显示很多原发肺癌可能与遗传、吸烟、照射等因素相关[5-7]，本例患者健康查体发现双肺多发结节，患者具有家族肿瘤病史。

2. 病理与影像学表现

在影像学上，多中心起源的病灶虽具有原发性肺癌的一些特点，如深分叶、细短毛刺、胸膜凹陷等，但仅仅依靠影像学并不能完全有效地排除肺癌并肺内转移，或整个均为转移性病变。

肺内多发病灶的评估相当耗时和困难。这是因为多发病灶的切除应根据结节的良恶性程度、病灶聚集状态、病灶的位置等状况，确定优先顺序和手术模式，因此要求对肺内所有的病灶进行一一评估，而肺内有相当数量的病灶体积太小，甚至不足5 mm，其形态学辨识十分困难。

非典型腺瘤样增生的典型CT表现为圆形或类圆形，边缘清楚的纯磨玻璃密度结节，内部常无血管，或偶有血管进入，其形态、走行正常，血管不增多、不增粗，随访病变大小、形状及密度长期不变。原位腺癌的典型CT表现与非典型腺瘤样增生有很多相似之处，但由于其细胞的密集程度不同，原位癌的磨玻璃密度更高一些，此外，在肿瘤的周边更常见到直径≤5 mm的微细血管进入病灶，如本患者的病灶3。

当肿瘤开始对间质、血管、淋巴管或胸膜进行侵袭时，病变就从浸润前病变发展到浸润性腺癌了。因此，如果在术前能对其认知，对腺癌的合理治疗意义重大。癌组织常沿血管、支气管向外浸润，由于小叶间隔增厚、肿瘤内纤维增生，纤维瘢痕组织收缩，肿瘤边缘炎性反应和结缔组织增生，导致瘤-肺界面出现短而僵硬的毛刺或棘状突起。当病灶邻近胸膜面时，这种作用就会牵拉胸膜使其内陷，单纯的牵拉作用并不涉及壁层胸膜，也不会导致脏层胸膜的增厚，只有肿瘤组织沿着牵拉纤维侵犯胸膜时，才会引起胸膜肥厚、粘连。本患者病灶2支表现瘤体与胸膜之间的索条影，胸膜内陷尚不明确，说明肿瘤的牵拉作用尚不强大，处于胸膜凹陷征的早期改变。

瘤细胞在结节的不同区域生长速度并不同步，生长快的区域向外突出膨大显著，此时，肿瘤内纤维组织增生、收缩使部分血管、支气管变得僵硬、短缩，阻挡该处病灶的外凸，形成切迹样的凹陷，这种分叶征的出现，标志肿瘤已从浸润前期发展至浸润期。本患者的病灶1除血管和支气管成分外，整体上表现为纯磨玻璃样密度，不支持浸润性腺癌典型的实性结节或以实性为主的混合型磨玻璃结节的特点，但其深分叶的出现提示病灶的分期已晚，由此可见，结节的密度分类特征不是绝对的，应综合分析各种征象，提高诊断正确率。

肺腺癌早期，肿瘤细胞沿肺泡壁生长，未破坏肺泡、支气管等架构；随着病程的进展，肺泡逐渐实变，终末细支气管受累闭锁。同时肿瘤内增生的纤维组织、瘢痕收缩导致包裹在其内较大的细支气管扭曲、变形和扩张，形成只有主干的含气支气管，走行僵硬，形如枯树枝[8]（图1-3-5C、D）。桥本武志等[9]人研究发现，随着肺癌瘤体内纤维化灶的形成、癌巢的增殖与破坏塌陷，单位面积内血管的数目增加，这种增加的血管不一定是肿瘤增生血管（图1-3-5A、B）。

3. 鉴别诊断

肺内多原发肺癌首先应与不适宜手术的肺恶性肿瘤鉴别，其次要与感染性疾病、炎症相关疾病鉴别，最后还应与发育异常等进行鉴别。肺恶性肿瘤表现为多发肺内结节，最常见的是转移癌和复发癌，其次是淋巴瘤，这两类肿瘤的最佳治疗方案均为非手术治疗，首先应与本病鉴别。

（1）转移癌和复发癌：转移癌和复发癌常具有以下特点：① 多为球形，无分叶及毛刺征，边缘光滑，密度均匀；② 肺内的各个转移灶的大小虽然各异，但常具有相似的形态及密度特点，如棉球状、空洞样、钙化样；③ 肺内病灶发展迅速；④ 双侧肺常同时出现，且肺外周胸膜下多见；⑤ 转移灶的共同引流部位常有癌浸润。

同时多原发肺癌的肿瘤各自独立，各个肿瘤具有独特的形态学特点，即使是周围型较小的纯磨玻璃密度结节、混合型磨玻璃密度结节及实性结节，也大多具有典型原发肺癌的影像表现，如分叶征（病灶1和病灶2）、毛刺征、支气管血管集束征（病灶1）、胸膜凹陷（病灶2）；肺内各个病灶不仅大小各异，其形态、密度、瘤-肺界面也各具特点；病灶发展速度较慢，其中磨玻璃密度结节，中心实性结节和实性结节的倍增时间分别为813 d、457 d、149 d[10]。同时多原发肺癌的共同引流部位多无癌浸润。

（2）原发性肺淋巴瘤：原发性肺淋巴瘤可以表现为斑片状、结节状、粟粒状病变，具有沿血管支气管树束分布的特点，包绕但不侵犯其内的气管、血管，支气管受压可轻度变窄，但不扩张，支气管管壁光滑，血管数量不变或由于肿瘤的推挤，血管分离。这一点与同时多原发肺癌不同。肺癌瘤灶内的支气管常发生扭曲、扩张、狭窄、截断及管壁增厚，其内的血管增多、聚拢。继发性肺淋巴瘤常伴有纵隔、肺门、全身其他部位淋巴结肿大，此点较具特征，有助于淋巴瘤与其他疾病的鉴别。

（3）肺部感染性疾病：在肺部感染性疾病中，最常见的是脓毒血症和结核，少见的有组织胞浆菌病、隐球菌病等，感染性结节常伴有高热、寒战、血常规异常的临床特点。而同时多原发肺癌多为查体发现，少有临床症状，血、尿常规无异常。

（4）韦格纳肉芽肿病与风湿性关节炎：韦格纳肉芽肿病与风湿性关节炎等有全身脉管炎导致的肺内坏死性肉芽肿也常表现为肺内大小不一的结节，这些疾病常伴有肾小球肾炎，头颈皮肤黏膜溃疡坏死，关节肿痛的肺外症状，肺内病灶大小的进展与退缩常与疾病全身状态成正比。结合这些临床表现，容易与多原发肺癌鉴别。

（5）结节病：以肺内多发结节为特点的结节病常伴有对称性的肺门淋巴结肿大，皮肤结节性红斑。多数原发肺癌早期多无肺门淋巴结肿大，晚期有肺门淋巴结肿大时，双侧也不对称，不伴发皮肤结节性红斑。此外，结节病周

围常可见卫星病灶，而本病周围多无卫星灶。

（6）肺动静脉畸形：肺动静脉畸形属于先天发育畸形，可单发也可多发，其CT表现为类圆形均匀密度实性结节，结节轮廓光滑，周围可见迂曲增粗的引流血管，增强检查有助于本病的确诊，呈血管样强化，瘤体与粗大引流血管相连。肺癌强化程度远低于血管，形状通常不规则。

综上所述，以多发肺结节为影像学特点的疾病繁多，需要结合临床表现，实验室检查、影像学表现综合判断。由于同时性多原发肺癌手术治疗效果明显优于非手术治疗，手术切除方案、顺次需要依据肺内肿瘤的恶性程度、病变的聚集程度、患者肺基础状态、身体状态等诸多因素，因此要求对CT上的每个病灶进行逐一分析。在分析的过程中，根据需要使用不同的后处理技术，提高本病的术前诊断准确率，为治疗方案的合理确定提供依据，提高患者的生存率。

（王秋萍　郭佑民）

·参考文献·

［1］Trais WD，Brambilla E，Noguchi M，et al. International association for the study of lung cancer/American thoracic society/European respiratory society international multidisciplinary classification of lung adenocarcinoma［J］. J Thorac Oncol，2011，6(2)：244−285.

［2］Girard N，Deshpande C，Azzoli CG，et al. Use of epidermal growth factor receptor/Kirsten rat sarcoma 2 viral oncogene homo log mutation testing to define clonal relationships among multiple lung adenocarcinomas: comparison with clinical guidelines［J］.Chest，2010，137(1)：46−52.

［3］张雷，李文涛，丁嘉安，等.多原发性肺癌的外科治疗［J］.中华胸心血管外科杂志，2004，20（1）：59−59.

［4］王永岗，汪良骏，张德超，等.双原发肺癌的诊断及外科治疗［J］.中华肿瘤杂志，2001，23（5）：428−430.

［5］Haraguchi S，Koizumi K，Hioki M，et al. Hereditary factors in multiple primary malignancies associated with lung cancer［J］. Surg Today，2007，37(5): 375−378.

［6］Secretan B，Straif K，Baan R，et al. A review of human carcinogens-part E: tobacco，areca nut，alcohol，coal smoke，and salted fish［J］. Lancet Oncol，2009，10(11): 1033−1034.

［7］El Ghissassi F，Baan R，Straif K，et al. A review of human carcinogens-part D: radiation［J］. Lancet Oncol，2009，10 (8): 751−752.

［8］Haro A，Yano T，Kohno M，et al. Ground-glass opacity lesions on computed tomography during postoperative surveillance for primary non-small cell lung cancer. Lung Cancer, 2012, 76(1): 56−60.

［9］橋本武志，下里幸雄，児玉哲郎，等.肺の末梢に発生した小型腺癌，大細胞癌の臨床病理学的研究，特に腫瘍中心部線維化巣の形態と予後との関連について［J］.肺癌，1978，18（4）：381−391.

［10］Henschke CI，Yankelevitz DF，Rowena Y，et al. Lung cancers diagnosed at annual CT screening: volume doubling times［J］. Radiology, 2012, 263（2）：578−583.

病例⑥　肺小细胞癌（燕麦细胞型）

■临床及影像学资料■

·患者，女性，26岁，间断性前胸部疼痛不适2月余，为针刺样疼痛，向右侧肩部放射，阵发性发作，可忍受。专科检查（－）。

1. 影像学表现

胸部X线片示右中上纵隔肿块（图1-3-6A），淋巴瘤可能。

胸部CT平扫：右前中上纵隔内可见一不规则软组织肿块影，大小为6.0 cm×7.5 cm，其内密度尚均匀，平均CT值约39 HU，边缘轻度分叶，并可见肺纹理钻入肿块（图1-3-6B～D），肿块与周围大血管、支气管前壁分界不清。胸骨密度不均，可见浸润性骨质破坏，胸骨前、后可见梭形软组织密度影，边界较清楚（图1-3-6C、D）（因患者对对比剂过敏未行增强CT检查）。

2. 手术

胸骨正中切口，切至胸骨表面见病变位于胸骨正中偏右，包块大小为1.5 cm×2.0 cm，从胸腔沿右侧肋间隙长出，质软，浸润胸骨表面，因病灶渗血较多、止血困难，考虑手术彻底切除困难，经患者同意放弃手术治疗，遂行胸内包块活检术。

3. 病理

病理学报告：（右肺）肺小细胞癌（燕麦细胞型）。

4. 治疗及随访

术后定期化疗，CT复查显示肿块逐渐缩小，骨破坏逐渐修复，组织逐渐清晰（图1-3-6G～J）。

■解　析■

肺癌是指原发于支气管的上皮、腺上皮或肺泡上皮的恶性肿瘤，也是肺内最常见的恶性肿瘤，近年的发病率及死亡率呈逐年上升趋势，大多确诊时已是中晚期，5年相对生存率低于17.4%[1, 2]。根据肺癌的组织发生，分鳞状上皮癌（鳞癌）、腺癌、鳞腺癌、大细胞癌、小细胞癌、类癌、细支气管肺泡癌[3]。

1. 临床表现

小细胞癌的患者多为中、老年人，80%以上为男性，且与吸烟密切相关。表现为咳嗽、咯血，常伴副瘤综合征，上腔静脉阻塞综合征。

2. 病理

小细胞癌又称小细胞神经内分泌癌，过去称为小细胞未分化癌，现已废用。此类型占全部肺癌的10%～20%。病理上小细胞癌通常分为3个亚型：燕麦细胞型，中间细胞型和混合型。镜下，癌细胞小，常呈圆形或卵圆形，似淋巴细胞，但体积较大；也可呈梭形或燕麦形，胞质少，似裸核，癌细胞呈弥漫分布或呈片状、条索状排列，称为燕麦细胞癌[4]。

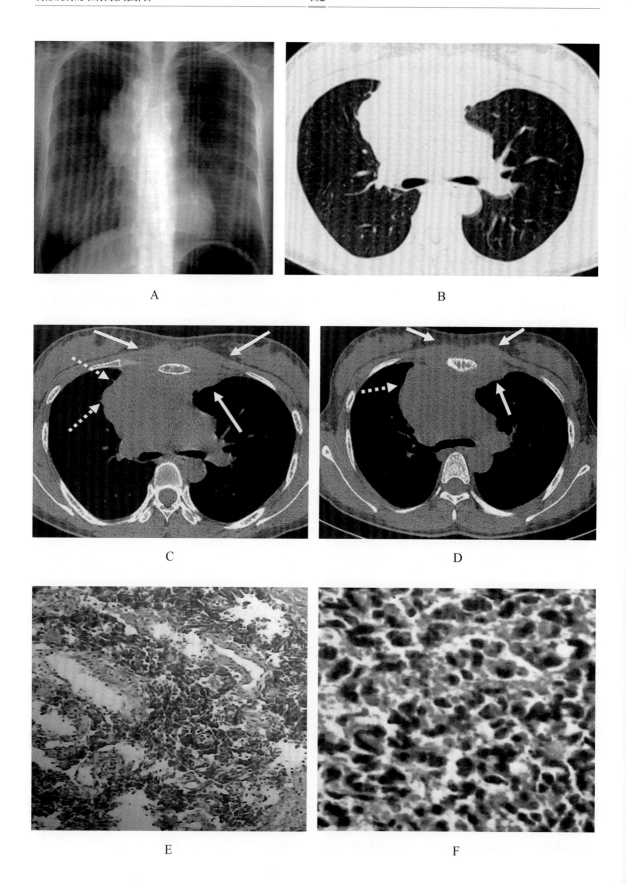

A

B

C

D

E

F

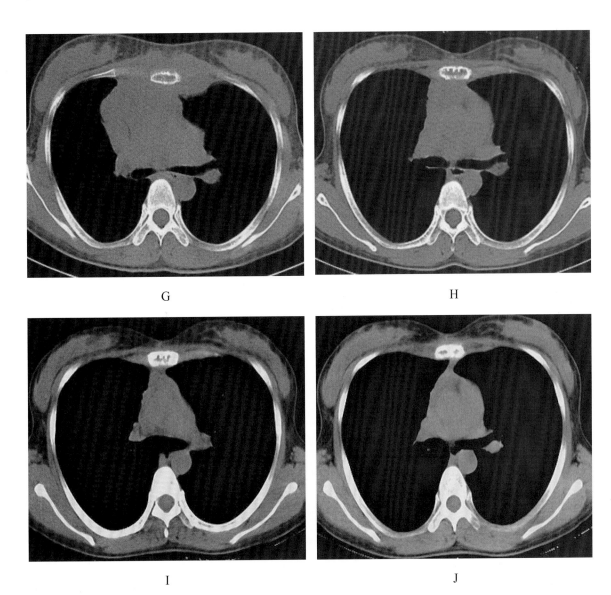

G　　　　　　　　　　　　　　　　H

I　　　　　　　　　　　　　　　　J

图1-3-6A～J　女性，26岁，右肺肺小细胞癌（燕麦细胞型）

胸部X线片（A）示右中上纵隔影局限性增宽，右侧肺门结构显示欠清。CT平扫（B）肺窗示肿块轻度分叶，边缘锐利，边缘可见肺纹理，纵隔窗（C、D）显示肺纹理钻入肿块（虚箭）：肿块主体位于纵隔，密度与周围大血管相似，并与血管混为一体无法区分。相邻胸骨密度不均，可见浸润性骨质破坏，胸骨前、后可见梭形软组织密度影（实箭），边界较清楚。病理切片（HE染色，E、F）显示，癌细胞小，呈梭形或燕麦形，胞质少，似裸核，平行排列呈片状。术后定期化疗，并分别于术后第8、第9、第10、第11个月复查CT（G～J），示肺周及纵隔、胸壁肿块逐渐缩小，骨皮质渐增厚，组织间隙渐清晰。

　　免疫组织化学对神经性标记如神经微丝（NF）、神经元特异性烯醇化酶（NSE）等可呈阳性反应。用电镜观察，大多数病例至少在有些癌细胞内有神经分泌颗粒[5]。目前已公认为来自神经内分泌细胞或嗜银细胞，具有内分泌和化学受体功能，能分泌5-羟色胺、儿茶酚胺、组胺、激肽等物质，可引起副癌综合征表现为哮喘样支气管痉挛、阵发性心动过速、水样腹泻、皮肤潮红[6]。

3. 影像学表现

肿瘤75%位于叶/段支气管，在支气管黏膜下沿支气管树长轴生长，形成长段鼠尾状狭窄。病变可以沿支气管树多方向生长而不一定局限于一处引起肿物远端梗阻，与鳞癌有所区别。根据上述肿瘤生长特点，其X线表现为单侧或双侧纵隔及（或）肺门肿物（87.5%）[5]。CT扫描可以显示支气管管壁增厚，如果肿瘤沿叶及多段支气管浸润而又未出现肺不张时，可呈多环形改变，为较早期中央型小细胞肺癌特有的征象。周围型病变也可因肿瘤围绕相邻近多支细支气管生长而呈相邻的多个小结节。CT扫描尚可显示纵隔的广泛淋巴结肿大相互融合，压迫纵隔内结构[3]。

文献报道，早期局限性小细胞肺癌经放疗、化疗后，中位生存期可达18个月，而晚期广泛性小细胞肺癌经治疗后的中位生存期最多9个月[7]。值得一提的是国外有研究表明小细胞肺癌强化越明显，对化疗就越敏感，且通常认为强化CT值大于30 HU是化疗的指标[8]。本例患者经定期化疗，疗效显著（图1-3-6G～J）。

本例术前CT平扫报告为：右前中上纵隔占位性病变，多考虑淋巴瘤并胸骨浸润，建议胸部CT增强检查。由此可见纵隔淋巴瘤与其有众多相似之处，需作为鉴别诊断。

4. 鉴别诊断

（1）淋巴瘤：纵隔淋巴瘤是一组起源于淋巴结或结外淋巴组织的全身性恶性肿瘤：

① 可以是淋巴瘤全身性病变在纵隔的表现；② 也可以是原发于纵隔的淋巴瘤。

根据组成肿瘤的主要细胞成分或组织结构分为：霍奇金淋巴瘤（HL）和非霍奇金淋巴瘤（NHL）（最常见）。CT表现主要为：纵隔淋巴结增大或肿大的淋巴结融合成不规则软组织肿块影，密度均或不均，肿块易侵犯纵隔各间隙，包绕浸润大血管等纵隔结构，此时纵隔两侧淋巴结多同时累及，增强扫描呈轻度不均匀强化或环形强化。呼吸道症状相对较轻。而小细胞肺癌常侵犯同侧肺门，即使两侧受累亦多不对称，肺门周围外肺野多能找到原发灶（病灶多在肺段支气管即三级支气管），呼吸道症状相对重。

（2）侵袭性胸腺瘤：① 多位于前纵隔上部，以单偏向一侧生长者多见。② 边缘呈波浪状或结节状突起。③ 脂肪层完全模糊、纵隔大血管被包绕、和周围肺组织之间的界面不规则、心包或胸膜出现灶性或弥漫性增厚[9]。

综上所述，当肿块（肺门处或外围肺野内）较小时，肺门或纵隔淋巴结增大明显，且较年轻的男性，应考虑到小细胞肺癌可能。本例之所以误诊，主要在于：① 隐匿型肺癌—小细胞肺癌原发灶有时在胸片/CT上不易发现。② 较大的病灶与肺门和纵隔淋巴结重叠、融合而显示不清。③ 患者因过敏而未做胸部CT增强检查。故与纵隔淋巴瘤产生混淆。但是，仔细分析图像和表现，加上典型的临床表现，应该想到小细胞肺癌的诊断，这也是本例的经验所在。

（刘　艳　王　玮）

·参考文献·

［1］Jemal A, Bray F, Center MM, et a1. Global cancer statistics［J］. CA Cancer J Clin, 2011, 61(2): 69-90.

［2］Howlader N, Ries LA, Mariotto AB, et a1. Improved estimates of cancer-specific survival rates from population-based data［J］. J Natl Cancer Inst, 2010, 102(20): 1584-1598.

［3］白人驹，张学林.医学影像诊断学［M］.3版.北京：人民卫生出版社，2012：226-230.

［4］李玉林.病理学［M］.7版.北京：人民卫生出版社，2008：163.

［5］李铁一.中华影像医学——呼吸系统卷［M］.北京：人民卫生出版社，2003：184-207.

［6］谭郁彬，张乃鑫.外科诊断病理学［M］.天津：科学技术出版社，2000：573-574.

［7］Simon GR, Wagner H. Small cell lung cancer［J］. Chest, 2003, 123(1 Suppl): 259-271.

［8］Choi J. B, Jung B, Park C. K, et al. Does contrast enhancement on CT suggest tumor response for chemotherapy in small cell carcinoma of the lung［J］. Computer Assisted Tomography, 2002, 26(5): 797-800.

［9］郭佑民，陈起航.纵隔影像诊断学［M］.北京：人民军医出版社，2008：97-103.

病例 ⑦　肺肉瘤样癌

■ 临床及影像学资料 ■

·患者，男性，53岁，主因"反复咳嗽，咳痰半年"入院。查体：体温36.8℃，脉搏76次/分，呼吸16次/分。双肺呼吸动度减弱；语颤无增强或减弱；双肺叩诊清音；右上肺呼吸音低，未闻及明显干湿啰音。辅助检查：外院胸部CT示右上肺肿块影，来院就诊。

1. CT表现

CT平扫及增强示（图1-3-7A ～ E）：右侧胸壁可见类圆形软组织肿块影，边界清晰，其内密度大致均匀，大小为5.2 cm×6.0 cm×7.1 cm（图1-3-7A ～ B），病灶与胸膜相邻，与胸壁夹角大部分为锐角，后下缘呈钝角。邻近肺野未见异常，增强扫描病灶呈不均匀强化，周边强化程度高（图1-3-7C ～ E）。影像

诊断：右侧胸壁占位，考虑胸膜起源间叶组织肿瘤，孤立性纤维瘤可能性大。

2. 活检

对病变进行经皮肺穿刺活检术。

3. 病理

送检主要为凝固性坏死组织及增生的纤维结缔组织，其内查见少许异型细胞，组织学特点提示恶性肿瘤，倾向肉瘤样癌可能。

■ 解　析 ■

肺肉瘤样癌（pulmonary sarcomatoid carcinoma, PSC）是一种较少见的肺部恶性肿瘤，占肺部

恶性肿瘤的0.3% ～ 4.7%。是癌和肉瘤样形态混合于一个瘤体内的恶性肿瘤，可以发生

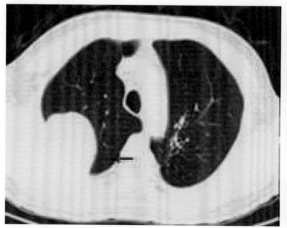

A

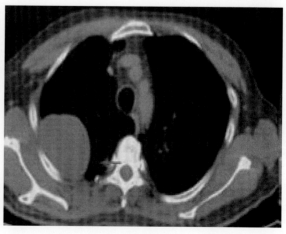

B

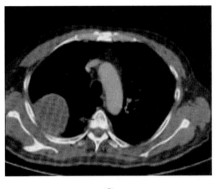 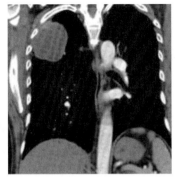 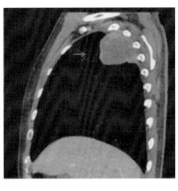

C   D   E

图1-3-7A～E 男性，53岁，肺肉瘤样癌

CT肺窗（A）示右肺上叶胸壁处半圆形肿块（箭），瘤-肺界面清晰锐利，周围肺组织未见异常；纵隔窗（B）示病灶内密度均匀，邻近胸膜未见增厚，增强扫描轴位（C）、冠状位（D）及矢状位（E）显示病灶轻度分叶，与胸壁夹角多数为锐角，小部分为钝角，病灶强化不均匀，周边强化程度高于中央。

于全身许多部位，原发于肺部少见。肺肉瘤样癌是一组含有肉瘤形态细胞或肉瘤样分化的非小细胞肺癌，分为梭形细胞癌、巨细胞癌、多形性癌、癌肉瘤、肺母细胞瘤5个亚型，发病率低，临床无特异性[1-3]。这种肿瘤侵袭性较一般肺癌高，预后差，5年生存率为11.0%～20.0%，平均15个月左右。

1. 临床表现

此类肿瘤主要发生于老年，平均发病年龄为60岁，男女比率约4:1。吸烟是主要因素，一些病例可能与石棉暴露有关。症状、体征与肿瘤部位有关，中央型通常表现为咳嗽、咯血，周围型体积较大时常侵犯胸膜或胸壁导致胸痛。与肺癌比较相似，临床易误诊为肺癌；若临床无症状或症状较轻时，易被误诊为肺内良性肿瘤[4]。本病例术前未正确诊断，误诊为间叶组织肿瘤，孤立性纤维瘤。

2. 病理

PSC是一组分化差、含有肉瘤或肉瘤样分化的非小细胞肺癌，癌成分多为鳞癌或腺癌，肉瘤成分最常见的是纤维肉瘤。随着免疫组化等技术的应用，研究者发现，瘤样成分中多表达上皮性标志物，如细胞因子等，但同时癌成分也表达间叶性标志物[5]。肉瘤样组织比例需在50%以上才能诊断SC，若肉瘤样组织比例过少宜诊断为癌[6]。

肺肉瘤样癌被列为肺癌8个主要类型（鳞状细胞癌、小细胞癌、腺癌、大细胞癌、腺鳞癌、肉瘤样癌、类癌、唾液腺肿瘤）之一。其5种亚型表现为一种形态学上的连续谱系[7]。

多形性癌是一类分化差的含有梭形细胞和（或）巨细胞或只有梭形或巨细胞成分组成的非小细胞肺癌，这些非小细胞癌可以是鳞癌、腺癌或大细胞癌。

梭形细胞癌是一类只由梭形肿瘤细胞组成的非小细胞肺癌，恶性细胞黏附呈细胞巢和不规则的束状。

巨细胞癌是一组由高度多形的多核和（或）单核肿瘤性巨细胞组成的非小细胞癌，肿瘤细胞大、多核、奇异。

癌肉瘤是一种伴有癌和分化的肉瘤成分（如恶性软骨、骨和横纹肌）的混合性恶性肿瘤。

肺母细胞瘤是一类含有类似于分化好的胎儿性腺癌的原始上皮成分和原始间叶成分，偶有灶状骨肉瘤、软骨肉瘤或横纹肌肉瘤的双向性肿瘤。

免疫组化发现肿瘤上皮性标志物CK、EMA表达阳性，也表达间叶性标志物Vimentin，其中CK阳性是最有力的诊断依据[8]。电镜下肉瘤样细胞具有上皮细胞特征，证实了其中的肉瘤样成分实际上是具有肉瘤样形态的癌，仍是上皮性肿瘤。

3. 影像学表现

肺肉瘤样癌的CT表现主要特点如下。

（1）部位：周围型或中央型软组织肿块，以周围型为多见，且肿瘤多位于肺上叶。

（2）大小及形态：由于本病恶性程度高，早期症状不明显，发现时肿块均较大。肿块边界多较清楚，呈圆形、类圆形，且由于肿块生长速度不均匀，可见分叶，毛刺少见。有关报道[9]肿块周围磨玻璃影是多形性癌特征表现。

（3）密度：肿块平扫为软组织密度，由于体积较大，内部常有坏死，强化不均匀。有文献[6,7]认为肿块边缘厚薄不均的环形强化及肿块内斑片状强化有一定的特征性，可能与肿瘤周边血供丰富、中心坏死囊变有关。肿瘤细胞或胶原组织增强扫描时强化，无强化的低密度区代表了黏液样变性区和出血坏死区。

（4）胸膜受侵：周围型肿块好发于胸膜下，且易发生胸膜、胸壁受侵，肋骨破坏，伴

胸腔积液。另外还有一些肺门纵隔淋巴结肿大、远处转移的征象，类似于一般肺癌，均提示恶性病变。本例的CT特点为右肺上叶肺外周的半圆形肿块，有浅分叶，边界清楚，周边环形强化。

4. 鉴别诊断

（1）肺癌：肺癌肿块多呈分叶状，有毛刺，常有胸膜凹陷征、阻塞性肺炎、肺不张以及纵隔淋巴结转移。而肺癌肉瘤多为单发，在肺实质内呈膨胀性生长，极少侵犯支气管黏膜，影像学表现少有空洞、毛刺及淋巴结肿大。

（2）肺转移瘤：肺转移瘤多有原发肿瘤病史，影像学可见肺多发类圆形小结节，边界清，而肺癌肉瘤影像学一般为单发、直径较大病灶。结合临床两者较容易鉴别。

（3）肺内良性肿瘤：肺良性肿瘤多数无临床症状，一般多为单发圆形或类圆形阴影，密度均匀，边界光滑，生长缓慢或静止，无明显分叶及毛刺，不侵犯周围组织，CT增强后多数无强化。

综上所述，原发性PSC具有较强的浸润性，恶性程度较高，预后较差，临床表现和影像学特征缺乏特异性，对于60岁左右中老年男性，长期吸烟史，胸部CT发现上叶胸膜下较大的软组织肿块，周围呈不规则或厚环状强化，中央强化不明显时常可提示PSC，确诊需依靠病理组织学检查。

（王 玮 李小怀）

·参考文献·

［1］ Pelosi G, Sonzogni A, De Pas T, et al. Pulmonary sarcomatoid carcinomas: A practical overview ［J］. Int J Surg Pathol, 2010, 18: 103-120.

［2］ Litzky LA. Pulmonary sarcomatous tumors ［J］. Arch Pathol Lab Med, 2008, 132: 1104-1117.

［3］ Beasley MB, Brambilla E, Travis WD. The 2004 World Health Organization classification of lung tumors ［J］. Semin Roentgenol, 2005, 40(2): 90-97.

［4］ Etienne-Mastroianni B, Falchero L, Chalabreysse L, et al. Primary sarcomas of the lung: a clinicopathologic study of 12 cases ［J］. Lung Cancer, 2002, 38(3): 283-289.

［5］Kim TS, Han J, Lee KS, et al. CT findings of surgically resected pleomorphic carcinoma of the lung in 30 patients.［J］. American Journal of Roentgenology, 2005, 185(1): 120−125.

［6］Rossi G, Cavazza A, Sturm N, et al. Pulmonary carcinomas with pleomorphic, sarcomatoid, or sarcomatous elements: a clinicopathologic and immunohistochemical study of 75 cases［J］. Am J Surg Pathol, 2003, 27(3): 311−324.

［7］Kim TH, Kim SJ, Ryu YH, et al. Pleomorphic carcinoma of lung: comparison of CT features and pathologic findings ［J］. Radiology, 2004, 232: 554−559.

［8］庞颖，夏黎明，曾祥芹，等.肺肉瘤样癌的影像学表现［J］.放射学实践，2011，26：168−171.

［9］李绪斌，叶兆祥，肖建宇.原发性肺肉瘤样癌的CT表现［J］.中国医学影像技术，2011，27（6）：1155−1158.

病例 ⑧　右肺霍奇金淋巴瘤

■ 临床及影像学资料 ■

· 患者，女性，64岁，以"咳嗽、咳痰2个月，胸部疼痛不适2周"为主诉入院。2个月前无明显诱因出现咳嗽、咳痰，痰中带血，自行口服消炎药，效果不佳，食纳夜休可，二便正常，近2个月体重减轻约10 kg。

· 支气管镜检查：右肺上叶前段可见新鲜血迹附壁，未见明显新生物，余支气管黏膜光滑，管腔通畅。

1. 影像学表现

胸部正侧位X线片示右肺上叶前段分叶状肿块（图1-3-8A、B），密度均匀。

胸部CT平扫示右肺上叶前段片状高密度影与纵隔紧贴，周围可见索条影及棘状突起，右肺门前移，肿块与纵隔胸膜分界不清，纵隔胸膜增厚，其内脂肪密度增高，上腔静脉显示不清（图1-3-8C、D）。

2. 手术探查

右侧胸膜腔粘连、封闭，肿瘤位于右肺上叶及中叶，靠近肺门处，包绕上腔静脉，上叶、中叶肺静脉及肺动脉干，与心包融合，与下叶静脉粘连紧密，肿瘤大小为6.0 cm×5.5 cm×5.0 cm，质硬，未见明显肿大淋巴结，行右肺上、中叶切除术。

3. 病理学报告

右肺上、中叶肺组织内查见灶状浸润的异型细胞（图1-3-8E），结合组织学特点及免疫学表型特征，提示为霍奇金淋巴瘤，结节硬化型。

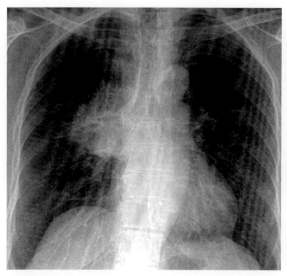

A

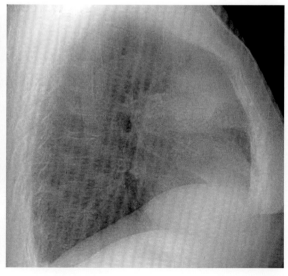

B

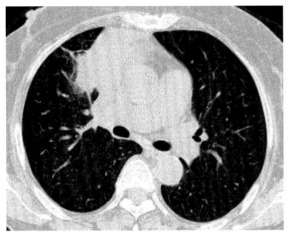

C

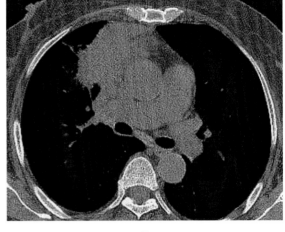

D

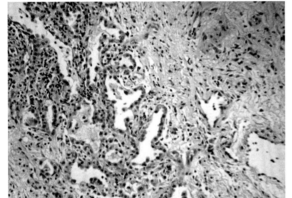

E

图1-3-8A～E 女性，64岁，
右肺霍奇金淋巴瘤

胸部正位片（A）示右肺门区可见一局限性肿块影，边界欠光整，呈分叶状改变，密度尚均匀，肺门结构显示不清，侧位（B）示上叶楔形高密度影，下缘平直，上缘欠清。CT平扫肺窗（C）示：右肺纵隔旁不规则肿块影，肺缘侧边界模糊不清，周围可见索条影，纵隔窗（D）示肿块与纵隔胸膜交角呈锐角，相邻纵隔胸膜增厚，与肿块分界不清，相邻纵隔脂肪密度增高，其内上腔静脉被掩埋。组织病理切片（HE×20，E）见单核细胞，淋巴细胞，嗜酸细胞和浆细胞浸润，有纤维组织形成并可见灶状浸润的异型细胞。

■ 解　析 ■

霍奇金淋巴瘤（Hodgkin's lymphoma，HL，以前称Hodgkin's disease，译为何杰金病）是恶性淋巴瘤的一个独特类型。

1. 病理

HL的组织学特征是在多种反应性炎细胞背景中见到数量不等、形态不一的肿瘤细胞。肿瘤细胞包括及其变异型细胞。反应性炎细胞背景包括大小不等的淋巴细胞、嗜酸性粒细胞、浆细胞、中性粒细胞及组织细胞等，可见肉芽肿样形态[1-3]。

本病在欧美各国发病率高，在我国发病率较低。病变主要发生在淋巴结，以颈部淋巴结和锁骨上淋巴结最为常见，其次是纵隔、腹膜后、主动脉旁淋巴结。肺霍奇金淋巴瘤（pulmonary Hodgkin's lymphoma，PHL）是一种淋巴结外非常罕见的恶性淋巴瘤，在恶性淋巴瘤中只占0.5%～1%[4]。PHL分为原发性和继发性2种，原发性PHL非常少见，指肺内淋巴组织及支气管黏膜相关淋巴结内发生的霍奇金淋巴瘤；PHL大多数继发性，是从纵隔、肺门或其他部位的淋巴结病变直接浸润蔓延或播散至肺实质所致。PHL最常见的亚型是结节硬化型。

2. 临床表现

PHL患者无特异性的临床表现，可出现持续性干咳、痰中带血、呼吸困难等呼吸道症状，也可出现"B症状"如不明原因发热、盗汗和体重轻等[5]。

3. 影像学表现

因肿瘤侵犯生长的方式不同，PHL可以有多种形式的影像表现[6]。纵隔、肺门的淋巴结病变直接侵犯蔓延至肺内，形成肿块或结节；瘤组织浸润破坏肺泡间隔进入肺泡间隙，在肺内出现渗出或实变；瘤细胞沿淋巴管或血管播散，侵犯肺间质，形成网状间质性病变。分为如下4型。

（1）肿块（结节）型：改型表现为肺内、胸膜下结节或肿块，呈圆形、卵圆形和不规则形，边界清楚，有浅分叶，可相互融合，密度均匀，病灶内可见充气的支气管影。可因肿瘤组织中心坏死而形成薄壁或厚薄空洞。

（2）肺炎型：肺炎型表现为斑片状渗出、实变。病变内可见典型的"支气管空气征"。可类似大叶性肺炎的表现。肺内病变密度较低，多仅在肺窗显影。

（3）粟粒型：该型病变主要侵犯肺间质，表现为自肺门向肺野发出的放射状网状结节阴影。

（4）间质型：该型较为多见，主要为瘤细胞沿支气管、血管周围及胸膜下间质内淋巴组织播散，侵犯肺间质，形成放射状粗条状影，常伴串珠状改变或呈网状影。

4. 鉴别诊断

（1）纵隔型肺癌：纵隔型肺癌表现为肺门肿块大且明显，肺内阻塞性改变少而轻，转移征象出现早，对化疗、放疗反应敏感。

（2）中央型肺癌：中央型肺癌的影像学表现分为直接征象和间接征象两类。直接征象：多呈类圆形或不规则、靠近肺门的肿块阴影，密度较高且较均匀，与周围肺组织分界不清呈分叶状，边缘见毛刺，中心常见液化坏死形成空洞支气管壁增厚，管腔狭窄。间接征象：阻塞性肺炎、阻塞性肺不张和阻塞性肺气肿。

（3）结节病：结节病临床症状轻，病程长；肺内病变多呈缓解、复发交替；纵隔两侧淋巴结受累程度轻。

综上所述，原发性肺霍奇金淋巴瘤，根据临床表现和X线征象很难作出肯定的诊断，由于其临床症状少，仅有咳嗽和轻微的胸痛，与上呼吸道感染的表现十分相似，因此常为临床医师或患者所忽视。X线检查是发现肺部病变的重要途径和手段，然而明确诊断却缺乏有效的指标。

（刘　艳　王　玮）

·参考文献·

［1］Juszczynski P, Ouyang J, Monti S, et al. The AP1-dependent secretion of galectin-1 by Reed Sternberg cells fosters immune privilege in classical Hodgkin lymphoma［J］. PNAS, 2007, 104(32): 13134-13139.

［2］Doerr JR, Malone CS, Fike FM, et al. Patterned CpG methylation of silenced B cell gene promoters in classical Hodgkin lymphoma-derived and primary effusion lymphoma cell lines［J］. JMB, 2005, 350(4): 631-640.

［3］Malec M, Söderqvist M, Sirsjö A, et al. Real-time polymerase chain reaction determination of cytokine mRNA expression profiles in Hodgkin's lymphoma［J］. Haematologica, 2004, 89(89): 679-685.

［4］Jr LR, Filippa DA, Lieberman PH, et al. Primary pulmonary lymphomas. A clinicopathologic analysis of 36 cases［J］. Cancer, 1984, 54(7): 1397-1406.

［5］白信花, 郝彦勇, 孙岩, 等.肺霍奇金淋巴瘤临床病理分析［J］.中国实验诊断学, 2015, 19（4）: 684-685.

［6］杜红文, 付和睦, 张蕴, 等.胸部恶性淋巴瘤的影像学表现［J］.中国医学影像技术, 2000, 16（10）: 851-853.

第四节　其他疾病

病例❶　肺毛细血管瘤样增生症

▪临床及影像学资料▪

· 患者，男性，28岁。以"反复咳嗽、咳痰、喘憋5年，加重半年"之主诉入院。近2年开始活动耐力略下降，近8个月明显加重。近半年来纳差，精神差，大小便正常。患病以来，无寒战、发热、盗汗，无咯血、胸痛，无黑矇、晕厥，无端坐呼吸及夜间阵发性呼吸困难。查体：双肺触觉语颤减弱，双肺叩诊清音，肺下界下移，听诊双肺呼吸音低，未闻及干湿性啰音。心脏扩大，P2亢进。无杵状指。既往体健，无肺结核等传染病史，无有毒物质接触史。家族中无相似疾病患者。

1. 实验室检查

血常规：白细胞5.52×10^9/L，淋巴细胞0.39，红细胞总数6.04×10^{12}/L，血红蛋白197 g/L，血小板计数正常。细胞沉降率13 mm/h。肝功能、肾功能均正常。抗核抗原抗体（ANA）、抗dsDNA抗体、抗中性粒细胞胞质抗体（ANCA）、抗可提取核抗原（ENA）均为阴性。动脉血气分析pH为7.415，二氧化碳分压（PCO_2）29.2 mmHg，氧分压（PO_2）53.5 mmHg，氧饱和度88.3%。多普勒超声心动图肺动脉收缩压86 mmHg，同时右心房和右心室肥大，轻度三尖瓣反流。肺功能参数：用力肺活量（FVC）预计值85%，第1秒用力呼气容积（FEV1）预计值44.1%，吸入沙丁胺醇后FEV1/FVC 47.9%，由此曾被诊断为慢性阻塞性肺疾病。肺一氧化碳弥散量（DLCO）相对于肺泡通气量（VA）减少（预计值21%）。通气/灌注扫描显示不匹配。肿瘤标志物测量值均正常，支气管肺泡灌洗液各项指标均正常。

2. CT表现

高分辨率CT（HRCT）显示双侧弥漫性磨玻璃影（图1-4-1A～C），其内散在小叶气肿；肺纹理走行僵直，小叶间隔及小叶内间隔增厚形成部分网状结构（图1-4-1A），胸膜下多发边界不清的中心性结节（图1-4-1D）。CTPA显示肺动脉主干及左右肺动脉显著增宽，是同层升主动脉的2倍以上，左右主支气管受压前后径变窄，管壁无增厚。肺动脉未见血栓形成，纵隔未见肿大淋巴结。

3. 活检

进行右下肺经皮穿刺活检术。

4. 病理

病理学报告：HE染色显示肺泡间隔内有大量薄壁毛细血管扩张、增生增厚，肺泡腔有多种组织（图1-4-1F）。诊断：肺毛细血管瘤样增生。

5. 治疗及随访

接受利尿剂、华法林、慢性氧疗法无效，病情逐渐恶化，于确诊后18个月死亡。

■ 解　析 ■

肺毛细血管瘤样增生症（pulmonarycapillary hemangiomatosis，PCH）是1978年由Wagennoort等人[1]首先报道的。是一种病因不明的血管增殖性疾病，临床罕见，常合并肺动脉高压，过去认为它属于动脉性肺动脉高压的一种，但在临床实践中，与动脉性肺动脉高压不同，本病在使用血管扩张药时，会因肺水肿加重致病情恶化，因此于2008年WHO将本病与肺静脉闭塞病（pulmonary veno-occlusive disease，PVOD）一起被单独分为1类[2]。

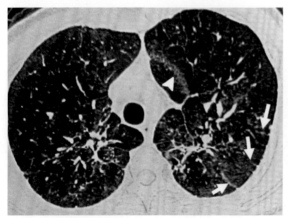

A

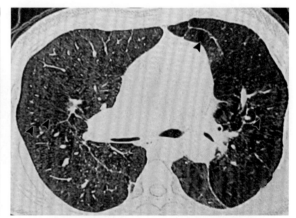

B

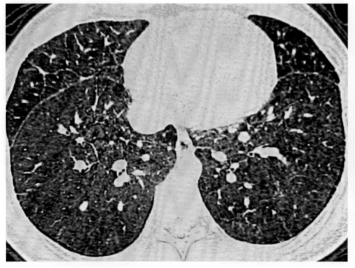

C

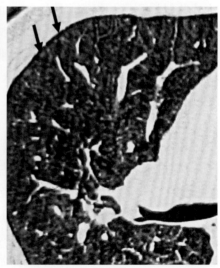

D

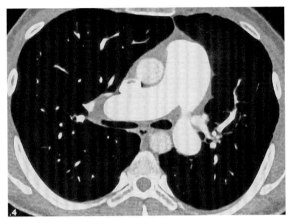
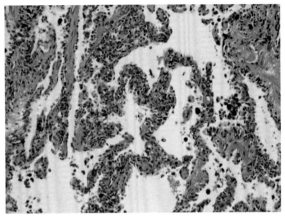

E   F

图1-4-1A～F　男性，28岁，肺毛细血管瘤样增生症

图A、B、C分别为上、中、下肺野高分辨率CT（HRCT），显示双侧弥漫性透光度下降，呈边缘不清磨玻璃状，其内散在小斑片状透光度过强的小叶性气肿（黑箭头）；小叶间隔及小叶内间隔增厚形成网状结构（白箭头），小叶间隔增厚（白箭），局部放大图（D）显示胸膜下小叶内边界不清的结节影（黑箭）。CTPA（E）显示肺动脉主干及左右肺动脉显著增宽，左右主支气管管壁无增厚。右下肺活检组织切片（HE×10，F）显示肺泡间隔内大量灶状增生的薄壁毛细血管样血管。

1. 临床表现

肺毛细血管瘤样增生症可见于任何年龄段，以30～40岁多见，无明显性别差异。多数患者预后差，中位生存时间15个月左右。

常见表现为进行性加重的活动后气短、咳嗽、咯血、乏力、胸痛等，查体常有右心功能衰竭的体征，如发绀、颈静脉怒张、心脏听诊有P2亢进、三尖瓣区收缩期杂音，肝脏增大，下肢水肿等[3]。

2. 病理

PCH在组织学上表现为肺泡壁明显增厚，含两层或两层以上增生的毛细血管（增生的血管内皮细胞无异型性改变），导致肺弹性下降。增生的血管沿肺泡壁蔓延，包绕支气管壁、血管壁，甚至胸膜。随着病情进展，增生的毛细血管可形成较紧密的结节样结构，同时可包绕或压迫肺血管，导致肺小静脉内膜增厚，严重者可导致肺静脉闭塞，肺小动脉血管重塑，引发肺动脉高压性动脉病变。另外，增生的血管壁菲薄，易发生少量出血，在肺泡内及肺泡间隔可检测到含铁血黄素细胞。这些病理改变导致患者常表现为严重低氧血症及肺动脉高压。

3. 影像学表现

PCH典型[3-5]的CT表现为弥漫或斑片样磨玻璃影，小叶间隔增厚，双肺对称分布的小叶中心性微小结节影，结节呈磨玻璃样，边缘模糊，形状不规则。双肺水肿或浑浊的网状影、网结节影。肺动脉主干增宽，心影增大。可伴有胸腔积液，偶有肺气肿征象。

本病例的特点：年轻，进行性喘憋，通气/灌注扫描显示不匹配，CTPA正常基本排除栓塞性肺动脉高压。肺功能检查显示以阻塞为主的混合性通气功能障碍，弥散量降低，周边气道阻力增高，血气分析为低氧、低碳酸血症。CT表现为肺透光度下降，双肺弥漫分布的磨玻璃密度影，肺外周可见边缘模糊的小叶中心性磨玻璃结节。双肺纹理走行僵硬，小叶间隔增厚及散在小叶气肿。肺动脉主干显著增宽，这些表现提示病变并非单纯源于肺动脉系统，肺毛细血管、肺静脉、左心的病变亦应考虑，本病例超声显示肺静脉内径及左心结构无明显异常，则提示病变源于肺小静脉或毛细血管系统。

4. 鉴别诊断

（1）肺炎：双肺小叶中心性磨玻璃密度结节最常见于亚急性过敏性肺炎，细菌性肺炎、病毒性肺炎，非典型性肺炎和间质性肺炎[5, 6]，这些疾病常伴发热、咳嗽、咳痰等临床表现，实验室检查伴有白细胞计数及分类异常，C反应蛋白阳性等改变，与本病例不相符。

（2）风湿类疾病：双肺磨玻璃病变也常见于风湿类疾病，这些疾病可继发肺动脉高压，容易与本病混淆。这类疾病的肺部病变常具有分布不均，在下肺野、肺外带显著的特点，在HRCT上常并发牵拉型支扩的改变，本病例全肺病灶弥漫分布，虽可见散在小叶性气肿，但支气管管腔较肺动脉细，未见显示扩张。此外，风湿类疾病除肺部表现外常伴皮肤、关节、消化道、泌尿系等多系统异常，实验室常有免疫学指标的异常，这些与本病例不同。

（3）肺静脉闭塞病：PVOD与PCH为同一类型肺动脉高压，其实验室指标与HRCT表现有许多类似之处。在病理上PVOD是内膜纤维化引起的肺静脉广泛狭窄和闭塞，大小的静脉均可受累，以小叶间隔静脉及小叶间隔前静脉受累常见。

PVOD患者常合并肺毛细血管床扩张，表现为单层毛细血管扩张，与本病多层增生血管不同。鉴于这样的病理基础，有学者对小叶中心磨玻璃密度结节的大小进行研究，结果显示PCH的小叶中心磨玻璃密度结节大于PVOD（5.60 ± 1.43 mm vs. 2.51 ± 0.79 mm，$p = 0.01$）；随访显示，PVOD的小叶中心磨玻璃密度结节逐渐增大，PCH的小叶中心磨玻璃密度结节大小变化不明显[5]。有学者研究认为如果发现小叶中心性磨玻璃影、小叶间隔增厚及纵隔淋巴结肿大三个影像学征象同时存在，则倾向于PVOD的诊断[7]，偶尔也见于PCH[5]。此外，PVOD患者多表现为隐性肺泡出血，PCH患者多表现为显性出血（咯血）；PCH可出现血性胸腔积液，PVOD则少有血性积液。

综上所述，PCH确诊的金标准是组织病理学检查，由于穿刺肺活检所取组织标本太小，经常需行开胸肺活检或经胸腔镜肺活检进行诊断。临床上，对于存在肺动脉高压、胸部影像学提示肺水肿征象、PCWP正常的患者，应高度疑诊PCH或PVOD，支气管肺泡灌洗液检查发现大量含铁血黄素细胞，应用扩张肺动脉的药物治疗后出现肺水肿征象等均有一定的提示诊断价值。

（郭佑民　王秋萍）

·参考文献·

［1］Wagenvoort CA, Beetstra A, Spijker J. Capillary haemangiomatosis of the lungs［J］. Histopathology, 1978, 2(6): 401−406.

［2］Simonneau G, Galiè N, Rubin LJ, et al. Clinical classification of pulmonary hypertension［J］. Journal of the American College of Cardiology, 2009, 54(1 Suppl): 43−54.

［3］Xie WM, Dai HP, Jin ML, et al. Clinical features and imaging findings in pulmonary capillary hemangiomatosis: report of two cases and a pooled analysis［J］. Chinese Medical Journal, 2012, 125(125): 3069−3073.

［4］Lawler LP, Askin FB. Pulmonary capillary hemangiomatosis: multidetector row CT findings and clinico-pathologic correlation［J］. Journal of Thoracic Imaging, 2005, 20(1): 61−63.

［5］Miura A, Akagi S, Nakamura K, et al. Different sizes of centrilobular ground-glass opacities in chest high-resolution computed tomography of patients with pulmonary veno-occlusive disease and patients with pulmonary capillary hemangiomatosis［J］. Cardiovascular Pathology the Official Journal of the Society for Cardiovascular Pathology, 2013, 22(4): 287−293.

［6］Collins J, Stern EJ. Ground-glass opacity at CT: the ABCs［J］. American Journal of Roentgenology, 1997, 169(2): 355−367.

［7］Frazier AA, Franks TJ, Mohammed T L, et al. From the archives of the AFIP: pulmonary veno-occlusive disease and pulmonary capillary hemangiomatosis［J］. Radiographics A Review Publication of the Radiological Society of North America Inc, 2006, 27(3): 867−882.

病例 ② 异物肉芽肿并感染

■ 临床及影像学资料 ■

· 患者，男性，55 岁。以"单位查体发现左肺结节 3 个月"之主诉入院。发现左肺结节后给予抗炎治疗 2 周（具体不详），左肺结节无明显缩小。患病以来，无寒战、高热，无咳嗽、咳痰、咯血，无胸闷、气短、胸痛。查体：左胸壁线样瘢痕，听诊双肺呼吸音清，未闻及干湿性啰音。

· 既往史：27 年前行左肺下叶结核球切除术。否认有肝炎病史，否认有高血压、心脏病、糖尿病史，否认食物过敏史，对链霉素及磺胺过敏，否认外伤及输血史。未到过疫区；不吸烟，饮少量酒；否认粉尘及有毒、放射性物质接触史。兄妹 5 人，均体健，无家族遗传病史。

1. CT 表现

CT 片示左肺下叶实性结节，呈形态不规则的多角状，边缘毛糙，有多发长毛刺（图 1-4-2A），可见广泛的胸膜增厚伴胸膜凹陷征（图 1-4-2A ～ D）。结节密度不均，内可见含气的支气管影及斑点状微钙化（图 1-4-2E、F）。相邻支气管管壁局限性增厚，管腔狭窄（图 1-4-2G ～ H）。纵隔淋巴结钙化，外形不大（图 1-4-2I）。

2. 手术

沿原切口进胸，术中探查示胸腔广泛粘连，结节位于左肺下叶前内基底段，直径约 1 cm，楔形切除结节。

3. 病理

术中冰冻活检回报：异物（缝线）。术后病理学报告："左侧肺内基底段"支气管慢性炎伴支气管腔内异物（缝线）肉芽肿形成及毛霉感染。

4. 随访

术后恢复顺利，伤口一级愈合。随访 6 年，患者无特殊不适。

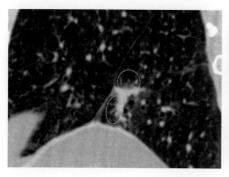
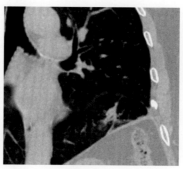
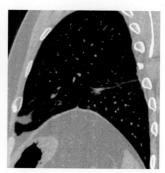

A　　　　　　　　B　　　　　　　　C

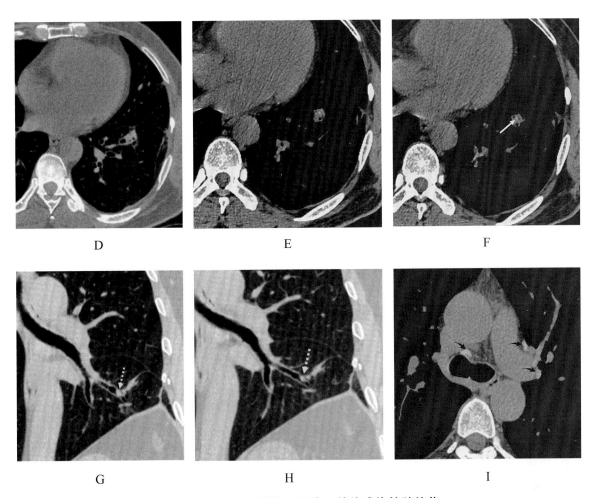

图 1-4-2A～I　男性，55岁，缝线感染性肺结节

CT平扫肺窗示左肺下叶前基底段不规则多角状结节（A、B、D），边缘可见粗长毛刺（圆圈内），多发角状突起部与斜裂胸膜、膈顶胸膜及侧壁胸膜之间可见粗长索条影（A～C），斜裂胸膜局部移位、增厚（A、D）。病灶密度不均，边缘可见支气管影（D～F），内部斑点状高密度影（E～F）。最高CT值约123 HU（实箭），相邻支气管管壁局限性增厚（虚箭），管腔狭窄（G～H），纵隔可见多发小淋巴结（弯箭），最高CT值约156 HU（I）。

■ 解　析 ■

异物肉芽肿并感染罕见，仅见个案报道。文献显示肺部缝合线感染的致病菌有铜绿假单胞菌[1]、烟曲霉[2]，本病例为毛霉。3例致病菌均为条件致病菌，在我们周围的环境中大量存在，仅在机体的天然免疫或获得性免疫屏障不全时发病。局部手术瘢痕和缝合线的刺激导致局部结构、形态发生异常，可能是导致其局部慢性感染的原因。这3例出现缝线感染性肺结节与手术间隔的时间分别为5年、2年和27年。原手术病因分别为气胸、肺癌（鳞癌）和结核。

1. 临床表现

手术缝线的异物反应发生在手术后缝线区域，初期通常为非细菌性炎性反应及排斥反应，随后由于炎症反复发作，肿块变硬，不易消散，易形成脓肿及慢性窦道[1]。临床上，表现为缝线局部的红肿，肉芽组织增生，形成硬结，局部红肿破溃，有血性、脓性分泌物析出，导致切口不愈合，线结排出。该反应多发生在术后 3～6 个月，可能与缝线材质、宿主体质等因素相关[2]。

本例患者 27 年前行左肺结核球切除术，术后愈合良好，且并未出现上述任何的异物反应表现。术后 27 年在原手术区域出现肺结节，其原因用手术缝线的异物反应解释显然不妥。我们认为，手术后缝合区域解剖结构紊乱，支气管、肺泡变形、不通畅，而肺组织与外界相通，致病菌易经气道进入，并易停留于解剖学结构异常的手术缝合区，形成感染灶。Kageyama[3] 也认为，缝合材料可以通过气道感染，形成缝合脓肿，炎症迁延不愈，形成慢性感染性缝合材料，缝合材料演变成为一个隐匿性感染源。

2. 影像学表现

毛霉性肺结节形态各异，无特异性影像学征象[6]，但它具有炎性病变的一些特征，如当病变呈慢性经过时，结节边缘清晰锐利，由于病变周围的纤维化，导致结节形态呈多角状，周边有多发粗长毛刺（图 1-4-2A～C）及广泛的胸膜增厚、凹陷（图 1-4-2A、D）。缝线的长期刺激，致结节内部机化，出现更高密度，甚至斑点状钙化。炎性病变沿肺泡支气管树蔓延，使得病灶的长径和短径可以相差悬殊，含气的支气管可被包绕在病灶内部。

3. 鉴别诊断

本病外形不整，且伴有胸膜增厚及胸膜凹陷，应与肺内的良恶性肿瘤及急慢性炎性结节鉴别。

（1）原发性周围型肺癌：原发性周围型肺癌的形态也不规则，也常伴有胸膜凹陷，但其外形常呈分叶状或生姜状，边缘呈弧形外突，由于肿瘤细胞沿小叶间隔、淋巴管、小气道及血管蔓延，其周边常可见毛刺征，毛刺的特点为细而短，在较厚的 CT 断面上可表现为晕征。小肺癌的胸膜凹陷多为胸膜的单纯内移，内移胸膜不增厚，如果发生胸膜转移，可出现胸膜肥厚，但增厚的胸膜局限，多呈以凹陷为中心的结节样增厚。而本例病灶的形态呈多角状，多角的边缘平直或轻微凹陷，周边无短毛刺，有多个粗而长的毛刺，相邻胸膜增厚区外形光滑，范围较广泛，未见结节状凸起。

（2）转移瘤：肺转移多为类圆形结节，边缘光滑锐利，但特殊类型的转移瘤可呈现外形不整，密度不均，甚至广泛钙化的情况，此时应与本病鉴别。由于继发性肿瘤的肺结节成分为肿瘤细胞，正常的肺组织被肿瘤细胞取代，肿瘤的生长导致结节的边缘向外凸起，绝少出现类似于肺不张的边缘凹陷（非"脐征"）。而慢性炎性病变，由于肺组织的纤维化，导致肺泡变形，萎陷，病变区肺体积缩小，使结节边缘平直或部分凹陷。

（3）良性肿瘤：部分良性肺肿瘤的肺-瘤交界面也可出现粗长毛刺，但结节外形多为圆形或类圆形，结节内很少出现支气管充气征，相邻胸膜也很少改变，而本病所致炎性肺结节由于纤维挛缩和炎性侵犯，常会导致相邻胸膜的凹陷、增厚。

（4）急性感染性肺结节：伴有急性感染的肺结节，瘤周炎性反应明显，故肺-瘤交界面渗出显著，导致结节边缘模糊（呈现晕征），此期，结节周围的纤维索条多不明显，相邻胸膜增厚的同时常伴有胸腔积液。而本例属于慢性感染，病变边缘清晰锐利，纤维索条显著，胸膜增厚，但无胸腔积液。此外急性炎症，病灶内很少发生钙化，而慢性感染的病灶内可出现钙化。

本病与其他原因所导致的慢性炎性肺结节，如机化性肺炎，肺炎性肌纤维母细胞瘤等，在CT上与本病表现相仿，不易鉴别。但由于本病只发生在手术缝合区，故手术史及手术部位对本病的确立有重要价值。

综上所述，缝线感染性肺结节罕见，其影像学表现与炎性病变表现相似，缺乏特异性形态改变，需要与周围型肺癌，尤其是恶性肿瘤复发相鉴别，注意观察结节的形态、密度、肺-瘤界面，胸膜反应的特点对其鉴别诊断有重要的价值。病灶微小时薄层扫描及多方位重建全面展现肺结节的特性非常必要。当结节的特点指向为炎性病变时，结合手术史应想到本病。

（王秋萍　郭佑民）

·参考文献·

［1］Nonaka M, Arai T, Inagaki K, et al. Intra-pulmonary suture abscess with hemoptysis after partial resection-concerning to the pathogenesis of the suture abscess［J］. Nihon Kyobu Geka Gakkai Zasshi, 1991, 39(11): 2088-2091.

［2］Hiroshi K, Iuchi K, Matsumura A. Pulmonary suture granuloma with Aspergillus after partial resection for lung cancer: report of a case［J］. Kyobu Geka, 2005, 58(2): 169-171.

［3］孙国军.手术后切口线结异物反应17例治疗体会［J］.浙江中西医结合杂志，2009, 19（2）: 107-108.

［4］Takahara K, Kakinoki H, Ikoma S, et al. Suture Granuloma Showing False-Positive Findings on FDG-PET［J］. Case Reports in Urology, 2013, 2013(3): 472642.

［5］Kageyama Y, Suzuki K, Kita Y, et al. Intrathoracic Suture Abscess After Lobectomy for Early Lung Cancer［J］. Jpn J Thorac Cardiovasc Surg, 1999, 47(1): 40-42.

［6］郭佑民，陈起航，王玮.呼吸系统影像学［M］.2版，上海：上海科学技术出版社，2016：648-650.

第二章
纵隔疾病

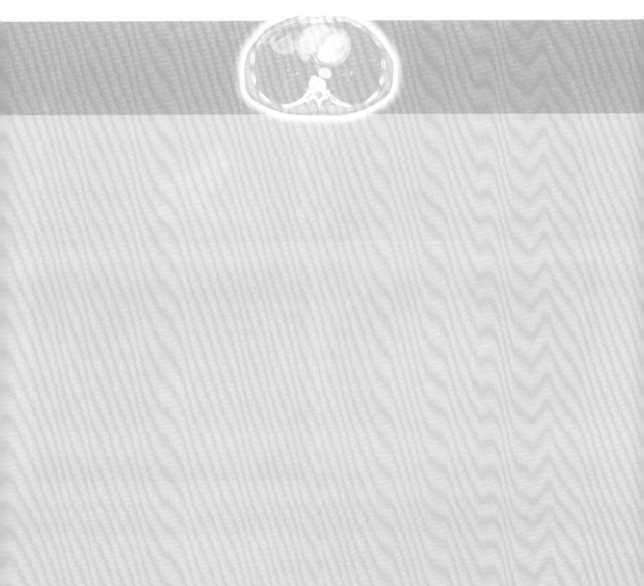

第一节　前纵隔疾病

病例 ❶　前纵隔血肿

■ 临床及影像学资料 ■

·患者，男性，52岁，高处坠落伤致高位截瘫8小时。

1. CT表现

双肺内可见多发高密度条片影（图2-1-1A），以双下肺为著，右肺下叶肺野减小，双肺纹理走形自然，双肺门影不大。气管及纵隔位置居中。气管旁及隆突前下、血管前及腔静脉后未见肿大淋巴结。前纵隔内可见不规则混杂软组织密度影（图2-1-1B～D），双侧胸腔内见积液征象。胸骨、右侧第7肋骨，T6棘突、T7椎体及附件骨质连续性中断。

2. 手术

入院后立即全麻下行颈前路椎体滑脱复位＋内固定术。

术前放置胸腔引流管，引流出血性胸腔积液。

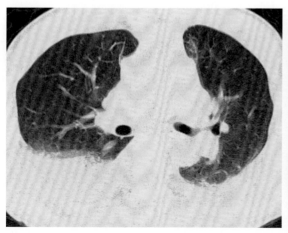

A

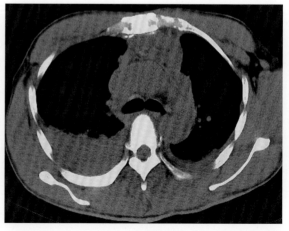

B

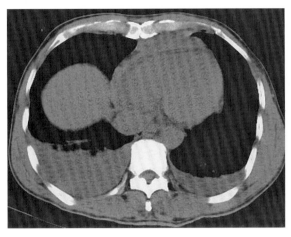
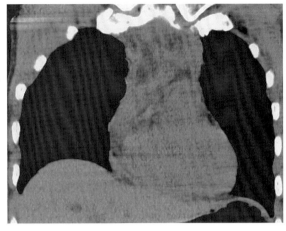

C   D

图2-1-1A～D　男性，52岁，前纵隔血肿

CT肺窗（A）示双肺野多发条索及斑片影，以双下肺为著。纵隔窗（B）示前纵隔内可见不规则软组织密度影，密度不均，其内可见更低密度区；高密度区平均CT值约60 HU，心脏平面（C）示肿块相邻处心包增厚，心包内缘光滑，脂肪间隙存在，双侧胸腔积液。冠状位（D）显示肿块不规则，呈塑形充填于前纵隔。

■ 解　析 ■

纵隔血肿（mediastinal hematoma，MH）主要见于胸部创伤，但是纵隔外伤出血类似肿瘤占位性病变较少报道[1]，如了解不够，很可能被误诊为纵隔占位而手术，从而造成不必要的创伤和纠纷。较少见的原因有食管异物穿孔损伤血管、主动脉瘤的破裂、过于猛烈的心肺复苏术、腔静脉置管以及介入治疗等医源性损伤、纵隔肿瘤破裂出血、咽后软组织出血波及纵隔等[2]。纵隔血肿好发于前纵隔。

1. 临床表现

少量出血常常没有症状。量较大时，多以胸痛、胸闷、呼吸困难为主要表现，严重时可导致失血性休克、心包填塞症状。

2. 病理与影像学表现

胸部创伤的影像学诊断是以仰卧位胸片作为基础的评价[3]。胸片可检出绝大部分危及生命的胸部损伤。然而对于纵隔血肿来讲，只有当出血量较多的情况下才会出现阳性表现——纵隔影增宽。

纵隔增宽并非纵隔血肿的特异性表现，单纯的仰卧位胸片无法了解纵隔增宽的确切原因。与此不同，CT对组织的分辨率远高于X线，通过窗宽技术，可以观察到水、新鲜出血及软组织间的密度差异，即便少量纵隔出血也能发现。

纵隔血肿的CT表现为纵隔的单侧或双侧增宽，相邻的气管、食管、血管受压移位、变形、狭窄，其中气管食管的变形较血管显著。出血初期，血液常沿结缔组织间隙扩散，CT表现以片状不均匀高密度为主。由于出血的刺激，周围组织产生反应性改变，致相邻纵隔组织界面模糊，脂肪间隙密度增高，出血区域边界模糊。随时间延长，血细胞崩解，血液逐渐稀释，血液密度逐渐下降，周围出现纤维包裹现象，此时，出血局限而呈结节状、团块状，边界逐渐清晰，内部密度接近软组织，均匀或不均匀，此时血肿可能误诊为肿瘤[4]。

本例属外伤引起前纵隔出血，平扫CT为类似软组织影，中心可见更低密度区；因此，在影像学表现上尚难鉴别纵隔外伤性血肿与纵隔肿瘤，若忽视询问病史，则更易误诊。本例由于外伤出血后形成血肿，其中心部为血肿液化区。骨折或其他利器直接损伤胸膜小血管也可以导致纵隔血肿，心脏损伤最常见的表现是心包积血。据报道，CT扫描能在临床出现心包填塞之前诊断出心包积血[5]。

3. 鉴别诊断

青年人纵隔肿瘤并不少见，胸腺瘤最为多见。中心可因坏死而表现为低密度形，增强后病变呈中等程度强化，有时与血肿难以鉴别。因此，首诊医生一定要详细询问病史，及时与放射科医生沟通，并留有适当的观察时间。若为血肿，1～2周其密度和大小可以明显改变，而肿瘤无改变或增大。

综上所述，CT扫描对于纵隔血肿的诊断具有重要价值。它不仅能显示血肿的直接征象，而且还能同时发现有无胸廓骨折，主动脉、心脏有无损伤，是否合并有肺内并发症等情况。外伤后及时的CT检查能为临床早期诊断、治疗提供准确、可靠的依据，这也是本例汲取的经验所在。

（魏璇　王玮）

·参考文献·

[1] 赵玉屏，孙仁华.纵隔外伤性血肿误诊为纵隔肿瘤1例报告［J］.山东医药，2004，44(30)：74-74.

[2] Alwitry A, Brackenbury ET, Beggs FD, et al. Vascular amyloidosis causing spontaneous mediastinal haemorrhage with haemothorax［J］. European journal of cardio-thoracic surgery: official journal of the European Association for Cardio-thoracic Surgery, 2001, 20(4): 871-873.

[3] 袁明远.胸部创伤机制及影像学诊断［J］.国际医学放射学杂志，2003，26（4）：220-223.

[4] 龙德云、陈和平、陈明安.纵隔血肿误诊肿瘤1例［J］.中国医学影像学杂志，2004，12（5）：396-396.

[5] Kerns SR, Gary SB. CT of Blunt Chest Trauma. AJR, 1990, 154(1): 55-60.

病例 ❷ 胸腺囊肿

■ 临床及影像学资料 ■

· 患者，女性，43岁。无明显诱因间断出现吞咽困难2个月，以硬块状食物为甚。
查体未见阳性体征。

1. 影像学表现

胸部X线片示右肺门区半圆形肿块，边缘锐利，肺野透光度未见异常（图2-1-2A）。

CT平扫显示右前纵隔类圆形囊性低密度病灶，密度均匀，边缘锐利，未见确切囊壁（图2-1-2B ～ D），大小为50.88 mm×52.39 mm×53.98 mm，其内CT值约 – 2 HU。增强扫描肿块未见确切强化（图2-1-2E、F），

周围肺组织纹理走行自然，未见异常密度（图2-1-2G）。

2. 手术

入院后第17天手术，术中见肿块位于心包上方，直径约5 cm大小，呈囊性，表面光滑，边界清楚。行胸腔镜纵隔病变切除术。

3. 病理学报告

纵隔胸腺囊肿。

■ 解 析 ■

胸腺囊肿（thymic cyst，TS）罕见，占纵隔肿瘤的1% ～ 3%[1]，分为先天性和获得性两型。先天性胸腺囊肿可能因为胸腺咽管未闭

所致，可发生于胚胎期胸腺移行途中胸腺发育线上，从颈部至心包前壁的任何部位，最常好发于前上纵隔区，也有文献报道可位于中纵

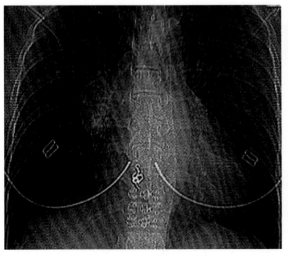

A

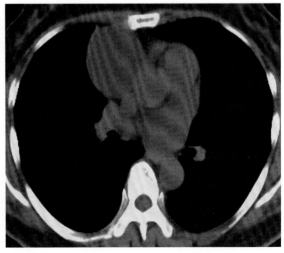

B

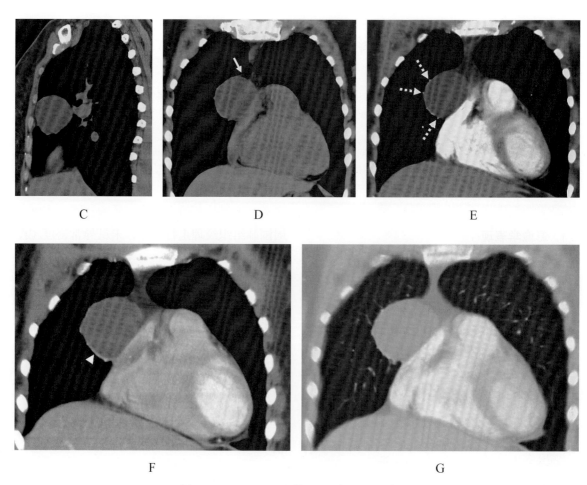

图2-1-2A～G　女性，43岁，胸腺囊肿

CT平扫定位像（A）示右肺门区半圆形肿块突向肺野，基底与纵隔分界不清，双肺透光度对称。肿块最大层面的轴位（B）、矢状位（C）及冠状位（D）CT平扫示右前纵隔类圆形水样密度肿块，自纵隔突向肺野，肿块上缘将纵隔胸膜（实箭）掀起，与心脏血管紧邻壁受压，弧度略扁平。增强扫描动脉期（E）示病变肺缘细点状致密影系肺血管（虚箭），静脉期（F）示病变肺缘细带状强化为压缩的肺组织（箭头），病灶内部及纵隔缘囊壁未见强化。图D的肺窗（G）示病灶周围肺野清晰，未见异常密度影。

隔[2]。获得性胸腺囊肿是一种继发性的病变，常合并感染。有报道在免疫缺陷病毒感染的无症状的患者中可发生巨大的多房性囊肿[3]。

1. 病理

先天性肉眼观，囊肿呈类圆形，大多数情况下为单房，囊壁菲薄，囊液澄清，当合并出血或感染后，囊液浑浊。组织学上，囊肿壁内层由鳞状上皮细胞构成，囊壁为致密结缔组织，其内含正常胸腺组织。感染性囊壁可见胆固醇性肉芽肿形成。

获得性囊肿多数为多房性，囊壁较厚，有纤维间隔。囊液浑浊，呈乳白色，或血性或凝胶样物。囊肿壁可见微乳头状改变，囊壁有淋巴细胞、肉芽组织及胆固醇结晶。

2. 临床表现

多数无明显临床症状，少数可伴有重症

肌无力症状。如果囊肿生长很大可产生压迫症状，如胸闷不适，气短、咳嗽、胸痛等非特异性表现。

3. 影像学表现

先天性胸腺囊肿CT上常表现为单房，边界清晰光滑，均匀水样密度影，囊壁多菲薄，张力较低，与邻近纵隔结构间有脂肪间隙，少数囊肿壁可见钙化。因出血或感染致囊内密度均匀增高，常被误诊为胸腺瘤。

本例病变发生部位在前纵隔，与常见的前上纵隔相比，其位置稍偏下，但其影像学表现为前纵隔囊性类圆形病灶，双期无强化，征象符合典型的胸腺囊肿的表现。文献中也有报道发生于前中纵隔、中后纵隔的胸腺囊肿[2-4]。

4. 鉴别诊断

（1）心包囊肿：常位于前下纵隔的心膈角区，尤其是右侧，常以宽基底或呈蒂状与心包相连，病灶常较小。心包囊肿可发生于任何年龄，一般也没有临床症状，呈单房性囊性病灶，内密度均匀，壁薄，增强扫描无强化。

（2）皮样囊肿：好发于前上中纵隔，多数为厚壁囊肿，且囊内可含有脂肪成分、钙化或牙齿样结构，可以作为鉴别点。

（3）囊性淋巴管瘤：好发于前上纵隔，可铸型或包绕纵隔结构呈蔓状生长，囊肿张力较低，通常呈均匀水样密度，增强扫描囊性病变不强化，其囊壁或分隔略有强化。儿童发现率较高，可与颈部淋巴管瘤相通，常在胸腔压力增高如哭闹时出现颈部包块。由于其上下径较长，鉴别不难。

（4）胸腺瘤：多发生于前上纵隔，部分伴有重症肌无力，呈软组织密度影，中度强化；胸腺瘤放化疗后可囊变，但其囊壁常厚薄不均，可见分隔，如广泛囊变，则大部分呈水样密度，但囊壁仍可见增强。

综上所述，对于发生在前纵隔的囊性病灶，无特殊临床症状，在排除了囊性淋巴管瘤，心包囊肿，皮样囊肿，胸腺瘤时应想到胸腺囊肿的可能。

（徐小玲　于　楠）

·参考文献·

[1] 刘仕远，陈起航，吴宁，等.实用胸部影像诊断学［M］.北京：人民军医出版社，2012：620.
[2] 韩福刚，唐光才.中纵隔胸腺囊肿1例［J］.中华放射学杂志，2000，34（7）：468-468.
[3] Kim JH, Goo JM, Lee HJ, et al. Cystic tumors in the anterior mediastinum. Radiologic-pathologic correlation［J］. J Comput Assist Tomogr, 2003, 27(5): 714-723.
[4] 张谷青，张新东，陈月芹，等.胸腺囊肿的CT诊断［J］.临床放射学杂志，2013，32(7)：1049-1052.

病例❸　囊性畸胎瘤

■ 临床及影像学资料 ■

·患者，女性，45岁。体检发现纵隔病变1周。既往有间断咳嗽，尤以感冒后咳嗽症状加重，且难以根治，痰不多为黄色黏痰。查体无阳性体征。

1. CT表现

右前中上纵隔椭圆形水样密度肿块，囊壁较厚，囊壁见弧形、短棒状钙化（图2-1-3A～C），大小为44.03 mm×37.09 mm，其内平均CT值10～21 HU。增强扫描静脉期囊壁轻度均匀强化，病灶内未见确切强化（图2-1-3D、E）。病变邻近肺野肺纹理走行自然，未见异常密度影（图2-1-3F）。

2. 手术

入院后第4天手术，术中见肿瘤位于右前上纵隔，与心包、双肺、主动脉及上腔静脉均有粘连，分界欠清楚，质硬。手术沿心包外游离纵隔肿瘤，完整切除肿瘤。

3. 病理

术后病理学报告："右前上纵隔"成熟性囊性畸胎瘤。

■ 解　析 ■

畸胎瘤（teratoma）起源于胚胎发育过程中残留在纵隔内的原始生殖细胞，发生部位与胸腺非常接近。纵隔的畸胎瘤占全部纵隔生殖细胞肿瘤的50%～70%，超过80%的成熟性畸胎瘤位于前纵隔，少数者也可发生于后纵隔、中纵隔[1]。

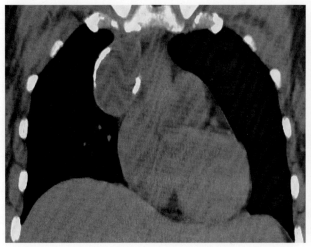

A

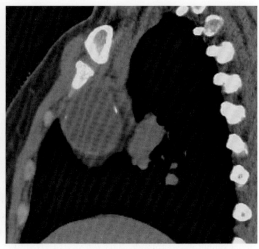

B

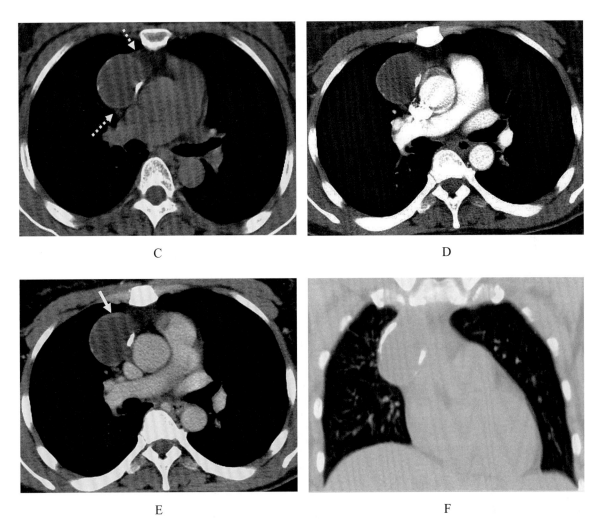

图2-1-3A～F　女性，45岁，成熟性囊性畸胎瘤

　　胸部冠状位（A）、矢状位（B）及轴位（C）CT平扫纵隔窗示右前中上纵隔椭圆形低密度肿块，上小下大呈水滴状，内部密度均匀，周边可见较光滑囊壁，壁上见弧形、短棒状钙化，相邻纵隔胸膜被掀起（虚箭），其内脂肪密度清晰。增强扫描动脉期（D）及静脉期（E）显示病灶内部无强化，囊壁在静脉期显示最清楚（实箭）。冠状位肺窗（F）显示双肺纹理走行自然，透光度对称。

1. 临床表现

　　畸胎瘤可发生于任何年龄，但以青少年和年轻的成年人最常见。肿瘤较小时，临床上可无任何症状，当肿瘤较大时可出现压迫症状，如呼吸困难，胸部压迫感。

2. 病理

　　根据组织分化程度不同可将畸胎瘤分为成熟型和未成熟型。成熟型畸胎瘤又依大体病理解剖分为实性和囊性，囊性者又称皮样囊肿，以外胚层发育而来的上皮组织为主，含皮脂腺和其他腺体，可以分泌皮脂样和黏液样液体而使肿瘤呈囊性。未成熟型的畸胎瘤同时含有来自三个胚层的组织。成熟性的畸胎瘤和大多数未成熟的畸胎瘤为良性肿瘤[1]。

3. 影像学表现

　　成熟性囊性畸胎瘤CT上表现：前纵隔单

房性囊性肿块影，呈类圆形或椭圆形，囊壁较厚，一般在 1 ～ 5 mm，多为 2 ～ 3 mm，且不均匀[2, 3]，清晰可辨，称其为"显壁囊肿"，囊壁常见蛋壳样、弧形钙化影。Moeller 等[4]研究发现，纵隔成熟性畸胎瘤中约 15% 的病灶表现为囊性肿块而腔内无脂肪或钙化。未成熟性囊性畸胎瘤 CT 上呈复杂多房囊性或以实性成分为主，肿块内有脂肪、钙化成分。成熟性囊性畸胎瘤有自发破裂的倾向，可破入肺内引起肺部感染。

本例术前我院 CT 报告为：右前中上纵隔类圆形囊性病灶，考虑为良性病变，畸胎瘤可能。在本例病例中未找到脂肪组织，但其发病部位和"显壁囊肿"并伴囊肿壁的弧形钙化符合典型囊性畸胎瘤的特点。

4. 鉴别诊断

（1）胸腺囊肿、心包囊肿、囊性淋巴管瘤等前纵隔好发的囊性病变，一般囊壁菲薄，CT 上几乎辨认不出其囊壁，除非并发感染时，其囊壁可厚薄不均[5]，此时鉴别极其困难。

（2）囊性成熟性畸胎瘤由于囊壁偏厚，质地较其他囊性病变稍硬，其形态较固定，畸胎瘤与心脏大血管接触面（mass cardiovascular interface, MCI）一般为突出型或平坦型，而纵隔其他囊性肿块壁薄，质地柔软，与相邻心脏大血管相互挤压时，MCI 多为平坦型或凹陷型。本例患者的 MCI 属于突出型。

综上所述，前中上纵隔囊性病灶，密度均匀，呈水样密度，囊壁较厚，清晰可辨，囊壁并弧形蛋壳样钙化者。当增强扫描无实性成分强化，且心脏大血管接触面（MCI）为突出型或平坦型时，应首先考虑成熟性囊性畸胎瘤的可能。

（徐小玲　于　楠）

·参考文献·

［1］刘仕远，陈起航，吴宁，等.实用胸部影像诊断学［M］.北京：人民军医出版社，2012：614-618.

［2］Choi SJ, Lee JS, Song KS, et al. Mediastinal teratoma: CT differentiation of ruptured and unruptured tumors［J］. Am J Roentgenol, 1998, 171(3): 591-594.

［3］覃峰，陈巨坤，龙行安，等.纵隔良性畸胎瘤的 CT 诊断（附 29 例分析）［J］.中国医学影像学杂志，2003，11（4）：278-279.

［4］Moeller KH, Rosado de Christenson ML, Templeton PA. Mediastinal mature teratoma: imaging features［J］. Am J Roentgenol, 1997, 169(4): 985-990.

［5］王耀程，魏经国，白建军，等.纵隔囊性淋巴管瘤的 X 线及 CT 诊断探讨［J］.实用放射学杂志，2002，18（4）：268-270.

病例④　前纵隔胸腺瘤，胸膜转移

■ 临床及影像学资料 ■

·患者，男性，61岁，以间断胸闷、气短1年余入院。间断胸闷、气短，无咳嗽、咳痰，无发热，无前胸及后背痛，近期胸闷、气短加重，于当地医院行胸部CT检查提示前中上纵隔及左膈上占位，建议增强扫描；遂来我院行胸部增强扫描，考虑淋巴瘤，恶性胸腺瘤伴胸膜转移不除外；为进一步诊治，入院治疗。

1. CT表现

肿瘤位于前上中纵隔，呈软组织密度，内可见不均匀低密度区，无钙化，增强扫描呈轻度且不均匀强化，边缘呈分叶状，左侧胸膜结节状增厚，无胸腔积液（图2-1-4A～D），病灶局部包绕升主动脉及肺动脉，血管腔内未见充盈缺损影（图2-1-4D、E），肺动脉外形略不整（图2-1-4D）。

2. 活检

住院后行CT引导下纵隔包块穿刺活检术。

3. 病理

活检标本的组织学特点及免疫学表型特征提示为胸腺瘤，B2型可能。

4. 治疗及随访

拟行放射治疗，向患者及家属交代病情后，患者拒绝行放疗及其他治疗，选择出院。出院后失访。

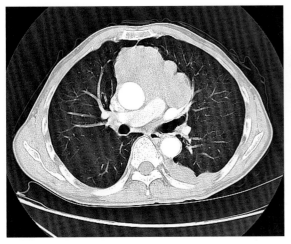

A

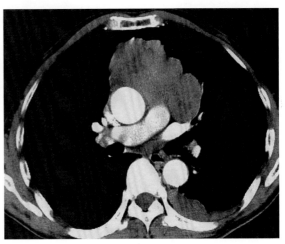

B

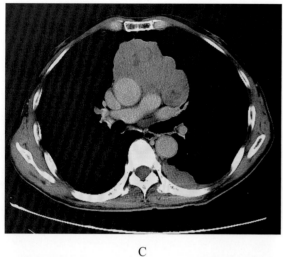

C

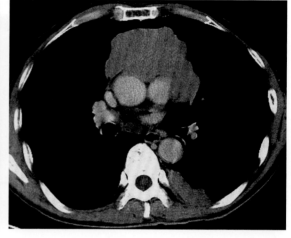

D

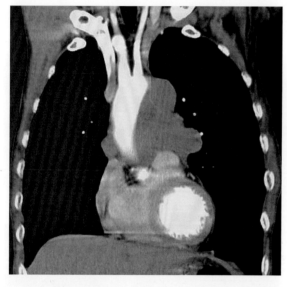

E

图2-1-4A ～ E　男性，61岁，
前纵隔胸腺瘤，胸膜转移

CT肺窗轴位（A）示前纵隔增宽，呈分叶状，与肺分界清晰，相邻肺组织未见异常。增强动脉期（B）及静脉期（C、D）轴位扫描示肿块呈轻度渐进性强化，内部密度不均，可见小片状稍低混杂密度影，局部包绕肺动脉，肺动脉外形略不规整，左侧胸膜局限性结节状增厚。动脉期冠状位（E）重建显示肿块呈分叶状，与升主动脉管壁无法区分，但血管内壁光滑整齐。

■ 解　析 ■

　　胸腺瘤（thymoma）是前上纵隔较常见的肿瘤，来源于胸腺，由胸腺上皮细胞和淋巴细胞组成，可分为上皮细胞型，淋巴细胞型，混合型。胸腺瘤有良恶性，非侵袭性和侵袭性之分。

1. 病理

　　非侵袭性胸腺瘤组织学呈良性表现，包膜完整，呈膨胀性生长，通常生长缓慢；侵袭性胸腺瘤组织学表现良性，生物学行为恶性，包膜不完整，常向周围浸润生长；胸腺癌组织学由恶性胸腺上皮细胞组成。

2. 临床表现

　　常见于中老年患者，约1/3的患者无症状，约1/3的患者出现重症肌无力表现，其他表现有咳嗽、胸痛、上腔静脉压迫综合征、贫血等。

3. 影像学表现

　　非侵袭性胸腺瘤CT表现[1]，肿瘤的生长未突破包膜，一般表现为前纵隔血管前间隙内圆形、类圆形软组织肿块，往往居于中线一侧或一叶内，较大时居中线两侧，较少发生坏死囊变，增强扫描肿瘤强化多较均匀。

侵袭性胸腺瘤CT表现[1]，肿瘤一般较大，极易穿破包膜，一般胸腺两叶均发生病变，居中线两侧，甚至伸至中后纵隔，呈明显不规则分叶；肿瘤生长较快，易发生出血、囊变、坏死，增强扫描肿瘤呈不均匀强化，本病例病灶内混杂密度即为病灶内的出血灶。肿瘤对血管的侵犯有脂肪平面的消失及局灶性的血管变形，我们这一例的肺动脉外形不整齐也符合侵袭性胸腺瘤的改变；心包受侵主要表现为肿瘤紧贴心包及心包膜增厚；肺内浸润在侵袭性胸腺瘤主要表现为肿瘤与邻近肺有粘连而使肺受压后充气不良，或邻近肺有小片状炎性改变。胸膜的种植转移可表现为胸膜多发结节和胸腔积液。

胸腺癌CT表现[2]，可有纵隔内多发淋巴结肿大，可沿纵隔血管间隙浸润生长，与纵隔淋巴瘤不同，肿瘤内可有新生不成熟肿瘤血管，强化密度不均匀，可有明显坏死囊变，纵隔大血管、心包膜、肺内侵犯，胸膜转移更常见。

根据Tomiyoma[3]的定义将胸腺瘤与邻近纵隔关系可分为四期。

Ⅰ期：包膜完整。

Ⅱ期：穿透包膜，侵犯纵隔脂肪或纵隔胸膜。

Ⅲ期：心包大血管或肺内侵犯。

Ⅳa期：胸膜或心包播散产生渗出液或种植转移。

Ⅳb期：淋巴或血行转移。

4. 鉴别诊断

（1）淋巴瘤：多位于中纵隔，常累及多组淋巴结，可融合成团块，可包裹纵隔结构，淋巴瘤很少出现心包膜及胸膜种植转移，常合并颈部或者其他区域淋巴结肿大[4]。

（2）胸腺增生：胸腺弥漫性增大，密度增高、不均匀，常有脂肪密度混杂。

（3）纵隔型肺癌：表现为纵隔旁肿块，并可向纵隔内浸润生长，易误诊为纵隔肿瘤，若可发现肿块内有支气管影及肺血管影也可诊断[4]。

（4）畸胎瘤：瘤内含有牙齿、骨骼及脂肪成分，较好鉴别。

（5）胸内甲状腺肿：常位于前纵隔上部，肿块均与颈部相连。

综上所述，胸腺瘤是前上纵隔常见肿瘤，准确地判别肿瘤的良恶性及病变侵犯范围对疾病的治疗及预后意义重大。CT扫描，尤其是三位重建，有利于显示病变邻近脂肪密度的改变，展示邻近心包、胸膜、肺等组织器官的增厚、积液，有助于对病变的定位、定性诊断。

（王　玮　党　珊）

·参考文献·

[1] 李咏梅，罗天友，吴景全，等.螺旋CT对侵袭性胸腺瘤与非侵袭性胸腺瘤的鉴别诊断价值[J].中国医学影像技术，2002，18（11）：1122-1124.

[2] 王向阳，谭晔，陈涓，等.不典型胸腺瘤和胸腺癌的临床与CT表现比较[J].中华放射学杂志，2011，45（12）：1132-1135.

[3] Tomiyama N, Müller NL, Ellis SJ, et al. Invasive and noninvasive thymoma: distinctive CT features[J]. JCAT, 2001, 25(3): 388-393.

[4] 吴元佐，恽虹，杨振燕，等.纵隔肿瘤的CT诊断[J].中国医学影像技术，2004，20（S1）：21-23.

病例⑤ 霍奇金淋巴瘤

▪临床及影像学资料▪

·患者，男性，27岁，无明显诱因逐渐出现头颈部肿胀2月余，以晨起为重，偶有胸闷、气短，无咳嗽、咳痰，无声音嘶哑及饮水呛咳，无发热，无盗汗乏力，无头痛头晕。2天前出现右侧颈肩部胀痛。

1. CT表现

胸部CT平扫及增强扫描：前上纵隔内可见一大小为8.9 cm×4.1 cm不规则软组织肿块影，密度欠均匀（图2-1-5A），增强扫描呈轻度渐进性不均匀强化（图2-1-5B、C），包绕上腔静脉，上腔静脉受压明显变窄（图2-1-5D～G），高

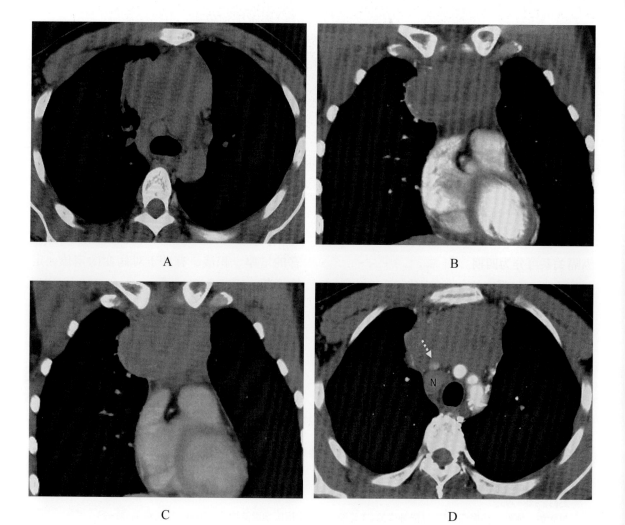

A   B

C   D

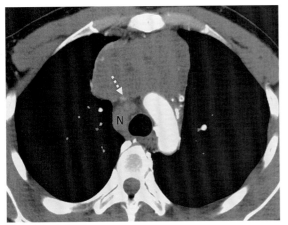
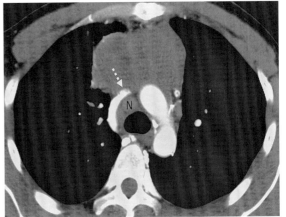

E   F

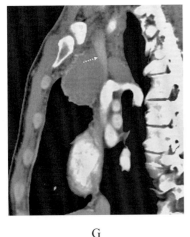
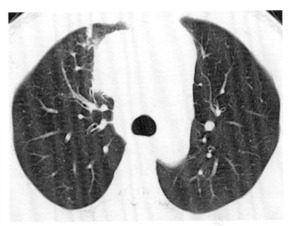

G   H

图2-1-5A～H　男性，27岁，霍奇金淋巴瘤

CT平扫纵隔窗轴位（A）示前纵隔可见软组织肿块影，呈分叶状，密度略不均匀，增强扫描动脉期（B）及静脉期（C）冠状位重建显示肿块呈渐进性轻度强化，内可见裂隙状低密度区，动脉期连续横断面（D～F）显示腔静脉（虚箭）位于肿块后缘，被肿块包绕，局部管腔明显变窄，矢状位重建（G）显示腔静脉边缘光滑（虚箭），内未见充盈缺损，CT肺窗（H）示肿块旁肺内斑片状高密度影。N＝淋巴结。

位气管旁、腔静脉后气管前间隙及隆突周围见多发肿大淋巴结影（图2-1-5D～F）。心影形态大小未见明显异常，两侧胸膜腔内未见积液征象。肿块相邻右肺野内可见小斑片状渗出实变影（图2-1-5H）。

2. 手术

手术探查：前纵隔实性肿瘤，大小为

9 cm×8 cm×7 cm，质硬，侵及心包、双侧无名静脉及上腔静脉起始处，行肿瘤根治术。

3. 病理

术后病理学报告：前上纵隔霍奇金淋巴瘤。

（刘艳 王玮）

病例❻　前纵隔霍奇金淋巴瘤

■ 临床及影像学资料 ■

· 患者，女性，32岁。咳嗽、咯少量痰1月余。未做特殊处理。2周前在当地医院行内痔切除术，手术较为顺利，因咳嗽行胸部CT检查回报前纵隔肿瘤，性质不明，来医院就诊，门诊以"纵隔肿瘤"之诊断收入院，自发病以来，食纳差，二便正常，体重明显下降。

1. CT表现

CT增强检查：前纵隔上中部不规则软组织密度肿块影（图2-1-6A、B、D），不均匀环形轻度、持续强化（图2-1-6E、F），其内可见更低坏死液化区。右缘与右肺上叶前段界限不清，相邻肺野有渗出实变影（图2-1-6B、C）；肿块向后包绕上腔静脉与升主动脉，且后者受压、后移（图2-1-6A、B）。气管隆突前见肿大淋巴结（图2-1-6B），心包少量积液征象（图2-1-6D）。初步诊断：前上中纵隔恶性肿块影，考虑侵袭性胸腺瘤。

2. 手术

手术探查：肿瘤大小为15 cm×8 cm，与上腔静脉、胸主动脉紧密相连。

3. 病理

术中冰冻报告"纵隔"小块组织一侧为增生纤维膜样组织，一侧为炎症背景上散在肥胖梭形或多形细胞，肿瘤提示神经源性肿瘤或间叶源性肿瘤或炎性改变难以鉴别。

术后病理报告：纵隔霍奇金淋巴瘤伴大片坏死（结节硬化型）。

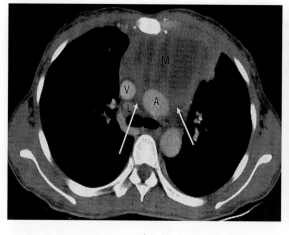

A

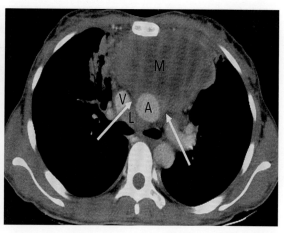

B

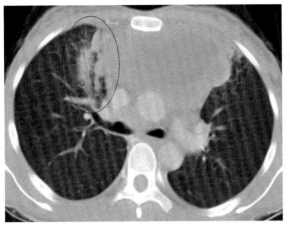
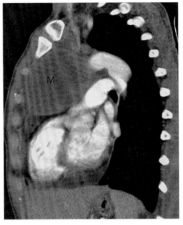

C　　　　　　　　　　　　　　　　　　　D

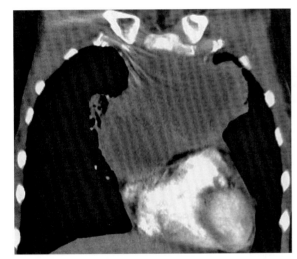
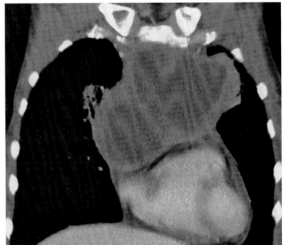

E　　　　　　　　　　　　　　　　　　　F

图2-1-6A ～ F　女性，32岁，前纵隔霍奇金淋巴瘤

　　CT轴位（A、B）纵隔窗显示前纵隔不规则软组织肿块，肿块后缘（长箭）包绕上腔静脉及升主动脉生长，两侧缘突向肺野，与肺组织分界不清，肺窗（C）显示相邻肺组织有边缘模糊的斑片状渗出实变影（圆圈内）；矢状位纵隔窗（D）显示肿块充填前纵隔的中上部，心包内有少量液体（*）；同层面动脉期（E）及静脉期（F）的冠状位显示肿块呈多房状，房内无强化，壁及分隔呈渐进性、均匀强化。M＝肿块；V＝上腔静脉；A＝升主动脉；L＝淋巴结。

■ 解　析 ■

　　淋巴瘤（lymphomas）是指起源于淋巴结或结外淋巴组织的恶性肿瘤，几乎可以侵犯全身所有脏器。本病不包括其他癌肿转移至淋巴结。纵隔淋巴瘤的发病率在纵隔恶性肿瘤中仅次于恶性胸腺瘤[1]，位居第二位。它可以是淋巴瘤全身性病变在纵隔的表现，也可以孤立存在。

淋巴瘤是一组高度异质性疾病，其临床特征及病理学亚型分布具有明显的地域差异[2]，其发病率在全球逐年升高。随着医学科学的发展，淋巴瘤的治疗要求规范化、个体化，临床对病理准确诊断与分型的要求不断提高[3]。2016年WHO淋巴瘤分类也做了很多重要的更新[4]。淋巴瘤诊断与鉴别诊断是临床病理诊断中的难点，要求将临床资料、组织学形态及免疫表型相结合，必要时还需行PCR、FISH等分子和遗传学检测[5]。新的分类认为淋巴瘤是淋巴网状系统的全身性过度增生性疾病，其首选治疗方案为全身化疗。

1. 病理

根据细胞起源，淋巴瘤被分为三个大类：即B细胞肿瘤、T/NK细胞肿瘤和霍奇金淋巴瘤。霍奇金淋巴瘤（HD）与上述前两类淋巴瘤在病理学上的特征性区别是在霍奇金淋巴瘤内可以找到R-S细胞，而其他类型淋巴瘤中则没有。肿瘤切面呈鱼肉样，光镜下瘤细胞较大，形态一致，呈弥漫散在分布，瘤细胞间常见宽窄不一的、硬化的纤维组织束带穿插分割。

2. 临床表现

霍奇金淋巴瘤主要发生于淋巴结，只有不到5%的HL起源于结外组织，多见于青壮年，其次为老年，男性多见，纵隔内的病变大多与周身淋巴结病变同时发现，也可单独发生于纵隔[1]。患者无症状，或表现为咳嗽、低热、乏力等。淋巴结肿大压迫邻近结构可引起呼吸困难、上腔静脉压迫综合征等。本组2个病例均为青年人，前1个病例以上腔静脉压迫综合征就诊，后1个病例以咳嗽咳痰就诊。

3. 影像学表现

纵隔淋巴瘤常表现为前纵隔密实肿块[6]，肿块呈多结节融合、灌注式生长，见缝就钻，

常包绕邻近血管结构，肿块向纵隔两侧呈膨胀性生长，密度较均匀，极少数发生囊变坏死，治疗前几乎无淋巴瘤发生钙化者。增强扫描病灶大多数呈轻度均匀强化，少数肿块发生缺血坏死导致病变不均匀，其内液体成分不强化，实性成分仍强化均匀。肿瘤内如果出现血管，多为被包绕进来的血管分支，而非肿瘤血管，其血管腔可受压变窄，但血管壁通常边缘光滑锐利，分支无增多、增粗征象——即"血管漂浮征"。

本组2例肿块均表现为前纵隔的巨大分叶状肿块，向纵隔两侧突起，伸入血管间隙并包绕血管，血管轮廓光滑，内未见充盈缺损，中纵隔均可见多发淋巴结。前1例肿块以实性成分为主，内可见裂隙状低密度影，与胸腺瘤表现极为相似，只是在纵隔的中线部位，并不偏在，后1例与常见的淋巴瘤表现不相符，是以囊性成分为主的病变，囊壁较厚，与恶性胸腺瘤表现类似，只是从冠状位来看，其外形更不规则，为多结节融合的表现。

4. 鉴别诊断

（1）侵袭性胸腺瘤及胸腺癌：侵袭性胸腺瘤及胸腺癌的肿块通常会压迫、侵犯邻近器官、组织和大血管，会引起胸骨后疼痛、呼吸困难、胸闷、咳嗽及全身不适等症状，但两者临床特征并不相同，需从以下几方面进行鉴别：① 发病年龄：胸腺瘤好发于40岁以上成年人，40岁以下非常少见[7]，而淋巴多多见于青年人，病变发展较快。② 临床特征：胸腺瘤合并各种副瘤综合征时具有特异表现，如全身或局部重症肌无力、红细胞发育不良所致的纯红再障、低丙种球蛋白血症等，其中最常见的是重症肌无力。而淋巴瘤通常为低热及全身多处浅表淋巴结无痛性肿大，部分患者出现上腔静脉综合征。③ 影像学上恶性胸腺瘤多表现为局限于前纵隔或延

伸至中纵隔的肿块，肿块多偏向一侧，密度不均匀，囊变坏死多见，淋巴瘤多累积纵隔多组淋巴结，常累及主动脉弓以上层面，肿块多为双侧，部分肿块较大[8]。

（2）胸骨后甲状腺肿物：胸骨后占位以胸内甲状腺肿最为多见，一般可分为三种类型：不完全性胸骨后甲状腺肿、完全性胸骨后甲状腺肿、胸内迷走甲状腺肿。其中前两型的血液供应来自甲状腺上、下动脉，多呈膨胀性生长，很少与纵隔发生粘连，容易与本病鉴别。后一种类型与胸内血管有联系，尤其是恶性病变时，容易与本病混淆。胸内甲状腺肿常见于50岁左右的人群，女性尤其多见[6]，瘤内常发生钙化，增强扫描，其内正常腺体部分多呈显著强化。

（3）结节病：虽然约97%的患者胸部淋巴结受累是多部位的，但多表现为肺门淋巴结合并其他部位淋巴结肿大，很少只有纵隔淋巴结增大而无肺门淋巴结增大的情况[1]。结节病的淋巴结在CT上表现为大小一致，密度均匀，边缘清晰，一般不相互融合，但可发生斑块状钙化、蛋壳状、点状及絮状钙化。

（4）转移性纵隔淋巴结肿大：转移性纵隔淋巴结肿大常以单侧肺门为主或淋巴结单纯性增大，很少发生融合，淋巴结引流情况与原发灶对应，绝大多数有原发恶性肿瘤病史。

综上所述，淋巴瘤与胸腺瘤、畸胎瘤等肿瘤相比，其主要的治疗手段并非手术切除，因此治疗前诊断意义重大。对纵隔淋巴瘤的诊断，首选CT检查，这是因为相对于普通X线检查，CT可以显示纵隔内淋巴结的分布，肺动脉、上腔静脉和大支气管的压迫，尤其是增强扫描显示的血管漂浮征是淋巴瘤的特征性表现。对于诊断仍困难者，可行穿刺活检证实或行诊断性放疗。恶性淋巴瘤经放疗后病变均有明显缩小或消失，而胸腺瘤对放疗的敏感性明显低于恶性淋巴瘤[5]。

（梁挺 王秋萍）

·参考文献·
[1] 郭佑民，陈起航，王玮.呼吸系统影像学[M].2版，上海：上海科学技术出版社，2016：825-1024.
[2] Roman E, Smith AG. Epidemiology of lymphomas[J]. Histopa-thology, 2011, 58(1): 4-14.
[3] Swerdlow SH, Campo E, Lee Harris, et al. World Health Organization classification of tumours of haematopoietic and lymph tissues[M]. Lyon: IARC Press, 2008: 3-5.
[4] 缪祎，朱华渊，徐卫.世界卫生组织2016年淋巴瘤分类更新解读[J].中国实用内科杂志，2016（8）：647-653.
[5] Jaffe ES. Hematopathology[M]. Saunders, Elsevier, 2011: 63-83.
[6] 颜在霞，张金娥，陈小聪，等.前纵隔淋巴瘤的影像学分析[J].实用放射学杂志，2008，24（07）：903-904.
[7] Batra P, Herman C, Mulder D, et al. Mediastinal imaging in myastheia gravis correlation of chest radio logy by CT, MR and surgical finding[J]. AJR, 1991, 156(3): 45-47.
[8] Sahin A, Meteroglu F, Eren S, et al. A case of lymphoma simulating primary sternal tumour[J]. APSP J Case Rep, 2014, 5(1): 2-2.

病例 ⑦　T淋巴母细胞瘤

■ 临床及影像学资料 ■

·患者，男性，5岁，被发现活动后气促，活动耐力减低，于当地医院行胸部CT示：① 前纵隔巨块状软组织密度影，胸腺瘤可能；② 右肺不张，右侧胸腔积液。以"纵隔肿瘤"收入院。

1. CT表现

CT平扫及增强扫描示：前中纵隔巨大团块状软组织密度影，其内密度均匀（图2-1-7A），平均CT值约为54 HU，增强扫描呈欠均匀明显强化，其内可见多发强化小血管影及斑片状未强化区（图2-1-7B、C），动脉期及静脉期CT值分别为64 HU、73 HU，病变上缘达甲状腺下方，下缘达膈肌上方（图2-1-7D），范围为11.7 cm×5.3 cm×13.5 cm，病变包绕心脏及大血管生长，周围脂肪间隙消失，纵隔左偏（图2-1-7B、C），气管受压变窄，右侧胸腔积液及前纵隔肿块致右肺受压萎陷（图2-1-7B）。考虑胸腺来源恶性肿瘤，淋巴瘤可能性大。

2. 活检

超声引导下行病变穿刺活检术。

3. 病理

病理学报告：T淋巴母细胞瘤。

4. 治疗及随访

患者放弃治疗，出院后失防。

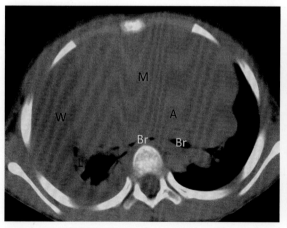

A

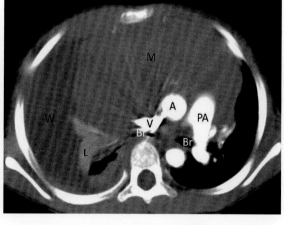

B

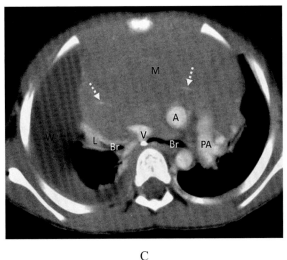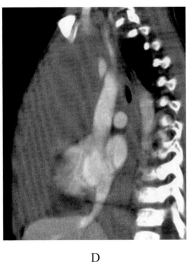

C   D

图2-1-7A～D　男性，5岁，T淋巴母细胞瘤

CT平扫纵隔窗（A）显示前纵隔巨大团块状软组织密度影，轻度分叶，密度均匀，包绕升主动脉，与上腔静脉分界不清，气管受压后移，右侧支气管变窄（L），右侧胸腔积液。增强扫描动脉期（B）及静脉期（C）轴位显示肿块渐进性均匀强化，静脉期肿块内可见短线状血管影（虚箭），大血管被包绕，并与之分界不清，不张的肺明显强化，肺内可见斑片状高密度影。矢状位重建（D）显示病变沿前纵隔灌注式生长。W＝胸腔积液；M＝肿块；A＝升主动脉；Br＝支气管；V＝上腔静脉；PA＝肺动脉；L＝不张的肺组织。

■ 解 析 ■

T淋巴母细胞淋巴瘤（T-lymphoblastic lymphoma，T-LBL）是非霍奇金淋巴瘤（non-Hodgkin lymphoma, NHL）中的一种少见类型，生物学特征类似于急性淋巴细胞白血病（acute lymphoblastic leukemia, ALL）[1]，暂时归类于早期T前体细胞淋巴母细胞白血病。是儿童和青少年常见的淋巴造血系统肿瘤，占所有儿童非霍奇金淋巴瘤的40%，成人偶有发生，男性多见，男女比为3∶1。由于它与急性淋巴细胞白血病（acute lymphoblastic leukemia，ALL）在细胞形态学、免疫表型、基因型和细胞遗传学，以及临床表现和预后等方面均有相似之处，因此，Real分类和2008版WHO分类已将它们归为同一类疾病，根据免疫表型分为T-ALL/LBL和B-ALL/LBL，并人为将骨髓中幼稚淋巴细胞比率小于20%定义为T-LBL，而幼稚淋巴细胞比率大于20%的定义为T-ALL。

1. 临床表现

典型临床表现为颈部、腋窝及锁骨上等处浅表淋巴结肿大，纵隔淋巴结肿大，或纵隔肿块是常见的首发症状，肿瘤生长迅速，常伴胸腔积液[2]。原发纵隔的T淋巴母细胞淋巴瘤发病率低、预后差、生存期短，患者确诊时多为晚期，伴贫血和巨大肿块及上腔静脉综合征等症状的患者预后更差，一旦确诊，首选化疗方案进行治疗。

2. 病理

T-LBL的诊断要求必要的检查包括：① 病理；② 细针穿刺（FNA）或空心针活检结合淋巴瘤其他诊断技术可以确诊；③ 免疫

学检查；④ 细胞遗传学或FISH检测c-myc、t（8；14）及其变异、t（9；22）。

诊断基于细胞形态学和流式免疫分型：① 形态学上T-LBL细胞弥漫性生长，中等大小，细胞间质少。整个淋巴结的结构全部破坏，伴有被膜累及，可见到"星空现象"。在副皮质区部分累及者可见残留的生发中心。大多数母细胞具有扭曲核，核分裂象数目较多等。② 免疫表型中，CD2、CD5、CD7、CD4和CD8可以阳性或阴性；CD20、PAX-5、CD56和MPO均呈阴性表达。非谱系特异性不成熟标志物（TdT、CD99或CD34）阳性[3]。TdT是其特征性标志物，若TdT阴性诊断较难。

3. 影像学表现

前纵隔单发软组织肿块，体积巨大，密度多数均匀，部分因坏死、液化导致密度不均匀。推压、包绕血管、气管及邻近肺组织生长，但直接侵蚀血管气管的情况少见。容易侵犯胸膜、心包引起胸膜及心包膜增厚、胸腔和（或）心包积液。增强扫描主要呈延迟性强化。

4. 鉴别诊断

（1）侵袭性胸腺瘤：与本病相比，侵袭性胸腺瘤的发病年龄偏大，可出现重症肌无力、红细胞发育不良、低丙种球蛋白血症等副瘤综合征，CT上外形不规则、多分叶，可发生坏死、出血、囊壁及钙化，对邻近组织结构以侵犯为主。当鉴别困难时，应行穿刺活检进行组织病理学检查。

（2）精原细胞瘤：精原细胞瘤的患者的发病年龄与本病有重叠，也表现为前纵隔灌注状生长的软组织肿块，增强扫描也呈渐进性强化，但是该肿瘤易侵蚀上腔静脉，血HCG-β升高。本病以推压包绕血管为主，较少侵蚀血管，外周血中淋巴细胞增多明显，不伴有血HCG-β的升高。

综上所述，T-LBL是一种罕见的非霍奇金淋巴瘤，具有高度侵袭性，其主要通过鉴别表面特异免疫标志确诊。当发现前纵隔巨大肿块推压、包绕血管、气管等邻近组织结构，伴有胸腔、心包积液，年龄偏小时，应想到本病可能，应及时在影像手段引导下采用粗针穿刺获得病理诊断，随后再确定进一步治疗方案[4]。

（李 馨 王 玮）

·参考文献·

[1] Arber DA, Orazi A, Hasserjian R, et al. The 2016 revision to the World Health Organization classification of myeloid neoplasms and acute leukemia [J]. Blood, 2016, 127(20): 2391-2405.

[2] Elaine SJ, Nancy LY, Harald S, et al. World Health Organization classification of tumours. Pathology and genetics of haematopoietic and lymphoid tissues [M]. Lyon: IARC Press，2008: 117-123.

[3] 周剑峰，黄梅.T淋巴母细胞淋巴瘤的特征及治疗进展[J].临床血液学杂志，2013（6）：752-753.

[4] Sun L, Shi H, Liu M, et al. The value of core needle biopsy in differential diagnosis of mediastinal T lymphoblastic lymphoma and type B1 thymoma [J]. Medical Journal of Chinese Peoples Liberation Army, 2012, 37(4): 327-331.

病例❽ 上皮样恶性间皮瘤

■ 临床及影像学资料 ■

· 患者，男性，56岁。以"活动后胸闷气短1年，发现纵隔肿物20天"之主诉入院。1年前无明显诱因出现爬山或爬楼梯等活动后胸闷、气短，休息及一般体力活动时无不适，无咳嗽、咳痰，无胸痛、呼吸困难，无寒战、发热。未重视。20天前于当地医院查体时CT发现"前纵隔占位"，自发病以来，精神尚可，夜休可，食纳及二便正常，体重无明显变化。查体：体温36.5℃，脉搏80次/分，呼吸18次/分，血压150/90 mmHg。胸廓对称无畸形，呼吸运动未见明显异常，触觉语颤无明显增强或减弱，双肺呼吸音清，双侧肺未闻及干、湿性啰音，各瓣膜听诊区未闻及病理性杂音。门诊以"纵隔肿瘤"收入院。

· 既往发现"高血压"10余年，血压最高达160/100 mmHg；7年前因突发"心肌梗死"行"冠脉支架手术"，平素规律口服"硝苯地平缓释片""卡托普利""酒石酸美托洛尔""辛伐他汀"，血压控制可。11年前右手拇指外伤后行部分截指手术。否认传染病感染，无化学性物质、放射性物质、有毒物质接触史，无吸毒史。吸烟30年，6～8支/日，戒烟2个月。偶饮酒，无其他特殊不良嗜好。否认家族性遗传病史。否认肝炎、结核、疟疾病史，否认慢性支气管病史，否认糖尿病、脑血管疾病、精神疾病史，否认输血史，对"磺胺类药物"过敏，预防接种史不详。

1. CT表现

CT示前纵隔巨大分叶状肿块，密度不均匀，与主动脉相比，其内包含低密度、稍低密度、等密度和稍高密度，各部分边界模糊（图2-1-8A），低密度区不强化，稍低密度影呈云絮状强化，CT净增值约17 HU，等密度区显著强化，CT净增值约64 HU，高密度区轻度强化，CT净增值约11 HU（图2-1-8B、C）；所有强化区域静脉期CT值均高于动脉期，除高密度区外，各区分界逐渐清晰可辨，其形状不整，相间存在。不强化的低密度区主要分布于病变周围，部分呈多房状改变（图2-1-8D），房间隔粗细均匀，无壁结节。病灶内可见一孤立、圆点状钙化（图2-1-8E）。肿块与心包、大血管广基底连接，边界清楚，相邻的膈肌、心包、纵隔胸膜部分受压移位，但无增厚改变，相邻脂肪密度均匀（图2-1-8F、G）。

2. 活检

对纵隔病变进行CT引导下穿刺活检术。

3. 病理

镜下：小块管状乳头状恶性肿瘤组织。

后行免组染色：CK7（-），TTF-1（-），NapsinA（-），CK5/6（灶+），CR部分（+），ALK（-），WT-1（-），D2-40（-）。

最终病理诊断：上皮样恶性间皮瘤。

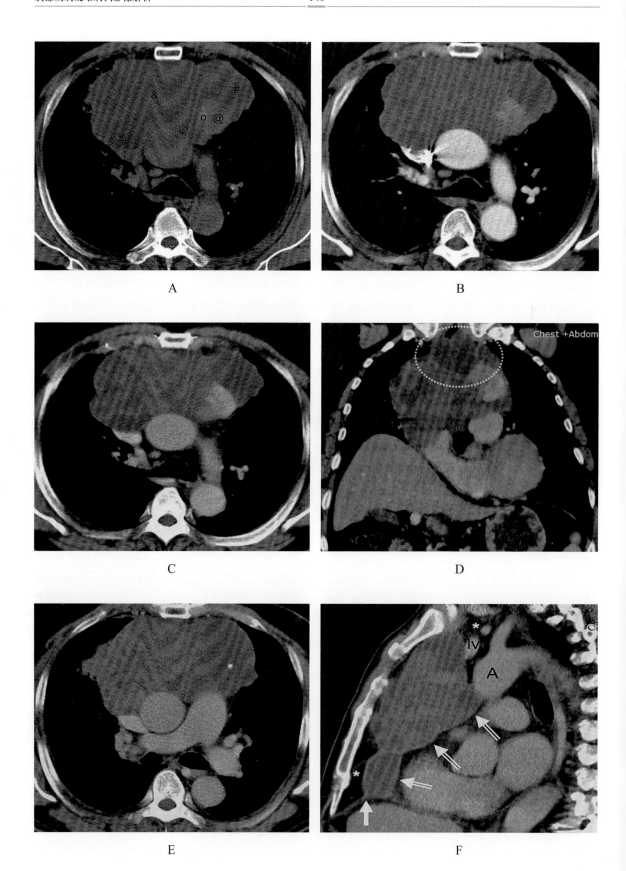

A

B

C

D

E

F

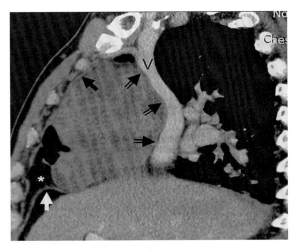

G

图2-1-8A～G　男性，56岁，上皮样恶性间皮瘤

图A、B、C分别为主动脉窗层面的平扫、动脉期、静脉期轴位图，显示肿块内有低密度（#）、稍低密度（&）、等密度（@）和稍高密度（o）影，低密度区不强化，稍低密度影呈云絮状强化，等密度区显著强化，稍高密度区轻度强化。静脉期冠状位（D）显示病灶上部呈蜂房状改变（圆圈），房内为水样密度。静脉期肺动脉窗层面（E）显示病灶内圆点状钙化。静脉期矢状位（F）、主动脉窗矢状位（G）显示肿块与膈肌（白实箭）、心包（白空心箭）、纵隔胸膜（黑实箭）、腔静脉（V）广泛接触，接触面光滑，无增厚，下腔静脉前脂肪间隙（黑空心箭）变薄消失，血管壁光滑，纵隔脂肪（*）密度均匀，与肿块分界截然。A＝主动脉；V＝腔静脉；lv＝左侧锁骨下静脉。

■ 解　析 ■

胸膜间皮瘤（pleural mensothelioma）是最常见的原发性胸膜肿瘤，依据其形态与生长形式分为局限型和弥漫型两种。局限型胸膜间皮瘤的发病率低于弥漫型胸膜间皮瘤，且多为良性，但约有30%的恶性倾向；弥漫型胸膜间皮瘤几乎均为恶性[1]。胸膜间皮瘤虽然可发生于胸腔的任何位置，包括肺尖、纵隔、横膈及叶间胸膜，但绝大多数起源于胸膜和心包膜，纵隔胸膜间皮瘤占间皮瘤的1%～8%[2]，占局限性胸膜瘤的12%～36%[3]，多位于前上纵隔，它是一种高度恶性肿瘤，预后差。

本病虽然被称为胸膜间皮瘤，但肿瘤并非来自胸膜间皮细胞，而是来自胸膜间皮下的未成熟的间叶细胞，间叶细胞具有向上皮细胞及纤维细胞分化的功能，在受到某些内外因素的刺激后，发生异常增殖，形成肿瘤。

1. 病理

局限型胸膜间皮瘤80%起自脏层胸膜，形成有包膜、质硬、生长缓慢、大小不一的肿块。在组织学上，恶性胸膜间皮瘤被分为上皮型、间质型（肉瘤性）和混合型。其中上皮型最多见，间质型最少见。

局限型恶性间皮瘤被分为实型和囊实性两类。由于该肿瘤血供并不特别丰富，故容易发生囊变、液化坏死或出血，在临床上多见囊实性肿块以囊性为主的形式出现[1, 4]。

2. 临床表现

局限型胸膜间皮瘤的男女发病率相仿，可

见任何年龄，发病高峰在50岁以上。局限性胸膜间皮瘤无症状或有压迫症状，不特异，可表现为胸痛、胸闷、咳嗽、气短和体重减轻。

3. 影像学表现

局限性恶性间皮瘤典型的表现为分叶状、较大或巨大软组织密度肿块，边界清楚或部分不清，平扫密度不均，多呈囊实性，囊壁厚薄不均，可见壁结节及肿块，囊性与实性部分交界面模糊不清。增强扫描，病变多呈不均匀云絮状轻至中度强化[4, 5]，部分可呈显著强化，内无迂曲血管影。周围胸壁结构清晰，可不伴胸腹水，无邻近组织侵犯及远处转移[1, 4]。

本病例病灶的特点是前纵隔密度不均匀分叶状巨大肿块，边界清楚。肿块的周边以囊性为主，中央部分以实性为主，实性部分的密度不均，低密度部分平扫与液体密度接近，两者分界不清，呈不均匀云絮状轻度强化，等密度部分与液体部分分界清楚，呈显著强化，其内高密度影的最高CT值约109 HU，无明显强化。两种软组织的静脉期密度均高于动脉期。囊性部分无强化。

4. 鉴别诊断

（1）孤立性纤维瘤：孤立性纤维瘤是起源于胸膜间皮细胞的罕见肿瘤，曾被称为良性间皮瘤、孤立性间皮瘤，直到1979年两者才被分开，鉴于两者的预后和治疗方案不同，对两者进行准确诊断有重要的临床价值。两者的发病部位、肿瘤外形很类似，鉴别困难，以下几点有助于两者的鉴别。① 孤立性纤维瘤发生囊变坏死的概率低于胸膜间皮瘤。② 增强扫描动脉期，孤立性纤维瘤内常可见迂曲多发的滋养血管，而胸膜间皮瘤内缺乏丰富迂曲、增粗的滋养血管影。两者鉴别较为困难，尤其在肿瘤体积较小时，多需依靠病理确诊。

（2）胸腺瘤：前纵隔是胸腺上皮来源肿瘤最好发的部位，良性胸腺瘤以实性为主，多呈圆形或椭圆形，密度较均匀，容易与本病鉴别。浸润性肿瘤外形不规则，液化坏死多见，容易与本病混淆，但胸腺浸润性肿瘤的囊变坏死区多位于病灶中央或偏于一侧，一般为一较大的腔隙，内部无分隔，而本病例的水样密度影多位于肿块周边，部分呈多房性改变。

此外胸腺浸润性肿瘤常伴有纵隔脂肪的浸润，肿块周围脂肪间隙密度较高，边缘不如本病清晰。侵袭性胸腺瘤和胸腺癌与心脏大血管的接触面大，肿块常呈灌注状延伸至纵隔固有结构的间隙中，包绕心脏大血管生长，而本病以推压心脏大血管移位为主。侵袭性胸腺瘤和胸腺癌发生心包侵犯时，导致胸膜与心包膜增厚，局部形成不规则肿块，心包积液多呈游离性，而本病的心包积液为局限性包裹性积液，且相邻心包光滑，无增厚。

（3）淋巴结病变：淋巴结病变是纵隔另一类常见疾病，其中最常见的有淋巴瘤、转移瘤和淋巴结结核。淋巴瘤的肿块密度较均匀，很少发生坏死液化，非液化区域强化均匀，且常包绕血管生长，除前纵隔肿块外，绝大多数患者在颈部和纵隔其他部位常有肿大的淋巴结。容易与本病鉴别。

转移瘤虽然转移瘤可表现为纵隔肿块，但如此巨大的转移瘤罕见，如果转移瘤如此巨大时，常伴有全身其他部位的转移灶，纵隔内、肺门处可见多发肿大淋巴结，也容易与本病鉴别。淋巴结结核形成干酪坏死后可融合成较大纵隔肿块，但一般不会如此巨大，液化坏死区通常呈类圆形，内无软组织成分，增强扫描呈典型的环形强化。患者年轻，且常伴有发热、消瘦、食欲减退等中毒症状，PPD阳性，斑点试验阳性等实验室检查有助于结核的诊断。本病当病灶成分复杂时多伴有多发的斑点状、弧形钙化。本病液化区与软组织影混杂存在，呈云絮状、结节状强化，年龄大，不伴有发热、消瘦、食欲减退等中毒症状。

（4）不成熟畸胎瘤：不成熟畸胎瘤极少含有典型的脂肪及钙化成分，肿块巨大，可发生坏死囊变，应注意与本病鉴别。不成熟畸胎瘤病灶边缘多模糊，血管、心包及胸壁骨骼易受侵，易形成包绕血管生长的状态，常引起纵隔淋巴结肿大。本病例边缘清楚锐利，与心包大血管紧贴，但心包无增厚，无纵隔淋巴结肿大。

综上所述，纵隔局限性恶性胸膜间皮瘤罕见，缺乏特异性临床症状和体征，其最终诊断依赖组织病理学，影像学检查是术前诊断、分期的重要手段。其中，X线虽然是纵隔肿瘤筛查的最基本手段，但其表现常缺乏特征性，对小病灶漏诊率高。螺旋CT有助于清晰显示肿块内部密度、肿块周边脂肪、心包、纵隔胸膜、淋巴结的细节改变，为疾病的鉴别诊断提供不可缺少的线索。增强扫描对肿瘤的血供特点提供了信息，进一步缩小了疾病鉴别的范围，是纵隔疾病鉴别的重要手段。当肿瘤鉴别困难的时候，CT引导下穿刺活检不失为一种有效的方法。

（王秋萍　郭佑民）

·参考文献·

［1］张悦，龚洪翰，曾献军，等.局限性恶性间皮瘤的CT表现及鉴别诊断（附7例报告并文献复习）［J］.实用放射学杂志，2014，30（6）：1058-1060.

［2］Michael Briselli MD, Mark EJ, Dickersin GR. Solitary fibrous tumors of the pleura: Eight new cases and review of 360 cases in the literature［J］. Cancer, 1981, 47(11): 2678-2689.

［3］胡华成.胸膜病变的诊断现状［J］.国际内科学杂志，1991（1）：26-28.

［4］郑祥武，吴恩福，殷微微，等.恶性局限性腹膜间皮瘤的CT诊断与病理基础［J］.中华放射学杂志，2001，35（01）：60-62.

［5］易明胜，高剑波，董军强，等.恶性腹膜间皮瘤MSCT特征与临床病理分析［J］.实用放射学杂志，2015，31（12）：1967-1970.

病例⑨　原发性精原细胞瘤

■ 临床及影像学资料 ■

· 患者，男性，26岁。以"头颈部憋胀感2个月"之主诉入院。2个月前活动后头颈憋胀，前额、颈部、胸部血管怒张，休息后好转，晨起时感面部肿胀。2周前喉痒，轻度干咳，无痰，无发热、反酸、恶心、呕吐。自发病以来，精神尚可，夜休可，食纳及二便正常，体重无明显变化。查体：体温36.5℃，心率80次/分，呼吸21次/分，血压120/90 mmHg。胸廓对称无畸形，前胸壁静脉曲张，呼吸运动未见异常，触觉语颤无明显增强或减弱，双肺呼吸音清，双侧肺未闻及干、湿性啰音，各瓣膜听诊区未闻及病理性杂音。睾丸无肿大及包块。CT发现"前纵隔占位"，门诊以"纵隔肿瘤，上腔静脉梗阻综合征"收入。

· 既往无隐睾病史。否认肝炎、结核、疟疾等传染病感染史，无高血压、心脏病、糖尿病、精神疾病病史，否认外伤、手术、输血史，否认食品、药物过敏史，预防接种史不详。无化学性物质、放射性物质、有毒物质接触史，无吸毒史。吸烟15年，10支/日，未戒烟。偶饮酒，无其他特殊不良嗜好。否认家族性遗传病史。

1. 实验室检查

血常规：白细胞计数3.84×10^9/L，中性粒细胞0.448，淋巴细胞0.435，单核细胞0.089，嗜酸细胞0.026，红细胞及血小板计数正常。尿常规：细菌计数77 882.40/μl，隐血（-），葡萄糖（-），白细胞（±），白细胞计数97.78/μl（参考值0～15.8/μl）。粪常规（-）。红细胞沉降率13 mm/h（0～15 mm/h）。肝肾功能未见异常。肿瘤标志物：CEA 0.96 ng/ml，CYFRA21-1 2.32 ng/ml，NSE 16.40 ng/ml，AFP 2.07 ng/ml，β-HCG 8.78 mIU/ml（≤2.6）。血β_2-MG 1 318.3（<2 300）μg/L，尿β_2-MG 50（<154）μg/L。^{99m}Tc-MDP骨显像：全身骨骼未见明显异常局限性核素浓聚。

2. 影像学表现

胸部X线片显示中上纵隔巨大肿块，居中，略偏右。肿块右缘轻度分叶，密度较均匀（图2-1-9A）。气管心脏未见左右移位。右肺透光度下降，右肺中下野透光度下降，右心缘模糊不清。右膈顶抬高。

CT示前纵隔分叶状软组织肿块，大小为9.5 cm×9.2 cm×6.8 cm，平扫密度欠均匀（软组织成分平均CT值约50 HU），可见散在分布的，边缘模糊的裂隙状低密度影（图2-1-9B，CT值约34 HU）。增强扫描病灶呈轻度渐进性强化（图2-1-9C、D），CT净增值约16 HU。动脉期肿块内可见纤细血管影（图2-1-9E），静脉期消失。肿块沿血管间隙生长，与大血管及支气管之间的脂肪间隙消失，主动脉及气管受压后移，气管变窄（图2-1-9B～D）。右肺支气管血管束管壁增厚（图2-1-9F），相应肺野可见肺泡实变（图2-1-9G）。升主动脉及其主要分支轮廓光滑，密度均匀（图2-1-

9H）；上腔静脉被侵犯（图2-1-9I、J）。胸壁静脉、上肢静脉、椎静脉丛、半奇静脉、奇静脉迂曲扩张，侧支循环形成（图2-1-9C、K、L）。

PET-CT显示纵隔肿块核素浓聚不均，肿块后上部局限性高浓聚（图2-1-9M），SUVmax = 7.1，其他部分SUVmax = 3.0。

3. 活检

对病变进行穿刺活检术。

4. 病理

镜下：纤维组织内有恶性圆形肿瘤细胞浸润，肿瘤细胞异型性明显（图2-1-9N）。

免组染色：Vim（+），CK（+），CD117（+），PLAP（+），LCA（-），CD20（-），CD3（-），CD5（-），CD30（-），Syn（-），CD56（-）。

病理诊断：精原细胞瘤。

5. 治疗及随访

行EP方案（依托泊苷 150 mg d1 ～ d3 + 顺铂 40 mg d1 ～ d3）全身化疗6周期后，行局部三维适形照射DT 40Gy/20f，治疗后纵隔肿块显著缩小，肺内病变吸收（图2-1-9O、P）。

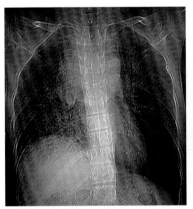
A

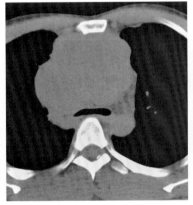
B

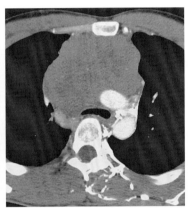
C

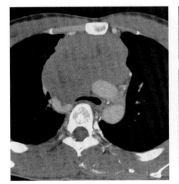
D

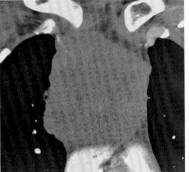
E

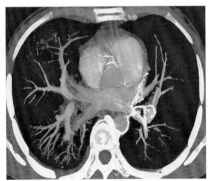
F

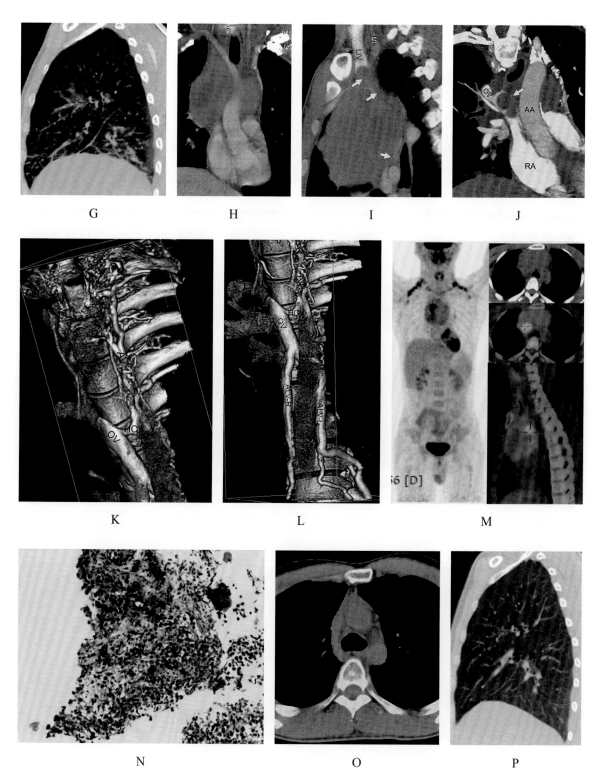

图2-1-9A～P 男性，26岁，原发性精原细胞瘤

CT定位相（A）显示中上纵隔巨大肿块，略偏右。右肺中下野透光度下降，右心缘模糊不清，右膈顶抬高。图B～D分别为同层面CT平扫、动脉期及静脉期，示前纵隔分叶状软组织肿块密度

不均匀，内有散在的裂隙状低密度影，病灶呈轻度渐进性强化，脊柱左旁、主动脉窗及左侧背侧胸壁肌肉间隙多发扭曲血管影。肿块冠状位动脉期（E）显示肿块内纤细血管影。轴位MIP（F）显示右侧肺动脉及气管壁弥漫样增厚，以肺门部为著。肺窗右肺矢状位（G）显示右肺上叶前段、中叶及下叶散在斑点状结节呈"树芽征"。经升主动脉的冠状位（H）显示肿块位于右锁骨下动脉旁，动脉走行自然，密度均匀。经右颈内静脉矢状位（I）显示上腔静脉起始部截断，断端呈杯口状，上腔静脉近心端呈细线状，中间部分显示不清。多平面重建（J）显示上腔静脉近心端可见分叶状充盈缺损。表面重建（K、L）显示上肢静脉经副半奇静脉和椎静脉丛与半奇静脉、奇静脉相通，奇静脉、双侧腰升静脉迂曲增宽。图M为PET-CT的全身核素图及肿块的CT纵隔窗和融合图，显示纵隔肿块核素浓聚不均，肿块后上部局限性高浓聚，双侧颈根部对称性高摄取为棕色脂肪的生理性摄取。镜下显示（N，HE×10）显示肿瘤细胞呈圆形及卵圆形，细胞异型性明显。放化疗后（1年后）复查，图O与图B同层，图P与图G同层，纵隔肿块显著缩小，肺内病灶消失。IJV＝颈内静脉（Internal jugular vein）；RA＝右心房（right atrium）；OV＝奇静脉（Odd vein）；AA＝升主动脉（ascending aorta）；HOV半奇静脉（half odd vein）；ALV-R＝右腰升静脉（ascending lumbar vein-right）；ALV-L＝左腰升静脉（ascending lumbar vein-left）；AV＝副半奇静脉（accessory vein），白箭所指为上腔静脉。

（沈　聪　王秋萍）

病例⑩　纵隔原发性精原细胞瘤

■ 临床及影像学资料 ■

·患者，男性，25岁，已婚，农民。患者于2年前出现气短伴间断胸痛，近期加重，胸部异物感明显，并且出现盗汗，无乏力、发热等症状。查体：右侧腹股沟可触及一大小为2.0 cm×1.0 cm肿大淋巴结，质软，活动度好，肛门及外生殖器未查。

1. 实验室检查

血常规：单核细胞0.09（参考值：0.03～0.08），余未见明显异常。

肿瘤标记物：CA724 12.24 U/ml（参考值：0～9 U/ml），癌胚抗原（CEA）1.80 μg/L（参考值：0～3.4 μg/L），甲胎蛋白（AFP）76.51 μg/L（参考值：0～10.9 μg/L），乳酸脱氢酶（LDH）295 U/L（参考值：114～240 U/L），NSE 26.02 ng/L（参考值：< 15.2 ng/L）。

支气管镜检查：右主支气管管腔狭窄，内膜光滑，可见外压性改变（图2-1-10A、B）。

2. 影像学表现

X线检查：右前中纵隔占位性病变，淋巴瘤可能性大（图2-1-10C、D）。

CT检查：右前上纵隔占位性病变，考虑胸腺瘤，建议增强扫描（图2-1-10E、F）。

3. 手术

手术探查：右肺与右侧纵隔胸膜粘连紧密，无积液，右前上纵隔可见大小为12 cm×10 cm×8 cm肿瘤，位于上腔静脉、右心房前上方，质硬，活动度差，无完整包膜，肿瘤边界欠清，侵及上腔静脉、心包以及右肺上叶，右侧膈神经被肿瘤包绕。行活检术。

4. 病理

病理学报告：（纵隔）精原细胞瘤（图2-1-10G）。

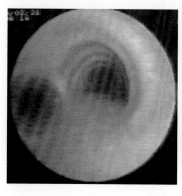
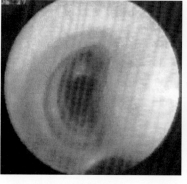
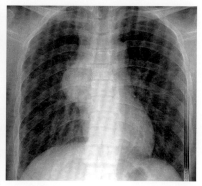

A　　　　　　　　　　B　　　　　　　　　　C

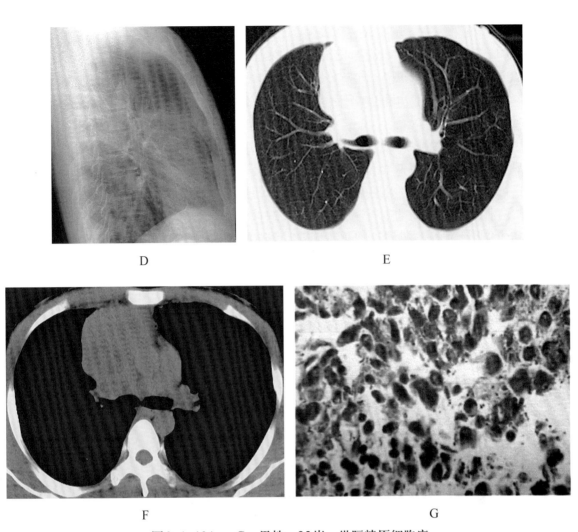

D　　　　　　　　　E

F　　　　　　　　　G

图2-1-10A～G　男性，25岁，纵隔精原细胞瘤

支气管镜（A、B）示右主支气管狭窄，前壁受压，黏膜光滑。胸部正侧位（C、D）显示右侧中上纵隔占位。CT肺窗（E）显示双肺未见明显异常。CT纵隔窗（F）示右前上纵隔肿块呈分叶状，密度不均匀，内可见低密度区，与周围组织分界不清。病理组织学（HE×300，G）显示瘤细胞呈均匀一致的单一结构，间质为淋巴细胞浸润，瘤细胞较巨大，呈圆形、多角形。有较明显细胞界限，有圆泡沫核，清晰透光的细胞质或也有淡嗜伊红细胞质，肿瘤内有巨噬细胞。

（李永斌　王　玮）

■ **解　析** ■

精原细胞瘤（seminoma）是源于生殖细胞的恶性肿瘤，是青壮年男性最常见的睾丸肿瘤，5%～7%发生于性腺器官之外，如纵隔、后腹膜、松果体、垂体等人体中线附近，而纵隔是性腺外最常见的部位，其发病率仅次于畸胎瘤。占性腺外精原细胞瘤的50%～70%[1]，但仅占纵隔恶性肿瘤的5%～13%[2]。纵隔原发性精原细胞瘤主要见于20～40岁，绝大多数为男性。该病好发于前上纵隔，偶见于后纵隔。40%患者确诊时病灶虽大但较局限，以胸腔内（如肺内）转移常见，胸腔外转移较少。淋巴结的转移最常见于颈部和腹部淋巴结[3]。本组2例患者病变均位于前纵隔，年龄分别为25岁、26岁，1例伴有腹股沟淋巴结肿大。

1. 病理

原发于纵隔的精原细胞瘤，其组织类型与睾丸精原细胞瘤相同，呈低度恶性。其组织发生：① 可能源于胚胎发育时期的一些原始生殖细胞，在移行至生殖嵴的过程中发生迷走（中途停留或移行到别处），少数未退化细胞保留分化潜能，在致瘤因素作用下，就可分化成生殖细胞肿瘤[4]。② 纵隔精原细胞瘤来自纵隔的胸腺始基细胞[5]。

肉眼观，肿瘤质硬或软，包膜不完整，切面呈灰黄色、灰白色，鱼肉状，镜下观，胶原纤维条索状将列细胞分隔呈巢状，瘤细胞大小均匀，呈圆形，散在分布，细胞大，胞质不多，细胞质透亮，核大而圆，呈空泡状，可见核分裂象，细胞间夹杂大量淋巴细胞浸润。

2. 临床表现

大约30%的患者无任何临床症状，如有症状，常表现为侵袭及挤压等非特异性症状：如胸痛、胸闷、咳嗽、呼吸困难、上腔静脉梗阻综合征等。全身症状少见。部分严重者可伴发热、体重下降及上腔静脉综合征。本组一例以上腔静脉梗阻综合征就诊，一例以胸痛气短，伴发热，腹股沟淋巴结肿大就诊。

实验室检查：该病大部分患者伴有血清乳酸脱氢酶（LDH）的升高，10% 单纯原发性纵隔精原细胞瘤患者有 β-人绒毛膜促性腺激素（β-HCG）、甲胎蛋白（AFP）水平正常[5,6]。本组一例CA724、LDH、AFP、NSE均升高，与文献报道不一致，另一例 β-HCG升高，CEA、AFP、NSE均正常，与文献报道相仿。

原发性纵隔精原细胞瘤提倡综合治疗模式。治疗前应检查睾丸以除外睾丸内隐匿性原发瘤。肿瘤伴有广泛大血管与周围器官浸润时，根治性开胸肿瘤切除术受到了限制。纵隔精原细胞瘤对放疗、化疗均敏感[5]，是放化疗可治愈的肿瘤之一，预后良好。5年生存率为50% ~ 80%，10年生存率为65% ~ 69%。本组第一个病例行全身化疗＋局部三维适形照射，纵隔肿块显著缩小，肺内病变吸收（图2-1-9O、P）。病例2手术打开后，由于上腔静脉的侵犯，肿瘤未能切除。

3. 影像学表现

X线胸片：上纵隔向两侧（或一侧）增宽，侧位见病变位于前纵隔。肿块分叶状，密度均匀，边缘清楚。

精原细胞瘤虽无特异性CT表现，但常具备以下特点：位于前纵隔[7]，以实性肿块为主，外形大，形态不规则，常沿大血管间隙浸润，呈灌注状生长，周围脂肪消失，易累及胸膜、上腔静脉、心包。肿瘤内部密度较均匀，但也可见裂隙样或小片状低密度影，罕见钙化。增强扫描肿瘤实质均匀轻至中度强化，内可出现条状血管影，血管影位于增生的纤维间隔内，纤维间隔将肿瘤分隔成巢状。上腔静脉受压或出现充盈缺损，侧支循环开放[8]。淋巴结发生转移时，表现为颈部、纵隔、腋窝及锁骨下淋巴结肿大，胸腔外转移少见。

MRI 显示：病变呈均质的短T1 和长T2信号。因CT 扫描示肿瘤内未见脂肪密度，考虑肿瘤的T1WI 高信号可能为肿瘤内出血所致，而肿瘤的软组织成分和出血亦可在T2WI上呈高信号。

PET-CT：肿瘤FDG浓聚。PET-CT主要用于治疗效果的评价，这是因为肿瘤坏死组织无FDG的浓聚，而残留的肿瘤活性组织仍具备代谢能力，其FDG仍然浓聚[6]。

本组两例均为年轻男性患者，均为前纵隔

巨大软组织肿块侵犯上腔静脉、纵隔及支气管肺组织。两个病灶都以实性成分为主。一个像胸腺瘤一样偏向一侧生长，另一个肿块居中，向两侧膨胀。

4. 鉴别诊断

（1）胸腺上皮来源肿瘤：胸腺瘤也是纵隔常见肿瘤。好发部位：胸腺瘤好发于前上纵隔，心脏与大血管位置略高。CT多呈圆形、卵圆形或分叶状，通常边界清楚，密度均匀，少数有点状、条状或弧形钙化。MRI信号通常是均质的，与肌肉的信号相似，比脂肪的信号低。侵袭性胸腺瘤多为单侧发展，结合临床有合并重症肌无力者，可以考虑胸腺瘤。

胸腺上皮来源肿瘤是前纵隔最常见肿瘤，浸润性胸腺瘤/胸腺癌的表现也为前纵隔分叶状肿块，呈灌注式生长，其影像学表现与本病很相似，但① 胸腺上皮来源肿瘤患者的年龄偏大，多大于40岁。② 胸腺上皮来源肿瘤的肿块发生坏死时，多表现为一较大的腔隙，而本病的低密度影多呈小片状或裂隙状。③ 胸腺瘤对各大血管的侵犯情况比较一致，而本病则具有嗜上腔静脉的趋势。④ 临床上胸腺上皮来源肿瘤可出现重症肌无力、类癌综合征等表现，精原细胞瘤出现胸痛、呼吸困难、上腔静脉梗阻综合征等表现。⑤ 胸腺瘤患者的血β-HCG、LDH正常，精原细胞瘤的患者可出现血β-HCG和/或LDH升高。

（2）淋巴瘤：淋巴瘤是前纵隔另一类常见病，其肿块具有多结节融合的特点，密度较均匀，很少发生坏死液化，此与本病不同。虽然淋巴瘤也呈灌注式生长，但它一般只包绕血管而不侵蚀血管，此点与本病很不相同。淋巴瘤患者的血HCG-β无异常改变。

（3）转移瘤：转移瘤虽为纵隔肿块的一种常见原因，但以多发结节的表现形式居多。如果转移瘤巨大，往往同时伴有全身其他部位的转移灶。如果是生殖细胞瘤的纵隔转移，其血HCG-β也会出现异常，此时PET-CT对全身其他部位肿瘤的确定具有重要诊断价值。

（4）其他生殖性肿瘤：不成熟畸胎瘤，内胚窦瘤，绒癌等肿瘤发生于纵隔时，也表现为纵隔巨大肿块，边缘多模糊，血管、心包及胸壁骨骼易受侵的影像学表现。肿块内检出脂肪和骨化影，有助于畸胎瘤的诊断。其他情况下，影像鉴别困难，血生化指标的检测对鉴别诊断有重要价值。当鉴别仍然困难，尤其在肿瘤体积较小时，多需依靠病理确诊。

综上所述，原发于纵隔的精原细胞瘤是少见的纵隔肿瘤，好发于青年男性，肿块巨大，多位于前纵隔，常呈灌注状生长，如果发现肿块内低密度影呈裂隙状，软组织呈轻度渐进性强化，其他血管无明显受累而上腔静脉广泛受累时，应想到本病，及时查血HCG-β，AFP等生化指标。当诊断存在困难时，穿刺活检不失为一种有效的方法。胸壁X线片只能作为纵隔肿瘤的粗筛手段。螺旋CT有助于清晰显示肿块的部位及内部细节。增强扫描，尤其是合理的使用后重建技术对肿瘤的血供、与周围脏器的关系等细节特点提供诊断依据，PET-CT为肿瘤的临床诊断、术前分期、治疗方案的选择提供重要的客观依据。

（王秋萍　王　玮）

·参考文献·

［1］郭佑民，陈起航.纵隔影像诊断学［M］.北京：人民军医出版社，2008：220-227.

［2］Gamsu G，Webb WR，Sheldon P，et al. Nuclear magnetic resonance imaging of the thoirax［J］. Radiology，1983，147: 473-480.

［3］郭启勇.实用放射学［M］.3版，北京：人民卫生出版社，2007：562-570.

［4］秦笃详，李道堂，冯若彦.临床胸部肿瘤学［M］.济南：山东科学技术出版社，1995：481-482.

［5］Bokemeyer C, Nichols CR, Droz JP, et al. Extragonadal germ cell tumors of the mediastinum and retroperitoneum: results from an international analysis［J］. J Clin Oncol, 2002, 20 (7): 1864-1873.

［6］史景云，费苛，孙鹏飞.胸部影像学［M］.上海：上海科学技术出版社，2015：1219-1223.

［7］刘仁伟，冯丰垄，刘年元，等.纵隔原发性精原细胞瘤的CT表现［J］.中国医学影像技术，2012，28（06）：1131-1134.

［8］杨奉常，黄勇，申洪明，等.原发性纵隔精原细胞瘤的CT诊断［J］.国际肿瘤学杂志，2008，35（4）：316-317.

病例 ⑪ 纵隔内胚窦瘤

■ 临床及影像学资料 ■

·患者，男性，17岁，未婚，2周前无明显诱因右侧胸部刀割样疼痛，活动时及抬举右上肢时加重。外院CT示：前纵隔占位性病变，考虑胸腺瘤可能。

1. 实验室检查

促卵泡生成素（FSH）：33.26 IU/L（男性正常值为1～7 IU/L）。血尿粪常规及肝肾功能未见异常。

2. CT表现

平扫及增强：胸骨后前中上纵隔可见一大小为12 cm×8 cm×9 cm，长椭圆形肿块影，边界清楚，密度不均匀，其内可见散在局限性低密度区（图2-1-11A），尤以增强扫描更为显著（图2-1-11B～D），病灶内可出现点状钙化（图2-1-11D）。增强动脉期病灶内可见多发不规则条状强化（图2-1-11B），肿块与左右纵隔胸膜及心包

无粘连，纵隔未发现肿大淋巴结，右肺下叶内基底段可见一直径约1.5 cm结节影（图2-1-11E）。

3. 手术

手术探查：肿瘤位于胸骨后前纵隔的中上部，呈长椭圆形，包膜完整，大小为12 cm×8 cm×9 cm，质硬，边界清楚，与左右纵隔胸膜及心包无粘连，纵隔未发现肿大淋巴结，右肺下叶内基底段可见一直径约1.5 cm结节。行肿瘤切除术及右肺下叶楔形切除术。

3. 病理

术后病理学：纵隔内胚窦瘤，右下肺转移瘤（图2-1-11F）。

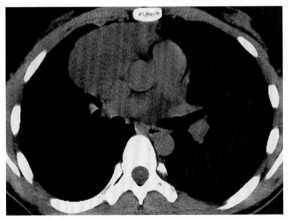

A

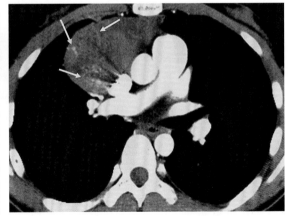

B

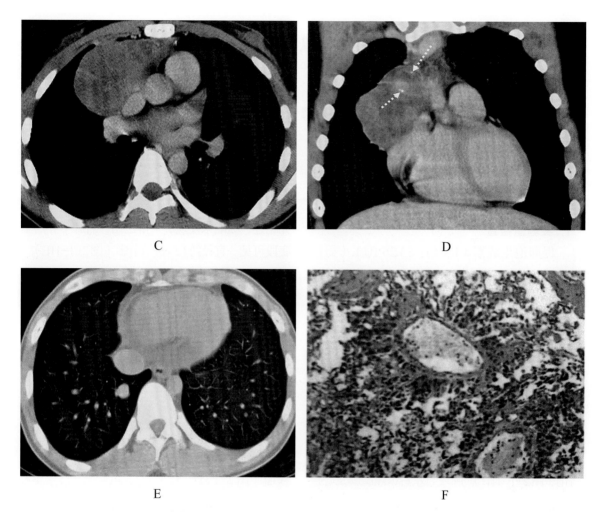

C

D

E

F

图2-1-11A～F　男性，17岁，纵隔内胚窦瘤

胸部CT平扫纵隔窗（A）示胸骨后前中上纵隔一软组织肿块，边界清楚，密度略不均匀，内前部密度略低，境界不清。CT增强动脉期（B）显示肿块密度轻度增高，内有多发条形致密影（实箭），条形影的密度高低略有不同，静脉期（C）显示肿块密度进一步升高，密度不均匀更为明显。冠状位重建（D）显示肿块内散在点状钙化（虚箭）。CT肺窗（E）显示右肺下叶内基底段一分叶状结节，边缘光滑锐利。纵隔肿块术后病理组织学检查（HE×300，F）示组织呈疏网状结构，相互交通的间隙形成微囊和乳头，中央有一纤维血管轴心，囊之间为致密的结缔组织。

■ 解　析 ■

内胚窦瘤（endodermal sinus tumor，EST）是一种由胚外结构——卵黄囊发生的少见高度恶性生殖细胞肿瘤，是1959年由Teilum[1]首次命名的。由于肿瘤中心的囊腔结构相当于人胚胎时期的卵黄囊，故又称为卵黄囊瘤。成人

的内胚窦瘤主要发生于性腺器官，尤其是女性的卵巢；而在儿童及青年则好发于性腺外组织，且男性多于女性，女性极少见[2]。原发于纵隔者罕见，多发生于前纵隔。目前认为肿瘤是由于生殖细胞在胚胎迁移过程中停留在迁

移途中然后恶变而成，纵隔内胚窦瘤的发生是由于生殖细胞从卵黄囊向生殖嵴移行过程中被阻隔在纵隔内或异常移居的结果[3]。

本病恶性度高，进展快，就诊时肿瘤多已发生周围组织器官的浸润和远处转移，常难以完整切除。预后不良，3年生存率仅13%，患者多在6个月内死亡。肿瘤的转移途径多为血行转移[4]，淋巴结转移少见。

1. 病理

肿瘤由卵黄囊、尿囊和胚外层间质结构组成。肿瘤体积一般较大，结节分叶状，边界不清。切面灰黄色，呈实体状，局部可见囊腔形成，可有局部出血坏死。光镜下，有嗜酸性小体、SD小体、网状结构等特点；免疫组化染色可有AFP（＋）、Ker（＋）。

2. 临床表现

本病无特异症状。常见症状为胸部或肩部疼痛，呼吸困难，偶尔会出现声音嘶哑、咳嗽气短，上腔静脉梗阻综合征。

因为卵黄囊瘤的肿瘤细胞可合成甲胎蛋白（AFP），故患者的血清AFP的水平明显升高（＞500 U/ml），且血清中AFP的水平与肿瘤活性相关，故通过监测血清AFP值间接推测肿瘤的预后，评估治疗效果，监测术后复发。

3. 影像学表现

X线胸片 前纵隔巨大肿块，分叶状或不规则形，可有钙化。

CT表现缺乏特征性表现。其特点为肿块大，边缘模糊，密度不均，由于坏死、囊变，瘤内常见多发低密度区，伴有出血时，可见斑片状稍高密度影，肿瘤内可见斑点状钙化。增强扫描，肿瘤呈周边强化或不均匀中度至高度

强化[5, 6]。短期复查，肿瘤生长迅速。

肿瘤易侵犯周围组织器官，肿瘤与肺组织界面不规则时，提示肺组织受侵犯。胸膜、心包膜增厚伴积液，提示胸膜、心包受累。当胸膜受累时，胸腔穿刺液细胞学检查可见瘤细胞胞质内有透明小体。

4. 鉴别诊断

（1）侵袭性胸腺瘤：侵袭性胸腺瘤表现为前纵隔内边界不清，密度不均匀的肿块，常伴囊变及坏死，增强扫描肿瘤呈不均匀强化，这些特点与本病相似，需要鉴别。胸腺瘤有以下特点有助于两者的鉴别：① 发病年龄偏大，多发生于40岁以上中年人；② 可出现重症肌无力；③ 血清AFP值正常。

（2）淋巴瘤：纵隔淋巴瘤有以下特点：① 好发于青壮年及老年男性；② 肿块多呈实性，少见囊变坏死，不发生钙化；③ 在其他部位常有肿大淋巴结；④ 病灶包绕血管，很少侵蚀血管；⑤ 增强扫描呈轻度均质强化。

（3）神经内分泌癌：神经内分泌癌表现为纵隔密度不均匀肿块，显著强化，影像学表现易与本病混淆。其特点为：① 年龄较大，平均发病年龄54岁；② 大多数患者临床表现为纵隔内占位压迫症状，大约40%的患者可出现库欣综合征[5]；③ 血清AFP值正常。

综上所述，纵隔内胚窦瘤预后极差，影像学表现无特异性，误诊率也较高。血清AFP值测定是内胚窦瘤特异性诊断指标之一，如果此值升高，结合影像学表现可基本明确诊断。同时测定血清中AFP含量对该病的诊断及预后、疗效判定、监测复发等方面具有重要的指导意义。

（李永斌　朱少君）

·参考文献·

[1] Teilum G. Endodermal sinus tumors of the ovary and testis. Comparative morphogenesis of the so-called mesonephroma ovarii (schill'r) and extraembryonic (yolk sac-allantoic) structures of the rat's placenta [J]. Cancer, 1959, 12(12): 1092-1105.

［2］杨兴惠，杨诚，何瑾，等.小儿腹部内胚窦瘤的CT诊断［J］.中华放射学杂志，2005，39（9）：987−989.

［3］许罡，汪栋，张传生.纵隔原发内胚窦瘤2例［J］.临床肿瘤学杂志，2005，10（2）：220−221.

［4］史景云，费苛，孙鹏飞.胸部影像学［M］.上海：上海科学技术出版社，2015：1219−1223.

［5］Doppman J L, Nieman L, Miller D L, et al. Ectopic adrenocorticotropic hormone syndrome: localization studies in 28 patients［J］. Radiology, 1989, 172(1): 115−124.

［6］覃峰，龙行安，申国光，等.侧脑室原发性内胚窦瘤1例［J］.中华放射学杂志，2005，39（1）：66−66.

病例⑫　淋巴滤泡树突细胞肉瘤

▪临床及影像学资料▪

· 患者，女性，43岁。以"自感胸闷不适10天，CT发现前上纵隔肿块1周"之主诉入院。2个月前出现活动后喘促，症状逐渐加重，患病以来无寒战、高热，咳嗽、咳痰、咯血，无声音嘶哑、饮水呛咳等不适。查体：体温36.5℃，脉搏78次/分，呼吸12次/分，血压110/75 mmHg。胸廓对称无畸形，呼吸运动未见明显异常，触觉语颤无明显增强或减弱，双肺呼吸音清，双侧肺未闻及干、湿性啰音，各瓣膜听诊区未闻及病理性杂音。门诊以"纵隔占位"收入。

· 既往体健，否认传染病感染及外伤手术史，无化学性物质、放射性物质、有毒物质接触史，无吸毒史。无吸烟、饮酒史。否认家族性遗传病史。

1. 影像学表现

CT显示前上纵隔多发大小不等类圆形结节，部分为实性，部分为囊性（图2-1-12A～D）。最大者为囊性，大小为34.5 mm×42.6 mm×52.3 mm，呈分叶状，其内呈水样密度，平均CT值约20 HU，囊内可见线状及斑点状软组织密度影，平均CT值约52 HU，囊壁厚薄欠均匀，部分边缘模糊。下腔静脉及主动脉弓受压后移（图2-1-12A），与病灶之间脂肪密度增高。

PET-CT示前纵隔内多发结节，部分融合伴坏死，葡萄糖代谢显著增高，SUVmax 9.9～10.4（图2-1-12E～G）。

超声显示肿块呈混杂回声，界限不清，形状不规则，CDFI显示肿块周边血供丰富（图2-1-12H）。

2. 手术

术中探查：前上纵隔可见为15 cm×13 cm×4 cm大小不规则肿块，质硬，活动性差，侵犯心包、左无名静脉、上腔静脉、左肺上叶尖段及双侧纵隔胸膜，上至颈根部，下至心包前，双侧至膈神经前，即行"纵隔肿瘤切除＋胸膜粘连烙

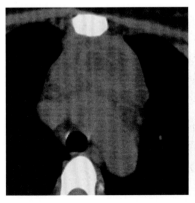 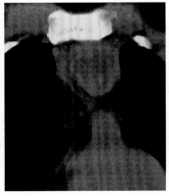 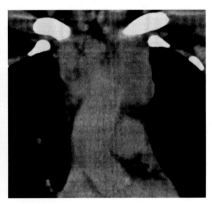

| A | B | C |

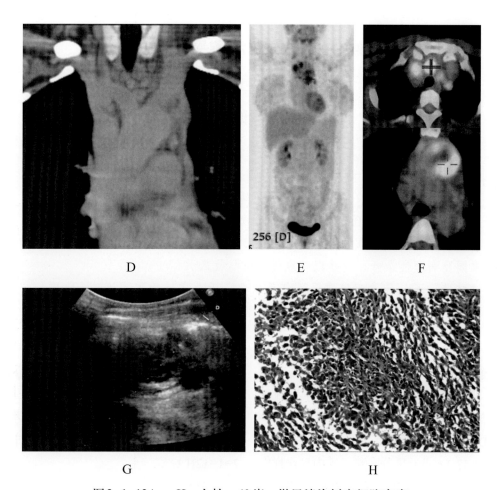

图2-1-12A～H　女性，43岁，淋巴滤泡树突细胞肉瘤

　　CT轴位像（A）及冠状位（B）显示大血管前方多发结节，与血管之间脂肪密度增高。其中最大病灶呈分叶状、囊性，病灶内呈水样密度，夹杂线状及斑点状软组织密度影，囊壁左上缘模糊不清。该病灶的左侧小结节也为囊性，右侧两个结节密度趋向于软组织密度。升主动脉平面冠状位（C、D）显示主动脉弓上方可见大小不等实性结节，主动脉左旁结节呈囊性（C）。PET最大密度投影（E）和PET-CT融合图（F）显示病灶实性部分呈现核素浓聚区，超声（G）示肿块回声混杂。显微镜下（H，HE×10）显示肿瘤细胞呈卵圆形及梭形。

断＋左肺楔形切除术"。因肿块基底部与头颈部血管起始部、双侧胸锁关节等周围组织粘连紧密，难以完整切除，切除肿块大部分。以直线切割缝合器楔形切除左肺上叶部分肺组织。

3. 病理

　　术中送冰冻提示：B3型或胸腺癌。

　　术后肿瘤肉眼观，呈灰红色，较光滑，切面可见40 mm×30 mm灰黄灰红色结节，分叶状，细腻，质地实。镜下观，肿瘤细胞呈卵圆形及梭形（图2-1-12I）。免组标记：CD21（＋），LCA（＋），Vim（＋），CD68部分（＋），Ki67（＋50%），CD163部分（＋），S100（－），HMB45（－），SMA（－），CD35（－），CK19（－），CD30（－），ALK（－），CK7（－），CK（－），EMA（－），CD3（－），CD20（－），TDT（－），CD5（－），CD117（－）。

　　病理诊断："前纵隔"淋巴结滤泡树突细胞肉瘤伴坏死。

■ 解 析 ■

滤泡树突状细胞肉瘤（follicular dendritic cell sarcoma /tumor，FDCS）又称为树突网状细胞肉瘤，属于造血与淋巴组织类肿瘤[1]。它是起源于淋巴组织内的滤泡树突状细胞，正常情况下，滤泡树突状细胞主要分布于初级和次级淋巴滤泡的生发中心，构成紧密的网状支架，是一种抗原提呈细胞，其生物学行为更倾向于肉瘤而非淋巴瘤。滤泡树突状细胞肉瘤可发生于除头以外的任何部位，以颈部淋巴结最多见，除淋巴结外，也可发生于扁桃体、纵隔、肠道、腹腔实质脏器等结外组织器官。纵隔滤泡树突状细胞肉瘤可位于纵隔的任何部位。

1. 病理

肉眼观，肿瘤呈不规则肿块，质中，无包膜，切面灰黄、灰白、灰红，质地细腻。镜下观，肿瘤细胞多为梭形，排列方式多样，可见双核及多核细胞。CD21、CD35、R4/23、KiM4p 和 Ki-FDCil 表达阳性。其中 CD35 及 CD21 被认为是本病特征性的免疫标记物[2]。

2. 临床表现

临床常无症状或随着肿瘤增大出现压迫症状。发病年龄广泛（14～80 岁），多见于 40～50 岁成年人，无明显性别差异[3, 4]。由于缺乏临床症状，病变确诊时瘤体通常较大，平均直径 6.34～11.67[3, 4]。

3. 影像学表现

滤泡树突状细胞肉瘤是 1986 年由 Monda 等首次报道并命名[5]，本病罕见，无前瞻性研究，文献多为个案报道，且多是有关病理诊断的研究，直到 2007 年，Leipsic 等[6] 才首先描述了 1 例后纵隔滤泡树突状细胞肉瘤的 CT 表现。他们的病例显示肿块呈巨大的软组织密度，其内出现囊变坏死及钙化。

Manil 等[7] 人报道 1 例中纵隔滤泡树突状细胞肉瘤的 PET-CT 表现，病灶与胸主动脉、上腔静脉和气管之间广泛接触，肿块内可见低密度坏死区和斑点状钙化，实性部分葡萄糖代谢异常增高。增强扫描病变实性部分呈中度强化，液化坏死区边界显示更为清楚。

本病例为中年女性，前纵隔多发大小不等结节、肿块，病灶内出现大范围的液化区，使病灶呈现囊实性病变的特点。病灶外形不规则，各结节、肿块虽相互独立，但平扫边界欠锐利，病灶周围脂肪间隙模糊。病灶与邻近大血管接触面广，但以推压和直接侵犯为主要表现形式，缺乏包绕血管、见缝就钻的生长特点。PET 提示病灶对 FDG 摄取率很高（SUVmax 9.9～10.4），超声提示病灶边缘血供丰富。这些表现与前纵隔的肿瘤性病变和炎性肉芽肿性病变有部分重叠，应注意鉴别。

4. 鉴别诊断

（1）淋巴瘤：淋巴瘤多见于中青年女性，首发症状不典型，可出现低热、乏力、贫血等症状，影像学表现为纵隔多发大小不等结节、肿块，有融合趋势，结节密度较均匀，很少发生坏死液化，常包绕血管生长，除前纵隔肿块外，绝大多数患者在颈部和纵隔其他部位常有肿大的淋巴结。本病例与淋巴瘤最大的差别在于结节内囊变区显著。

（2）胸腺上皮来源肿瘤：胸腺上皮来源肿瘤是前上纵隔最常见的肿块，表现为中线附近的以实性为主的结节或肿块。其中非侵袭性胸腺瘤边界清，包膜完整，病灶以实性为主，囊变范围小，^{18}F-FDG 代谢显像放射性核素无摄取；侵袭性胸腺瘤和胸腺癌边界不清，肿块外形可有分叶或结节状突起，但并非多发，此乃与本病例的根本区别，与非侵袭性胸腺瘤相比，侵袭性胸腺瘤的肿块密度更不均匀，具有包绕，甚至突入血管内的表现，^{18}F-FDG代谢显像放射性核素浓聚。本病例的肿块由多发结节组成，各结节之间相互独立，多个结节以囊性为主，实性部分^{18}F-FDG代谢显像放射性核素浓聚。胸腺类癌的影像学表现与侵袭性胸腺瘤很相似，但大部分类癌患者伴有类癌综合征，以Cushing综合征多见，如能密切结合临床病史一般可以鉴别。

（3）畸胎瘤：畸胎瘤是前上纵隔的常见肿瘤之一，其发病率低于胸内甲状腺肿和胸腺上皮来源肿瘤，在病灶内检出脂肪和脂质成分是影像学诊断本病的重要依据。此外，病灶内发现液-液也有助于畸胎瘤的判断。成熟性畸胎瘤通常在^{18}F-FDG代谢显像中无放射性核素浓聚现象，不成熟性畸胎瘤囊性少见，多为实性结节伴部分囊变，为孤立性纵隔占位，而非本病例那样的多发结节。

（4）Castleman病：Castleman病分透明血管型和浆细胞型，两者均可累及纵隔淋巴结，常呈肿块样增生，可单发也可多发，与本病例不同之处是结节呈实性，在CT上表现为均匀密度。

（5）副神经节瘤：副神经节瘤大约1/3的副神经节瘤是无功能的，其发生部位常在中纵隔，前纵隔罕见。肿瘤常为单发，呈类圆形，实性为主，此点与本病不符。

（6）转移瘤：转移瘤纵隔是转移瘤好发的部位之一，但其结节常常并不局限于某一区域，常常伴有纵隔其他区域的淋巴结肿大、肺内转移、骨骼转移对转移瘤的诊断有重要价值。此外纵隔转移性病变多为实性肿块，肿大淋巴结常有一定的分布规律。本病例结节囊变显著，结节肿块局限于一个解剖部位，并无转移性淋巴结的淋巴链分布规律。

（7）结核性肉芽肿：结核性肉芽肿发病年龄小，常为30岁以下的年轻人，常伴有发热、消瘦、食欲减退等中毒症状，CT上淋巴结更容易融合成边界模糊的肿块。而本病年龄偏大，无明显临床表现。

综上所述，滤泡树突状细胞肉瘤是一种罕见病，缺乏临床表现和特异性实验室检查，如果在纵隔内发现病变呈多发病灶，囊变显著，病灶实性部分^{18}F-FDG代谢显像放射性核素浓聚。应想到本病的可能。

（沈　聪　王秋萍）

·参考文献·

[1] 周晓鸽.WHO（2008）造血与淋巴组织肿瘤分类［J］.诊断病理学杂志，2008，15（6）：510-512.

[2] 徐晓，欧阳斌燊，欧阳卫泽，等.胃肠道及网膜滤泡树突状细胞肉瘤临床病理分析［J］.临床与实验病理学杂志，2013，29（1）：78-80.

[3] Soriano AO, Thompson MA, Admirand JH, et al. Follicular dendritic cell sarcoma: A report of 14 cases and a review of the literature［J］. American Journal of Hematology, 2007, 82(8): 725-728.

[4] Purkait S, Mallick, Joshi PP, et al. Retroperitoneal and mediastinal follicular dendritic cell sarcoma: report of 3 cases with review of literature［J］. Hematological Oncology, 2015, 7: 2275-2275.

[5] Monda L, Warnke R, Rosai J. A primary lymph node malignancy with features suggestive of dendritic reticulum cell differentiation. A report of 4 cases［J］. America J Pathol, 1986, 122(3): 562-572.

[6] Leipsic JA, Mcadams HP, Sporn TA. Follicular dendritic cell sarcoma of the mediastinum［J］. American Journal of Roentgenology, 2007, 188(6): 554-556.

[7] Subesinghe M, Smith JT, Chowdhury FU. ^{18}F FDG PET/CT imaging of follicular dendritic cell sarcoma of the mediastinum［J］. Clinical Nuclear Medicine, 2012, 37(2): 204-205.

第二节　中纵隔疾病

病例❶　心包囊肿

■ 临床及影像学资料 ■

· 患者，男性，34岁，胸闷、体检发现纵隔包块5个月，并活动后胸闷2个月。

1. CT表现

CT增强检查：前右下纵隔内可见分叶状低密度影，边缘锐利，密度均匀（图2-2-1A），大小为7.8 cm×4.1 cm，CT值约3 HU，增强扫描后未见强化（图2-2-1B～D）。余肺野清晰，肺纹理走形自然，双肺门影不大。气管及纵隔位置居中，气管旁及隆突前下、血管前及腔静脉后未见肿大淋巴结。心膈未见异常，双侧胸膜无增厚，未见胸腔积液。骨性胸廓骨质结构完整。

2. 手术

手术探查：胸膜腔无积液、无粘连。病变位于右前下纵隔、心包旁，大小为8 cm×4 cm×4 cm，暴露包块，见肿块与心包之间有结缔组织蒂相连，质软，行肿块切除术。

3. 病理

术后病理：右前下纵隔心包囊肿。

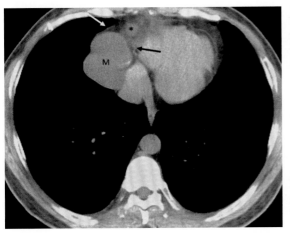

A

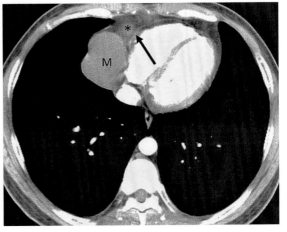

B

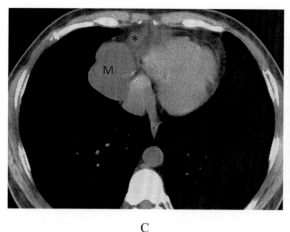
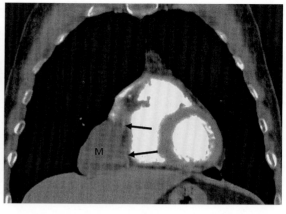

C　　　　　　　　　　　　　　　　　　D

图2-2-1A～D　男性，34岁，心包囊肿

CT平扫纵隔窗（A）示右侧心缘旁葫芦状水样低密度肿块，密度均匀，肿块位于心包膜（黑箭）外侧，将纵隔胸膜（白箭）掀起，其前方可见一类圆形结节（＊）。增强动脉期（B）及静脉期（C）轴位显示两个病灶均未强化。冠状位重建（D）显示心包局部突向肿块。注：M＝肿块。

■ 解　析 ■

心包囊肿（pericardial cyst）亦称心包间皮囊肿，是一种先天性畸形，系由原始心包发育不全，胚胎隐窝不能融合所致。偶尔也可继发于外科手术后。本病少见，占纵隔囊肿的13.9%[1]。常发生于心膈角，以右侧多见。极少数靠近上纵隔、肺门、左侧心缘等部位，甚至扩至上纵隔达主动脉弓或上腔静脉水平。

1. 病理

心包囊肿囊壁薄，由纤维结缔组织和一层间皮细胞构成，内含清亮液体。囊壁附着于心包外壁，与心包腔相通或不通。

2. 临床表现

50%以上的心包囊肿无临床症状，多数为偶然发现，如果发病部位不典型，很易与纵隔内其他病变混淆。

3. 影像学表现

（1）X线胸片：向肺内突出的前中纵隔肿块，类圆形或泪滴状[2]，密度淡，均匀，紧贴心缘、膈肌，致心缘及膈顶模糊。肿块巨大

者可压迫心脏、膈肌或肝脏使其向健侧移位，位于主动脉弓根部者可使心脏正常弧形消失；囊肿周边的肺野清晰。

（2）CT表现：绝大多数囊肿呈单房囊性包块，边缘锐利，囊壁菲薄，偶可钙化，囊液密度均匀，密度强度接近水（0～20 HU），静脉注射对比剂后，各期病灶均无强化[3]。极少数情况下，由于囊内有感染、出血等继发性改变，CT表现可以呈较高的软组织密度（30～40 HU），在感染时囊壁增厚，且可强化，此时很难诊断。

本例病灶的不典型之处为病灶多发，大病灶呈分叶状，其符合心包囊肿的表现为：病变呈水样密度，增强扫描后不强化。此外，心包膜向外突向病灶是正确诊断的主要依据。

4. 鉴别诊断

心包囊肿位置接近心包，因此凡在心包附近的圆形或椭圆形块影，且边缘光滑，分界清楚，密度均匀而浅淡的阴影，首先考虑为心包

囊肿。但需与以下疾病鉴别。

（1）皮样囊肿：皮样囊肿大多位于前中纵隔，肿块轮廓清，边缘锐利，但密度往往不均匀，CT值为-10～10 HU，有1/3到半数可见钙化，与支气管相通可形成液气腔，如咳出毛发等，有助于鉴别诊断。

（2）支气管囊肿：支气管囊肿好发于气管和支气管周围，圆形或椭圆形，水样密度均匀影，边缘光滑锐利，与支气管相通时可随呼吸大小改变。如含有部分液体时，形成气液囊肿。CT表现密度均匀，囊壁薄，内缘光整，可造成邻近气管或支气管受压变窄，CT值为30～50 HU。

（3）心包脂肪垫：心包脂肪垫常见于肥胖者，左心膈角多见，多呈三角形，没有完整轮廓，深吸气拉长，呼气变宽；密度较心包囊肿低；CT值多在-50 HU以下。

（4）脂肪瘤：脂肪瘤多见于前纵隔下部和心膈区，由于质地较软而下垂，呈上窄下宽的特征性表现；密度相对较淡，瘤内多有透明阴影，无钙化；超声心动图显示其内有细小点状或不规则线状稍强回声。

（5）食管囊肿：食管囊肿位于后纵隔前部，食管旁有圆形或椭圆形囊性肿块，轮廓光滑，囊壁较厚＞41 mm，呈肌性软组织，局部食管可受压，CT值50 HU左右。

综上所述，心包囊肿为良性病变，位置较固定而局限，目前认为手术切除是最佳治疗方案[4]。该类疾病的诊断分析可按下列步骤进行：① 发现病变：该类疾病首先可进行胸部正侧位片的检查，目的主要在于发现病变。② 定位：发现病变后，可根据"典型胸膜外征"确定病变来源于纵隔。③ 对于纵隔肿块无论平扫CT值如何，CT增强扫描囊壁及囊内容物均不强化时，首先考虑囊种类病变，再根据其位置及与心包、支气管、食管的关系进一步诊断。

（魏璇 王玮）

·参考文献·

［1］周卫祥，杨光钊.纵隔囊肿的CT诊断与鉴别诊断［J］.实用放射学杂志，2007，23（3）：321-323.
［2］孙红，蔡祖龙，惠萍，等.不典型部位心包囊肿的影像学诊断与手术对照［J］.中国医学影像技术，2004，20（11）：1705-1707.
［3］Wang ZJ, Reddy GP, Gotway MB, et al. Magnetic resonance imaging in pericardial disease［J］. Radiographics, 2003, 23(9): 167-180.
［4］郭俊唐，周乃康，孙玉鹗，等.纵隔前肠囊肿的诊断及外科治疗（附51例报告）［J］.解放军医学杂志，2007，32（9）：974-975.

病例 ❷ 支气管源性囊肿

▪ 临床及影像学资料 ▪

· 患者，女性，21岁。胸闷、气短1周。1周前无明显诱因出现持续性胸闷、气短，程度较轻，不伴有发热、咳嗽、心慌、胸痛等症状，上述症状间断反复发作，遂于当地医院就诊，行胸部CT示"上纵隔肿物，性质待定"。来我院进一步诊治，入院查体未及阳性体征。

1. 影像学表现

（1）胸部X线片：左主动脉结大，外形不自然（图2-2-2A），左肺下野见斑片状密度增高影。

（2）胸部增强CT：左中上纵隔主动脉弓旁可见一葫芦状肿块，葫芦两端密度不同，前部CT值约28 HU，后部CT值约19 HU，其内密度均匀，大小为3.9 cm×5.0 cm×2.9 cm，病变边界清楚，与周围组织分界清楚，增强扫

描囊壁及内容物未见强化（图2-2-2B～E），多考虑良性病变。

2. 手术

手术探查：肿瘤位于前上纵隔主动脉弓侧上方，呈圆形，囊状，包膜完整，直径约3.5 cm。遂分离肿瘤外膜，完整切除肿瘤。

3. 病理

术后病理回报：支气管源性囊肿。

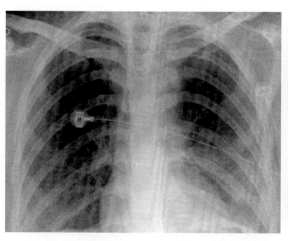

A

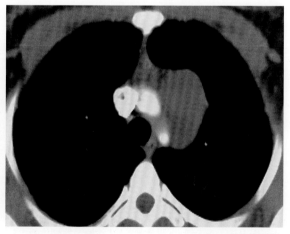

B

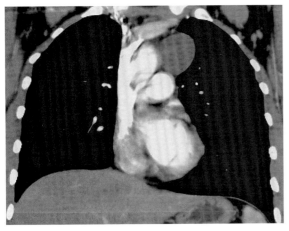
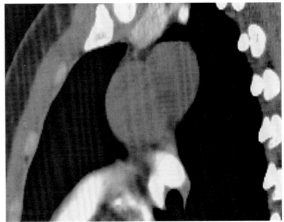

C   D

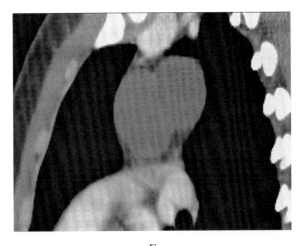

E

图2-2-2A～E　女性，21岁，左中上纵隔支气管源性囊肿

胸部正位片（A）示左主动脉结外形不自然。增强扫描动脉期轴位（B）、冠状位（C）及矢状位（D）显示主动脉弓旁两个囊性包块影连接成葫芦状，边界清楚，其内密度均匀，两个囊密度不同，图D的同层静脉期（E）显示病变的密度较前未见变化。

■ 解　析 ■

　　支气管源性囊肿（bronchogenic cyst）是一种少见的先天性呼吸系统发育异常疾病，目前多认为是由胚胎发育第26～40天时前肠腹侧异常出芽所致[1]，属于前肠囊肿。本病多见于儿童及青年人，男性发病率高于女性。绝大多数支气管囊肿位于纵隔内，其他少见部位有肺实质内、胸膜、横膈、腹膜后及颈部等。

其发生位置与支气管肺芽异常发育发生的时间有关，如果异常发生时间较早，支气管囊肿多见位于纵隔内；如果异常发生较晚，则多见位于肺实质内[2]。

　　纵隔支气管囊肿可发生于气管旁、隆突下、肺门、食管旁及纵隔内其他任何部位，以中纵隔最多，大部分位于右侧气管旁和隆突下[1-3]。

1. 病理

肉眼观，囊肿一般呈圆形或卵圆形，少数可呈分叶状，多为单房，大小不一，平均直径4～5 cm，囊壁通常菲薄（1～3 mm），偶可见点状或蛋壳样钙化，近一半囊肿内为清亮的浆液。另外，近半数含有黏稠胶冻样物质，极少数囊内可见牛奶样钙化[1, 4]。镜下观，囊壁内衬纤毛假复层柱状上皮，囊壁含有软骨、平滑肌及支气管黏液腺组织。

2. 临床表现

临床症状与囊肿大小及邻近器官受压程度有关。病灶较小时可无任何症状，如果病灶较大，则可出现胸痛、呼吸困难、上腔静脉综合征、吞咽困难等局部受压症状。成人通常以胸痛及呼吸困难为主要表现，儿童及婴幼儿则可出现气道及食管压迫症状、上腔静脉综合征、气胸以及胸膜炎、肺炎等[5]，新生儿可见出现呼吸窘迫[6]。本例患者以胸闷、气短为主诉就诊。

3. 影像学表现

（1）X线胸片：通常表现为中、上纵隔突出于纵隔轮廓之外的单发圆形或类圆形肿块，边缘光整，密度均匀，若囊肿与支气管相通或继发感染，则其内可见气-液平面，囊壁偶见钙化。本例病变于胸部后前位片上与主动脉结影重叠，不仔细观察易漏诊。

（2）CT：CT是支气管囊肿首选的检查方式。其表现可因囊内容物不同而表现多样。通常病变多表现为边缘锐利的圆形或类圆形肿块，位于气管或主支气管周围，单发。当囊内容物为清亮稀薄的水样物质时，CT表现为均匀水样密度，囊壁因菲薄常显示不清。当囊内容物为黏稠的黏液样物质或含有钙盐时，CT呈软组织密度。当合并出血或钙化时，囊肿密度可更高。增强扫描囊壁可强化，囊内容物无强化。

（3）MRI：无论囊肿内容物成分如何，MR T2WI上囊肿均可表现为等同于或高于脑脊液的高亮信号，而T1WI上信号差异则很大，清亮稀薄的囊液可呈脑脊液样低信号，黏稠、蛋白质含量丰富的囊液可呈中等或高信号[7]。增强扫描特点与CT相同[8]。

本例病变位于左中上纵隔主动脉弓旁，边缘锐利，囊内呈均匀液性密度，增强扫描囊壁及内容物均未见强化，可符合典型囊肿的表现，但由于病变与气管支气管无密切关系，术前并未能确定为支气管源性囊肿。

4. 鉴别诊断

（1）纵隔其他非支气管源性囊肿：囊液清亮稀薄呈水样密度时，与纵隔内其他囊性病变相似，如食管囊肿、心包囊肿、淋巴管囊肿及胸腺囊肿等影像学表现极为类似，其鉴别诊断的主要依据是病变的位置。如食管囊肿好发于后纵隔食管壁内或附着于食管壁上；心包囊肿则多位于右侧心膈角处，以宽基底或狭蒂附着于心包；淋巴管囊肿好发于前上纵隔，易沿周围间隙呈蔓状生长；胸腺囊肿最常见于前上纵隔胸腺区，若病变位于非好发部位，则鉴别困难，确诊有赖于组织病理学[3, 8]。

（2）纵隔软组织肿块：当支气管囊肿内囊液黏稠蛋白质含量较高、伴有出血或钙盐沉积时，则需与纵隔内实性肿块相鉴别。当CT或MRI增强扫描时，如果病变密度不均或中央强化，多为软组织肿块。

综上所述，纵隔支气管囊肿多好发于中纵隔气管或气管隆突旁，多呈圆形或类圆形，边界锐利，大多数囊肿呈水样液性密度，部分可呈软组织密度，CT或MRI增强扫描囊内容物无强化，对于青年患者胸部X线片或CT发现纵隔内气管旁囊性包块，而增强扫描囊内容不强化时，诊断应考虑到纵隔支气管囊肿的可能。

（张静平　于　楠）

·**参考文献**·

［1］ McAdams HP, Kirejczyk WM, Rosado-de-Christenson ML, et al. Bronchogenic cyst: imaging features with clinical and histopathologic correlation［J］. Radiology, 2000, 217(2): 441−446.

［2］ Cardinale L, Ardissone F, Cataldi A, et al. Bronchogenic cysts in the adult: diagnostic criteria derived from the correct use of standard radiography and computed tomography［J］. Radiol Med, 2008, 113(3): 385−394.

［3］ 张智栩，高剑波，杨学华，等. MSCT对纵隔支气管源性囊肿的诊断［J］.实用放射学杂志，2010，26（9）：1270−1272.

［4］ O'Neal PB, Moore FD, Gawande A, et al. Bronchogenic cyst masquerading as an adrenal tumor: a case of mistaken identity［J］. Endocr Pract, 2012, 18(5): e102−e105.

［5］ Ashraf HZ, Ahangar AG, Lone GN, et al. Mediastinal bronchogenic cyst compressing left recurrent laryngeal nerve［J］. Asian Cardiovasc Thorac Ann, 2013, 21(6): 729−731.

［6］ Subramanian S, Chandra T, Whitehouse J, et al. Bronchogenic cyst in the intradiaphragmatic location［J］. WMJ, 2013, 112(6): 262−264.

［7］ 张蕴，杜红文，付和睦，等.原发纵隔囊肿影像学表现［J］.实用放射学杂志，2007，23（12）：1614−1616.

［8］ 刘士远、陈起航、吴宁.实用胸部影像诊断［M］.北京：人民军医出版社，2012：622−627.

病例❸　囊性淋巴管瘤

▪ 临床及影像学资料 ▪

· 患者，女性，42岁，查体发现纵隔包块1周。无明显临床症状。

1. 影像学表现

胸部X线片（图2-2-3A）显示右纵隔增宽，边缘光滑锐利。

CT增强检查：中纵隔气管右侧不规则形低密度影，边缘光滑锐利，密度均匀，大小为5.2 cm×3.5 cm，CT值约3 HU，增强扫描后未见强化（图2-2-3B～E）。余肺野清晰，肺纹理走形自然，双肺门影不大。气管及纵隔位置居中，气管旁及隆突前下、血管前及腔静脉后未见肿大淋巴结。心膈未见异常，双侧胸膜无增厚，未见胸腔积液。骨性胸廓骨质结构完整。

2. 手术

入院后第7天手术，术中探查：右肺与胸膜无粘连，胸膜腔无积液。病变位于右前上纵隔，大小为5 cm×4 cm×3 cm，质软囊性，包膜完整，边界不清，锁骨下动脉、奇静脉连接紧密。行纵隔囊肿切除术。

3. 病理

术后病理报告：纵隔囊性淋巴管瘤。

▪ 解　析 ▪

囊性淋巴管瘤（cystic lymphangioma，CL）是一种良性淋巴系统的肿瘤样病变，属于淋巴管瘤的一种。由于淋巴管沿血管神经轴分布，因而全身各部位均可发生。大多数先天性囊性淋巴管瘤起源于儿童或年轻人颈部[1, 2]的原始淋巴囊，其次是腹部。纵隔囊性淋巴管瘤

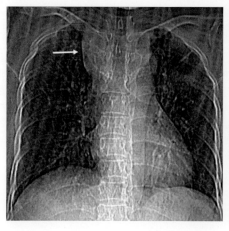

A

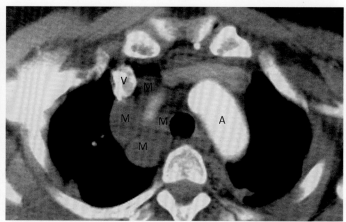

B

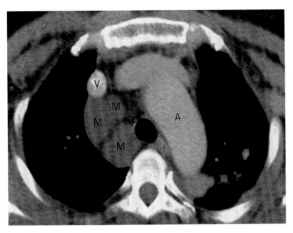

C

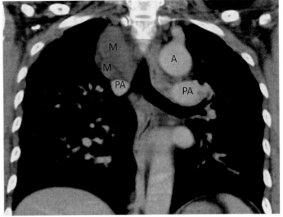

D

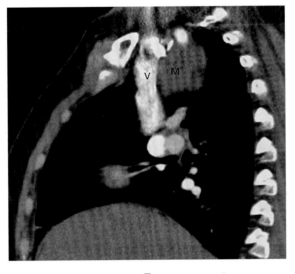

E

图2-2-3A～E　女性，42岁，囊性淋巴管瘤

CT定位片（A）显示右上纵隔增宽，边缘锐利，密度均匀，气管未见受压变窄及移位。增强扫描动脉期（B）及静脉期（C）轴位示气管右侧头臂静脉后方纵隔内血管间的多发大小不等水样低密度影，所有病灶双期均未见强化，冠状位（D）及矢状位（E）重建显示相邻气管、血管管壁光滑，未见受压变窄征象。注：A＝主动脉；V＝右侧头臂静脉；PA＝肺动脉；M＝淋巴管瘤。

（cystic lymphangioma of mediastinum，CLM）非常少见，占所有纵隔肿瘤的0.7%～4.5%。一般认为它是由于淋巴系统发育过程中，异常分化的淋巴组织局部增殖所致，也可以因为后天因素导致淋巴管受压、外伤、炎症所致梗阻扩张，或因淋巴系统与静脉系统的交通障碍所致。

1. 病理

肉眼观，病变为囊性肿块，质软，包膜完整。切面呈单房或多房，囊壁菲薄，多房病变内可见纤维膜将病变分隔成大小不等的囊腔，囊腔面光滑，囊液呈无色、淡黄或黄色。镜下观，囊内壁由单层扁平上皮细胞、平滑肌细胞和纤维细胞组成。

2. 临床表现

患者通常无明显症状和（或）体征，常于体检时发现。但肿瘤增大压迫周围组织脏器时，可引起咳嗽、胸闷、气短、吞咽困难等症状。

3. 影像学表现

（1）影像学检查：是发现和诊断CLM的主要手段。

（2）X线胸片：表现为前上纵隔的圆形、类圆形或不规则的块状影，边缘光滑锐利。

（3）CT：表现为纵隔内的囊性肿块，呈圆形、椭圆形、分叶状或不规则形，边界清楚，瘤内无钙化，囊内容物密度均匀，CT值大多在 - 10 ～ + 10 HU（图2-2-3B、C）。囊壁菲薄，无壁结节。但囊内有出血或囊液蛋白质含量高时，其CT值可以较高。静脉注射对比剂后病灶无强化，或囊壁及分隔轻度强化。囊性淋巴管瘤的生长特点是沿周围间隙生长，且缓慢增大，故病变可包绕正常组织，并可使之受压变形、移位[2, 3]。

（4）MRI：囊液呈长T1长T2水样信号，囊壁和分隔较CT显示清晰，呈纤细的细线状，无壁结节突起，无或轻度强化。

本例病灶边缘清楚，虽为单发病灶，但由于扭曲明显，在CT断面上表现为多发囊性病变，病变呈水样密度，增强扫描后不强化，其特点符合囊性病变。

4. 鉴别诊断

发生于纵隔的囊性淋巴管瘤应与气管、支气管囊肿、心包囊肿区别，气管、支气管囊肿虽也多发生于中纵隔，但其位置较本病例略低，常发生在气管分叉附近。心包囊肿则位置更低，常见于下纵隔心包旁，且病灶常较小。囊性淋巴管瘤常位于前纵隔偏右侧，病灶常可延伸至颈部等，病灶常较大。当鉴别有困难时，需手术病理取材方能确诊。

综上所述，该类疾病的诊断分析可按下列步骤进行：① 发现病变：该类疾病首先可进行胸部正侧位片的检查，目的主要在于发现病变。② 定位：发现病变后，可根据"典型胸膜外征"确定病变来源于纵隔。③ 分类诊断与定性诊断：胸部平片对诊断是否为囊肿、什么囊肿（分类诊断）及病灶的良恶性（定性诊断）往往帮助不大，而CT增强或MRI检查则具有较好的价值。这也是本例汲取的经验所在。

（魏璇 王玮）

·参考文献·

[1] Melo IA, Camargo J de J, Gomes B de M, et al. Isolated mediastinal cystic lymphangioma [J]. Rev Port Pneumol, 2009, 15(4): 697-703.

[2] Teramoto K, Suzumura Y. Mediastinal cavernous lymphangioma in an adult [J]. Gen Thorac Cardiovasc Surg, 2008, 56(2): 88-90.

[3] 林之枫，黄海龙，张宜玲，等.纵隔囊性淋巴管瘤一例 [J].复旦学报（医学版），2011, 38（1）: 93-94.

病例④　纵隔脂肪瘤

■ 临床及影像学资料 ■

· 患者，男性，83岁，超声心动图显示窦性心律，偶尔会出现阵发性房颤，伴有呼吸困难，心功能Ⅲ级。行CT检查发现纵隔占位。

1. CT表现

CT增强扫描：上腔静脉、升主动脉和肺动脉后，气管前巨大肿块，压迫左、右心房。肿块密度欠均匀，可见细线状略高密度影，病灶无强化，非细线状结构呈脂肪密度，上腔静脉受压变扁，边缘光滑（图2-2-4A），提示该肿瘤为脂肪类肿瘤。

2. 手术

术中发现肿瘤被包膜完整包裹，右边从后方压迫上腔静脉，且对周围组织无浸润（图2-2-4B），完整切除肿瘤。

3. 病理

术后肿块肉眼观：肿瘤大小为10 cm×15 cm，黄色，表面光整，且有薄膜覆盖（图2-2-4C）。肿瘤切面可见有纤维间隔的多房结构（图2-2-4D）。镜下见大多数细胞是分化成熟的脂肪低密度细胞，缺乏增生的血管（图2-2-4E）。缺乏脂肪肉瘤的特征性成脂细胞及富含成熟的脂肪滴。

病理诊断：脂肪瘤。

■ 解　析 ■

脂肪瘤（lipoma）是起源于脂肪组织的间叶源性肿瘤，是最常见的良性肿瘤，可发生于全身任何有脂肪的部位，多见于皮下组织，发生于纵隔者十分少见，仅占

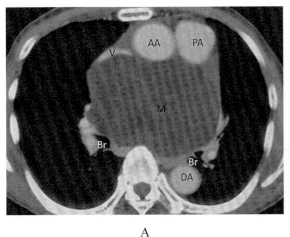

A

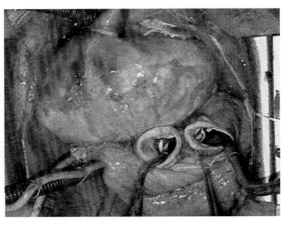

B

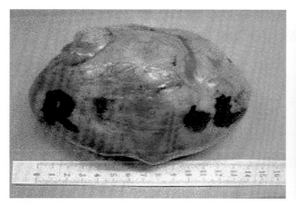

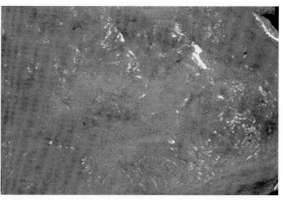

C   D

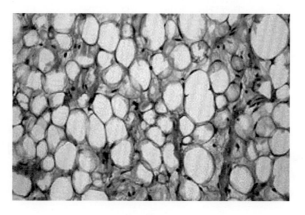

E

图2-2-4 A～E　男性，83岁，纵隔脂肪瘤

CT增强扫描轴位（A）示中纵隔巨大脂肪样低密度肿块，轻度分叶，内可见少许索条影，相邻大血管向前移位，上腔静脉受压变形，轮廓光滑；左右支气管向后移位。术中照片（B）显示肿块与周围组织分界清楚，无粘连。术后标本（C）显示肿块呈黄色，轻度不规则，外被菲薄包膜，切开观察（D）肿瘤呈黄色的多房结构，间隔为白色的纤维，镜下见（E，HE×400）肿瘤主要由分化成熟的脂肪细胞构成，缺乏增生的血管。注：AA＝升主动脉；Br＝支气管；DA＝降主动脉；M＝肿块；PA＝肺动脉主干；V＝上腔静脉。

纵隔肿瘤的2%左右[1]。纵隔脂肪瘤可位于纵隔的任何部位，常见于前纵隔下部及心膈角区。

1. 病理

肉眼观，肿块呈类圆形或不规则状，色黄，质地柔软，有完整的菲薄包膜，边界清楚，切面呈黄色，质地细腻。镜下观，肿瘤细胞为成熟的脂肪细胞。

2. 临床表现

生长缓慢，一般无症状，常因查体偶然发现。较大者也可产生压迫症状，如咳嗽、胸闷、呼吸困难、吞咽困难、心律失常等[2]。与肿块的体积相比，症状较轻。

3. 影像学表现

（1）X线胸片：呈边缘锐利的纵隔肿块，边缘清楚，密度均匀[3]。由于肿瘤柔软，一般不发生纵隔、心影及气管的移位。

（2）CT：瘤体较小者一般为类圆形，较大者形态多不规则。这是因为肿瘤常位于各脏器之间，由于脂肪瘤的质地柔软，容易被邻近结构限制，致其外形不规则。不论何种形状的脂肪瘤，其边界都比较清晰、锐利，内部呈脂肪密度，CT值一般在 - 70 ～ - 120 HU。部分瘤体内可见线状分隔[4]。包膜薄，且厚度均匀一致，增强扫描病灶不强化。周围结构多无受压或仅有轻度受压改变。变换体位扫描时肿块形状可发生相应变化。

（3）MRI：呈短T1长T2信号，抑脂序列呈低信号。各种序列其信号强度与皮下脂肪一致。

4. 鉴别诊断

本病CT上可依据其特征性的CT值与囊性或软组织肿块相鉴别；但仍需与以下疾病相鉴别。

（1）纵隔脂肪肉瘤：富含脂肪的脂肪肉瘤与脂肪瘤相似，仔细分辨，其CT值略高于皮下脂肪密度。此外，肉瘤缺少完整包膜，边界不整齐或侵及邻近结构。肿瘤内迂曲线状或条索状分隔，致其密度不均匀，增强扫描分隔显著强化[5]。与脂肪瘤相比，脂肪肉瘤的生长速度

快，如果鉴别仍有困难，可活检行病理学检查。

（2）纵隔脂肪瘤病：纵隔脂肪瘤病又称纵隔脂肪蓄积或脂肪过多症，指纵隔内脂肪组织的弥漫性增多，无具体边界，没有包膜，多见于肥胖或长期应用类固醇激素治疗的患者。

（3）心包脂肪垫：较大心包脂肪垫在胸片上有时形成肿块，在CT上表现为心膈角区脂肪性肿块，边界光滑锐利，轮廓规则，平扫和增强均见不到包膜。

（4）大网膜膈疝：大网膜膈疝表现为脂肪性肿块边缘包绕约1 mm厚的均匀高密度线影，膈肌连续性中断，膈上脂肪及其内部血管经膈肌缺口与腹腔脂肪、血管相延续。增强扫描：在脂肪密度肿块内可见放射状血管影。

综上所述，脂肪瘤可存在于任何软组织中，但位于纵隔很少见。CT检查有特征性表现，即均匀的脂肪密度肿块，增强扫描无强化，当瘤内存在细线样结构时，仍需与纵隔脂肪肉瘤鉴别。值得注意的是，纵隔脂肪瘤导致症状时，即便病理上诊断为良性，临床上仍需手术切除，并定期随访[6]。

（李永斌　王　玮　张　伟）

·参考文献·

［1］Hsu JS, Kang WY, Liu GC, et al. Giant Fibrolipoma in the Mediastinum: An Unusual Case［J］. Ann Thorac Surg, 2005, 80(4): 10–12.

［2］Cutilli T, Schietroma M, Marcelli VA, et al. Giant cervico-mediastinal lipoma. A clinical case［J］. Minerva Stomatolo, 1999, 48(1–2): 23–28.

［3］Gaerte Sc, Meyer CA, Winer-Muram HT, et al. Fat-containing Lesions of the Chest［J］. Radiographics, 2002, 22 (1): S61–S78.

［4］韩志锋, 苏宜江, 赵润润, 等.巨大纵隔脂肪瘤1例［J］.临床肺科杂志, 2013, 18（4）: 773–773.

［5］周睿, 王鲁平, 李静.纵隔非典型性脂肪瘤性肿瘤/高分化脂肪肉瘤临床病理学分析［J］.诊断病理学杂志, 2007, 14（3）: 190–193.

［6］Minematsu N, Minato N, Kamohara K, et al. Complete removal of heart-compressing large mediastinal lipoma: a case report［J］. J Cardiothoracic Surg, 2010, 5(23): 1–3.

病例 ⑤ 硬化性肺泡细胞瘤

▪临床及影像学资料▪

· 患者，女性，72岁。右侧头部胀痛3个月。3个月前无明显原因出现右侧头部胀痛，无头晕、恶心、呕吐及视物旋转，自服药物及头部穴位注射药物（具体用药不详）症状缓解不明显。1周前无明显诱因出现右侧背部疼痛，饮食及喝水时明显，有时伴咳嗽、咳少量白色黏痰，不易咳出，无发热、盗汗、乏力及咯血，无心慌、气短及胸痛，继续口服药物（具体用药不详）症状未缓解，后入院检查。25年前行甲状腺切除术。查体：右锁骨上及右腋下可触及肿大淋巴结，压之柔软疼痛，余浅表淋巴结未触及。

1. 实验室检查

糖类抗原125（CA-125）、CA-199、癌胚抗原（CEA）、细胞角蛋白19片段（CYFRA21-1）、铁蛋白（Ferritin）均超过参考值范围。

2. 影像学表现

（1）胸部后前位片：右上纵隔增宽，见巨大肿块影，边界较清晰，向右肺上野内突出，压迫气管向左移位（图2-2-5A），右主支气管受压轻度下移。

（2）胸部CT平扫：右侧中纵隔巨大肿块，在胸廓入口平面位于气管右后方（图2-2-5B），入胸后逐渐走行于气管右前方（图2-2-5C），肿块位于上腔静脉后方，自颈部至左右主支气管分叉以上（图2-2-5D），大小为8.3 cm×6.8 cm×9.6 cm。其内密度不均，见不规则形低密度影，上腔静脉、气管明显受压移位（图2-2-5D）。

（3）胸部CT增强：肺动脉期，肿块呈片絮状轻度强化（图2-2-5E～H），上腔静脉明显受压向前外移位（图2-2-5D、F、H）；右侧胸壁静脉、奇静脉、半奇静脉迂曲

扩张；（图2-2-5G、H）。右锁骨下动脉及右颈总动脉均起源于主动脉弓，右锁骨下动脉行走于肿块后缘（图2-2-5E），右颈总动脉行走于肿块内（图2-2-5F、G、I）。肺静脉期，肿块强化进一步增强，呈血管样显著周边强化（图2-2-5I），中央低密度区始终未强化。

超声检查示右侧甲状腺缺如，右颈部多个结节，其中最大者为54 mm×41 mm，边界清形态饱满（图2-2-5J），右颈内静脉管腔内可见一低回声区，范围为22 mm×11 mm（图2-2-5K）。

3. 活检

入院后第6天行CT引导下经皮穿刺术。

4. 病理

镜下见小块富血供小圆细胞瘤，细胞大小比较一致，间质内血管丰富。结合免疫组化染色：Vim（+）、CK7（+）、TTF-1（+）、CK（灶状+）、EMA（灶状+）、Ki-67（+30%）、CD34血管（+）。

病理诊断：硬化性肺泡细胞瘤。

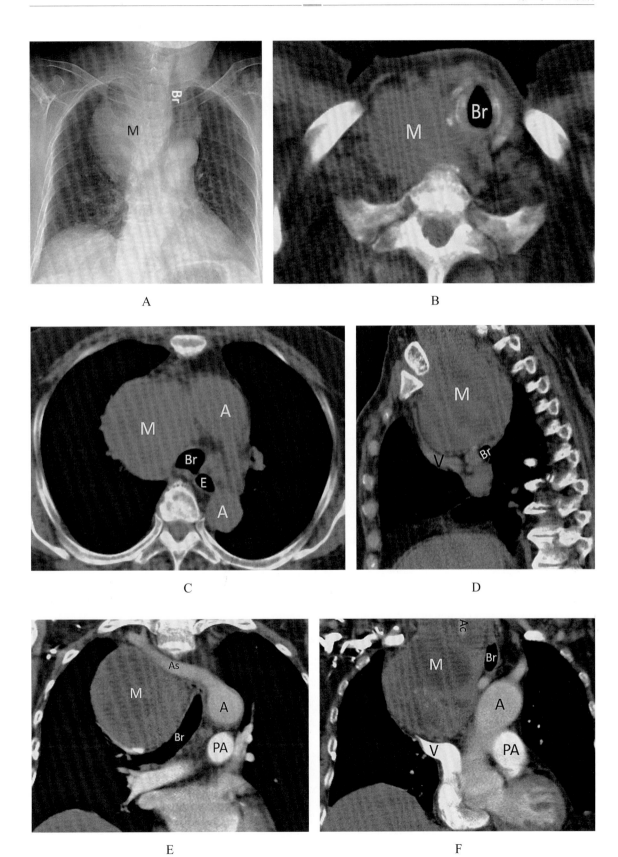

A

B

C

D

E

F

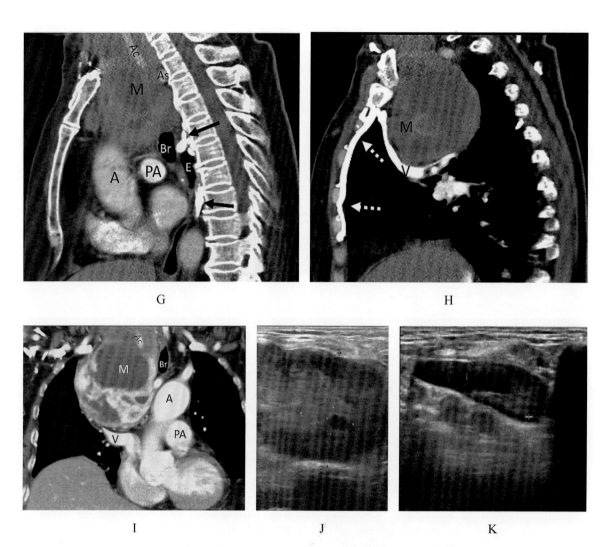

图2-2-5A～K　女性，72岁，纵隔硬化性肺泡细胞瘤

胸部后前位片（A）示右上纵隔巨大肿块影，瘤-肺界面清晰锐利，气管右缘弧形压迹伴左侧移位，右主支气管下移。CT平扫甲状软骨平面（B）及气管分叉上缘平面（C）显示肿块位于气管右侧，从气管右后方转至其后方，矢状位（D）显示肿块位于上腔静脉（V）后方、右主支气管（Br）上方，其内可见大小不一略低密度区。增强扫描肺动脉期冠状位（E、F）及矢状位（G、H）显示右颈总动脉被肿块包埋，主动脉、右侧锁骨下动脉、上腔静脉受压，胸壁静脉（虚箭）、奇静脉、半奇静脉及其分支（实箭）迂曲增宽。图I是图E层的肺静脉期，病灶病灶显著强化，其强化程度类似于血管。右颈部肿块长轴位（J）超声显示肿块呈低回声，内回声欠均匀，右侧颈内静脉（K）内探及低回声。注：A＝主动脉；Ac＝右颈总动脉；As＝右侧锁骨下动脉；Br＝气管/支气管；E＝食管；M＝肿块；PA＝肺动脉；V＝上腔静脉。

■ 解　析 ■

硬化性肺泡细胞瘤（sclerosing pneumocytoma，SP）又称硬化型血管瘤（sclerosing hemangioma，

SH），是一种少见的良性肿瘤，由Liebow和Hubbell于1956年首次描述报道[1]，95%位

于肺外周胸膜下或中央实质内，发生于纵隔内的硬化型血管瘤罕见[2,3]，2003年Sakamoto等人首次报道了一例孤立性纵隔硬化型血管瘤[4]。SP多见于中年女性，男女比例约为1∶4。硬化性肺泡细胞瘤是一种肺泡来源的肿瘤[5]，出现在纵隔的机制可能有3种[4]：① 从肺纵隔转移；② 肿瘤可能起源于异位肺组织；③ 从靠近胸膜的有蒂肺肿块慢慢游离至纵隔。

1. 病理

肉眼观，约96%的硬化性肺泡细胞瘤为孤立的、境界清楚肿块，无包膜。切面呈实性、蜂房状或裂隙状，颜色多样，与纤维化成分的多少、出血情况相关，可以呈灰白、灰黄、褐色或红色。镜下观，肿瘤由片状实性细胞区、乳头状结构区、血管瘤样区及纤维硬化区组成，实性细胞区一般由上皮细胞和圆细胞两种细胞构成。免疫组化，EMA、TIF-1阳性，CD34阴性，CK7在圆细胞型中为阳性[6]。本例CD34阳性，系间质内富含血管所致。

2. 临床表现

临床上通常无明显症状，偶有咳嗽、胸痛或咯血等非特异性征象，多为体检时发现。本例患者表现为头痛、背痛、咳嗽、咳痰。

3. 影像学表现

（1）CT平扫：表现单发、边界清楚的结节或肿块，其内可见钙化，文献报道钙化出现比例为41%[2,3]；CT增强扫描显著强化，根据肿块的成分不同，可表现为均匀或不均匀强化特点；因为肿块本身具有出血倾向，故可见到瘤内出血的表现[2-7]，其强化特点与肺内硬化性血管瘤较为相似。

（2）MRI：肿瘤T_1WI上呈等信号为主，其内呈不均匀稍低信号，T_2WI上呈等信号、不均匀高信号，延迟呈明显强化。如果合并出血，可见T1高信号。

4. 鉴别诊断

（1）淋巴瘤：淋巴瘤多见于青年或青少年，其次为老年人，临床有发热、疲劳、消瘦等全身症状，气管、食管或上腔静脉受压则出现相应症状。CT平扫表现为多个纵隔淋巴结肿大，以前纵隔和支气管旁组最常见，其次为气管及支气管组和隆突下组，往往还有其他部位淋巴结肿大，肿大的淋巴结相互融合成块，肿块较大时中心可发生坏死，很少出现钙化，纵隔内结构可受压移位；CT增强检查呈轻至中度强化。淋巴瘤亦可侵犯胸膜、心包及肺组织，对放疗敏感，短期内明显缩小或消失。本例中，纵隔病灶在CT增强中显著强化，并进一步向病灶中心填充，并与动脉强化程度近似，这一重要征象与纵隔淋巴瘤的强化特点不相符。

（2）畸胎瘤：畸胎瘤多见于前、中纵隔，CT平扫病灶密度不均，瘤灶内常有钙化、骨骼或牙齿及脂肪等多种组织成分，该病与纵隔硬化型血管瘤较易鉴别。

综上所述，纵隔内病变应结合发病年龄、临床表现、纵隔位置、CT平扫及增强图像综合诊断，当肿块较大，密度不均伴有坏死囊变，增强病灶显著强化，且强化程度与纵隔内血管强化程度近似，并与其他纵隔内肿瘤强化特点不相符时，应考虑纵隔硬化型血管瘤。

（张 惠 于 楠）

·参考文献·

［1］Liebow AA, Hubbell DS. Sclerosing hemangioma (histiocytoma, xanthoma) of the lung［J］. Cancer 1956, 9(1): 53-75.

［2］Park CY, Rho JY, Yoo SM, et al. Unusual location of sclerosing haemangioma in the mediastinum: clinical and radiological characteristics［J］. Clinical Radiology, 2011, 66(8): 792-794.

［3］Lu YY, Ng SH, Cheung YC, et al. Concomitant pulmonary and mediastinal sclerosing haemangiomas［J］. Br J Radiol,

2004, 77(917): 438–440.

[4] Sakamoto K, Okita M, Takeuchi H, et al. Sclerosing Hemangioma Isolated to the Mediastinum [J]. Ann Thorac Surg, 2003, 75(3): 1021–1023.

[5] Travis WD, Brambilla E, Nicholson AG, et al. The 2015 World Health Organization Classification of Lung Tumors: Impact of Genetic, Clinical and Radiologic Advances Since the 2004 Classification. J Thorac Oncol, 2015, 10(9): 1243–1260.

[6] Kawamura S, Kim KGY, Kim J, et al. Sixteen cases of sclerosing hemangioma of the lung including unusual presentations [J]. J Korean Med Sci, 2004, 19(3): 352–358.

[7] 严循成. 原发性前纵隔肿瘤73例CT分析 [J]. 医学影像学杂志, 2012, 22 (10): 1673–1676.

病例 ❻　神经鞘瘤

■ 临床及影像学资料 ■

·患者，女性，67 岁。体检行胸部 X 线片检查发现右上纵隔占位，为进一步诊治入院。既往偶感刺激性干咳、无胸痛、胸闷、气短，无心悸、发热等症状。发病以来，神志清、精神可，食纳尚可，夜休可，大小便无异常，体重未见明显变化。查体：无颈静脉曲张，气管居中，甲状腺无肿大，胸廓对称无畸形。

1. 影像学表现

胸部正侧位片显示主动脉弓平面右前上纵隔肿块，与肺分界清楚（图 2-2-6A ～ B），纵隔未见移位。

CT 检查：右侧中上纵隔气管右旁可见一大小为 3.3 cm×3.0 cm 类圆形占位性病变，平扫密度均匀，CT 值约 24 HU，边界清楚，边缘光滑（图 2-2-6C），动脉期，病灶内可见多发斑点状强化（图 2-2-6D、F），平均 CT 值约 35 HU，静脉期病灶周边强化更明显，内部强化不均匀，边缘部分 CT 值约 50 HU（图 2-2-6E）。肿块相邻肺野清晰，肺纹理走形自然（图 2-2-6G），双肺门影不大。气管及纵隔位置居中，纵隔内未见肿大淋巴结影，心影形态大小未见明确异常，两侧胸膜腔内未见积液征象，骨性胸廓骨质结构完整。

2. 手术

胸腔镜术中探查：右侧胸膜粘连，无胸腔积液，前中纵隔气管旁偏右可见一大小为 5 cm×4 cm×4 cm 包块，质韧、包膜完整，与周围组织界限清楚。

3. 病理

术中冰冻提示间叶组织肿瘤。

术后病理标本：灰白灰红不规则组织一块，体积 3.5 cm×2.5 cm×1.5 cm，切面灰白灰黄，质中，镜下显示部分细胞增生高度活跃（图 2-2-6H）。

术后病理诊断：纵隔神经鞘瘤，部分增生活跃，提示有复发或恶化趋势。

■ 解　析 ■

神经源性肿瘤是纵隔中最常见的间叶细胞肿瘤，占所有纵隔肿瘤的 12% ～ 19%[1]，其中 70% ～ 80% 为良性。绝大多数位于后纵隔，发生于前中纵隔的迷走神经、喉返神经或膈神经的肿瘤少见。50% 患者无症状，偶尔会引起压迫或神经症状。根据肿瘤的细胞起源可分为三类[2]：① 起源于周围神经鞘膜（神经鞘瘤、神经纤维瘤病、恶性外周神经鞘瘤）；② 起源于交感神经节（神经节细胞瘤、神经节母细胞瘤和神经母细胞瘤）；③ 起源于副神经节（副神经节瘤）。

1. 病理

神经鞘瘤又称施万细胞瘤。本病的病理特征为境界清楚的圆形或卵圆形肿块，包膜完

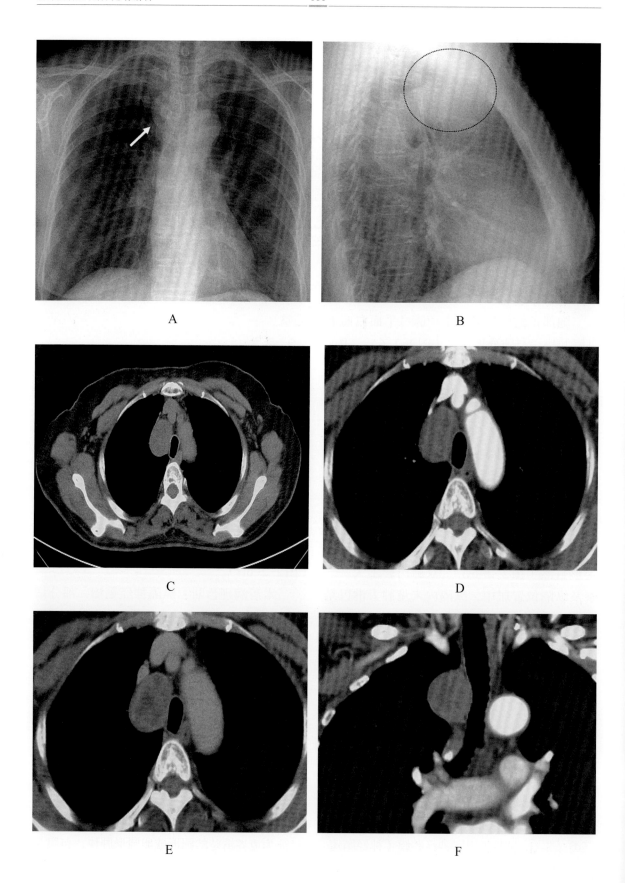

A

B

C

D

E

F

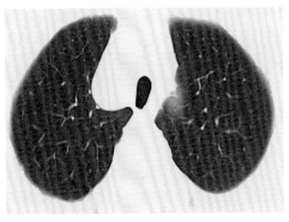
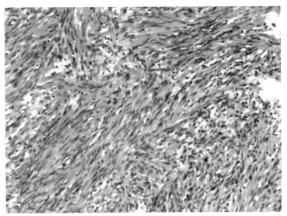

G   H

图2-2-6A～H　女性，67岁，右侧中上纵隔神经鞘瘤

胸部正位片（A）示右侧纵隔旁半球形结节（箭），基底与纵隔分界不清，肺缘光滑整齐，侧位胸片（B）示前胸壁后局限性密度增高，边缘模糊不清（圆圈内）。横轴位CT平扫纵隔窗（C）显示中上纵隔气管右旁类圆形肿块，密度均匀，边缘光滑。增强扫描动脉期（D）肿块内可见多发点状高密度影，病灶密度略增高。静脉期（E）肿块周边密度高于中央，呈不均匀环形强化。冠状位重建（F）显示肿块与支气管接触面呈锐角，相邻气管轻度受压，管壁光滑。CT肺窗（G）示肿块相邻肺纹理走行自然，瘤-肺界面清晰。术后组织学切片（HE×10，H）显示部分细胞增生高度活跃。

整，偶有不规则分叶状，可有出血、脱髓鞘、囊变，因而呈现混杂密度。组织学上神经鞘瘤主要由多细胞的Antoni A型与少细胞的Antoni B型组织组成。Antoni A型组织内细胞为梭形，排列紧密呈栅栏状及旋涡状；Antoni B型组织内细胞少，排列疏松，内部散在较多液体、囊变、骨化出血及血栓形成，以及黄色素瘤等混合区神经鞘瘤是最常见的纵隔神经肿瘤。被认为来自脊神经，因此主要位于后纵隔，尽管前、中纵隔存在的案例也被报道过，但很罕见，神经鞘瘤属于包膜受限肿瘤，因此意味着会发生囊变和恶变。

恶性外周神经鞘瘤是高度恶性肿瘤，生长于更大的神经干和不良预后为其主要特征[3]。病理呈梭形及不规则肿块影，沿神经呈浸润性生长，无包膜，有侵袭性，一般体积较大，坏死、出血、囊变明显，镜下似纤维肉瘤，由密集异型的梭形细胞区和细胞稀少的黏

液区混杂构成。

2. 临床表现

大部分的纵隔神经鞘瘤无临床症状，多在常规的影像检查中被发现。部分可出现压迫症状，如胸痛、胸闷、气短、刺激性咳嗽、吞咽困难、心悸、颈静脉怒张等[4, 5]。本病例肿块位于气管旁，患者偶有干咳。

3. 影像学表现

（1）X线胸片：中前纵隔肿块，边缘光滑锐利。

（2）CT表现：为圆形及类圆形肿块，边界清楚，密度均匀或略不均匀，常伴有坏死、囊变，少数有钙化；增强多呈不均匀持续性强化。这是因为肿瘤由多细胞的Antoni A型与少细胞的Antoni B型组织组成所致。病变常推挤邻近组织结构而不侵犯。本病例病变对气管有轻度推挤，两者分界清楚，无侵犯征象。

（3）MRI：T1WI上呈等信号，T2WI上呈

高信号，信号均匀或混杂，当富含脂质或伴有出血时，T1WI可见斑片状高信号[5]。

4. 鉴别诊断

（1）巨淋巴结增生病：本例病灶位于中上纵隔，术前诊断时根据纵隔肿块的好发部位拟诊为淋巴来源性，而巨淋巴结增生病典型的CT表现为单发软组织肿块，边缘清晰，密度较均匀，部分病变中央可见斑点状或分支样高密度钙化影，强化特点：动脉期病变均匀明显强化，CT值接近大血管，病变边缘可见线状稍低密度影，静脉期及延迟期病变呈持续强化，边缘稍低密度影呈明显延迟强化。而实际本例动脉期病变强化程度明显低于同层大血管；静脉期病灶密度不均匀、呈环形强化，并不支持巨淋巴结增生病。

（2）淋巴结结核：增生期的淋巴结结核，平扫密度均匀，强化扫描密度也均匀，易与本病鉴别。干酪坏死性淋巴结结核，CT平扫密度均匀或不均，随干酪区的大小和多少不同，增强扫描可呈环形、分隔样或不规则环形强化，与本病有部分重叠之处，需予以鉴别。结核的不

强化区为干酪坏死，强化区为肉芽组织，故增强扫描后两者分界清楚。本病的强化差异多系细胞密集度不同造成，故两区的界限模糊不清。

（3）纵隔内其他神经源性肿瘤：相对于神经纤维瘤，神经鞘瘤更宜发生囊变及出血，神经纤维瘤可有不完整或者无包膜，增强扫描为早期中心强化。交感神经节源性肿瘤：绝大多数呈良性，肿瘤影像表现一般边界清楚，沿脊柱的前外侧源，横跨3～5个椎体，在MRI，由于有胶质纤维组织存在，T2WI上可呈"螺纹状"表现。

综上所述，纵隔肿块诊断的常规思维首先是病变定位，根据位置推断肿瘤的可能性，如上中纵隔的肿瘤为继发的肺肿瘤、肿大淋巴结、血管瘤等，以淋巴源性肿块最多见。神经源性肿瘤绝大发生于后纵隔。但是，近年来，发生于前纵隔和中纵隔[4-6]的神经源性病例屡有报道，因此，在诊断纵隔疾病时，对于没有明显诊断特征的疾病，不能完全根据肿瘤的纵隔发生部位做出诊断，前中纵隔的软组织肿块，也必须考虑到神经源性肿瘤的可能。

（胡风 王玮）

·参考文献·

[1] Bakker MAD, Marx A, Mukai K, et al. Mesenchymal tumours of the mediastinum-part Ⅱ[J]. Archiv Für Pathologische Anatomie Und Physiologie Und Für Klinische Medicin, 2015, 467(5): 501–517.

[2] Nakazono T, White CS, Yamasaki F, et al. MRI findings of mediastinal neurogenic tumors. [J]. Ajr American Journal of Roentgenology, 2011, 197(4): 643–652.

[3] Koezuka S, Hata Y, Sato F, et al. Malignant peripheral nerve sheath tumor in the anterior mediastinum: A case report [J]. Molecular & Clinical Oncology, 2014, 2(6): 987–990.

[4] 赛金海, 金凤强, 刘爱连, 等. 中纵隔神经鞘瘤1例[J]. 中国医学影像技术, 2016, 32（11）: 1672–1672.

[5] 王亚非, 蒋令, 景成定. 前上纵隔恶性神经鞘瘤1例报告[J]. 实用放射学杂志, 2001, 17（6）: 404–404.

[6] Rammos KS, Rammos SK, Foroulis CN, et al. Schwannoma of the vagus nerve, a rare middle mediastinal neurogenic tumor: case report [J]. Journal of Cardiothoracic Surgery, 2009, 4(1): 1–3.

病例 ⑦ 小细胞神经内分泌癌

■ 临床及影像学资料 ■

· 患者，女性，37岁。咳嗽1个月。咳嗽呈阵发刺激性干咳，咳少许白黏痰，易咳出，伴气短，后者于活动后剧烈咳嗽后明显；无发热，无腹痛及腹泻，无皮疹及关节肿痛，无胸痛及咯血，伴进食困难，患病以来，精神较差，食欲差，大小便正常。

· 查体：体温37.2℃，心率94次/分，呼吸23次/分，血压124/70 mmHg。全身浅表淋巴结未触及。双肺叩诊呈清音。双肺呼吸音清，双肺未闻及干湿性啰音，无胸膜摩擦音。

1. 实验室检查

血气分析示pH 7.44，PO_2 84 mmHg，PCO_2 34 mmHg，BE −1.1 mmol/L。

2. 影像学表现

（1）胸部X线片：双侧中上纵隔影增宽，半圆形肿块影向肺野内突出（图2-2-7A）。

（2）食管钡餐透视：食管弓上段向右、向后轻度移位，气管向右、向前移位，食管管腔宽窄可变；气管分叉下方食管左前壁局限性管腔受压变窄，受压部黏膜皱襞存在（图2-2-7B～D）。

（3）食管内镜检：距门齿25 cm处后管腔前后壁紧贴，前壁隆起，过镜困难，局部黏膜光滑（图2-2-7E）。食管内超声：食管腔狭窄段管壁层状结构完整（图2-2-7F）。

（4）胸部CT平扫：纵隔内自胸廓入口气管后至左心房后方不规则肿块，密度均匀，病变内CT值约35 HU，与邻近主动脉、食管、气管界限不清（图2-2-7G、H）。增强CT扫描：病变均匀渐进性强化（图2-2-7I～K），动脉期CT值约52 HU，静脉期CT值约56 HU。左肺动脉明显狭窄，呈鼠尾状（图2-2-7J）；部分层面病变突入气管内，致气管前后径明显变窄，且气管向右前方移位（图2-2-7G、I、K）；病变包绕左主支气管，前后径变窄（图2-2-7M）；右头臂干（图2-2-7M）、左颈总动脉、左锁骨下动脉被病变包绕或大部包绕；降主动脉前约1/2周与病变间间隙消失（图2-2-7J）。左肺尖扇形渗出性病变，双侧胸腔未见积液征象（图2-2-7N）。气道三维重建示：气管左后壁受压，边缘不光滑，左主支气管管腔变窄，走行僵直（图2-2-7O）。

PET-CT示纵隔内多发肿大淋巴结相互融合，中心坏死，气管及食管受压，右侧锁骨上窝多发小淋巴结，葡萄糖代谢活性升高（图2-2-7L）。

3. 活检

入院后在CT引导下经皮纵隔穿刺活检术。

4. 病理

活检组织病理回报：小块小细胞神经内分泌癌组织。

5. 治疗与随访

行EP方案化疗后1月复查，病变明显缩小（图2-2-7P～Q）。

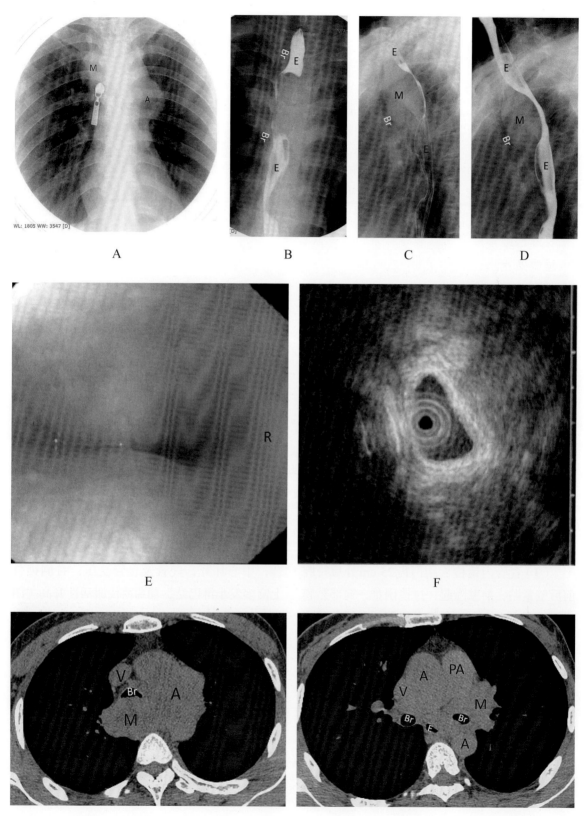

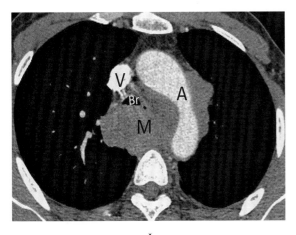

I

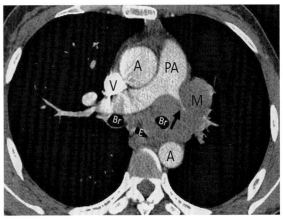

J

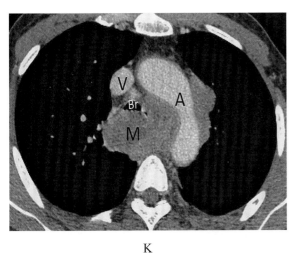

K

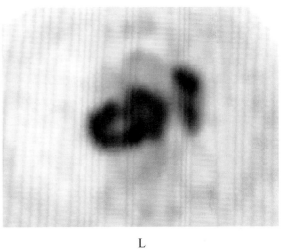

L

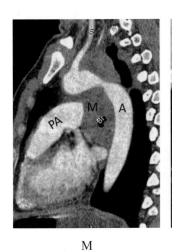

M

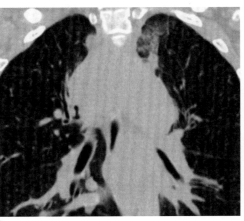

N

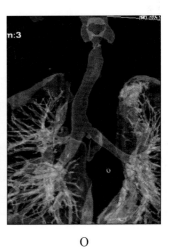

O

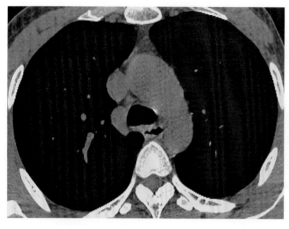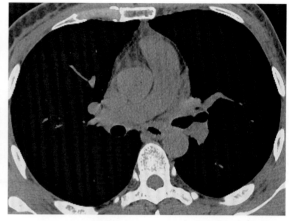

P   Q

图2-2-7A～Q　女性，37岁，纵隔小细胞神经内分泌癌

　　X线透视点片（A）示主动脉结上方纵隔影向两旁增宽，主动脉结轮廓欠光滑。食管钡餐检查正位（B）及左前斜位黏膜像（C）、充盈像（D）显示食管受压移位，管腔形态略可变，黏膜皱襞影存在，弓上段气管与食管受压分离。食管镜下（E）食管前后紧贴，局部黏膜光滑，食管腔内超声（F）显示狭窄处食管层状结构完整。胸部CT平扫纵隔窗主动脉弓水平（G）及隆突下水平（H）显示肿块不规则，密度均匀，与周围结构分界不清。图G层面动脉期（I）、静脉期（K）、核素图（L）显示病灶呈渐进性均匀强化，核素呈多发结节状浓聚。图H层面动脉期（J）显示左肺动脉（黑箭）显著变细呈鼠尾状，降主动脉起始部分与病变间隙消失。增强扫描矢状位重建显示（M）显示肿块自胸廓入口至左心房后方，主动脉弓及其分支被包绕，左主支气管后缘受压凹陷。CT冠状位肺窗（N）显示左肺尖扇形磨玻璃密度影。气管三维重建（O）示气管受压向右前移位，左后缘不光滑。化疗1个月后复查（P、Q），纵隔示肿块明显缩小。注：A＝主动脉；Br＝气管/支气管；E＝食管；M＝肿块；PA＝肺动脉；V＝上腔静脉。

■ 解　析 ■

　　神经内分泌肿瘤根据组织来源分为上皮型和神经型两种类型，前者来源于内胚层衍生物上皮细胞间弥散分布的以分泌胺类和肽类激素为主的神经内分泌细胞，如胃肠道类癌、胰腺胃泌素瘤等属此类；后者来源于神经嵴衍生物的以分泌胺类激素为主的各种神经内分泌细胞，如身体各部位的副神经节瘤属此类。上皮型神经内分泌肿瘤以类癌多见，其次为非典型类癌、小细胞神经内分泌癌及混合性类癌（腺类癌）。小细胞神经内分泌癌常发生于肺、食管、胃肠道、喉、前列腺等部位，是神经内分泌肿瘤中较少见的一种类型，平均生存期为9个

月，有高恶性、凶险性、致死性的临床特点[1]。

　　根据Ackerman外科病理学和Tahara分类标准可将之分为3型：Ⅰ型：典型类癌（低度恶性）；Ⅱ型：不典型类癌（中度恶性）；Ⅲ型：小细胞及大细胞内分泌癌（高度恶性）[2]。

1. 病理

　　肿瘤质硬，切面灰白，呈鱼肉状，内可见出血坏死灶。光镜下，癌细胞呈弥漫或大片状或不规则巢状排列，细胞异型性明显，体积较小，细胞质少，染色质淡染，核仁少或无，核分裂象多见。电子显微镜下，细胞排列致密，细胞质内可见神经内分泌颗粒，直径

150～250 nm。免疫组化：神经元特异性烯醇化酶（NSE）、嗜铬蛋白A（CgA）和突触蛋白（Syn）等神经内分泌标志物常为阳性，细胞表面分化抗原CD56及细胞核增殖指数（Ki-67）多呈阳性。

小细胞神经内分泌癌恶性程度高、生长迅速，常可发生囊变、坏死，肿瘤间质血管较丰富。

2. 临床表现

无症状，或表现为纵隔压迫或侵犯症状：如压迫气管、支气管可发生阻塞性炎症，引起咳嗽、气促、胸闷等；压迫食管引起咽下不畅、吞咽困难等症状，侵犯上腔静脉可引起上腔静脉综合征，上腔静脉血栓或癌栓形成、颈根部增粗、胸壁肿胀等表现[3]。本病例以刺激性干咳、吞咽困难为主诉，缺乏特异性临床表现。

3. 影像学表现

（1）X线胸片：边缘清楚的纵隔肿块，类圆形或分叶状。

（2）CT平扫：纵隔内肿块，分叶状或形态不规则，与周围结构分界模糊，包绕病侵蚀邻近器官。肿块内部密度多不均匀，可见斑片状低密度囊变坏死区[4]，散在斑点状钙化[4, 5]。增强后呈中度不均匀强化或环形强化[4]。由于肿瘤间质血管较丰富，增强扫描病灶实性部分可有中度或明显强化。

（3）PET-CT：由于本肿瘤生长迅速，葡萄糖摄取量明显增多，故在^{18}F-FDG-PET-CT检查中，核素在肿瘤区域浓聚[6]（图2-2-7L）。

本病例病灶密度均匀，强化程度弱，与上述典型表现不相符。但肿块包绕并侵蚀左肺动脉，PET-CT提示核素浓聚，符合典型恶性肿瘤改变。

4. 鉴别诊断

（1）淋巴瘤：淋巴瘤常累及多组淋巴结，且有融合成块征象，以纵隔和气管旁淋巴结肿大常见，密度较均匀，坏死、囊变、钙化比较少见，增强扫描呈轻中度强化，常伴有其他部位的淋巴结肿大或肝脾肿大。有学者提出，淋巴瘤强化程度较神经内分泌癌低，并可有"跳跃式"转移倾向，可仅在前纵隔和后纵隔内发展是重要鉴别要点[2]。

（2）纵隔型肺癌：纵隔型肺癌常呈分叶状，有短毛刺征、边缘不规则棘状突起、血管纠集、小泡征，内部多见坏死灶，肿块位于胸膜下或部分位于肺内，并且瘤体与纵隔呈锐角样改变[3]。

综上所述，神经内分泌癌发生于纵隔少见。CT主要帮助显示肿瘤的位置、大小、形态，更重要的是判断与上腔静脉、头臂血管及主动脉、肺动脉等纵隔结构的关系，从而评估手术难易程度和肿瘤的侵袭性，确诊需依靠病理组织学检查。

（杜永浩 王秋萍）

·参考文献·

[1] 吴颖，吴政光.后纵隔小细胞神经内分泌癌X线、CT诊断1例［J］.胸部罕少疾病，2005，12（3）：51-52.

[2] 李靖煦，关玉宝，顾莹莹，等.纵隔神经内分泌癌的CT、PET/CT表现（附6例报告）［J］.临床放射学杂志，2013，32（2）：198-201.

[3] Li JX, Xia TT, Zhang WD, et al. Primary small cell neuroendocrine carcinoma of the mediastinum: computed tomography and histopathological correlation［J］, J Comput Assist Tomogr Volume Number, 2014,38(2): 174-178.

[4] 陈涛，严静东，雷贞妮.纵隔原发性小细胞神经内分泌癌CT表现与病理对照［J］.医学研究生学报，2015，28（10）：1057-1060.

[5] 刘仁伟，曹火乃，杨亚英，等.纵隔神经内分泌癌的CT诊断与鉴别诊断［J］.医学影像学杂志，2012，22（1）：65-67.

[6] 段钰，李斌，高卉，等.神经内分泌肿瘤PET/CT的应用现状与进展［J］.国际放射医学核医学杂志，2013，37（3）：186-192.

第三节　后纵隔疾病

病例 ❶　后纵隔肠源性囊肿

■ 临床及影像学资料 ■

· 患者，女性，51 岁，体检发现纵隔包块 1 月余，无明显临床体征。

1. CT表现

CT增强检查：后纵隔食管右旁可见一类圆形囊性低密度影，大小为2.2 cm×3.3 cm，边界清晰，边缘光滑，密度均匀，CT值约3 HU（图2-3-1A），增强扫描后未见强化（图2-3-1B～E）。肺野清晰，肺纹理走形自然，双肺门影不大。气管及纵隔位置居中，气管旁及隆突前下、血管前及腔静脉后未见肿大淋巴结。心膈未见异常，双侧胸膜无增厚，未见胸腔积液。骨性胸廓骨质结构完整。

2. 手术

入院后第4天，胸腔镜手术探查：胸膜腔无积液、无粘连。病变位于后纵隔、食管旁，大小为2 cm×3 cm×3 cm，距门齿29～35 cm处食管后壁呈外压性改变。行肿瘤切除术。

3. 病理

术后病理回报：（右胸腔）先天性肠源性囊肿。

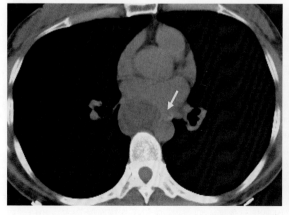

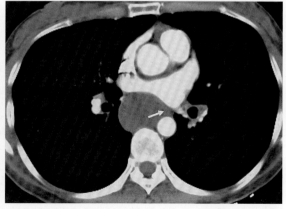

A　　　　　　　　　　　　　　　　B

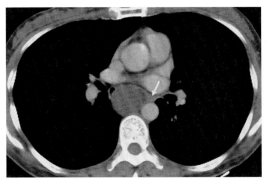
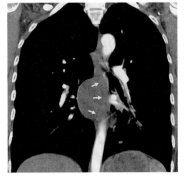
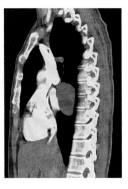

C   D   E

图2-3-1A～E　女性，51岁，后纵隔肠源性囊肿

CT平扫纵隔窗（A）示椎体前降主动脉右侧水样低密度肿块，边缘光滑锐利，内部密度均匀。增强扫描动脉期（B）及静脉期（C）显示肿块无强化，食管（箭）渐进性强化，食管右后缘变形行走于肿块左前缘，状如肿块的壁，肿块右后缘未见强化的囊壁。冠状位（D）显示肿块旁的食管（箭）受压呈弧形改变，矢状位（E）显示肿块前方的血管边缘光滑。

■ 解　析 ■

纵隔囊肿按起始部分划分为前肠囊肿、神经管和原肠囊肿、胃肠囊肿及间皮囊肿。前肠囊肿又因分化不同而分为支气管囊肿、管状食管重复畸形和肠源性囊肿（包括神经肠源性囊肿）[1]。神经肠源性囊肿神经肠源性囊肿常伴发脊椎畸形，如脊椎纵裂、半椎体等。肠源性囊肿属于先天畸形，多位于后纵隔椎体前部。发病年龄因囊肿大小及有无并发症而异，一般在婴幼儿发病。

1. 病理

肉眼观，质软，囊性包块，包膜完整，切面，囊壁结构类似食管和上消化道管壁，层次分明。镜下观，内膜为鳞状或柱状上皮，其下为发育成熟的肌层和各种胚胎上皮，无软骨。

2. 临床表现

包括呼吸道和消化道症状。起病初期多数为呼吸道症状，表现为咳嗽、气促、声嘶、发热、呼吸困难、发绀、呼吸窘迫等。呼吸困难及发绀症状在进食和哭闹时加重。消化道症状有厌食、呕吐，常引起反复呼吸道感染。当病变较小，可长期无症状，于查体时发现。本例患者年龄大，无症状，可能与囊肿体积较小有关。

3. 影像学表现

（1）X线平片：是其首要的诊断手段，表现为纵隔内圆形、椭圆形或不规则管状软组织肿块，边界清楚，当囊肿与呼吸道或者消化道相通时，囊内可见气-液平面。相邻气管、支气管受压移位[2]。平片可显示严重的椎体畸形变。

（2）食管钡餐：食管呈偏在性狭窄，伴或不伴管腔移位，食管黏膜光滑，无中断。

（3）CT平扫：示后纵隔囊性包块，多沿食管走行分布，边缘光滑锐利，呈圆形、椭圆形或不规则管状，囊内密度均匀，多呈水样密度，增强扫描常无强化或仅边缘轻度强化。病例表现与此相仿。当囊内发生出血、感染时，囊腔密度增高，包膜增厚，肿块边缘模糊，增强后包膜可呈不均匀强化。如果囊肿与气管或食管相通时，囊内可见气-液平面。CT三维重建有助于脊柱骨性畸形的显示。

（4）MRI：对本病的诊断正确率高于CT。这是因为，MRI不仅可以显示囊肿和脊柱的异常，还能显示椎管、脊膜的异常，以及它们与囊肿之间的异常通道。

（5）^{99m}Tc扫描：当囊肿内存在异位的胃肠黏膜时，核素浓聚。有助于发现并发的胃肠道重复畸形。

应该注意的是囊肿的CT密度、MRI信号因囊液成分、囊壁厚度的不同而异，部位不典型、非囊性密度或信号是造成影像学误诊的主要原因[3]。

鉴别诊断：

（1）皮样囊肿：皮样囊肿大多位于前中纵隔，肿块轮廓清，边缘锐利，但密度往往不均匀，CT值为-10～10 HU，有1/3到半数的病例可见钙化，与支气管相通时，可形成液气腔，如咳出毛发，则有助于诊断。

（2）支气管囊肿：支气管囊肿好发于气管和支气管周围，CT表现密度均匀的圆形或椭圆密度影，边缘光滑锐利，CT值为30～50 HU。囊肿如果与支气管相通时，其大小可随呼吸运动而改变，囊壁薄，内缘光整。如果同时含有气体和液体时，则形成含有气-液平面的囊腔。囊肿可造成邻近气管或支气管受压变窄[4]。

（3）淋巴管瘤：淋巴管瘤是少见的先天性畸形，由局灶增生、分化良好的淋巴组织组成，呈多房或海绵状结构。占纵隔肿瘤的0.7%～4.5%。临床上多在2岁前发现。以颈部和腋部最多见，约10%延伸到纵隔，近1%局限于胸部。组织学上根据淋巴管的大小分为单纯性（毛细血管状）、海绵状和囊状（水瘤），其中囊状淋巴管瘤最常见。因为质地软，很少产生症状，但压迫可出现胸痛、咳嗽、气促。

（4）神经肠源性肿瘤：肿块位于后纵隔脊椎旁，常伴有脊椎畸形。张力较高。而食管囊肿（即肠源性囊肿）位于后纵隔前部，食管旁有圆形或椭圆形囊性肿块，轮廓光滑，囊壁较厚，常＞4 mm，局部食道可受压，肿块密度较高，CT值常在50 HU左右。

综上所述，肠源性囊肿为良性病变，目前认为手术切除是最佳治疗方案[5]。影像学显示肠源性囊肿位于后纵隔食管旁，部分病例可伴有脊椎畸形，囊肿张力较高。CT增强或MRI检查则具有较好的价值。

（魏璇　王玮）

·参考文献·
[1] Kendig EL, Chirnick V. Kendig's disorders of the respiration tract in children [M]. 5th edition, Philadelphia: WB. Saundersstaff, USA, 1990: 245-255.
[2] 李润明，王丽华，张秋娟，等.小儿纵隔肠源性囊肿影像学表现及分析[J].临床放射学杂志，2003，22（12）：1050-1053.
[3] Jeung M Y, Gasser B, Gangi A, et al. Imaging of cystic masses of the mediastinum [J]. Radiographics, 2002, 22(4): S79-S93.
[4] St-Georges R, Deslauriers J, Duranceau A, et al. Clinical spectrum of bronchogenic cysts of the mediastinum and lung in the adult [J]. Ann Thorac Surg, 1991, 52(1): 6-13.
[5] 郭俊唐，周乃康，孙玉鹗，等.纵隔前肠囊肿的诊断及外科治疗（附51例报告）[J].解放军医学杂志，2007，32（9）：974-975.

病例❷　食管囊肿

━━ ▪临床及影像学资料▪ ━━

·患者，女性，46岁，胸闷、气短伴胸痛10余天。

1. 影像学表现

（1）X线胸片：左肺门区半圆形高密度影，边缘光滑锐利（图2-3-2A）。

（2）CT增强检查：左侧中后纵隔内可见一低密度影肿块，直径约5.7 cm，其内CT值约30 HU，增强扫描未见强化（图2-3-2B～E），包膜呈软组织密度，静脉期显示最清楚（图2-3-2C），其上可见斑点状钙化（图2-3-2E），增强扫描后邻近器官及左主支气管受压（图2-3-2D），其分界尚清，与邻近心包膜分界不清。左肺上叶舌段可见条状密度增高影，边界模糊，内见含气支气管影；余肺野清晰，肺纹理走形自然。气管及纵隔位置居中，气管旁及隆突前

下、血管前及腔静脉后未见肿大淋巴结。心膈未见异常，双侧胸膜无增厚，未见胸腔积液。骨性胸廓骨质结构完整。

2. 手术

手术探查：左侧胸膜腔无积液、无粘连。病变位于左后下纵隔、食管下段，大小为8 cm×6 cm×6 cm，质软，内可见黄色透亮囊液约120 ml，基底部位于食管肌层，与邻近心包膜粘连紧密。根据探查结果决定行纵隔囊肿切除术+部分心包切除术。

3. 病理

术后病理报告：左后纵隔食管囊肿伴炎性细胞浸润。

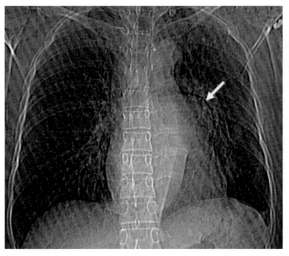

A

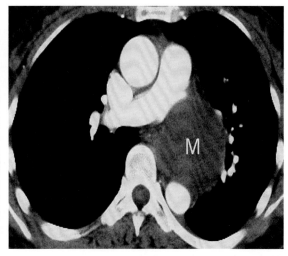

B

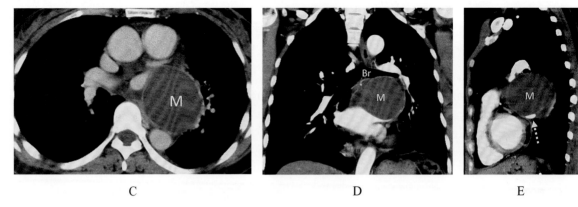

C　　　　　　　　　　　D　　　　　　　　　　　E

图2-3-2A～E　女性，46岁，食管囊肿

　　CT定位片（A）显示左肺门区半圆形肿块（实箭），基底位于纵隔，瘤-肺界面光滑锐利，左主支气管上抬变窄，左肺下野内带纹理增多，左膈顶略高于右侧，左侧椎旁线以肿块为中心梭形增宽。增强扫描动脉期（B）及静脉期（C）显示肿块密度较均匀，边缘可见厚薄较均匀的囊壁，冠状位（D）及矢状位（E）显示肿块内缘及后缘可见类似密度的上窄下宽的低密度影，肿块下缘囊壁有弧形钙化（虚箭），上部囊内密度欠均匀，相邻左主支气管下缘受压上移，管腔狭窄，狭窄部边缘光滑。注：Br＝支气管；M＝囊肿。

■ **解　析** ■

　　食管囊肿（esophageal cyst）较少见，可发生于任何年龄，男性多见。国内外命名分类尚不统一，近年国内学者将其分为3型：① 重复畸形囊肿；② 包涵囊肿；③ 潴留囊肿[1]。其中前两种为先天性畸形，是胚胎期脱落的前肠细胞在食管壁内生长而形成的囊肿。食管潴留囊肿是食管壁腺管阻塞，分泌液聚积形成的囊肿，它的形成与慢性食管炎相关，属于后天性食管囊肿。囊肿可发生于食管行径的任何部位，以中下段居多。

1. 病理

　　囊肿的壁包含黏膜层、黏膜下层及肌层，黏膜层的细胞与食管、胃肠道黏膜一样[2]。

　　潴留囊肿一般源于食管的黏膜基底膜或黏膜下，形成囊肿后向食管腔内突出，但其表面覆盖有正常或接近正常的食管黏膜。潴留囊肿多位于食管上段，呈一个或多个病灶。

2. 临床表现

　　病灶较小且无并发症时，通常没有症状。当病变增大压迫食管时，可引起吞咽困难。当囊肿内部含有胃黏膜上皮引发溃疡时，患者可出现胸痛。

　　虽然食管囊肿是良性病变，但仍然可引起严重并发症，甚至威胁生命。感染是其常见的并发症之一，国外曾报道感染累及心包和胸膜腔，产生心包和胸膜腔积液[3]；而覆盖胃黏膜的囊肿可能引起消化道溃疡出血和穿孔，如溃疡腐蚀气管支气管可引起咯血；婴幼儿和儿童由于囊肿造成气管支气管压迫而出现严重的呼吸窘迫、呼吸困难和发绀，也可能有肺过度膨胀、肺不张和感染。此外，食管囊肿也有恶变的报道[4]。

3. 影像学表现

　　（1）X线平片：显示脊柱前类圆形肿块，边缘光滑，密度均匀。

（2）食管钡餐检查：食管偏在性充盈缺损，管腔狭窄，黏膜变平、消失或呈拱桥状。钡剂通过受阻，可见分流现象，狭窄上方食管扩张。充盈缺损的形态可随呼吸及食管蠕动而变。

（3）CT：单纯性食管囊肿呈圆形或类圆形，密度均匀，CT值范围多在14～30 HU，边缘清楚，增强扫描多不强化。合并感染可表现为边缘模糊不清、多房、形状各异的肿块，可因脓液、蛋白质或出血等原因，导致囊内密度不均。

本例肿块内部密度虽不均匀，肿块周围也有类似密度影，与单纯性囊肿表现不同，但囊内增强扫描后始终不强化，因此在术前我院CT报告为："中后纵隔偏左侧支气管囊性病变，支气管囊肿可能性大"。本病例的特点提示：对于囊性肿块，无论平扫CT值如何，CT增强扫描囊内容物均不强化，这一点有助于囊性病变与纵隔肿瘤的鉴别[5]。此外，本病例导致左主支气管受压，但术中发现病变位于左后下纵隔、食管下段，基底部源于食管肌层。提示食管囊肿较大时，可发生定位上的偏差，易与支气管囊肿混淆，此时往往需要手术探查方能明确诊断。

4. 鉴别诊断

（1）支气管囊肿：支气管囊肿的影像学表现与食管囊肿相似，注意观察囊肿的气管或支气管一侧的边界，如果其受压呈扁平状，有助于支气管囊肿的诊断，否则，如果食管缘扁平，有助于食管囊肿的诊断。如果两者难以鉴别，则需靠手术病理确诊。

（2）食管平滑肌瘤：两者的钡餐检查相似，胸片和内镜也难于作出定性诊断，CT扫描有助于两者的鉴别诊断。单纯囊肿，CT平扫密度呈水样低密度，平滑肌瘤呈等密度。复杂型囊肿，CT平扫鉴别有困难，需要进一步行CT增强检查，平滑肌瘤内部有强化，而食管囊肿内部无强化[6]。

（3）神经肠源性囊肿：好发于后纵隔食管旁，与食管关系密切，而食管囊肿多位于食管壁内，内镜超声有助于两者的鉴别。

综上所述，食管囊肿少见，症状可以不明显，但由于胃黏膜的异位，腺导管的闭塞，可引起出血、溃疡、穿孔和感染等严重并发症，此外，食管囊肿还可恶变，因此手术是其根治的最佳方案。CT和MRI可以对囊肿的位置、形态、并发症及其与周围组织器官的关系进行评价，是囊肿治疗前不可缺少的评估手段。

（魏璇　王玮）

·参考文献·

［1］顾绥岳.实用外科病理学［M］.南京：江苏科学技术出版社，1987：246-246.

［2］黄艺生.食管囊肿2例［J］.中国肿瘤临床，2005，32（19）：1138-1139.

［3］Kirwan WO, Walbaum PR, McCormack RJ. Cystic intrathoracic derivatives of the foregut and their complication［J］. Thorax, 1973, 28(4): 424-428.

［4］蔡寿兴.先天性食管囊肿（附4例报告）［J］.实用放射学杂志，1992，8（8）：451-498.

［5］王云华.原发性纵隔肿瘤的CT诊断［J］.实用放射学杂志，2001，17（2）：92-94.

［6］雷军强，高明太，王文辉，等.食管囊肿［J］.中国医学影像技术，2002，18（6）：611-612.

病例❸ 左侧后纵隔囊性淋巴管瘤

■ 临床及影像学资料 ■

· 患者，女性，58岁，查体发现纵隔包块2周。无胸闷、气短、咳嗽、咳痰、咯血、呼吸困难、吞咽困难、饮水呛咳等不适。专科查体未见异常。

1. 影像学表现

（1）X线胸片：示脊柱左旁主动脉结重叠处半圆形肿块影（图2-3-3A），其密度略低于心影，在肿块外缘、上缘光滑锐利，内缘、下缘被遮盖，显示不清。

（2）CT增强检查：脊柱左缘与降主动脉之间可见一椭圆形低密度影，大小为4.2 cm×2.8 cm，边缘光滑锐利，形态规则，与脊柱胸膜和降主动脉后壁紧贴（图2-3-3B、C），增强扫描动脉期（图2-3-3D）及静脉期（图2-3-3E）均呈均匀密度，动脉期CT值约35 HU，静脉期CT值约32 HU。肿块所在侧胸膜腔扩大，内可见多发短管状、纤曲的管状结构（图2-3-3C），似与肿块相连（图2-3-3F），相邻骨质结构未见缺损及硬化，椎间孔未见增大

（图2-3-3G）。主动脉壁未见增厚，管腔无狭窄及移位。纵隔内可见肿大淋巴结。双侧胸膜无增厚，未见胸腔积液征象。双肺纹理走形自然，双肺门影不大。气管及纵隔位置居中，气管旁及隆突前下、血管前及腔静脉后未见肿大淋巴结。

2. 手术

CT检查后第5天手术，术中探查：左肺上叶与胸壁有部分粘连，胸腔内无明显积液，游离胸腔粘连，见肿瘤位于后纵隔，主动脉弓后上方，肿瘤下缘紧贴主动脉弓，大小为4 cm×3 cm，呈囊性，表面光滑，包膜完整，与周围结构界限尚清，行纵隔囊肿切除术。

3. 病理

术后病理报告：囊性淋巴管瘤（图2-3-3H）。

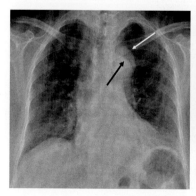

A

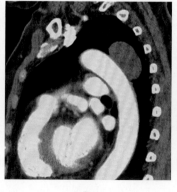

B

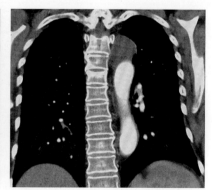

C

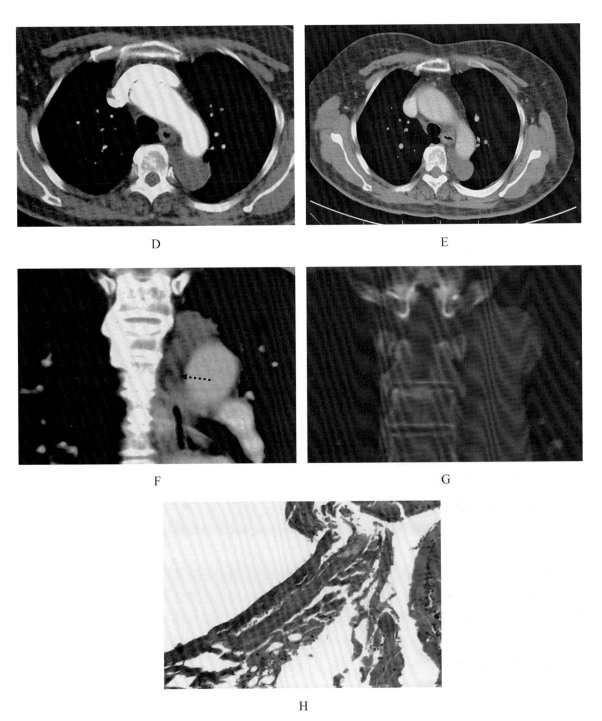

图2-3-3A～H　女性，58岁，左侧后纵隔囊性淋巴管瘤

　　胸片（A）示主动脉结（黑箭）上外缘可见一稍高密度肿块（白箭）。CT矢状位（B）显示肿块呈椭圆形，与降主动脉后缘紧贴，两者交角为锐角；CT冠状位（C）显示肿块与脊柱广基底连接，上缘两者夹角为钝角，胸膜被掀起，在脊柱与降主动脉之间可见多发短条状、扭曲管状结构；增强动脉期（D）和静脉期（E）显示肿块呈略低于食管壁的均质密度，向前插入脊柱与主动脉之间，插入部受压变窄。肿块内前缘可见一纤曲管状结构向下走行（F，虚箭），CT冠状位骨窗（G）显示肿块平面双侧椎间孔对称，骨密度未见异常。图H为囊壁的组织病理图（HE×10）。

▪ 解　析 ▪

囊性淋巴管瘤（cystic lymphangioma，CL）又称淋巴管囊肿，囊状水瘤。是一种良性淋巴系统的肿瘤样病变。是淋巴管先天发育异常或后天损伤所致的淋巴管与正常淋巴系统不通，淋巴潴留致局部管腔囊样、瘤样扩张。纵隔囊性淋巴管瘤少见，好发于上腔静脉、食管及奇静脉三角区[1]。

1. 病理

囊壁为淋巴管管壁，菲薄，有淋巴管内皮细胞、胶原纤维组织和少许的平滑肌。囊液为蛋白质液及少许淋巴细胞，外观清亮。合并感染，囊液混浊，囊壁增厚。

2. 临床表现

症状多轻微，可有咳嗽、胸闷、气短、胸痛、吞咽困难等症状[2]。也有无任何症状，于查体时偶然发现。

3. 影像学表现

（1）X线胸片：与脊柱重叠的圆形、类圆形或不规则的块状影，边缘光滑锐利。由于瘤内容物为液体，密度较软组织低，故在常规胸片上常表现为低于心脏大血管密度的高密度影（图2-3-3A）。

（2）CT表现：为圆形、椭圆形、分叶状或不规则形的均匀、水样低密度影，边界清楚，囊壁菲薄，常不能显示。增强扫描通常不强化（图2-3-3C、D）。由于本病多沿神经血管分布，故常位于血管间隙内，具有钻缝性生长的特点（图2-3-3D）。病变引流区域的血管、淋巴管会因为回流不畅而发生扭曲、扩张，本例病灶周围间隙扩大，下方多发纤曲的脉管结构证实了这一观点（图2-3-3C、F）。此外，由于病变内为可流动的液体，张力较低，故当病变较小时，与邻近组织相交处常凹陷变形（图2-3-3E），当病变巨大时，由于重力的作用，病变常为水滴样。

4. 鉴别诊断

我们将后纵隔单房囊性病变分为4类：① 原发性囊肿，即先天发育异常导致的囊肿；② 继发性囊性病变，由于外伤、感染或其他全身或局域性疾病并发的囊性病变；③ 囊性肿瘤；④ 疝囊。本病应与之鉴别。

（1）先天发育异常导致的囊肿：先天发育异常导致的囊肿具有一般囊肿的共性，即囊壁菲薄不可辨认，囊内液体密度均匀，增强扫描无论囊液还是囊壁都不强化，外观与平扫无异。但仔细分析，各种疾病有其各自的特点：如食管囊肿及支气管囊肿，其张力相对较高，多呈圆形或类圆形，很少出现见缝就钻的特点，其发病部位多与食管、气管有关，常有一侧壁与食管、支气管相接。神经管原肠囊肿常见于后纵隔，椎体异常（半椎体或蝴蝶椎）或脊柱侧凸对疾病的鉴别有助。先天性胸导管囊性扩张，是由于局部平滑肌缺乏，局部管腔膨大，其上下方的管腔通常并不增宽[3]，此为鉴别的要点，但如果胸导管肌壁异常广泛而为多段性时，与本病的鉴别困难，常需要根据淋巴造影或手术探查，确定其是否与胸导管相通进行判别。

（2）继发性囊性病变：继发性囊性病变通常具有相应的临床病史和较为特异的表现，出现迅速，且随时间延长，其密度、大小、形状均会发生改变，此点有别于囊肿。如脓肿常见于胸腔手术、食管穿孔、局部感染，或脓毒血症患者，临床上常有中毒症状，实验室检查中，白细胞计数及中性粒细胞比例增高。影像学上脓肿壁呈渐进性强化，内壁光滑，此与囊肿不同。血肿虽然不强化，但常发生于手术、外伤后，且与创伤部位相关，其密度会随出血时间的延长而发生变化。胰腺假性囊肿的患者通常具有急性胰腺炎发作病史和（或）慢性胰腺炎表现，囊肿多位于后下纵隔，影像学上囊肿常通过食管裂孔进入腹腔，增强扫描常有持续性强化。疫区居住史对寄生虫感染的诊断帮助很大。

（3）囊性肿瘤：囊性肿瘤主要见于以下两类情况，一类是肿瘤内部发生囊变、液化、坏死；另一类是肿瘤细胞可分泌液体，导致内部液体聚集。这两类情况尤其是第一类情况，囊液与囊壁的密度通常存在差异，尤其是在增强扫描上两者差异更大，这是因为囊壁为肿瘤组织，常会出现不同程度的强化。囊壁强化是囊性肿瘤性病变与囊肿鉴别的要点[2]。

（4）疝囊：所谓疝是指体内某个组织或脏器离开其正常解剖部位，通过先天或后天形成的薄弱点、缺损或空隙进入另一部位的状况。因此，在疝囊附近会出现正常空隙的扩大、正常结构的缺失，如发生食管裂孔疝时，发生食管裂扩大，发生脊膜膨出时相应椎间孔扩大、椎体外形异常，发生膈疝时，膈肌连续性中断[4]。在影像学上，这些结构的异常伴随病变在这些异常部位的行走有助于疝的诊断。

综上所述，纵隔囊性淋巴瘤少见，其影像表现与一般囊肿相似，病变沿神经血管分布，见缝就钻，张力低下，周围可见扭曲扩张的管状结构是其特色性的表现，有助于与其他囊性病变的鉴别。

（王秋萍　郭佑民）

·参考文献·

［1］岳杰，郭根军，张广超，等.纵隔囊性淋巴管瘤6例［J］.中华胸心血管外科杂志，2009，25（2）.

［2］Jeung MY, Gasser B, Gangi A, et al. Imaging of cystic masses of the mediastinum［J］. Radiographics, 2002, 22(4): 79–93.

［3］Okabe K, Miura K, Konishi H, et al. Thoracic Duct Cyst of the Mediastinum［J］. Scandinavian Cardiovascular Journal, 2009, 27(3–4): 175–177.

［4］郭佑民，陈起航，王玮.呼吸系统影像学［M］.2版，上海：上海科学技术出版社，2016：1107–1122.

病例④　纵隔淋巴结结核

■临床及影像学资料■

· 患者，女性，38岁。以"吞咽不适半月，加重3天"之主诉入院。半月前无诱因出现吞咽不适，无恶心、呕吐、反酸及嗳气，无明显疼痛及胸闷、气短，颈部超声考虑颈深部淋巴管囊肿，口服消炎药物无明显缓解；近3天来自觉吞咽不畅感加重，伴轻度疼痛，无声音嘶哑及饮水呛咳。1天前颈部CT示：胸廓入口处后纵隔占位。发病以来无发热、盗汗、胸闷气短，无明显体重下降。查体：体温36.3℃，心率82次/分，呼吸20次/分，血压110/70 mmHg。胸廓对称无畸形，气管居中，甲状腺无肿大。呼吸运动未见明显异常，触觉语颤无明显增强或减弱，双肺呼吸音清，双侧肺未闻及干、湿性啰音，各瓣膜听诊区未闻及病理性杂音。门诊以"纵隔占位"收入。

· 既往体健，否认肝炎、结核、疟疾等传染病史及外伤手术史，无化学性物质、放射性物质、有毒物质接触史，无吸毒史。无吸烟、饮酒史。否认家族性遗传病史。

1. 实验室检查

红细胞4.81×10^{12}/L，血红蛋白141 g/L，白细胞6.35×10^9/L，中性粒细胞0.73，血小板242×10^9/L；肝肾功能及肿瘤标志物CEA、CA125、CA199、CA72-4、NSE均正常。

电子胃镜见：距门齿15～20 cm食管右前壁外压变扁，食管黏膜光滑，胃镜通过有阻力。PPD试验呈强阳性，结核感染T细胞斑点试验呈阳性。

2. 影像学表现

（1）CT显示：胸廓入口平面，中线气管后方软组织肿块，大小为15 mm×37 mm×40 mm，肿块呈哑铃型包绕气管后壁，并推压气管向前移位（图2-3-4A～F），病灶下缘伸入食管与气管之间，使两者距离增大（图2-3-4D～F）。气管管壁不厚，食管受压左移，前后径拉长并环绕肿块左缘（图2-3-4A～C），该段食管管壁结构不清。肿块右侧部分略分叶（图2-3-4G），接近软组织密度，平均CT值约

37 HU，增强扫描持续中等不均匀强化（图2-3-4B、C），动脉期CT值约52 HU，静脉期CT值约65 HU；肿块左侧部分边缘光滑，呈水滴状（图2-3-4H），接近水组织密度，平均CT值约20 HU，增强扫描无强化（图2-3-4B、C），动脉期CT值约18 HU，静脉期CT值约14 HU。相邻椎体骨密度未见异常（图2-3-4I）。两肺野清晰，双侧胸腔可见少量胸腔积液（图2-3-4J）。

（2）超声内镜示：食管上段纵隔内实性占位，呈低回声，回声不均匀，边缘不规则，内可见部分不规则无回声区，病变侵及食管固有肌层，病变切面大小为25.4 mm×21.8 mm，多普勒显示乏血供。

3. 活检

超声引导下，以Cook 22G穿刺针进针穿刺3次，取得细小条形组织送病理及结核PCR检测，局部无明显出血。

4. 病理

镜下观，大片出血灶之间见上皮样细胞

巢、肉芽组织，未见癌细胞。穿刺道冲洗液涂片未见恶性细胞。

穿刺组织行TB-DNA定量检测结果：3.5×10^4 copy。

5. 治疗及随访

给予抗结核治疗：利福平0.6 g，每日1次；异烟肼0.3 g，每日1次；吡嗪酰胺0.5 g，每日3次；乙胺丁醇0.75 g，每日1次。治疗后9个月复查，肿块明显缩小（图2-3-4K），治疗后19个月复查，肿块完全消失（图2-3-4L）。

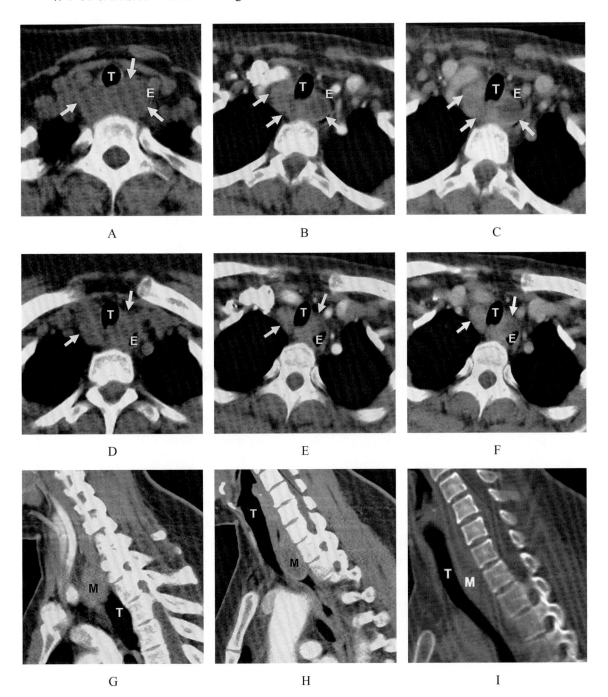

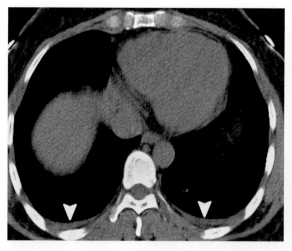

J

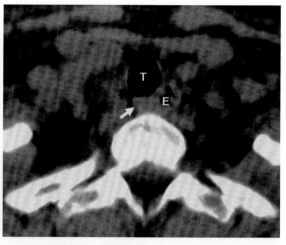

K

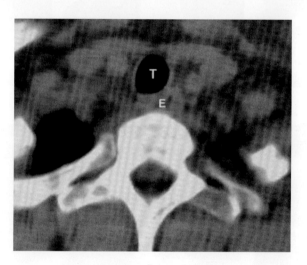

L

图2-3-4A～L　女性，38岁，纵隔淋巴结结核

图A、B、C分别为肿块最大平面的平扫、动脉期、静脉期图，显示肿块位于气管后方，食管右侧，肿块（箭）呈哑铃型包绕气管，向左突向食管，肿块密度不均，左侧可见液化区域，增强扫描右侧部分呈不均匀渐进性强化，左侧呈环形强化；图D、E、F分别为肿块下部的平扫、动脉期、静脉期图，肿块仍位于气管两侧，并伸入食管与气管之间。图G、H分别为气管右侧和气管左侧的矢状位，显示肿块右侧实性部分轻度分叶，左侧液体部分呈水滴状，正中矢状位骨窗（I）显示椎间盘及椎体形态密度未见异常。下胸部纵隔窗（J）示背侧新月形胸膜积液（箭头）。抗结核治疗后9个月（K）食管后方局限性软组织增厚（箭），哑铃型肿块消失，抗结核治疗后19个月（L）食管后方无软组织增厚，食管归位。注：E＝食管；M＝肿瘤；T＝气管。

■ **解　析** ■

纵隔淋巴结结核多见于儿童[1]，成年人少见，仅占纵隔淋巴结结核的10%～15%。成年

人当中以中老年人、年轻女性和免疫损害者为多[2]。据报道，成人纵隔淋巴结结核的胸部常

不存在结核病灶，临床缺乏发热、盗汗、消瘦等结核症状，容易与纵隔肿瘤混淆。本病女性发病率较高，女：男为 1.9～2.8：1[2]。

纵隔淋巴结结核最易累及气管右旁和隆突下淋巴结组，即 2R、4R 和 7 组淋巴结，占 41.7%～43.3%，较少累及 1、2L 和 9 组淋巴结（5.9%），且 89% 同时累及 2 组以上淋巴结[3]。本例患者结核灶同时累及 1、2R、2L 和 3p 组淋巴结，累及食管肌层，属于食管旁纵隔淋巴结结核。

1. 临床表现

可表现为低热、乏力、消瘦等低度中毒症状。合并肺部感染，或气管受压时，出现咳嗽、咳痰、气短等呼吸道症状。食管旁淋巴结结核压迫并侵犯食管可造成吞咽不适、吞咽困难、呕血等消化道症状[4]。

2. 病理与影像学表现

人们将淋巴结核的演变分为 4 期[2]，Ⅰ 期为淋巴组织样增生期，形成结节或肉芽肿，此期淋巴结外形增大，毛细血管丰富，增强扫描呈均匀强化，文献报道增殖性病灶一般直径 < 2.0 cm[3]，但也有直径达 8.0 cm 的情况；Ⅱ 期淋巴结内出现"干酪"样坏死，这种干酪坏死最初是散在、微小的，进一步发展干酪坏死逐渐增大并融合，此期淋巴结外形进一步增大，在 CT 平扫上，淋巴结密度均匀或不甚均匀，增强扫描由于干酪坏死区不强化，淋巴结呈不均质强化，随干酪区的大小和多少呈环形、分隔样或不规则环形强化；Ⅲ 期干酪样坏死突破淋巴包膜，造成多个淋巴结粘连，此期淋巴结融合呈团块状，干酪坏死区明显，导致 CT 平扫密度不均，内部可见液化坏死区，由于融合的淋巴结并非齐步走，所以肿块的各个部分强化并非完全一致，可呈多环形强化，或均匀强化、不均匀强化、环形强化等多种强化形式并存；Ⅳ 期"干酪"样物质排出，空洞形

成，此期在纵隔淋巴结结核中较少见，表现为结核球与食管、气管、血管等相邻器官相通。根据这些特点判定我们这一病例应处于淋巴结结核的第 Ⅲ 期，即多组淋巴结融合成一个哑铃型肿块，肿块的左侧干酪坏死明显，病灶呈环形强化，肿块右侧部分干酪坏死小而不清楚，呈不均匀渐进性强化。

3. 鉴别诊断

（1）食管来源肿块：本病例以吞咽不适为首发症状，CT 显示肿块导致食管向左显著移位的同时，食管前后径增大并包绕肿块，提示肿块侵犯食管，故首先应与食管来源肿块鉴别。食管源性肿块可以呈偏心性狭窄，但食管移位多不明显，食管源性肿块的中心多位于食管壁或靠近食管壁，而不会呈现以气管为中心的哑铃型肿块，故本病应考虑食管周围病变累及食管。病灶跨越中后纵隔，呈哑铃型沿气管两侧后壁生长，在气管后壁相连接，如果病灶单纯起源于气管后壁，向两侧方呈分叶状生长，食管一般受压后移，受累食管应该在食管前壁而不是在食管右侧壁，且相邻气管管壁也未见增厚，故不支持气管来源病变。

（2）淋巴结病变：淋巴结病变可同时跨越前、中、后纵隔的多个分区，甚至可以在不同纵隔的多个部位同时发病。该部位常见的淋巴结病变有淋巴瘤，转移瘤，结核。

1）淋巴瘤：表现为纵隔内多发大小不等结节、肿块，有融合趋势，此点与结核有类似之处。但淋巴瘤的结节密度较均匀，很少发生坏死液化，常包绕血管、气管、食管，呈铸型式生长，增强扫描均匀强化；此外淋巴瘤一般无钙化。淋巴结结核发生融合时，多伴有结节内的干酪坏死，在 CT 上，尤其是增强 CT 上密度不均，干酪区不强化，淋巴结结核一般会推压、侵犯邻近脏器，很少包埋脏器生长，即便是像本例这样"包绕气管"，也是多个淋巴结

受累造成的假象，并非浸润性生长，长期慢性的结核病灶常伴有钙化，如果发现肿块内既有液化又有钙化，多半可以排除淋巴瘤[5]。伴有淋巴结坏死的淋巴瘤与淋巴结结核的CT增强表现存在一定差异，淋巴瘤时坏死淋巴结占受累淋巴结的比例较小，坏死淋巴结相对较大，以不规则强化为主，坏死范围多较小[6]。

2）转移瘤：纵隔是转移瘤好发的部位之一，转移结节通常沿着淋巴引流区域分布，转移瘤多呈实性软组织结节，如果转移结节发生液化坏死，有肺癌、食管癌、乳腺癌病史，或发现肺内转移、骨骼转移时，倾向于转移瘤，转移瘤一般不发生钙化。淋巴结结核常局限于一个区域，其上下淋巴引流区域通常并无肿大淋巴结，此外，PPD阳性，结核感染T细胞斑点试验呈阳性，结节钙化有助于结核诊断。

（3）囊肿：各种单纯性囊肿，如支气管囊肿和食管囊肿呈薄壁水样密度影，单房，增强扫描不强化，显然与本病不符。

总之，随着结核发病率的增加，纵隔淋巴结结核的发病率也在逐年递增。对于纵隔病变CT增强扫描为首选方法，认识淋巴结结核、淋巴瘤及转移瘤的影像学特点，可以避免不必要的手术，对及早确定治疗方案具有重要的临床价值。当影像学诊断困难的时候，行CT/超声引导下穿刺活检或行超声内镜活检是一种非常有效的手段。

（王秋萍　郭佑民）

·参考文献·

［1］Lucas S, Andronikou S, Goussard P, et al. CT features of lymphobronchial tuberculosis in children, including complications and associated abnormalities［J］. Pediatric Radiology, 2012, 42(8): 923−931.

［2］邱大胜，李杰，朱佳，等.成人纵隔淋巴结结核性肉芽肿的影像学表现（附4例报告并复习文献）［J］.临床放射学杂志，2011，30（6）：906−908.

［3］唐思诗，邵恒，杨志刚，等.纵隔淋巴结结核的多层螺旋CT强化特征及优势解剖分布［J］.生物医学工程学杂志，2013（2）：283−286.

［4］Pimenta A, Preto J R, Gouveia A, et al. Mediastinal tuberculous lymphadenitis presenting as an esophageal intramural tumor: A very rare but important cause for dysphagia［J］. World Journal of Gastroenterology, 2007, 13(45): 6104−6108.

［5］Tang S S, Yang Z G, Deng W, et al. Differentiation between tuberculosis and lymphoma in mediastinal lymph nodes: Evaluation with contrast-enhanced MDCT［J］. Clinical Radiology, 2012, 67(9): 877−883.

［6］马超豪，李琦，罗天友，等.伴有淋巴结坏死的淋巴瘤与淋巴结结核的增强CT征象对比分析［J］.重庆医科大学学报，2016，41（6）：641−644.

病例❺　神经鞘瘤

▪临床及影像学资料▪

·患者，女性，51岁。1周前，因子宫肌瘤查体，发现左侧纵隔包块。患病来无咳嗽、咳痰、发热、心慌不适，为进一步诊治纵隔包块来我院。查体：胸廓对称无畸形，双侧呼吸动度一致，未发现异常。

1. 实验室检查

血尿粪常规、肝肾功能及肿瘤标志物检测均未见异常。

2. 影像学表现

（1）X线胸片：左肺尖肿块，与肺尖胸膜及纵隔分界不清，瘤-肺界面清晰锐利（图2-3-5A），气管未见受压移位，无变窄。

（2）CT平扫：左后纵隔内见软组织肿块影，边界尚清晰，大小为5.6 cm×7.8 cm，其内密度尚均匀（图2-3-5B、C），CT值约为24 HU。考虑神经源性肿瘤可能性大，建议行CT增强扫描。

（3）CT增强：肿块呈渐进性较均匀强化（图2-3-5D、E），动脉期CT值约为34 HU，静脉期约为48 HU。考虑神经源性肿瘤，神经

鞘瘤可能性大。

3. 手术

手术探查：左侧胸膜腔无粘连，无积液。左上后纵隔可见一表面光滑、带有包膜、质中度硬、活动度差，大小为7.0 cm×5.5 cm×5.5 cm，侵及左肺上叶。行肿瘤及左肺上叶切除术。

4. 病理

术中冰冻切片报：间叶组织来源，多考虑为良性病变。

术后标本肉眼所见：灰白灰黄不规则组织3块，总体积9 cm×7 cm×3 cm。镜下观，细胞呈梭形，核少、异型，胞质富含黏液（图2-3-5F）。

术后病理诊断:（左侧纵隔）神经鞘瘤，部分细胞增生活跃，建议随访。

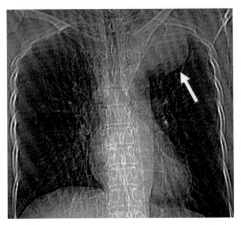

A

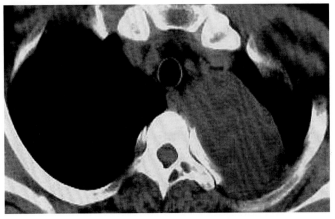

B

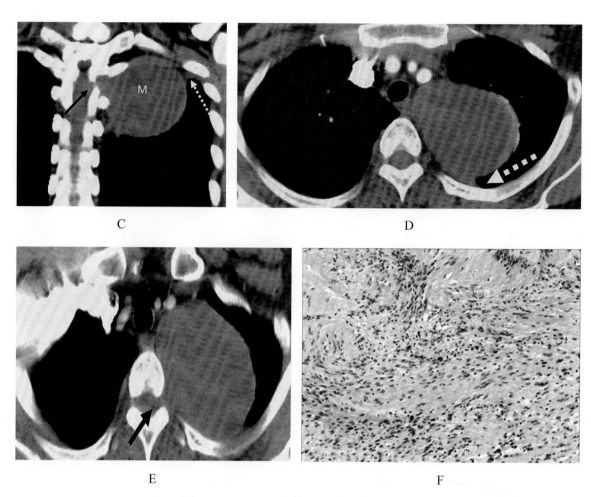

图2-3-5A～F　女性，51岁，神经鞘瘤

CT定位片（A）显示左上肺纵隔旁类圆形软组织密度影（白实箭），边界光整，与周围组织分界清晰。CT轴位（B）示肿块密度均匀，冠状位重建（C）显示肿块外上缘胸膜（白虚箭）被掀起，肿块下缘与纵隔胸膜夹角圆钝，相邻椎间孔（黑实箭）上下径较对侧略宽。增强扫描动脉期（D）及静脉期（E）显示肿块密度大体均匀强化，静脉期密度略高于动脉期。术后组织学（HE×40，F）显示见细胞呈梭形排列，界限不清，细胞核少异型，细胞质均匀致密并富含黏液。

■ 解　析 ■

神经鞘瘤（schwannomas）为最多见的神经源性肿瘤，良性居多，恶性占全部纵隔神经源性肿瘤的4%～13%。恶性神经鞘瘤易侵犯毗邻器官组织，椎旁组织等。神经鞘瘤分布广泛，可发生于全身任何具有施万细胞的周围神经[1]。胸部神经鞘瘤多起源于脊神经，位于后纵隔，脊柱旁区，少数来源于肋间神经、迷

走神经及臂丛神经膈神经等。

1. 病理

神经鞘瘤位于神经鞘内，有完整的包膜。切面有多种形态：实质样，质均匀，淡青色；实性、囊性或多房囊肿。镜下观，神经鞘瘤由细胞密集的antoni A区和细胞疏松的antoni B区组成。Antoni A区梭形细胞排列成栅栏状、

丛状、螺旋状等；antoni B 区细胞排列无序。

2. 临床表现

任何年龄均可发病，以中青年多见。大多数孤立，生长缓慢，多无症状。肿块增大时，可出现胸背部疼痛，胸闷，咳嗽，气短。甚至可以出现咳血、上腔静脉梗阻综合征、Horner 综合征及声嘶。本病例系查体发现。

3. 影像学表现

X 线胸片：脊柱旁类圆形或浅分叶状肿块，边缘光滑锐利。10% 的神经鞘肿瘤穿过椎间孔伸入椎管内，胸片显示椎间孔扩大。

CT 表现为圆形及类圆形肿块，边界清楚，肿块较小时，CT 平扫密度比较均匀，肿块较大时，肿瘤可囊变，导致密度常不均匀。增强扫描肿块大多强化不均匀，其内见散在斑片状无增强的低密度区，肿瘤与周围组织界限清楚，很少侵犯周围组织[2]。本病例 CT 增强扫描及平扫均表现为均匀强化，实属少见表现，这可能与肿瘤内含黏液成分的细胞较多有关。肿瘤伸入椎管时，可见哑铃状肿块骑跨椎管内外，椎间孔扩大，严重者可见骨质吸收、破坏[3]。

4. 鉴别诊断

后纵隔旁的神经鞘瘤应与神经纤维瘤、血管瘤、胸膜间皮瘤及转移瘤。包裹性积液、脓胸、肺内肿瘤等鉴别。

（1）神经纤维瘤：神经纤维瘤多见于 20～30 岁，大多孤立性，边界清晰，无包膜，极少囊变、出血，CT 增强前后密度均匀[3, 4]。

（2）血管瘤：血管瘤可见钙化样静脉石影，增强扫描肿块显著增强，有时可见一支或几支扭曲的血管影。

（3）局限性胸膜间皮瘤：局限性胸膜间皮瘤常呈波浪状胸膜增厚，瘤体与胸膜接触面广，突向胸膜腔，少数有短蒂与胸膜相连，随体位变动而移动，部分患者可出现胸腔积液，增强扫描多呈均匀增强。

（4）胸壁转移瘤：胸壁转移瘤多表现为较明显的软组织肿物，可伴有相邻骨质破坏，原发灶和其他转移灶有助于诊断。包裹性积液密度均匀，CT 值明显低于神经鞘瘤，增强扫描不强化。

（5）肺内肿瘤：神经鞘瘤与胸壁呈钝角，个别瘤体较大，突向胸内部分同时向下生长，与胸壁所形成的夹角可能是上钝角下锐角，但紧贴胸壁，与肺的交界面光滑，基本上可排除肺内肿瘤[5]。

综上所述，对于胸部椎旁区肿瘤，单发圆形、卵圆形或不规则形，稍低密度肿块，边缘光滑清楚，平扫密度均匀或欠均匀、有囊变的肿块，增强均匀或不均匀强化，首先考虑神经鞘瘤。

（薛久华 王玮 时宏）

·参考文献·

［1］Mi YK, Kim HJ, Kim AL, et al. A Case of Primary Endobronchial Neurilemmoma Without Intraspinal Extension［J］. Yeungnam University Journal of Medicine, 2012, 29(1): 54-57.

［2］龙德云，魏剑锋，张联合，等. 胸部神经鞘瘤的 CT 诊断［J］. 中国医学影像学杂志，2007，15（6）：465-467.

［3］梁辉清，曾庆思，唐堪华，等. 胸部神经节细胞瘤影像学表现与病理分析. 中国医学影像技术［J］.2013，29（8）：1288-1291.

［4］Cai J, Zeng Y, Zheng H, et al. Retroperitoneal ganglioneuroma in children; CT and MRI features with histologic Correlation［J］. Eur Radio, 2010, 75(3): 315-320.

［5］张瑞禄，万业达. 胸部常见疾病多层螺旋 CT 诊断与临床. 天津科技翻译出版社［M］.2006：106-120.

病例❻ 节细胞神经纤维瘤

■临床及影像学资料■

·患者，女性，62岁，4天前头痛，于当地医院查体，发现左侧胸内包块。

1. 影像学表现

（1）X线胸片：左肺尖纵隔旁可见一类圆形软组织密度影，边界光整，呈"肺尖圆球征"（图2-3-6A），肿块与周围组织分界清晰，周围肺组织未见明显异常，肿块大小为10 cm×7 cm，上下径大于横径。

（2）CT表现：左上胸部可见一大小为9.8 cm×7.1 cm的类椭圆形稍低密度肿块，边界清晰光整（图2-3-6B），平均CT值约25 HU，病变部分位于左侧后上纵隔内，其外缘（病变与相邻肺组织之间）可见线样明显强化影（系压缩的肺带），增强扫描病变呈渐进性轻度强化（图2-3-6C、D），动、静脉期平均CT值分别约28 HU、38 HU，门脉期病变内部密度变得不均匀（图2-3-6E），内可见云絮状更高密度影。

2. 手术

手术探查：左后纵隔可见大小为10 cm×10 cm×10 cm类圆形囊性包块，包膜完整，包块与后纵隔关系密切，并与左侧第4椎间孔见鼠尾状蒂相连。行肿瘤切除术。

3. 病理

镜下观，神经纤维细胞簇状分布，无明显的核分裂（图2-3-6E）。免疫组化，神经节细胞的 NF（＋）、Syn（＋）、NSE（＋），神经鞘细胞 S－100（＋）、NSE（＋）、MBP（＋）、Leu－7（＋），GFAP（－），CgA 少数细胞（＋）、CD99（－）。

术后病理回报：节细胞神经纤维瘤。

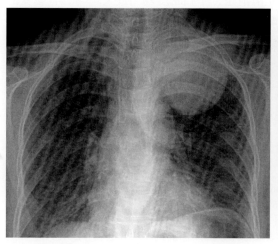

A

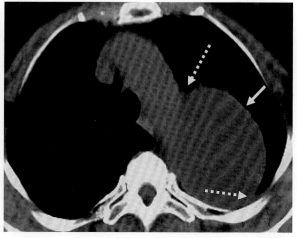

B

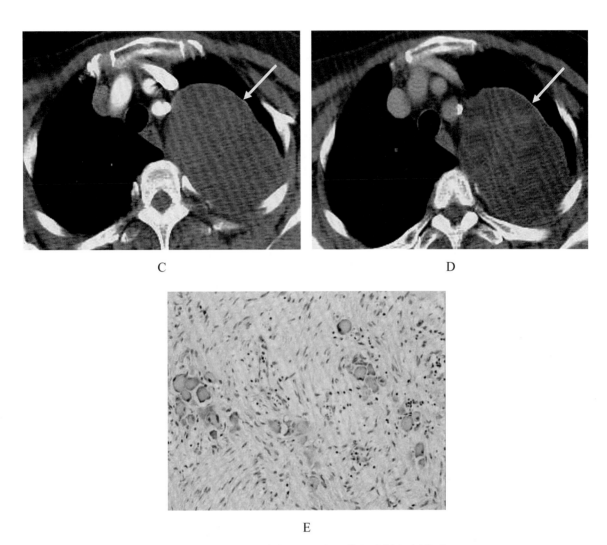

C   D

E

图2-3-6A～E　女性，62岁，节细胞神经纤维瘤

X线胸片（A）显示左肺尖球形肿块，瘤-肺界面光整，内上缘淹没于纵隔及肺顶，邻近肺组织
密度未见异常，气管右偏，无狭窄。CT平扫纵隔窗（B）显示椭圆形稍低密度肿块，相邻的主动脉
弓及侧后胸壁的胸膜轻度掀起（虚箭），提示肿块位于纵隔内，纵隔前联合线右移。增强扫描动脉期
（C）及静脉期（D）显示肿块不均匀渐进性强化，其肺缘可见细带状"假包膜"（实箭）。术后组织
切片（HE×100，E）示神经纤维细胞成簇状分布，核大、深染，排列呈漩涡状，无明显的核分裂。

（薛久华　刘　为）

病例 ❼   节细胞神经纤维瘤

■ 临床及影像学资料 ■

• 患者，女性，60岁。体检发现纵隔占位1天。1天前体检时发现纵隔内病变，近期无咳嗽、咳痰、胸闷、气短、胸痛、咯血、发热、恶心、呕吐等不适，入院初诊考虑纵隔肿瘤。入院体检：自发病来，精神、食纳、夜休可，大小便正常，体重无明显变化。体温36.0℃，脉搏62次/分，呼吸20次/分，血压110/90 mmHg。浅表淋巴结未扪及肿大。头颅五官无畸形，颈软，气管居中，甲状腺不大。胸廓对称，叩诊双侧清音，听诊双肺呼吸音清，未闻及干湿性啰音。心前区无隆起，心界不大，心率62次/分，律齐，A2≥P2，各瓣膜听诊区未闻及病理性杂音。腹平软，无压痛反跳痛。脊柱四肢无畸形，生理反射存在，病理反射未引出。

1. 影像学表现

（1）X线胸片：右上纵隔增宽，瘤-肺界面清晰，双肺见异常密度影（图2-3-7A）。

（2）胸部CT平扫：右侧脊柱旁软组织密度肿块影，以宽基底与肋骨后段和胸椎体相邻，部分伸到气管和脊柱之间，肿块累及4个椎体，纵径大于其前后径及左右径（图2-3-7B、D）。肿块突向肺野缘光滑，内下部可见2枚点状钙化影（图2-3-7C、E～G），余密度均匀，大小为45 mm×28 mm。增强扫描动脉期未见明显强化（图2-3-7D～F），静脉期呈轻度不均匀强化（图2-3-7G）。冠状位及矢状位重建图显示病变上下径长，大于左右径及前后径（图2-3-7E～G）。肿块周围肺组织未见异常（图2-3-7H）。

2. 手术

入院后第8天手术，术中探查：肿块位于右后上纵隔近胸顶处，质韧、色白、包膜完整，基底部自第1肋间至第3肋间，右肺上叶与包膜中度粘连。行纵隔肿瘤切除+胸膜粘连烙断术。

3. 病理

术后病理回报："纵隔"节细胞神经纤维瘤。

■ 解 析 ■

节细胞神经纤维瘤（ganglion cell neurofibroma，GCN）又称神经节细胞瘤、节细胞神经瘤，是一种罕见的良性神经源性肿瘤。它起源于交感神经节、迷走神经，由分化良好的神经节细胞、神经鞘细胞和神经纤维组成，好发于脊柱旁交感神经丛，偶尔可起自肾上腺髓质，以后纵隔最为常见[1]。节神经细胞瘤可见于任何年龄，好发于青年人、儿童，男女比

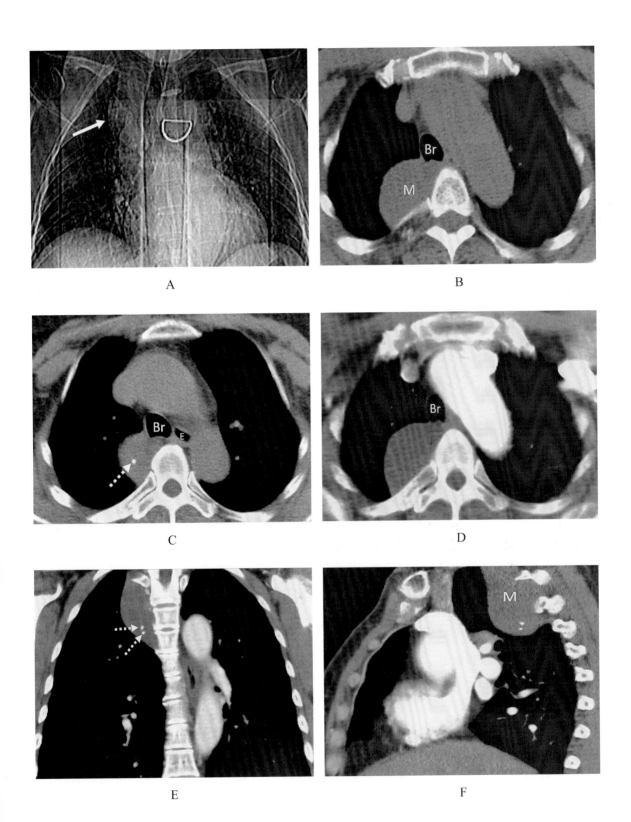

A

B

C

D

E

F

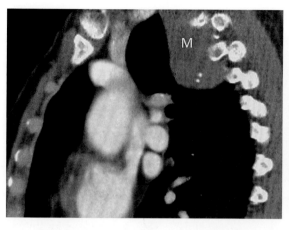 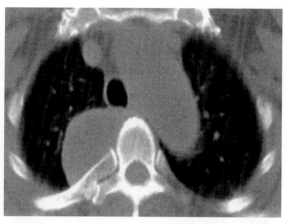

G   H

图2-3-7A～H   女性，60岁，节细胞神经纤维瘤

胸部CT定位像（A）示气管右旁软组织肿块影（实箭）突向右肺野，边缘光滑。CT平扫纵隔窗显示病变最大平面（B）呈丘状，与椎体、肋骨以宽基底相贴，部分伸入气管与椎体之间，密度均匀，边界清楚，肿块下部（C）可见圆点状钙化（虚箭）。增强扫描动脉期轴位（D）、冠状位（E）及矢状位（F）显示肿块上下径最大，肿块强化不明显。图F同层静脉期（G）显示肿块密度略增高。CT肺窗（H）示瘤-肺界面清晰锐利，肺内纹理未见异常。

（刘 哲 于 楠）

例相当[2]。本组两例患者均为老年女性，病变发生在上后纵隔内。

1. 病理

肉眼观，肿瘤表面光滑，有完整的包膜，与周围组织分界清晰，质地柔软；切面灰黄或灰色，呈编织状。镜下观，大量增生的神经鞘细胞、神经纤维以及散在分化成熟的神经节细胞，细胞排列呈编织状或漩涡状[3]。

2. 临床表现

约一半的患者可无明显症状，或在体检时偶然发现，若有症状，常可表现为胸痛、咳嗽、气喘或气短等，亦可出现各种压迫症状或神经内分泌症状，如吞咽困难、上腔静脉综合征、霍纳综合征、出汗、皮肤潮红、腹泻及女性男性化等[4]。手术切除是最有效的治疗方式，术后预后良好[5]。本组2例患者1例因头痛查体，1例为体检查体发现。

3. 影像学表现

X线胸片表现为脊柱旁半圆形、椭圆形、扁丘状或长条形软组织密度影，内缘与脊柱包括椎间孔重叠，边缘不清，常淹没于纵隔影内，外缘突向肺野，边缘光滑锐利。发生在胸廓上口处的巨大节细胞神经纤维瘤可将胸膜向前下推压，在正位胸片上占据整个肺尖，下缘呈半球形突向肺野，呈"肺尖圆球征"（图2-3-6A）。肿瘤可引起周围骨骼的变化，如脊柱侧弯、椎间孔扩大，椎体骨质压迫性缺损或骨质破坏、肋骨萎缩、肋间隙增宽。

CT平扫显示节细胞神经纤维瘤多位于脊柱旁沟内，表现为脊柱旁轮廓光滑的圆形或卵圆形肿块，内缘较平直，外缘突起。肿块的纵径比前后径及左右径大。由于肿瘤内含大量黏液，其密度通常低于周围肌肉组织，20%的肿块内可见点片状钙化。增强扫描动脉期轻度或不强化，静脉期轻到中度强化，这可能与部分肿瘤内细小血管含量相对较多、肿瘤细胞外间隙含有大量黏液基质阻碍了对比剂的灌注有关[6]。位于胸廓入口处的肿瘤，可以观察到肿瘤附近的血管被推压移位的表现。良恶性神经鞘瘤均可累及椎骨内，可造成椎间孔扩大，椎骨骨萎缩或边缘光滑的压迹或骨质缺损。当发现肿瘤累及椎管时，必要时做MR扫描观察椎管内的情况。当肿瘤突然增大时往往提示有恶变的可能，应加强观察随访。

MRI显示病灶在T1WI呈均匀的肌肉样信号，在T2WI上呈不均匀高信号[5]。囊变区呈长T1、长T2信号。

本组2例均位于上纵隔脊柱旁，与脊柱广基底相连，纵径＞前后径＞左右径，增强动脉期强化不明显，静脉期轻中度强化。相邻骨质结构未见明显异常。

4. 鉴别诊断

（1）包裹性积液、单纯性囊肿、囊性淋巴管瘤：CT平扫，包裹性积液、单纯性囊肿、淋巴管瘤均表现为均匀低密度影，但增强扫描时，这些病变无强化，此为鉴别的关键。此外，包裹性积液常伴有胸部其他病变。囊性淋巴管瘤沿组织间隙呈塑形生长。

（2）嗜铬细胞瘤：嗜铬细胞瘤常发生坏死、囊变、出血，密度不均匀，增强扫描呈快速、明显的持续性强化。本病呈轻中度强化，动脉期强化程度低于嗜铬细胞瘤[7]。

（3）良性神经鞘瘤：良性神经鞘瘤CT平扫密度多较均匀，肿块较大时易囊变，密度不均程度较本肿瘤显著，此外，神经鞘瘤呈球形，其纵径与横径相仿，而本病纵径明显大于横径。增强扫描实性部分多呈不均匀强化，这一点与神经节纤维瘤较容易区别。

综上所述，后纵隔神经源性肿瘤病理分型较多，但在影像学中有一些共同表现，再加上病灶位置的特殊性，诊断为神经来源肿瘤并不困难。若肿瘤脊柱缘平直，纵径明显长，增强扫描呈具有渐进性强化的特点，结合患者为青壮年，且无明显临床症状，应考虑到节细胞神经纤维瘤。

（王玮 刘哲）

·参考文献·

[1] Hammoumi ME, Arsalane A, Kabiri EH. Posterior Mediastinal Ganglioneuroma [J]. Radiographics, 2014, 51(24): 594−597.

[2] Rha SE, Byun JY, Jung SE, et al. Neurogenic tumors in the abdomen: tumor types and imaging characteristics. [J]. Radiographics, 2003, 23(1): 29−43.

[3] 郭学军，刘鹏程，王成林，等.腹膜后节细胞神经瘤的影像学表现与病理分析[J].中国医学影像技术，2009，25（8）：1443−1446.

[4] 郭启勇.实用放射学[M].北京：人民卫生出版社，2009：567−568.

[5] Gray HK, Shepard DV, Dockerty MB. MEDIASTINAL GANGLIONEUROMA. [J]. Archivos De Bronconeumología, 2015, 51(1): 50−51.

[6] Loh HH, Yee A, Loh HS, et al. CT and MR manifestations of adrenal ganglioneuroma (analysis of 8 cases) [J]. Journal of Medical Imaging, 2006, 16(9): 974−981.

[7] 管彬，钟唐力，刘启榆，等.后纵隔节细胞神经瘤的MSCT表现与病理分析[J].临床放射学杂志，2011，30（3）：425−427.

病例❽　神经母细胞瘤

▪ 临床及影像学资料 ▪

·患者，男性，5岁。间断发热2个月，下肢疼痛20天。患者于2个月前受凉后出现发热，38.2℃，无咳嗽、胸闷、气短，当地给予头孢唑啉钠后体温降至正常，此后仍有间断发热，自服退热药物治疗，体温反复。20天前出现右下肢疼痛，发热时疼痛明显。2周前就诊于某儿童医院，给予头孢美唑抗感染，果糖对症支持治疗。进一步行腹部CT检查考虑"神经母细胞瘤伴腰骶椎部分转移及双髂骨骨质破坏"。为求进一步明确诊断及治疗入我院。

·入院查体：右侧颈部及左颌下可触及数个绿豆大小淋巴结。心肺查体未见明显阳性体征。右侧腹股沟区可见一直径为5 cm×5.1 cm瘀斑，局部压痛阳性。

1. 影像学表现

MRI检查：左侧后纵隔（T9～L1椎体）可见不规则形软组织影，穿过膈肌到达腹部（图2-3-8A、B），病变沿脊柱纵行走行，与脊柱宽基底相连，推压并包绕腹主动脉，左肾

受压变形（图2-3-8C、D）。肿块呈长T1长T2信号，内可见等T1短T2细线状分隔。

2. 活检

对后纵隔肿块行穿刺活检术，取条形组织数条。

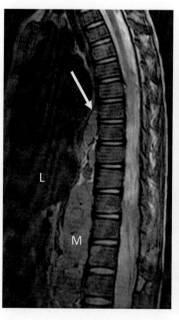

A

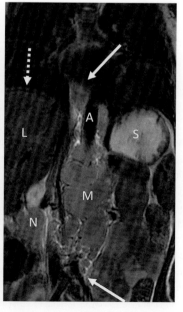

B

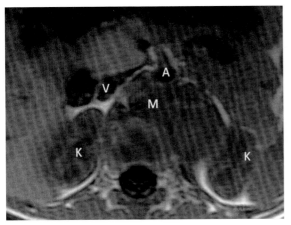

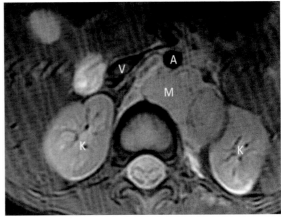

C　　　　　　　　　　　　　　　　　　　　　D

图2-3-8A～D　男性，5岁，神经母细胞瘤

T2WI矢状位（A）及冠状位（B）显示自心后至腹主动脉分叉（实箭）脊柱前方长条不规则形肿块，肿块经膈肌（虚线）的主动脉裂孔贯穿胸腹腔，轴位T1WI（C）及T2WI（D）示肿块包绕椎体生长，腹主动脉、下腔静脉受压前移，腹主动脉被包绕，肿块脊柱缘光滑，腹侧不规则，内部可见多发细线状分隔线。与竖脊肌相比，肿块呈T1低信号，T2高信号。注：A＝腹主动脉；K＝肾脏；L＝肝脏；M＝肿块；N＝肿大淋巴结；S＝胃；V＝下腔静脉。

3. 病理

活检材料：横纹肌及纤维结缔组织内查见挤压变形，细胞异型，组织学特点提示恶性肿瘤，结合免疫学特征考虑神经母细胞瘤。

4. 治疗

行局部姑息放疗，下肢疼痛有减轻出院。

■ 解 析 ■

神经母细胞瘤（neuroblastoma，NB）是小儿期常见的恶性肿瘤，占小儿恶性肿瘤的8%～10%，80%见于5岁以下，35%见于2岁以下，男性多于女性[1]。本组病例为男性小儿，5岁，与文献报道一致。该肿瘤出现于交感神经丛分布的任何部位，也见于肾上腺髓质，出现在纵隔者仅占5.26%[2]。

1. 病理

肉眼观：肿瘤质硬，切面灰白，常见出血、坏死、钙化。镜下观：瘤细胞大多由分化较差，大小均匀一致的小圆细胞构成，成团成巢，可见典型的菊花形团样排列。

2. 临床表现

初期表现为发热，贫血等非特异性表现，晚期出现局部疼痛。肿瘤易发生早期转移[3, 4]。本病例的病理为高度恶性，并可见腹膜后肿大淋巴结。

3. 影像学表现

（1）CT表现：为类圆形或分叶状肿块，早期边缘清楚，晚期边缘模糊。由于肿瘤易发生出血、坏死，所以其内密度常不均匀，75%～85%的肿瘤可见散在钙化，此为神经母细胞瘤特征性的改变[1, 3]。增强扫描肿瘤呈中度不均匀强化。

（2）MRI扫描：肿块内信号不均匀，T1WI多为低信号，T2WI多为等、高信号，增强扫描不均匀明显强化。本组病理的MRI表现与文献报道完全一致。

4. 鉴别诊断

（1）神经节细胞瘤：神经节细胞瘤的MRI特点是瘤体一般比神经母细胞瘤小，呈圆形或椭圆形，纵径最大，信号均匀，很少囊性坏死，但可钙化，增强呈轻、中度强化，边界更清晰[5]。

（2）畸胎瘤：畸胎瘤一般大小不等，形态不规则，内含脂肪、钙化、骨化及囊性改变，增强扫描呈轻度不均匀强化。

（3）脂肪肉瘤：脂肪肉瘤呈巨块状不规则肿块，边缘清晰或不清。增强脏器组织不同程度挤压或侵犯，肿块内含有脂肪组织，增强扫描未见强化[6]。

综上所述，神经母细胞瘤多发生于小儿，椎旁交感神经丛，早期有淋巴转移及淋巴结钙化时，可首先考虑神经母细胞瘤。

（薛久华 王 玮 时 宏）

·参考文献·

［1］Rha SE, Byun JY, Jung SE, et al. Neurogenic tumors in the abdomen: tumor types and imaging characteristics［J］. Radiographics, 2003, 23(1): 29-43.

［2］罗远建，金科，甘青，等.儿童神经母细胞瘤的影像学表现［J］.临床小儿外科杂志，2007，6（2）：51-53.

［3］庞学明，侯爱林，王笑一，等.小儿神经母细胞瘤的MRI诊断［J］.天津医学学报，2014，20（2）：154-156.

［4］Koeller KK, Sandberg GD. From the archives of the AFIP. Cerebral intraventricular neoplasms: radiologic-pathologic correlation［J］. Radiographics A Review Publication of the Radiological Society of North America Inc, 2002, 22(6): 919-937.

［5］Wu YH, Song B, Xu J, et al. Retroperitoneal ganglioneuroma in children: CT and MRI features with histologic correlation. Eur I Radiol, 2010, 75(3): 279-286.

［6］Siegel MJ, Ishwaran H, Fletcher BD, et al.Staging of neuroblastoma at imaging : report of the radiology diagnostic oncology group［J］. Radiology, 2002, 223(1): 168-175.

病例⑨　后纵隔弥漫大B细胞淋巴瘤

■ **临床及影像学资料** ■

·患者，男性，64岁，间断性右肩背部疼痛2月余，生命体征平稳，精神欠佳。

1. CT表现

CT平扫显示椎体周围内见团块状软组织密度影包绕，其内密度均匀，平均CT值约37 HU（图2-3-9A），食管及气管受压前移，左、右主支气管受压移位，管腔变窄。

增强扫描病灶呈轻度强化，其内可见弧形及斑片状动脉期CT值约42 HU，静脉期CT值约54 HU（图2-3-9B、C），病变最大横截面大小为9.5 cm×6.5 cm，病变呈半环形包绕降主动脉，降主动脉受压向前外移位，病变包绕双侧肋间动脉（图2-3-9B），支气管、食管及

降主动脉管壁光滑，管壁未见增厚（图2-3-9B），肿块邻近肺组织萎陷，明显强化，邻近椎体骨质未见明确破坏征象。

2. 手术

入院后第7天手术，手术探查：病变位于后纵隔，大小为8 cm×6 cm×5 cm的类圆形包块，质脆触之易出血，包绕胸主动脉、食管，并沿脊柱向前累及对侧胸腔。局部病灶切除。

3. 病理

术后病理回报：弥漫大B细胞瘤（活化型）。

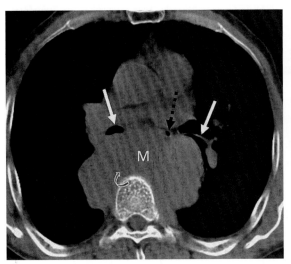

A

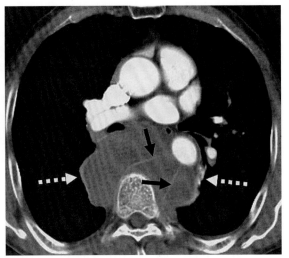

B

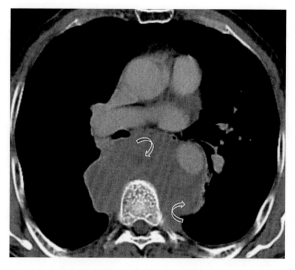

C

图2-3-9A～C　男性，64岁，
后纵隔弥漫大B细胞淋巴瘤

CT平扫纵隔窗轴位（A）示后纵隔内肿块，略不规整，呈软组织密度，内可见弧形低密度影（弯箭）分隔，食管（黑虚箭）及左、右主支气管（白实箭）受压向前移位，管腔狭窄，病变呈半环形包绕胸主动脉，主动脉管壁呈纤细的略高密度影，厚薄均匀。同层增强扫描动脉期（B）及静脉期（C）显示肿块轻度渐进性强化，静脉期除分隔外，还可见斑片状低密度影（弯箭）；食管、支气管管壁均匀强化，未见增厚，双侧肋间动脉（黑实箭）管壁光滑，未见增粗变窄，肿块边缘萎陷的肺组织（白虚箭）显著强化。注：M = 肿块。

■ 解　析 ■

弥漫大B细胞淋巴瘤（diffuse large B-cell lymphoma，DLBCL）是成人非霍奇金淋巴瘤（NHL）中最常见的一种类型，属于成熟B细胞肿瘤。是一种在临床表现、病理学形态、治疗及预后等方面具有很大异质性的恶性肿瘤。它可以原发于淋巴结或结外组织器官，也可以从惰性淋巴瘤转化而来。其治疗一般采用化疗或化疗加放疗为原则[1]。在中国DLBCL的发病率占非霍奇金淋巴瘤的45.8%。肿块多位于前纵隔，后纵隔少见。

1. 病理

正常淋巴结结构消失，B细胞弥漫性生长，体积增大到正常淋巴细胞的2倍以上，细胞质透亮，核分裂象多见。其间的纤维成分分割挤压肿瘤细胞，使其成团、变形。免疫组化，B细胞标志物（CD10、CD19、CD20、CD79a、BOB1、OCT2等）表达阳性，膜表面球蛋白（Ig）表达阴性，这是本病的特征之一[2]。

2. 临床表现

女性多见，中国人群中40～50岁居多。

通常为肿瘤的压迫症状，如咳嗽、胸闷、气短、呼吸困难等呼吸道症状，吞咽困难、咽下不适等消化道症状，声嘶、上腔静脉综合征、深静脉血栓等神经血管侵犯症状。近20%的患者伴有全身症状，如发热、消瘦；近70%的患者出现乳酸脱氢酶（LDH）升高的表现[3, 4]；偶有无症状者。

3. 影像学表现

（1）CT平扫：由于本病生长迅速，故就诊时肿块通常很大，与周围组织器官之间脂肪间隙消失，包绕周围组织器官（如气管、血管等）生长。多数情况下密度均匀[4]，少数情况下由于缺血坏死导致密度不均。肿块边缘清楚。增强扫描呈轻中度均匀强化，其内血管无明确肿瘤滋养血管，被包绕进去的血管通常受压移位、变细，管壁通常无增厚、侵犯征象。肿瘤常侵犯邻近心包、胸膜及肺组织，导致胸膜及心包增厚、胸腔积液、心包积液。

（2）PET-CT：显示肿瘤对^{18}F-FDG对比剂具有浓聚的特点。与CT比较，^{18}F-FDG-PET能检出许多小淋巴结病灶[5]，且对骨骼、肌肉、胃肠道等结外组织器官的病变检测具有灵敏度、特异度及准确度高的特点[6]，对于治疗前肿瘤分期，治疗后疗效评价具有重要的临床价值。

本例的特点是后纵隔肿块，包绕椎体生长，邻近的食管、支气管和降主动脉受压前移并被部分包绕，其内血管被拉直，但管壁未见明确增厚及侵蚀破坏（即血管漂浮征）。

4. 鉴别诊断

（1）后纵隔神经源性肿瘤：后纵隔神经源性肿瘤多位于椎旁区，起源于交感神经链、脊神经后根、肋间神经[7]。神经鞘瘤，是后纵隔最常见的神经源性肿瘤，以良性单发多见，发病年龄30～50岁，临床症状多不明显，少数可有疼痛或神经系统症状。CT表现平扫为境界清晰的低密度肿块，多呈类球形，常伴有出血和囊性变，部分病灶内见脂肪密度、条带状稍高密度影及小点状钙化灶，呈良性病变的影像学表现。而淋巴瘤在CT上大多表现为多发的肿大淋巴结和融合成块的肿大淋巴结，增强扫描多表现为不均匀强化，其中有结节样明显强化区。淋巴瘤在诊断时均无钙化，其钙化均出现在放疗后。此外，如果发现肿块内血管漂浮征阳性，有助于淋巴瘤的诊断。

（2）急性纵隔炎：急性纵隔炎表现为纵隔的弥漫性炎性渗出，故病变边缘模糊不清，相邻脂肪间隙密度增高、浑浊，脓腔形成前，临床症状明显，有助于诊断。脓腔形成后，病灶内部密度不均，可见液化坏的低密度区，增强扫描强化不均匀，呈环形或花环状渐进性强化。

纤维化性纵隔炎表现为弥漫分布的不规则密度增高影，边界不清，可伴有斑点状钙化，增强扫描不强化或弱强化。如果鉴别困难，建议行胸腔镜活检，以获得组织学诊断，避免不必要的剖胸手术。

综上所述，对于完全局限于后纵隔且向纵隔两侧呈浸润性生长，呈多结节融合状及莲蓬状包绕或侵犯大血管、胸膜、心包和肺实质，轻度强化的年轻患者，应考虑到淋巴瘤的可能。病理是诊断的金标准，但影像学对临床分期、疗效评价具有重要意义。

（魏　璇　王　玮）

·参考文献·

［1］Savage KJ, Al-Rajhi N, Voss N, et al. Favo rable outcome of primary mediastinal large B-cell lymphoma in a single institution: the British Columbia experience［J］. Ann Oncol, 2006, 17 (1): 123−130.

［2］Kanavaros P, Gaulard P, Charlotte F, et al. Discordant expression of immunoglobulin and its associated molecule mb−1/CD79a is frequently found in mediastinal large B cell lymphomas［J］. Am J Pathol, 1995, 146(3): 735−741.

［3］Martelli M, Ferreri AJ, Johnson P. Primary mediastinal large B-cell lymphoma［J］. Oncologist, 2002, 95(9): 1005−1007.

［4］Martelli M, Ferreri AJ, Agostinelli C, et al. Diffuse large B-cell lymphoma［J］. Crit Rev Oncol Hematol. 2013, 87(2): 146−171.

［5］Fuertes S, Setoain X, Lopez-Guillermo A, et al. The value of positron emission tomography/computed tomography (PET/CT) in the staging of diffuse large B-cell lymphoma［J］. Med Clin(Barc), 2007, 129 (18) : 688−693.

［6］Pelosi E, Penna D, Deandreis D, et al. FDG-PET in the detection of bone marrow disease in Hodgkin's disease and aggressive non-Hodgkin's lymphoma and its impact on clinical management［J］. Q J Nucl Med Mol Imaging, 2008, 52(1): 9−16.

［7］Ribet ME, Cardot G R. Neurogenic tumors of the thorax［J］. Ann Thorac Surg, 1994, 58(4): 1091−1095.

病例⑩ 后纵隔软骨肉瘤

■ 临床及影像学资料 ■

·患者，女性，44岁。右上腹及右胸部不适5年余，不伴寒战、高热、腹痛、腹泻，近1个月进食困难，伴恶心、呕吐。入院后查体：腹部柔软，未触及包块，肝脾肋下未触及，Murphy征阴性，移动性浊音阴性。

1. 影像学表现

（1）胸部后前位片：右心膈角处类圆形稍高密度影，外缘边界部分清楚，部分与心缘重叠（图2-3-10A）。

（2）上消化道气钡双重造影：肿块相邻食管右后壁受压内陷，轮廓光滑整齐（图2-3-10B）。

（3）胃镜检查：食管下段局限性隆起，黏膜光滑、完整（图2-3-10C），超声显示食管壁结构完整（图2-3-10D）。

（4）胸部CT平扫及增强显示：脊柱右旁低密度肿块，非钙化区密度较均匀，呈渐进性均匀强化（图2-3-10E～G），平均CT值约：平扫16 HU，增强扫描动脉期28 HU，静脉期38 HU。病变位于腹主动脉及食管下段

的右侧，下腔静脉左后壁，食管下段右侧壁及下腔静脉左后壁受压变窄、移位（图2-3-10H～I）。右侧膈肌脚受压向前向右侧移位（图2-3-10H、J），肿块下部可见爆米花样钙化，并与T12椎体上缘相连，邻近骨皮质增厚（图2-3-10J）。

2. 手术

术中探查：肿瘤位于右后肋膈角，脊柱旁，大小为4 cm×3 cm×3 cm，宽基底，质地韧，可见包膜，切开，内呈鱼肉样。与周围组织间隙紧密，并有肋间动脉滋养，在主动脉表面肿瘤与血管壁分界不清，有少许残留。

3. 病理

术后病理回报：后纵隔高级别软骨肉瘤。

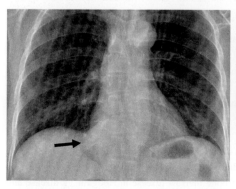

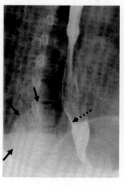

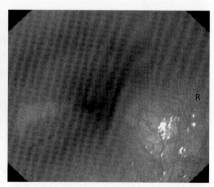

A   B   C

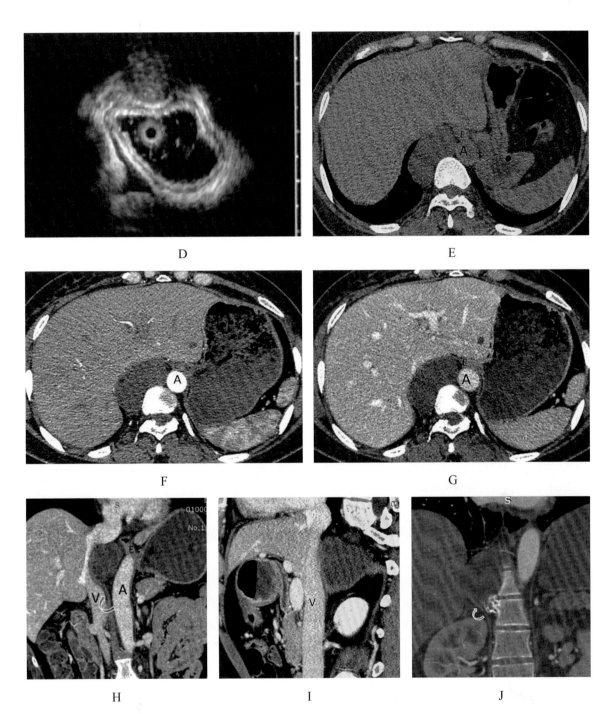

图2-3-10A～J 女性，44岁，后纵隔软骨肉瘤

胸部后前位片（A）示右心膈角处类圆形稍高密度影与心脏重叠，部分右缘可见，光滑。上消化道气钡双重造影（B）示肿块（实箭）相邻食管局部受压内陷（虚箭），管壁光滑整齐。胃镜（C）示食管黏膜局限性隆起，表面光滑，超声（D）显示食管5层结构清晰、完整。胸部CT平扫（E）、增强扫描动脉期（F）及静脉期（G）显示病灶位于椎体右前，食管及主动脉右侧，密度均匀，轻度均匀强化。冠状位（H）及矢状位（I）显示食管、下腔静脉及膈肌角（弯箭）受压变形、移位。冠状位骨窗（J）显示肿块下部爆米花状钙化，与椎体相连。注：A＝主动脉；E＝食管；V＝下腔静脉。

■ 解　析 ■

软骨肉瘤（chondrosarcoma）是继骨肉瘤、多发性骨髓瘤之后，第三位常见骨原发性恶性肿瘤，其特征性表现为肿瘤细胞能够产生透明软骨，是一种生长缓慢、恶性程度相对较低的恶性肿瘤。好发于中年人群（30～60岁），男女比率约2∶1，45%侵犯长管状骨，其次是髂骨（25%）和肋骨（8%）[1]。原生于脊柱者少见，占所有软骨肉瘤的3%～12%。后纵隔软骨肉瘤大多起源于胸椎，原发纵隔组织，与椎体完全无关系的很罕见，通常是由于前纵隔结缔组织化生引起[2]。

1. 病理

软骨肉瘤可分为原发性和继发性。原发性软骨肉瘤按其解剖学位置可分为中心型和周围型（骨膜型），组织学上分为常规型（髓内型）、透明细胞型、间充质型、黏液型、去分化型，其中常规型最常见，约占软骨肉瘤的80%。继发性软骨肉瘤约占10%，最常见的类型是由内生软骨瘤或单发软骨瘤或多发性骨疣恶变而来[1, 3]。

肉眼观，肿瘤呈菜花状，质硬，切面灰白，常伴有钙化、骨化及黏液样变。镜下观，肿瘤细胞为幼稚软骨细胞，胞质透亮，核有异型。

2. 临床表现

原发性软骨肉瘤以胸背钝性疼痛为主要症状，由间歇性逐渐转为持续性，邻近关节者常可引起关节活动受限，但多无明显肿块。也可以无症状[4]。

3. 影像学表现

X线胸片显示后纵隔肿块，形状不整，边缘光滑，密度不均，可见钙化，相邻结构受压移位。

不同类型软骨肉瘤的CT表现有如下共同特点：① 密度不均的软组织肿块，边缘清楚或不清楚，边缘清楚者由完整的假包膜包绕。软组织肿块内可见不规则的囊性低密度区，这是由于瘤组织的坏死或黏液性变所致。② 瘤内钙化：典型钙化表现为爆米花样、环形、绒毛状，且以瘤基为中心放射状散开。其病理基础为分化较好的肥大细胞的软骨基质钙化，这是软骨肉瘤的一个主要诊断及鉴别诊断征象。③ 周围骨质改变：邻近骨质、骨皮质呈侵蚀性或压迫性骨质破坏，呈侵蚀性骨质破坏者，骨质破坏区边界不清；而呈压迫性骨质破坏者，骨质破坏区边界清楚，有硬化边。继发于骨软骨瘤者，原瘤茎骨质可被破坏，甚至消失。④ 骨膜反应较少见[5, 6]。

本病例软组织肿块位于右侧肋膈角处，膈肌脚后方，钙化部分与T12椎体右缘相连，病灶边界清楚，边缘锐利，内可见爆米花样、环形钙化符合软骨肉瘤的钙化特点。

4. 鉴别诊断

（1）神经鞘瘤：神经鞘瘤好发于30～50岁，通常位于后纵隔脊柱旁沟，CT表现为界限清楚的圆形或椭圆形肿块，平扫时表现为均匀的低密度或等密度肿块，约13%的患者可见瘤内钙化，与软骨肉瘤典型的爆米花样、环形钙化不同。强扫描可呈均匀或不均匀强化。约10%的神经鞘瘤可经邻近椎间孔向椎管内生长，呈"哑铃状"或"沙漏状"。

（2）畸胎瘤：畸胎瘤为多胚层分化而来的肿瘤，其常含有脂肪、脂质和毛发，典型致密影为骨骼、牙齿，增强扫描无强化或仅有弱强化。但病变缺乏典型脂肪和典型钙化影时，MRI有助于两者的鉴别。MRI的T1-IDEAL有助于少量脂肪和脂质的检出，T2WI-抑脂序列，软骨肉瘤信号明显高于畸胎瘤。

综上所述，软骨肉瘤是一种常见骨肿瘤，

但原发于后纵隔少见，病灶内的软骨样钙化有助于其诊断，如果病变缺乏典型骨化改变，应注意与畸胎瘤和神经源性肿瘤相鉴别。

（丁宁宁　朱　力）

·参考文献·

［1］ Katonis P, Alpantaki K, Michail K, et al. Spinal Chondrosarcoma: A Review［J］. Sarcoma, 2011(3): 1–10.

［2］ Macchiarini P, Ostertag H. Uncommon primary mediastinal tumours［J］. Lancet Oncology, 2004, 5(2): 107–118.

［3］ Ollivier L, Vanel D, Leclère J. Imaging of chondrosarcomas［J］. Cancer Imaging, 2003, 4(1): 36–38.

［4］ 涂茜，陈卫国，程勇，等.纵隔高分化软骨肉瘤一例［J］.放射学实践，2006，21（8）：800.

［5］ 张海栋，王仁法，宋少辉，等.脊柱原发性软骨肉瘤的CT和MRI诊断［J］.中国临床医学影像杂志，2010，21（1）：24–27.

［6］ Liu G, Wu G, Ghimire P, et al. Primary spinal chondrosarcoma: radiological manifestations with histopathological correlation in eight patients and literature review［J］. Clinical Imaging, 2013, 37(1): 124–133.

第四节　跨纵隔分区疾病

病例❶　前上纵隔畸胎瘤

■临床及影像学资料■

· 患者，女性，45岁。左颈部包块10年。10年前无意间发现左颈部有一直径约3 cm的包块，质地稍硬，不活动，伴有针刺样疼痛，无明显发热、咳嗽、呼吸困难、声音嘶哑，不伴有烦躁、易怒、怕热、多汗等症状，夜间不能右侧卧，10年来肿块逐渐长大。现大小约4 cm，未予重视及特殊治疗。40天前无明显诱因出现眩晕，伴呕吐，为胃内容物，就诊于当地医院，以"梅尼埃病"给予头孢克洛、眩晕胶囊等对症治疗，症状无明显改善，遂来我院，曾外院行CT示左侧颈根部，胸锁乳突肌后方囊性病变，密度不均，壁钙化。触诊：左颈部肿块，质地较硬，表面不光，活动度差，不随吞咽动作而移动，触及甲状腺稍肿大。

1. 影像学表现

（1）MRI检查：左侧锁骨上窝至胸骨柄后方不规则肿块影，大小为7.4 cm×4.0 cm，境界清楚，呈多种信号团块，T1WI上，肿块主体呈稍高信号影（图2-4-1A～C），其内上方可见多发斑点状高信号影（图2-4-1B），前下方小囊均匀高信号影（图2-4-1C）。T2-IDEAL序列，肿块主体呈稍高信号影（图2-4-1D～K），内上方T1高信号区，OUT相低信号区大于IN相（图2-4-1D、E），FAT相点状高信号范围与T1WI相似（图2-4-1F），WATER相，该信号呈低信号（图2-4-1G），提示病变内含脂肪和脂质成分；前下方小囊

OUT相信号略低于IN相（图2-4-1H、I），FAT呈低信号（图2-4-1J），WATER相，呈高信号（图2-4-1K），提示内部存在含脂质的液体。肿块包裹薄层低信号环。气管受压右移，邻近血管及同侧胸锁乳突肌受压、移位，气管、血管管腔变窄（图2-4-1A～C），同侧甲状腺受压变形（图2-4-1B、G）。

（2）核医学甲状腺显像：甲状腺双叶位于颈部，显影不良，左根部颈与上纵隔病变无核素分布，病变为甲状腺外组织（图2-4-1L）。颈部超声：甲状腺实质光点增多、增粗，回声不均匀，左锁骨上窝低回声包块影（图2-4-1M）。初步诊断：考虑左颈根部左前上纵隔畸

胎瘤。

2. 手术

入院后第8天手术，于左颈部自左侧胸锁关节斜行向上切开长约8 cm，显露肿块，见包块为3 cm×4 cm×6 cm，黄白色，囊实性，活动度差，包膜部分钙化，与周围组织粘连较紧密，打开包膜，见囊内充满黄白色油脂样物，可见少量毛发及碎骨渣，术中诊断为畸胎瘤。

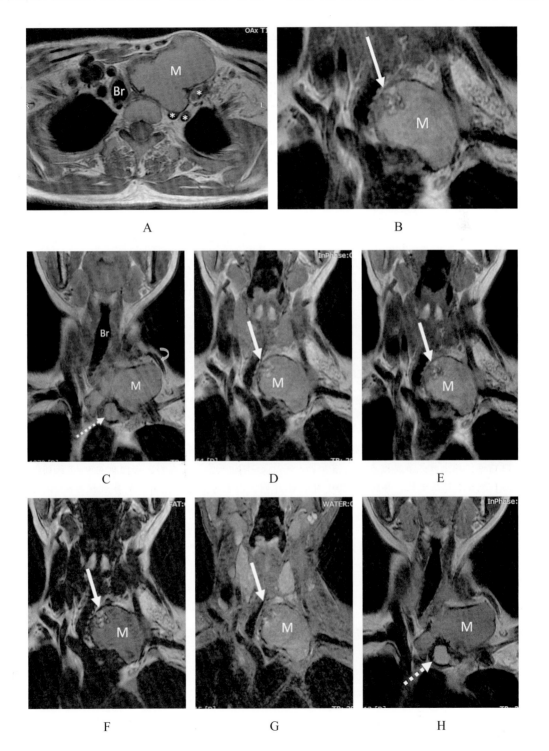

A

B

C

D

E

F

G

H

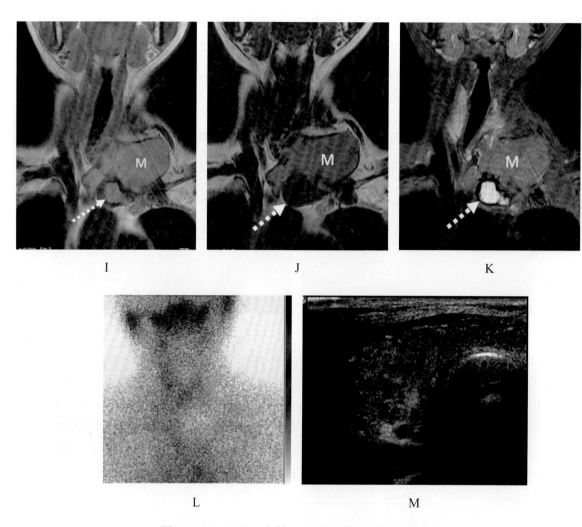

图2-4-1A～M　女性，45岁，前上纵隔畸胎瘤

MRI平扫T1W轴位（A）及冠状位（B、C）显示左侧锁骨上窝甲状腺下方不规则肿块，大部分呈稍短T1信号，内上方见多发斑点状高信号影（实箭），邻近气管受压右移，邻近血管（*）及同侧胸锁乳头肌（弯箭）受压变形、移位。T2WI-IDEAL序列，内上方病变（实箭）的反相位（E）比同相位（D）低信号范围加大，FAT相（F）点状高信号和短T1信号范围相似，在WATER相（G）呈低信号；内下部分小结节（虚箭）的反相位（I）与同相位（H）相比，信号轻度下降，FAT相（J）呈低信号，WATER相（K）呈明显高信号。核素甲状腺显影不良（L），左颈根部与上纵隔病变无核素分布。超声（M）显示该肿块与甲状腺无关，呈低回声包块影。注：Br＝气管；T＝甲状腺；M＝肿块。

3. 病理

术后病理回报："上纵隔"成熟性囊性畸胎瘤伴囊壁纤维组织玻璃样变，局部出血、钙化。患者术后10天出院。

■ 解　析 ■

畸胎类肿瘤来源于原始生殖细胞，多　发生于中线区。为胚胎期胸腺始基发育时，部分多极分化功能的生殖细胞脱落并随心血管的发育携入胸腔内，异位发育演变而成[1]，发病率仅次于神经源性肿瘤和胸腺瘤[2]，绝大多数位于前纵隔，本病例位于中线区，但一部分位于颈部，一部分位于左前上纵隔。

1. 临床表现

成熟畸胎瘤好发于儿童和青年，多在40岁以下发病，早期临床症状轻微，几乎无明显临床症状，晚期肿瘤较大时可引起胸痛、咳嗽、呼吸困难或其他压迫症状。

2. 病理与影像学表现

纵隔畸胎瘤分为囊性畸胎瘤和实性畸胎瘤。囊性畸胎瘤由外胚层和中胚层组成，主要成分为来源于外胚层的上皮组织，病灶呈囊性主要是由于上皮组织不断分泌皮脂样或黏液样液体构成。CT表现为囊状液体密度肿块影，其内容物以皮脂样液体为主，囊壁较厚。张星[3]等研究认为，前纵隔肿瘤内如果含有脂肪和钙化具有很高的诊断价值，本病例含有少量脂肪成分，对诊断具有一定提示作用。实性畸胎瘤，包括三个胚层的各种组织，可见骨、软骨和牙齿等，也看见大小不等囊变区。实性畸胎瘤根据其良恶性又分为良性的成熟性畸胎瘤和恶性的未成熟性畸胎瘤。不同成分、比例的混合密度是成熟性畸胎瘤的特征性表现，压迫邻近结构。未成熟性畸胎瘤以中等密度影为主，压迫、侵犯邻近结构。本病例成分复杂，可见脂肪及囊实性成分。

3. 鉴别诊断

（1）胸腺瘤：胸腺瘤好发于心脏与大血管交界处的前纵隔，位置较高，多呈圆形或分叶状，边界清楚，密度均匀，增强扫描表现为中度强化，少见坏死，少数有点状、条状或弧形钙化。如临床症状有重症肌无力，应考虑胸腺瘤。

（2）淋巴瘤：纵隔淋巴瘤好发中纵隔，有向纵隔两侧蔓延的趋势，通常为软组织密度肿块，密度均匀，很少囊变、坏死，增强扫描为中度均匀强化。可包绕邻近结构如大血管，纵隔内可见多发肿大淋巴结，并部分融合，全身多部位可见多发肿大淋巴结。MRI由于具有更高的软组织分辨率，显示邻近结构的侵犯比CT更具有优势，但其无法检测出瘤内钙化灶。而CT难以与软组织肿块鉴别的，MRI中的IDEAL序列可以提供更多的帮助[4]。

（3）胸内甲状腺肿：胸内甲状腺肿多位于前上纵隔，患者一般无症状，病变上部与甲状腺下极或峡部相连，肿块一般为多结节状，轮廓清晰平坦，结构不均匀，有钙化或囊性病变及实性成分，增强扫描明显强化且强化时间长。

综上所述，出现前纵隔囊性厚壁肿块，边界清楚，其内可见脂肪和钙化成分，完整包膜，特别是出现脂肪/液体平面及骨化样钙化对囊性畸胎瘤诊断有巨大参考价值。对于纵隔成熟性畸胎瘤的多种密度影、多种信号影采用多种诊断方法相互结合有利于明确诊断。部分鉴别诊断困难者，确诊依靠术后病理或穿刺活检。

（梁 挺 朱 力）

·参考文献·

[1] 高玉平，刘强，陈以明.46例纵隔原发性生殖细胞肿瘤的临床病理学分析[J].上海交通大学学报：医学版，2015（5）：702-706.
[2] 郭佑民，陈起航，王玮.呼吸系统影像学[M].第2版.上海：上海科学技术出版社，2016：1006-1015.
[3] 张星，何国祥.纵隔肿瘤影像学特点探讨[J].实用放射学杂志，2004，20（10）：907-909.
[4] Costa DN, Pedrosa I, Mckenzie C, et al. Body MRI using IDEAL.[J]. American Journal of Roentgenology, 2008, 190(4): 1076-1084.

病例 ❷   胸腺瘤

■ 临床及影像学资料 ■

·患者，女性，59岁，无明显诱因出现胸痛2天，隐痛，无放射痛，体位变化不缓解，无咳嗽、咳痰，无胸闷、气短，无咯血，无双眼睑下垂，无心慌、心悸，无四肢乏力。

1. 影像学表现

（1）X线平片：正位片显示左肺门区半圆形肿块，内缘淹没于纵隔，肺缘光滑，透过病变可见肺纹理走行，左右心缘显示欠清晰（图2-4-2A），侧位片肿块位于中前纵隔（图2-4-2B），双侧肺门影不大。气管右移，未见狭窄，主动脉迂曲，左肺透光度增高，左侧膈肌抬高，双侧膈面光滑，肋膈角锐利（图2-4-2A、B）。

（2）胸部CT平扫及增强扫描：肺动脉干前上及左旁不规则软组织肿块影（图2-4-2C、D），边界清楚，大小为6.0 cm×4.5 cm，平扫

内部密度均匀（图2-4-2C），平均CT值约为44 HU，增强扫描病变密度略不均匀（图2-4-2E、F），动脉期CT值约66 HU，静脉期CT值约81 HU。气管右移，肺门顺时针旋转（图2-4-2C、D），纵隔内未见明细肿大淋巴结影。心影形态大小未见明显异常，两侧胸膜腔内未见积液征象，骨性胸廓骨质结构完整。

2. 手术

入院后第3天手术，手术探查：肿瘤位于左侧前纵隔，大小约6 cm×5 cm，与周围组织分界清。行肿块切除术。

术后病理：胸腺瘤（AB型）。

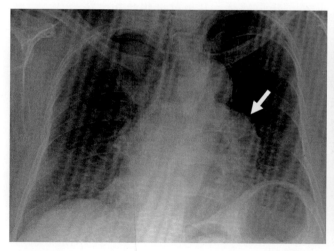

A

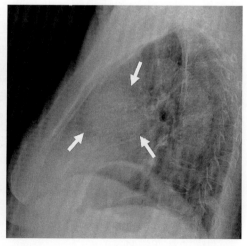

B

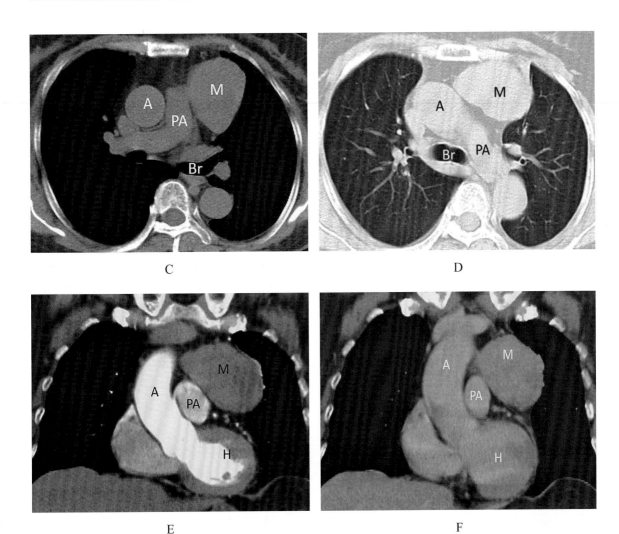

图2-4-2A～F　女性，59岁，胸腺瘤

胸部正位平片（A）显示左肺门区肿块（箭），左肺透光度增强，膈肌上移，气管右移，胸部侧位片（B）显示肿块（箭）位于肺门前方。CT平扫纵隔窗（C）及肺窗（D）轴位显示均匀密度肿块位于肺动脉干的前上和左旁的纵隔内，气管偏离中线，左右主支气管分支长轴轻度顺时针旋转。增强扫描动脉期（E）和静脉期（F）冠状位显示病变渐进性强化，内可见不规则略低密度影，病灶与血管、心包分界清晰。

■ 解　析 ■

　　胸腺上皮性肿瘤（thymic epithelial tumors，IET）是前纵隔常见的原发肿瘤，起源于胸腺上皮细胞。根据2015年WHO对IET进行重新分型[1]，IET被分为胸腺瘤和胸腺神经内分泌肿瘤3个大类。胸腺瘤又分为A型胸腺瘤（包括非典型变体）、AB型胸腺瘤、B1型胸腺瘤、B2型胸腺瘤、B3型胸腺瘤、伴淋巴间质的微小结节胸腺瘤、化生型胸腺瘤、其他罕见胸腺瘤8个亚型。其中AB型胸腺瘤和A型胸腺瘤属于低度恶性肿瘤，它可能发展为进展期肿瘤，甚至发生转移。

1. 病理

A型胸腺瘤诊断的标准为[2]：梭形和卵圆形上皮细胞，无核异型，核分裂活性<4个/2 mm，缺乏或仅有及容易计数的TDT阳性T淋巴细胞。AB型胸腺瘤诊断的标准为[2]：在>10%的范围内出现较多，但可以计数的TDT阳性T淋巴细胞，或任意范围含有不可计数的TDT阳性T淋巴细胞。AB型胸腺瘤的形态学特征为淋巴细胞稀少的A区域及富于淋巴细胞的B区交错排列；上皮细胞呈梭形或卵圆形（偶尔多角形）；灶性或弥漫分布大量未成熟T细胞[3]。

免疫组化，PAX-8、FOXN1、CD205、P63在各型胸腺瘤中均有表达，胸腺皮质和髓质分化标志物（CD40、claudin 4、AIRE、HLA calss Ⅱ、thymoproteasome）常见于AB型、B1型、B2型中表达；除AB型外，胸腺终末上皮分化标志物（involucrin、CK10）在其余各型中均有表达。CD20在50%的AB型胸腺瘤中表达阳性，而B1型表达阴性。

2. 临床表现

胸腺瘤为前纵隔常见疾病，主要发生在成人，儿童极少见。平均诊断年龄在45～52岁，女性稍多见。重症肌无力是胸腺瘤最常见的并发症，约有1/3的胸腺瘤并发重症肌无力，其中B型胸腺瘤的出现率最高，A型、AB型患者中，出现率较低[4]。重症肌无力患者并非只出现在胸腺瘤，研究显示仅10%～15%的患者伴胸腺瘤。

3. 影像学表现

胸腺瘤多位于前纵隔，偏向中线的一侧，呈圆形、分叶或不规则形，密度均匀或不均匀，可见坏死、囊变及钙化。增强扫描强化方式多样。2015年Green等[5]对121例A/AB型胸腺瘤的研究结果显示，坏死与高侵袭性

相关，而核异型及核分裂象与肿瘤侵袭性无关。因此，影像学对评价其预后有重要的临床价值。

胸腺瘤在生物学行为上可表现为膨胀性生长和侵袭性生长两种方式[6, 7]。非侵袭性胸腺瘤在生物学行为上表现为膨胀性生长，CT上表现为：肿块形态规则、边缘光滑、清晰，与周围脏器脂肪间隙清晰，密度大都均匀，强化明显。在临床上均属于Ⅰ期，组织学上多为A型、AB型，肿瘤完整切除后不易复发。

进一步的研究显示[8, 9]，AB型胸腺瘤平扫呈类圆形，或分叶或不规则形，92%软组织密度，少数呈稍低密度，边缘光滑或局部与纵隔脂肪组织分界模糊，32%可见少许坏死，增强扫描均呈中等至明显强化，60%强化不均匀，内可见明显强化结节并见低密度分隔，68%的病灶内见细小动脉血管影穿行。

本例为胸痛患者，影像表现为左前中纵隔类圆形肿块，境界清楚，增强扫描中度不均匀持续强化（CT净增值约37 HU），内见低密度分隔。符合上述AB型胸腺瘤的影像学表现。

4. 鉴别诊断

（1）高度恶性胸腺瘤：高度恶性胸腺瘤表现为前纵隔肿瘤边缘毛糙不规则或呈分叶状、病灶中心呈低密度影，可有钙化，与心包、主动脉弓及其分支、上腔静脉、无名静脉及纵隔胸膜等邻近脏器间的脂肪间隙消失，边界不清；增强CT提示肿瘤均匀或不均强化。

（2）淋巴瘤：淋巴瘤的病灶密度多较均匀，结节融合，强化多均匀一致，轻、中度强化，除前纵隔外，在颈部及纵隔其他区域伴有肿大淋巴结；可有肺部浸润表现。

（3）肺癌：肺癌表现为边界不清楚，密度不均匀肿块，外缘毛糙、分叶，内缘与纵隔间脂肪显影、锐角相交，一般强化无特征性改变，支气管狭窄及继发阻塞征象。支气管改变

以及肺内继发性改变、转移征象，均提示病变的肺内起源性质，临床症状变现为胸痛、胸闷气短及咯血。

（4）畸胎瘤：畸胎瘤多位于前纵隔中部，心脏与主动脉连接区，为类圆形或不规则形混杂密度肿块，肿块内可见脂肪、软组织、水样及钙化区及骨性影像。

综上所述，对于中年女性，伴或不伴有重症肌无力症状，影像学表现前中纵隔类圆形、境界清楚的肿块影，密度均匀，增强轻度强化，鉴别诊断中应考虑胸腺瘤可能。

（李永斌　王　玮）

·参考文献·

［1］TravisWD, BrambillaE, BurkeAP, et al. WHO classification of tumours of the lung, pleura, thymus and heart［M］. 4th ed. Lyon: IARC Press, 2015: 187−204.

［2］许春伟，张博，林冬梅.WHO（2015）胸腺肿瘤组织学分类［J］.诊断病理学杂志，2015，22（12）：813−814.

［3］苏家俊，陈玉，徐方平，等.胸腺瘤临床病理学与分子病理学研究进展［J］.中华病理学杂志，2015，44（9）：683−685.

［4］王新允，陈云新，王爱香，等.胸腺瘤组织学分型与重症肌无力及临床分期关系［J］.中国癌症杂志，2005，4（1）：314−316.

［5］Green AC, Marx A, StröbelP, et al. Type A and AB thymomas: histological features associated with increased stage［J］. Histopathology, 2015, 66(6): 884−891.

［6］Louis DN, Ohgaki H, Wiestler OD, et al. The 2007 WHO classification of tumours of the central nervous system［J］. Acta Neuropathol，2007，114(2): 97−109.

［7］Zhang D, Henning TD, Zou LG, et al. Intracranial ganglioglioma: clinicopathological and MRI findings in 16 patients［J］. Clin Radiol, 2008, 63(1): 80−91.

［8］刘文慈，夏俊，罗文暄，等.AB型胸腺瘤的CT诊断［J］.临床放射学杂志，2016，35（8）：1187−1189.

［9］张凤艳，聂永康.不同组织学分型胸腺上皮性肿瘤的MSCT表现［J］.中国医学影像技术，2015（2）：253−257.

病例❸　纵隔脂肪瘤

■ 临床及影像学资料 ■

·患者,女性,62岁。体检发现纵隔肿瘤3天。无咳嗽、咳痰、胸闷、气短、胸痛、咯血、吞咽困难等不适。体温36.0℃,脉搏81次/分,胸廓对称,左侧呼吸动度及语音震颤一致无增强及减弱,右侧语音震颤减弱,叩诊左肺清音,右肺上部浊音。听诊左肺呼吸音清,右肺上叶呼吸音弱,未闻及干湿性啰音。

1. 影像学表现

CT平扫及增强检查示:CT定位图可观察到右肺中下野密度均匀增高(图2-4-3A),上缘光整,膈肌隐约可见。CT平扫示右心缘旁、膈上脂肪样低密度肿块(图2-4-3B),无强化(图2-4-3C),大小为11.3 cm×6.9 cm,平均CT值约-129 HU。肿块与前上纵隔胸腺区脂肪相连,与侧胸壁、前胸壁、心包及右膈肌广泛相贴(图2-4-3B~E),肋膈角被充填(图2-4-3D、E)。邻近肺组织局部稍受压、后移,被压缩肺组织呈中度强化的条片状稍高密度影

(图2-4-3E)。膈肌连续未见缺损。

2. 手术

手术探查:胸腔无积液,右肺上叶与前胸壁轻度粘连,前中下纵隔近膈顶处可见一大小为3 cm×13 cm×18 cm不规则肿块,质软,色黄,包膜完整,基底部上自胸骨柄后,下至心包下部,左侧达左侧纵隔胸膜,符合脂肪瘤改变。自基底部完整切除肿瘤。

3. 病理

病理回报:脂肪瘤。

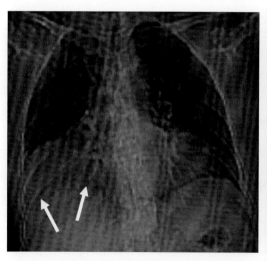

A

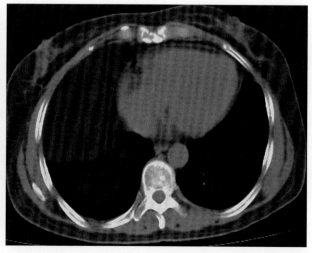

B

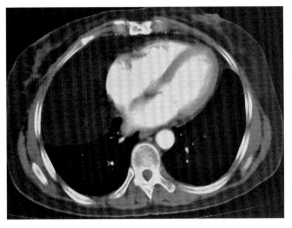

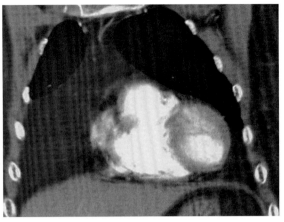

C   D

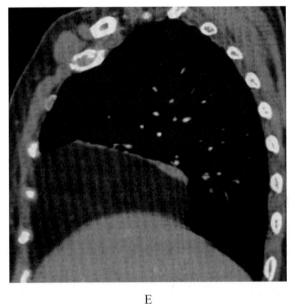

E

图2-4-3A ～ E 女性，62岁，右侧前下纵隔脂肪瘤

CT定位图（A）显示右肺中下野密度增高，其内隐约可见膈肌（箭），位置与左侧相仿。CT平扫纵隔窗（B）显示右心缘脂肪密度肿块，与胸壁、心包广泛相贴。同层增强扫描（C）未见强化。冠状位重建（D）显示肿块向内上至胸腺区，矢状位重建（E）显示肿块上方条片状强化的压缩肺组织。

■ 解　析 ■

纵隔脂肪瘤为一种相对少见的间叶组织来源的良性肿瘤。其起源可能来自退化的胸腺组织、纵隔胸膜下或胸壁皮下脂肪组织。多发生于前纵隔及心膈角区。有时可伸展至两侧胸腔。

1. 病理

病理上瘤体呈黄色、柔软的肿块，可呈分叶状，由成熟脂肪组织组成，周边有完整包膜。对于引起压迫症状的纵隔脂肪瘤，可选择手术切除[1]。

2. 临床表现

可发生于任何年龄，临床上常无明显症状，多数为体检发现。部分肿瘤体积较大时可产生压迫症状，常见的症状有吞咽困难，呼吸困难，干咳，颈静脉延长以及心律失常。实验室检查无明显特异性。

3. 影像学表现

纵隔脂肪瘤完全由成熟脂肪细胞组成，因而在CT的各种窗宽、窗位条件，和MR的各种序列上，其密度及信号始终与皮下脂肪保持一致，此为诊断的要点。本例在CT定位相即可发现右肺下叶密度增高，测量CT值为脂肪密度，CT增强扫描病灶内及边缘均未见明确异常强化。故CT诊断为纵隔脂肪瘤。

4. 鉴别诊断

（1）纵隔脂肪沉积症：纵隔脂肪沉积症多见于库欣综合征、大量使用激素治疗或肥胖患者，为大量正常的脂肪弥漫蓄积在纵隔内，无肿块形态及包膜结构，一般不会产生临床症状，也无需特殊治疗。临床病史及不产生压迫症状是其与纵隔脂肪瘤鉴别的要点。但亦有文献报道存在非激素异常及肥胖患者出现纵隔脂肪沉积症，需在诊断中引起注意[2]。

（2）胸膜脂肪瘤：是一种良性的起源于间皮下胸膜并延伸至胸膜下、胸膜或胸膜外区域。部分起自于膈顶的胸膜脂肪瘤可以体积很大，压迫邻近结构产生临床症状。CT显示肿瘤与胸膜间夹角为钝角，可协助判断是否来自于胸膜[3]。

（3）纵隔脂肪肉瘤：纵隔脂肪肉瘤亦可发生于纵隔的任何部位，多见于前纵隔。脂肪肉瘤的主要成分为未成熟的和成熟的脂肪细胞，并有一些纤维组织和黏液样组织。CT扫描常呈混杂密度，密度高的区域CT值高于脂肪组织。患者就诊时多有胸痛、呼吸困难等临床症状。

（4）胸腺脂肪瘤：胸腺脂肪瘤一般由成熟的脂肪组织和散在的正常胸腺组织组成，CT可表现为脂肪组织内分布有条片状、类圆形稍高密度胸腺组织影。部分也可主要由脂肪组织构成，与纵隔脂肪瘤不易鉴别[4]。

（5）膈疝：膈疝可导致腹腔内脂肪成分进入胸腔内，一般多为生理性裂孔疝，比较常见的为胸骨旁裂孔疝，又称Morgagni疝，腹腔大网膜结构经横膈前内侧Morgagni孔疝入胸腔，位于右侧心膈角区，CT、MR多平面重建可以更好的显示膈肌结构不连续以及病灶与腹腔大网膜连接关系而易鉴别。CT、MR也可观察到大网膜血管走行于病灶内，若裂孔较大，可导致肠管等更多腹腔结构进入胸腔，更易做出诊断[5]。

综上所述，纵隔脂肪瘤的影像诊断相对容易，鉴别诊断需要与分布于纵隔区的其他含脂肪成分病变相鉴别。诊断为纵隔脂肪沉积症或大网膜疝，一般不对病变进行手术处理。回顾本例的诊断，病变内表现为均匀脂肪密度分布，未发现其他密度成分，病变的分布范围和临床病史可以协助做出正确诊断。

（麻少辉　张蕴）

·参考文献·
［1］刘士远，陈启航，吴宁.实用胸部影像诊断学［M］.北京：人民军医出版社，2012：631-636.
［2］Dhawan SS, Khouzam R. Atypical mediastinal lipomatosis［J］. Heart Lung.2007, 36(3): 223-225.
［3］Salahudeen HM, Hoey ET, Robertson RJ, et al. CT appearances of pleural tumours［J］. Clin Radiol, 2009, 64(9): 918-930.
［4］田佳，万殿新，王虹，等.纵隔巨大胸腺脂肪瘤1例并文献复习［J］.国际呼吸杂志.2013, 33（20）：1536-1539.
［5］Gaerte SC, Meyer CA, Winer-Muram H T, et al. Fat-containing Lesions of the Chest［J］. Radiographics, 2002, 22(suppl 1): S61-S78.

病例❹ 纵隔囊性淋巴管瘤

■ 临床及影像学资料 ■

·患者，男性，61岁。发现右侧纵隔占位6年。6年前因咳嗽于当地医院行胸部CT
检查发现右侧纵隔占位，行抗炎治疗后咳嗽症状较前好转，右纵隔占位未予以治疗。
今为求进一步诊治，于我院行胸部CT检查，提示右纵隔病变，体积较前增大。入
院后体检：左肺呼吸音清，右下肺呼吸音低，双肺未闻及干湿啰音。

1. 影像学表现

胸部CT平扫及增强：右侧心缘旁水样密
度肿块，葫芦状，轻度分叶，肿块密度均匀，
边界光滑清楚（图2-4-4A、D、E），大小
为10.4 cm×12.3 cm×11.3 cm，平均CT值约
5 HU。增强扫描肿块未见明确强化，仅肺
缘可见中度强化的压缩肺组织（图2-4-4B、
C）。邻近结构受压，轻度移位，纵隔胸膜被
掀起（图2-4-4D、E）。

2. 手术

入院后第4天手术，术前经前外侧胸壁穿
刺囊肿，抽出约200 ml淡黄色囊液。术中胸腔
镜下见胸腔少许粘连，胸腔内可见巨大囊肿，
给予电凝打开囊壁，让其内囊液缓慢流出，并
用吸引器清理。沿囊壁外缘游离囊肿，其与胸
腺组织关系紧密，将囊壁分块取出。

3. 病理

术后病理回报："纵隔"囊性淋巴管瘤。

■ 解　析 ■

淋巴管瘤是一种少见的起源于淋巴组织
的先天性良性畸形。由于某些原因，部分淋巴

管与静脉未相通，自行闭锁而增生，其内淋巴
液潴留致其扩张形成淋巴管瘤。淋巴管瘤好

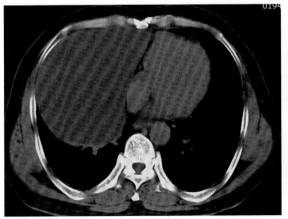

A

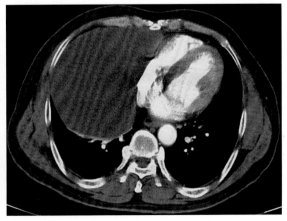

B

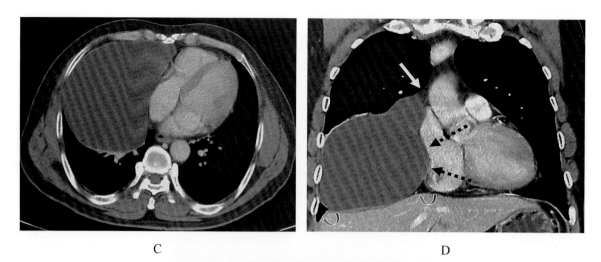

C　　　　　　　　　　　　　　D

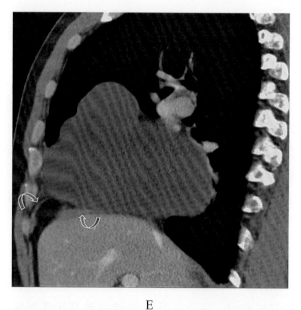

E

图2-4-4A～E　男性，61岁，纵隔囊性淋巴管瘤

　　CT平扫（A）示右侧心缘旁巨大水样密度肿块，增强扫描动脉期（B）及静脉期（C）未见强化，肿块边界光滑锐利，后缘可见中度强化肺压缩带，心脏受压轻度左移。冠状位重建（D）显示肿块呈葫芦状，与侧胸壁、膈肌（弯箭）及心脏接触面小，相交呈锐角，心脏受压变形（虚箭），纵隔胸膜（实箭）被掀起。矢状位重建（E）显示肿块前缘呈分叶状，分叶处见细线状短小分隔。

发于儿童和年轻人，颈部最多见（75%），其次为腋下（20%），仅有1%位于纵隔[1]。临床上分为颈-纵隔型和纵隔型，占全部纵隔肿瘤的0.7%～4.5%，女性多于男性[2]。纵隔内淋巴管瘤多位于前上纵隔，少数也可位于中后纵隔。

1. 病理

　　囊肿内壁为扁平内皮细胞，外壁为纤维结缔组织和淋巴组织，囊内含淋巴液。组织学上根据淋巴管的大小分为单纯型（毛细血管状），海绵状和囊状。纵隔内以囊状最常见。

2. 临床表现

颈纵隔型临床可表现为颈部囊性肿块且有波动感，往往在儿童期就被发现，而纵隔型多见于成年人，肿瘤质地柔软，很少产生临床症状。少数较大可压迫食管、气道等引起吞咽困难、咳嗽、气短等症状，也可使邻近肺组织受压引起症状。

3. 影像学表现

CT表现为圆形或类圆形的囊性肿块影，部分病例可呈铸型或包绕纵隔结构呈蔓状生长，囊肿张力较低，通常呈均匀水样密度，当合并感染或出血时呈高密度，囊壁钙化比较罕见。增强扫描囊性病变不强化，其囊壁或分隔不强化或略有强化[3,4]。少数淋巴管瘤可合并血管瘤成分，增强扫描可见强化的血管腔。

本例显示病变位于心包右侧，跨前中纵隔，无强化，与心包囊肿表现相似，与典型的单房纵隔淋巴管瘤的好发部位不太一致，典型的纵隔淋巴管瘤好发于前上纵隔，可呈铸型或包绕纵隔结构呈蔓状生长；故导致误诊。

4. 鉴别诊断

（1）心包囊肿：亦是好发于前纵隔的囊性病变，其常位于前下纵隔的心膈角区，尤其是右侧，常以宽基地或呈蒂状与心包相连[5]。心包囊肿可发生于任何年龄，一般也没有临床症状，呈单房性囊性病灶，内密度均匀，壁薄，增强扫描无强化。本例无论从病变部位还是病变形态学表现，术前均与心包囊肿难鉴别。

（2）胸腺囊肿：胸腺囊肿多见于前上纵隔区，胸腺的发育线上，少数可异位于颈部、前下纵隔或中后纵隔。胸腺囊肿分为先天性与获得性。获得性多呈多房，故本例患者主要与先天性胸腺囊肿鉴别，后者常表现为单房性、边界清晰光滑、水样密度的肿块，囊壁菲薄，张力较本病高。

（3）食管囊肿、气管囊肿：食管囊肿、气管囊肿与本病比较好鉴别，其主要发生于中纵隔，与食管、气管的关系密切。

综上所述，前纵隔囊性病灶，CT增强扫描无强化，首先考虑囊肿，病灶的位置对病变性质的判定有重要价值，当囊肿发生在不典型位置时，其诊断困难。

（徐小玲　朱　力）

·参考文献·

[1] 刘仕远，陈起航，吴宁，等.实用胸部影像诊断学［M］.北京：人民军医出版社，2012：618-621.
[2] Elston DM, Vinson LT. What is your diagnosis? Lymphangioma circumscriptum (benign lymphangiectasia)［J］. Cutis, 2005, 76(5): 310-312.
[3] 罗振东，陈卫国，黄婵桃，等.纵隔囊性淋巴管瘤的临床及CT表现［J］.疑难病杂志，2010，9（12）：925-926.
[4] Charruau L, Parrens M, Jougon J, et al. Mediastinal lymphangioma in adults: CT and MRI imaging features. Eur Radiol［J］. European Radiology, 2000, 10(8): 1310-1314.
[5] 余同福，王德杭，虞梅玲，等.囊性淋巴管瘤的CT诊断［J］.实用放射学杂志，2004，20（2）：361-363.

病例⑤ 纵隔滑膜肉瘤

■ 临床及影像学资料 ■

·患者,男性,25岁。以"突发胸痛3天"之主诉入院。3天前无明显诱因突感左侧胸痛,呈阵发性,持续约10分,较剧烈,放射至背部,无发热、胸闷、气短、咯血、反酸、烧心、恶心、呕吐、声音嘶哑、饮水呛咳等不适。给予对症治疗,症状稍好转,仍间断胸痛,行胸CT发现左前纵隔不规则肿块影,左侧少量积液。门诊以"纵隔肿瘤 左侧胸腔积液"之诊断收入。查体:自发病以来,精神夜休不佳,食纳、大小便正常,体重无明显减轻。生命体征平稳,胸廓对称无畸形,呼吸运动未见明显异常,触觉语颤无明显增强或减弱,左下肺叩诊浊音,右侧叩诊清音,左侧呼吸音稍低,右侧呼吸音清,双侧肺未闻及干、湿性啰音。既往体健,否认肝炎、结核、疟疾等传染病史及外伤手术史,无化学性物质、放射性物质、有毒物质接触史,无吸毒史。吸烟10年,10支/日,无饮酒史。否认家族性遗传病史。

1. 实验室检查

红细胞4.67×10^{12}/L,血红蛋白141 g/L,白细胞10.43×10^9/L,中性粒细胞0.74,血小板262×10^9/L;癌胚抗原0.80 ng/ml(0.00~3.40),细胞角蛋白片段2.08 ng/ml(0.00~3.30),神经元特异性烯醇化酶测定13.82 ng/ml(0.00~15.20),肝肾功能未见异常。

2. 影像学表现

胸片显示左脊柱旁半球形肿块遮盖主动脉结,肺缘清晰锐利,纵隔缘不清。左侧膈肌不光,左肋膈角变钝(图2-4-5A)。

CT平扫示左前纵隔巨不规则肿块,大小为54.2 mm×97.9 mm×64.0 mm。边缘清晰锐利,与主动脉弓、主肺动脉左缘之间脂肪间隙存在(图2-4-5B、D),与邻近纵隔胸膜的夹角呈钝角(图2-4-5C、G);与左肺动脉上缘、心包之间脂肪间隙消失(图2-4-5E~G),与左肺上叶尖后段支气管血管束紧贴(图2-4-5M、N)。病灶相邻的纵隔胸膜、心包及血管壁未见明显增厚,瘤-肺界面光滑锐利,相邻肺内未见异常密度影。肿块边缘不整齐,呈多发结节状突起(图2-4-5B),内部密度不均,大体由两个部分组成(图2-4-5E),前下部以囊性为主,呈液体密度,夹杂斑片状软组织密度影,水样密度平均CT值约25 HU,软组织密度影漂浮其间,平均CT值约50 HU(图2-4-5G~I);后上部以实性为主,平均CT约45 HU,增强扫描实性部分呈渐进性轻度强化,静脉期病灶内可见细线样强化,强化程度不高,CT净增值约17 HU(动脉期增加8 HU),囊变部分无强化(图2-4-5J~O)。整个病灶未见钙化。肿块前缘局限性积液,CT值约15 HU(图2-4-5B、F)。纵隔及肺门未见肿大的淋巴结。

3. 手术

胸腔镜探查:胸腔可见少量暗红色积液

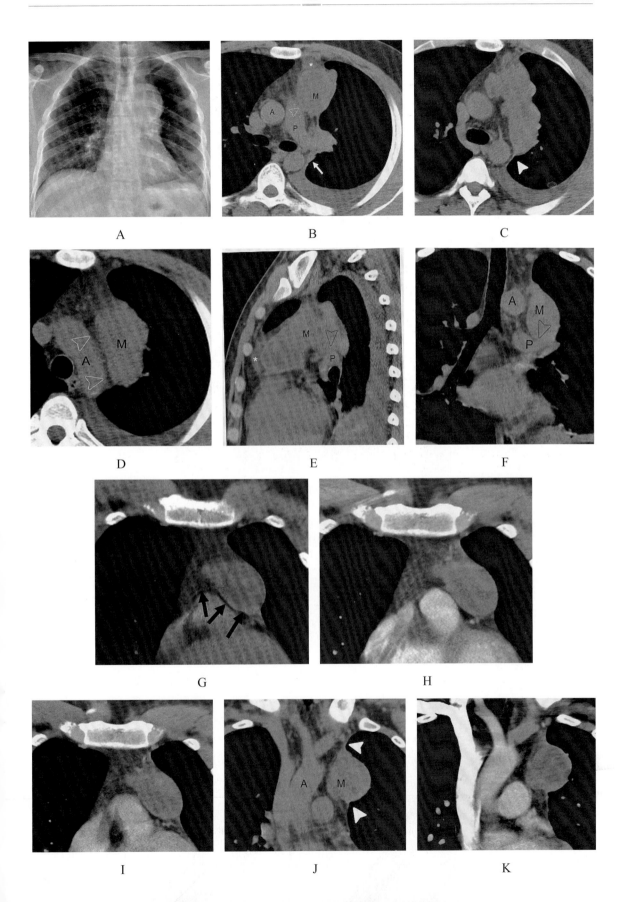

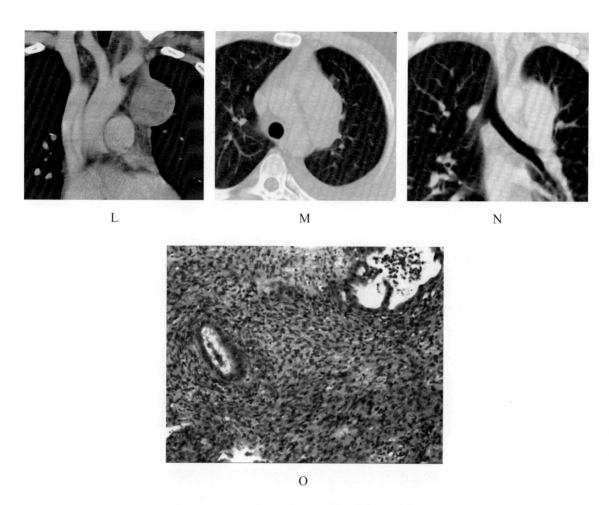

图2-4-5A～O　男性，25岁，纵隔滑膜肉瘤

　　胸部正位片（A）显示左脊柱旁半球形肿块遮盖主动脉结，密度均匀，肺缘清晰锐利，纵隔缘不清。左侧膈肌不光，左肋膈角变钝。CT平扫纵隔窗隆突水平（B）、支气管分叉平面（C）及主动脉弓平面（D）显示左前上纵隔分叶状肿块，边界清晰，与邻近纵隔胸膜的夹角呈钝角（白实箭头），与主动脉弓、肺动脉干左缘之间脂肪密度增高（白虚箭头），左侧胸膜腔积液；病灶沿纵隔胸膜向后侵犯达降主动脉旁胸膜（白箭）。纵隔窗矢状位（E）显示肿块由两部分组成，前下部分以囊性为主，后上部以实性为主；气管平面冠状位平扫（F）显示肿块与左肺动脉上缘（黑虚箭头）紧贴。图G～I为前下部囊性部分的冠状位平扫、动脉期和静脉期，该病灶以低密度为主，无强化，其间漂浮斑片状软组织密度，静脉期较动脉期密度略高；肿块相邻心包（黑箭）不厚。图J～L为后上部实性为主部分的冠状位平扫、动脉期和静脉期，平扫及动脉期病灶密度较均匀，静脉期密度明显不均，可见细线样强化，及不强化小囊变区。肺窗轴位（M）显示病灶与右肺上叶尖段肺动脉紧贴，瘤-肺界面光滑，肺内透光度及纹理走行自然。肺窗冠状位（N）显示左肺门不大，上叶支气管紧贴肿块，左主支气管及上叶尖段支气管管壁光滑，管腔通畅。组织切片（O，HE×10）显示肿瘤由上皮样细胞和梭形纤维母细胞样细胞组成。注：A＝胸主动脉；P＝肺动脉；M＝肿块；*＝肿块前局限性积液。

约300 ml，前上纵隔哑铃状巨大肿块，部分位于纵隔右，大部分位于纵隔左侧并左凸出，病灶血供丰富，呈浸润性生长，边界不清，下缘与主动脉粘连紧密，左缘明显侵犯左肺上叶尖后段。行纵隔肿块部分切除、胸膜固定术。术中打开肿块下方包膜，内部涌出少量暗红色坏死物质。

4. 病理

（1）冰冻病理结果：纵隔梭形纤维样细胞瘤性增生，周围可见淋巴组织。

（2）术后病理肉眼观：肿块表面灰红色，切面灰红色，实性，质中。镜下肿瘤由上皮样细胞和梭形纤维母细胞样细胞组成。免疫组化显示：上皮样细胞CK7（＋），S-100（部分＋），CK（－），Vix（＋），Ki-67（＋50%），MC（±），TTF1（－），NapsinA（－），CR（－）；梭形细胞Vim（＋），SMA（部分＋），S-100（少数细胞－），actin（－），des（－），CD34（－），Ki-67（40%）。"纵隔"上皮样细胞和梭形纤维母细胞样细胞组成的双相性肿瘤组织，伴大片出血坏死，小块增生纤维及胸腺组织，结合免组染色标记，诊断：纵隔双相型滑膜肉瘤。

■ 解　析 ■

滑膜肉瘤（synovial sarcoma）是1934年Sabrazes提出的，他认为该肿瘤是起源于关节滑膜或向滑膜方向分化的恶性肿瘤，因此最初该病被命名为滑膜肉瘤。目前普遍认为滑膜肉瘤是由间叶细胞发生的具有滑膜分化特点的恶性肿瘤。它是一种少见的软组织恶性肿瘤，占软组织肉瘤的7%～10%。好发于四肢大关节的邻近部位，但也可以发生在无滑膜结构的组织，如肺、胸膜、腹膜、肾、心脏、纵隔、脊柱等部位。原发性纵隔滑膜肉瘤罕见，首例报道于1989年[1]，占所有纵隔肉瘤的2%，可位于纵隔的各个部位，以前中纵隔居多[2]。发生在纵隔部位的肿瘤，其预后较发生于四肢部位的差，这与纵隔部位的肿瘤就诊时肿瘤外形大，手术完整切除率低有关[3]。一项Meta分析指出[2]，与原发性纵隔滑膜肉瘤5年生存率相关因素只有一个，那就是能否对肿瘤完整切除，完整切除与非完整切除的5年生存率差异显著（63% vs 0，P = 0.003）。

1. 病理

在2002年和2010年AJCC第7版软组织肿瘤分类中被分到未明来源的恶性软组织肿瘤，具有特征性的染色体易位t（X；18）（p11.2；q11.2）[4]。本病分为单相型（梭形细胞型、上皮型）、双相型和低分化型3种亚型。单相型，由均匀一致的梭形细胞或单一的上皮细胞组成。双相分化型则由梭形细胞及上皮成分组成，其比例可有不同。低分化型少见，细胞分化很差，异型明显。由于细胞成分的比例、分布、分化程度的多样性，导致其表现多样，诊断困难。

2. 临床表现

好发于20～40岁多见，中位发病年龄为30.5岁，男性多见[2,5]，临床表现主要为胸痛、呼吸困难，严重者心脏填塞，偶有体检拍胸片时发现。症状严重程度与肿瘤大小、侵犯局部脏器程度相关。

3. 影像学表现

文献报道纵隔滑膜肉瘤的影像学表现为[6-8]：①体积较大的肿块，形状不规则；②边界多清楚；③密度多不均匀，肿块内见低密度坏死灶或囊样变，部分病灶内可见钙化；④可见胸膜转移，伴同侧胸腔积液。

本例病灶主体位于左前纵隔，向后累及中

后纵隔，向左突入左肺并侵犯左肺；病灶大，外形极不规则，但边界清晰锐利，无见缝就钻的特点；肿块内液化区密度略高于水密度，软组织成分漂浮其间，增强扫描实性成分呈渐进性轻度强化，静脉期可见线状高密度影。伴随同侧胸膜腔积液，肺炎。肺门及纵隔其他部位未见肿大淋巴结。

4. 鉴别诊断

前纵隔有胸腺、淋巴结、脂肪与结缔组织结构等，可发生各种组织来源的肿瘤[9]。其中常见肿瘤为胸腺瘤、胸内甲状腺肿块、胚细胞原肿瘤、淋巴瘤，少见肿瘤包括脂肪瘤、纤维瘤、纵隔血管瘤、囊性水瘤、肉瘤等。本病属于肉瘤，发生率极低，病理组织形态多样，极易被误诊，故掌握本病的特点并注意与其他疾病的鉴别要点非常重要。

（1）胸腺上皮来源肿瘤：胸腺上皮来源肿瘤是前上纵隔最常见肿瘤，包括胸腺瘤、胸腺癌、胸腺类癌、胸腺肉瘤、胸腺生殖细胞瘤、胸腺脂肪瘤等多种类型肿瘤，其中胸腺瘤最常见。表现为中线附近的、以实性为主的结节或肿块，非侵袭性病灶边缘清晰，多呈圆形或椭圆形，密度较均匀，很少沿纵隔胸膜向中后纵隔蔓延，容易与本病鉴别。浸润性肿瘤外形不规则，液化坏死多见，可沿纵隔胸膜广泛浸润，与本病相似，但胸腺浸润性肿瘤常伴有纵隔脂肪的浸润，故病灶边缘多模糊不清，呈轻度至中度均匀或不均匀强化，无静脉期线状强化特点。

（2）淋巴瘤：淋巴瘤可累及纵隔多部位，为纵隔多发大小不等结节、肿块，可因融合形成纵隔巨大肿块。淋巴瘤的肿块密度较均匀，很少发生坏死液化，非液化区域强化均匀，且常包绕血管生长，除前纵隔肿块外，绝大多数患者在颈部和纵隔其他部位常有肿大的淋巴结。本病例液化范围较大，强化不均匀，在静脉期软组织内有线状强化影，肺门及纵隔其他部位未见肿大淋巴结。

（3）转移瘤：虽然转移瘤可表现为纵隔肿块，胸腔积液和肺实变，但转移性淋巴结常沿淋巴链区域分布，故其结节常常并不局限于某一区域。本病例除纵隔巨大肿块外，其他部位并未见肿大淋巴结。

（4）不成熟畸胎瘤及其他生殖细胞肿瘤：不成熟畸胎瘤极少含有典型的脂肪及钙化成分，肿块巨大，可发生坏死囊变，但病灶边缘多模糊，血管、心包及胸壁骨骼易受侵，易形成包绕血管生长的状态。本病例边缘清楚锐利，与心包紧贴，但心包无广泛增厚及心包积液，此外不成熟畸胎瘤常会引起纵隔淋巴结肿大。精原细胞瘤以实性肿块为主，边缘清楚锐利，可发生液化，但罕见钙化，淋巴结转移常见，表现为纵隔、腋窝及锁骨下淋巴结肿大，增强扫描肿瘤实质均匀强化与本病不同。与影像学表现相比，生化学指标对诊断生殖细胞肿瘤意义更大：① 单纯人类绒毛膜促性腺激素（HCG-β）升高提示绒癌；② 单纯AFP升高提示内胚窦瘤；③ HCG-β和AFP均升高见于胚胎细胞癌，恶性畸胎瘤，未分化的GCT。

（5）纵隔型肺癌：纵隔型肺癌是肺癌的一种特殊形式，是由于癌灶贴近纵隔胸膜生长，早期侵入纵隔或与纵隔内肿大淋巴结相融合，形成纵隔肿块。此类肿瘤具有以下特点：① 肺内肿块向纵隔生长时，肿块与纵隔胸膜夹角呈锐角，瘤-肺界面可见毛刺征，肿块中心在肺内；本肿瘤肿块中心位于纵隔，瘤-肺界面光滑；② 肺内肿块不明显，纵隔肿块显著，肿块与纵隔胸膜夹角呈钝角，此时若能观察到肿块与肺门连接时，肺门肿块包绕支气管，导致相应肺野阻塞性肺炎或阻塞性肺不张，有助于纵隔型肺癌的诊断；若肿块孤立，与肺门不连接，此时表现与纵隔淋巴结转移瘤类似，常伴有肺门、纵隔淋巴结引流链淋巴结的广泛增大，本病例纵隔肿块不伴有肺门淋巴结肿大及肺门肿块。

（6）结核性肉芽肿：结核性肉芽肿与本病例相似，成年性淋巴结结核好发于年轻人，但病灶通常较小，当形成干酪坏死后融合形成较大纵隔肿块时，液化坏死明显，增强扫描呈典型的环形强化。坏死区通常呈类圆形，内无软组织成分；无液化坏死的淋巴结部分强化较均匀。发热、消瘦、食欲减退等中毒症状，PDD阳性，斑点试验阳性等实验室检查有助于结核的诊断。本病例有胸腔积液及肺实变影，纵隔肿块液化显著，容易与结核混淆，但液化区内漂浮的软组织影和增强扫描静脉期的不均匀线状强化有助于两者的鉴别。

（7）纵隔其他肉瘤：原发性纵隔肉瘤占软组织肉瘤的1.4%，最常见的肿瘤类型是恶性周围神经肿瘤（26%）、梭形细胞肉瘤（15%）、平滑肌肉瘤（9%）、脂肪肉瘤（9%）等[10]。

这些肿瘤的影像学表现与本病例常常重叠，很难鉴别，常需要病理组织学检查及免疫组化最终确诊。CD34（-）可排除纤维瘤，而S100（-）可排除恶性外周神经鞘瘤。Ki-67是与细胞周期密切相关的增殖细胞核蛋白，反映细胞核的增殖情况，其表达越高，肿瘤潜在的生长能力越强，患者的预后越差且较易复发。

综上所述，原发性纵隔滑膜肉瘤罕见，影像学表现虽有特点，但并不特异，需要结合临床表现、实验室检查协助判断，当影像学诊断确有困难时，穿刺活检或胸腔镜活检是一种非常有效的手段。手术彻底切除对患者的生存率意义重大，部分切除并不能改善患者的生存率，因此，故术前对病灶的手术可切除性进行精细评估，对改善患者的生存率有积极的作用。CT增强扫描及MRI检查对手术方式的评估为首选方法。

（朱 力 王秋萍）

·参考文献·

[1] Witkin GB, Miettinen M, Rosai J. A biphasic tumor of the mediastinum with features of synovial sarcoma. A report of four cases [J]. American Journal of Surgical Pathology, 1989, 13(6): 490-499.

[2] Salah S, Salem A. Primary synovial sarcomas of the mediastinum: a systematic review and pooled analysis of the published literature [J]. ISRN Oncology, 2014, 2014; 412527.

[3] Hartel PH, Fanburgsmith JC, Frazier AA, et al. Primary pulmonary and mediastinal synovial sarcoma: a clinicopathologic study of 60 cases and comparison with five prior series [J]. Modern Pathology, 2007, 20(7): 760-769.

[4] Yano M, Toyooka S, Tsukuda K, et al. SYT-SSX, fusion genes in synovial sarcoma of the thorax [J]. Lung Cancer, 2004, 44(3): 391-397.

[5] 岳文香, 李瑞慧, 谢宝松, 等. 前纵隔滑膜肉瘤1例并文献复习 [J]. 解放军医学杂志, 2014, 39 (12): 987-990.

[6] 李娴, 曾庆思, 李新春. 原发性胸膜-肺滑膜肉瘤的CT表现 [J]. 中国介入影像与治疗学, 2016 (3): 159-162.

[7] 管帅, 郝大鹏, 刘学军, 等. 滑膜肉瘤CT及MRI特征 [J]. 中国医学影像技术, 2014 (9): 1395-1398.

[8] Polverosi R, Muzzio PC, Panunzio A, et al. Synovial sarcoma: CT imaging of a rare primary malignant tumour of the thorax [J]. La Radiologia Medica, 2011, 116(6): 868-875.

[9] 李月敏, 李杨, 樊文梅, 等. 胸腺瘤与自身免疫性疾病的关系 [J]. 解放军医学杂志, 2014, 39 (8): 669-672.

[10] Burt M, Ihde J K, Hajdu SI, et al. Primary sarcomas of the mediastinum: results of therapy. [J]. Journal of Thoracic & Cardiovascular Surgery, 1998, 115(3): 671-680.

病例❻ 纵隔类癌

▪临床及影像学资料▪

·患者，男性，36岁，主因"发现纵隔包块3年余"入院。3年前因摔伤后检查发现纵隔包块，未予重视。近1年逐渐出现活动后胸闷气短，无发热，体重未见明显减轻。入院查体：胸廓对称，胸部无压痛。左侧语颤减弱，右侧语颤无增强及减弱，左肺叩诊实音，左肺呼吸音低。

1. CT表现

胸部CT平扫和增强CT检查：肿块较3年前CT片明显增大。肿块巨大，呈略不均匀软组织密度，位于前纵隔偏左，为11.8 cm×15.2 cm×18.1 cm，肿块内可见斑片状低密度区（图2-4-6A～F）。增强后，动脉期病变呈不均匀强化，CT值约54 HU，内可见迂曲走行血管影；静脉期肿块进一步强化，CT值约83 HU。肿块压迫左侧头臂静脉，左肺受压部分不张，左主支气管、左肺动脉及肺静脉受压

变窄。纵隔内未见明显肿大淋巴结。

2. 手术

手术探查：左侧胸腔内巨大肿瘤，体积为21 cm×15 cm×14 cm，几乎占据整个左侧胸腔，质硬，肿瘤血供丰富，局部与左侧无名静脉轻度粘连，与肺门、纵隔胸膜、部分心包及左肺上叶局部分界不清。

3. 病理

术后病理结果：（纵隔）神经内分泌肿瘤，符合类癌。

▪解　析▪

纵隔类癌是一种少见、特殊类型的恶性肿　瘤，90%以上发生在消化道，发生在纵隔的属

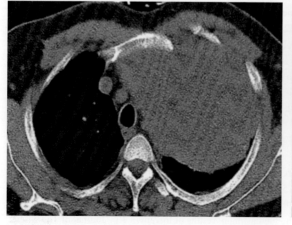

A

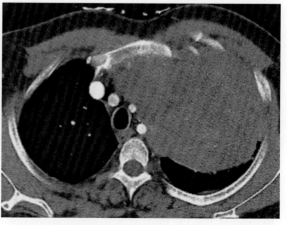

B

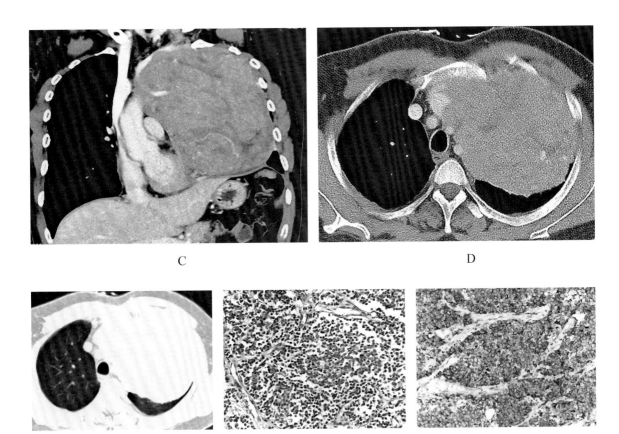

图2-4-6A~G　男性，36岁，纵隔类癌

CT平扫纵隔窗轴位（A）示前纵隔偏左巨大软组织肿块，密度欠均匀，内见斑片状低密度区。增强扫描动脉期轴位（B）及冠状位（C）示病变不均匀强化，平均CT值约54 HU，内可见迂曲走行血管影；静脉期（D）肿块进一步强化，平均CT值约83 HU。肺窗（E）示瘤-肺分界清晰、锐利。术后组织学切片（HE×100，F）示类癌细胞排列成巢状，胞浆嗜酸性，核仁较明显。免疫组化（×200，G）示CgA（++）、Syn（++）、CD56（+）、CK（+）、CK18（+）、CAM 5.2（+）、Vimentin（+,部分细胞）、CD117（+，少数细胞）、Ki-67（+，局部约2%）、TTF-1（-）、CK5/6（-）、CK高（-）、EMA（-）、CK19（-）、LCA（-）、CD5（-）。

罕见[1]。老年男性患者多见。纵隔类癌起源于胚胎时期的神经嵴，以后迁移至前肠及其演化的器官，一般认为来源于胸腺的肠嗜铬细胞或胚胎时前肠分化的支气管黏膜嗜银细胞，由其位形成。

1. 病理

肉眼观，实性肿块，无包膜，切面灰红、灰黄。光学显微镜下，瘤细胞大小形状一致，呈圆形、多角形或瓜子形。胞质少而红染，或胞质丰富而密布细小颗粒，可见嗜银物质（含5-羟色胺）。电镜下，嗜银颗粒和免疫组化神经元特异性烯醇化酶（NSE）试验阳性，是诊断的唯一可靠依据。

2. 临床表现

病灶较小时常无症状，不易发现。较大时可出现压迫症状如胸闷、胸痛、声嘶、咳嗽等。很少出现类癌综合征（因中肠发育的器官5-羟色胺等含量较多，而前后肠发育的则含量较少），这与消化道及肺类癌不同[1，2]。

3. 影像学表现

①部位：多发生于中上纵隔。与前上纵隔的胸腺窝有关，位于或部分位于前上纵隔，少数病例位于中下纵隔，紧贴心底、大血管及心包，并沿血管间隙向上生长。②病变大小差异较大，3～20 cm均可见，病灶小者无症状，多于查体发现。本病例病灶最大直径约18.1 cm。③病灶形态：圆形、类圆形或不规则软组织肿块，广基底或大部分位于纵隔，与肺组织分界清楚，常与心底部大血管或心包紧贴或分界不清，有沿大血管间隙浸润性生长的特点，且常压迫或侵犯大血管或心包。④密度：均匀或不均匀，肿块内有坏死或囊变，典型类癌密度多均匀。不典型类癌密度不均匀。平扫平均CT值30～50 HU，与大血管无区别。增强扫描病灶呈轻度至明显强化，CT值可增高20～90 HU。增强后可更清楚地显示病灶内坏死、囊变及肿块与心包大血管的分界[2]。

4. 鉴别诊断

（1）胸内甲状腺：胸内甲状腺多位于前纵隔，也可见于中后纵隔。由于病变起源于颈部甲状腺，故肿块与颈部甲状腺关系紧密，密度与甲状腺一致，多数密度均匀，部分病例可出现钙化。本病例肿块与甲状腺无关，故不考虑甲状腺来源病变。

（2）淋巴瘤：淋巴瘤发病年龄以20～30岁和60～80岁多见，虽然中纵隔多见，但可见于纵隔任何部位。影像表现为多发淋巴结肿大，易融合成不规则肿块，多呈均匀强化，且常对称性侵犯两侧纵隔及肺门淋巴结，很少出现钙化，肿块易包绕血管生长，但较少侵犯血管，通常肿瘤内部也无肿瘤滋养血管。本病肿块巨大时常呈不均匀强化，肿块内可见粗大、扭曲的肿瘤血管，而非包绕进来的正常血管。

（3）畸胎瘤：畸胎瘤好发于20～40岁，1/3为恶性，分囊性及实性两种。肿瘤起源于原始生殖细胞。前纵隔多见，偶可见于中后纵隔。影像表现为类圆形或不规则混杂密度肿块。密度呈多样化，有脂肪、软组织、水样密度及钙化。检出脂肪有助于两者的鉴别诊断。

（4）神经源性肿瘤：神经源性肿瘤是后纵隔最常见肿瘤，多为良性，好发于20～30岁。少数为恶性，好发于10岁以下儿童。可起源于外周神经、交感神经节和副神经节。良性神经源性肿瘤表现为脊柱旁类圆形边界清楚的软组织肿块，很少伴有纵隔淋巴结的肿大。恶性神经源性肿瘤虽可伴发纵隔淋巴结的肿大，同时对邻近组织有侵犯，如骨破坏，支气管、血管管壁增厚等。当鉴别困难时可行穿刺活检进行鉴别。

综上所述，纵隔类癌多发生于中上纵隔，属于恶性肿瘤，来源于胸腺的肠嗜铬细胞或胚胎时前肠分化的支气管黏膜嗜银细胞，由其离位形成。临床表现多为压迫症状，很少出现类癌综合征。病变有沿大血管间隙浸润性生长的特点，且常压迫大血管或心包，很少侵犯邻近脏器。最终确诊依赖于组织病理学，免疫组化检查有助于其与其他纵隔肿瘤的鉴别，避免误诊[3，4]。

（刘艳 王玮）

·参考文献·

[1] 皇甫功，胡崇珠，张建国，等.原发性纵隔类癌（附7例报告）[J].中国肿瘤临床，2001，28（11）：860-861.

[2] 韩丹，丁莹莹，张明标.纵隔类癌的CT表现（附6例报道）[J].放射学实践，2003，18（2）：105-107.

[3] Hasegawa T, Hirose T, Ayala AG, et al. Adult neuroblastoma of the retroperitoneum and abdomen: clinicopathologic distinction from primitive neuroectodermal tumor. Am J Surg Pathol, 2001，25：918-924.

[4] Chalvatzoulis E, Wohlschlaeger J, Hager T, et al.Resection of a Giant Neuroblastoma Misdiagnosed as Atypical Mediastinal Carcinoid [J]. J Thorac Oncol, 2014, 9(1): 132-134.

第三章
心脏及大血管疾病

第一节　心脏病变

病例① 心肌纤维瘤

■ **临床及影像学资料** ■

· 患者，男性，21 岁。突发心悸伴头晕、大汗、晕厥 1 周。1 周前于开车时突发心悸伴头晕、大汗，随即晕厥，约 5 分钟后意识清醒，醒后感心前区疼痛、心悸明显，无明显胸闷、气短、恶心、呕吐等，于当地医院行心电图示"宽 QRS，心动过速，心室率 267 次 / 分，ST-T 改变"，给予抢救治疗后约 30 分钟症状缓解（具体过程不详）。患者既往无心脏病、高血压、糖尿病以及急慢性传染病史，家族史无异常，吸烟 5 年余，平均 20 支 / 日。现来我院就诊，入院体检：血压 100/60 mmHg，心率 90 次 / 分，心律不齐，偶有室性早搏，未闻及杂音、附加音及额外心音。

1. 实验室检查

输血、凝血、血常规、肾功能、电解质、血糖、尿常规、血沉均正常。

2. 影像学表现

胸部后前位片：两肺血未见明显增多与减少，心影大，心左缘圆隆，似心尖上翘（图 3-1-1A）。

心超心动图：左室侧壁心肌占位病变性质待定，二尖瓣前向血流略快，左室略大（图 3-1-1B）。左室舒末 / 收末前后径 56/31，EF 69%。

MRI检查：T2WI上病变呈略低信号（图 3-1-1C），Fiesta Cine 序列呈低信号（图 3-1-1D），并见病变随心脏舒缩其形态、大小随之变化，致使左心室腔受压变小，T1WI（图 3-1-1E）示左心室侧游离壁心肌内可见一大小为 6.1 cm×5.2 cm×6.2 cm 等信号占位性病变，T1WI LAVA 序列增强扫描可见病变明显均匀强化（图 3-1-1F）。

心肌ECT示：左心室大，静息态下后壁及心尖部心肌核素摄取功能轻度减低（图 3-1-1G）。

3. 手术

入院第 9 天在全麻低温体外循环下行肿瘤切除术，术中探查见心脏增大，以左心室增大为主，左心房内未见血栓形成，二尖瓣后瓣下方有肿瘤组织存在，致左室心腔缩小，肿瘤位于心肌组织内，大小为 8.0 cm×6.0 cm×

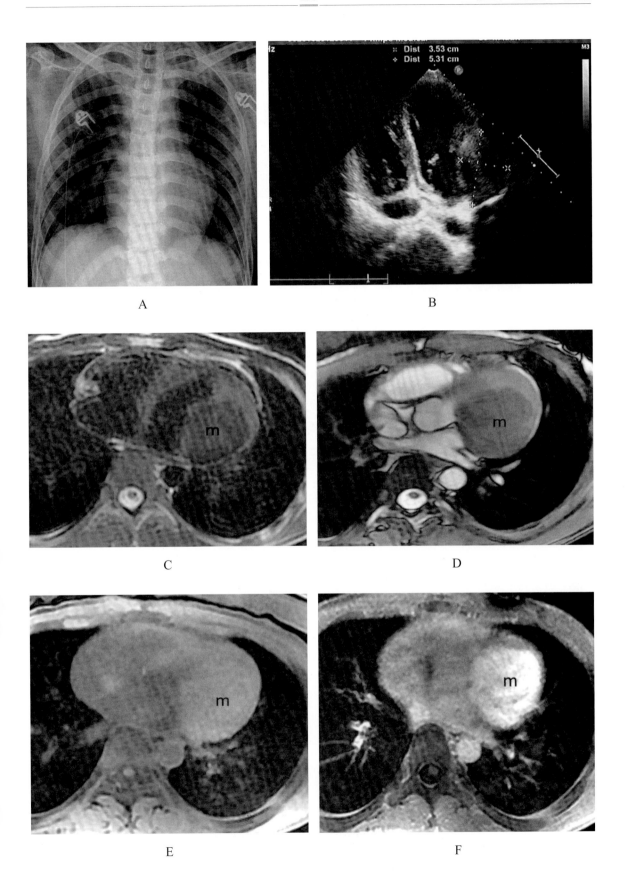

A

B

C

D

E

F

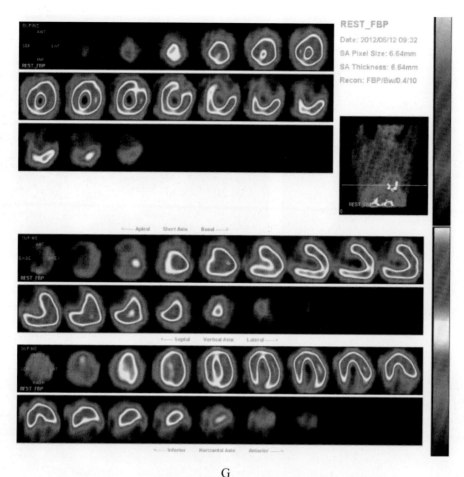

G

图3-1-1A～G　男性，21岁，左心室游离壁心脏纤维瘤

胸部后前位片示（A）心影大，以左心缘第三弓明显。心脏超声（B）示左室侧壁一纺锤形中低回声团块突入左室腔，与心肌无明确界限，二尖瓣口受挤压变小。在MRI上，肿块位于左心室游离壁，与心肌信号相比，肿块在T2WI（C）呈略低信号；T2-Fiesta（D）呈低信号；T1WI（E）呈等信号；T1WI增强扫描（F）呈均匀显著强化。心肌^{99m}Tc-MIBI显像（G）示后壁及心尖部心肌核素摄取功能轻度减低。注：m＝肿块。

6.5 cm，无法彻底切除，随行肿瘤部分切除术，切除2.0 cm×2.0 cm大小的肿瘤组织。

小块瘤样增生纤维组织。术后病理：左心室纤维瘤病，累及心脏组织。

4. 病理

术中送冰冻病理切片，回报为：左心室

■ **解　析** ■

心脏纤维瘤（cardiac fibroma, CF）是一类主要由成纤维细胞及大量胶原纤维组成的结缔

组织肿瘤，多见于婴幼儿及儿童，是除横纹肌瘤外儿童最常见的原发性良性心脏肿瘤。该患

者成人少见，约有15%的心脏纤维瘤可见于青少年和成人，平均发病年龄约为13岁，无明显性别及种族差异[1, 2]。文献报道3%～5%的心脏纤维瘤患者可合并痣样基底细胞癌综合征（Gorlin syndrome，常染色体显性遗传性疾病，累及多个系统器官），且多数为成年患者[3]。

1. 临床表现

临床上约有1/3的心脏纤维瘤患者可无明显症状，常因心电图异常，心脏杂音或胸部X线片异常偶然发现。患者可出现与肿瘤大小及位置相关的症状，包括心脏杂音，乏力，呼吸困难，胸痛，晕厥及心悸，还可出现因致死性心律失常导致的猝死。患者心电图异常多因肿瘤直接侵犯心脏传导系统或牵拉作用[4, 5]。

2. 病理

心脏纤维瘤形态学特征类似其他部位纤维瘤，特征性表现为单发，白色或灰白色，质硬，边界清楚的实性包块，无中心坏死、囊变及出血，病灶中央常可见营养不良性钙化。肿瘤体积通常较大，平均瘤径约5 cm。肿瘤起源于心内膜下成纤维细胞，位于心肌壁内，多见于心室，好发于室间隔及左室游离壁，通常无包膜，尽管为非侵袭性，但其可包绕心肌生长，形成心肌浸润的假象[2, 4]。镜下见纤维瘤主要由束状排列的成纤维细胞组成，杂以胶原纤维、弹力纤维，沉积少许基质，成纤维细胞呈梭形、无异型、核分裂罕见。超微结构显示：除成纤维细胞外，还存在肌纤维母细胞[6]。

3. 影像学表现

（1）胸部平片：正常或心影增大。

（2）CT：心脏纤维瘤常呈密度均匀的软组织肿块，边界清晰或呈浸润性，约50%可见中心钙化[7]。

（3）MRI：心脏纤维瘤多为单发、边界清楚的肿块，可因瘤体挤压周围心肌而出现环形假包膜，通常在T1WI，瘤体为类似心肌的等信号或低信号，在T2WI为低或无信号，这与其含有大量纤维成分有关[1, 4, 5, 8]。增强扫描其强化方式多样，文献报道可轻度强化或不强化[4]，延迟扫描则可见均匀强化或不均匀强化，这与其水分含量较低并含有大量纤维成分相关[1, 5]。环形强化亦可见于文献报道，中央不强化可能与其密实的纤维核有关[4, 7, 8]。心肌灌注成像可见病变局部充盈缺损[9]。

本例患者临床症状主要表现为心悸、晕厥，心电图示心律失常，胸部平片可见心影增大，MRI平扫可见病灶位于左心室游离壁，T1WI病变呈等于周围心肌的低信号，T2WI上病变局部低信号，MRI增强扫描可见均匀显著强化，其强化程度较文献报道要高。

4. 鉴别诊断

心脏肿瘤可分为原发性良性、恶性及继发性肿瘤。原发性心脏肿瘤少见，国外一组尸检报道称其发生率仅为0.001 5%～0.03%，继发性肿瘤是原发肿瘤的3～100倍。在儿童，约90%的心脏肿瘤为良性，而成人约75%的肿瘤为良性，横纹肌瘤是婴幼儿及儿童最常见的良性肿瘤，而黏液瘤则是成人最常见的良性肿瘤[10]。故在婴幼儿及儿童，该病主要应与横纹肌瘤鉴别。在成人，主要与黏液瘤相鉴别。

（1）横纹肌瘤：纤维瘤与横纹肌瘤T1WI上均与邻近心肌信号相仿，但在T2WI上横纹肌瘤较邻近心肌信号高，而纤维瘤则为低信号甚至无信号[1]，横纹肌瘤可单发或多发，合并结节性硬化症时肿瘤常多发且伴有结节性硬化征象，纤维瘤则多单发，并可见钙化[4]。

（2）黏液瘤：黏液瘤约占原发性心脏肿瘤的1/2，多见于30～60岁人群，女性较男性多见，青年患者多见合并Carney综合征。肿瘤常见位于房间隔卵圆窝、心房内。肿瘤大体呈凝胶状，有蒂，常见钙化、出血及坏死。

超声下见肿瘤可移动，有细蒂。CT表现为不均匀低密度，MRI T2WI上呈不均匀明显高信号，并可不均匀强化[4]，鉴别不难。

综上所述，原发性心脏肿瘤少见，心脏纤维瘤是婴幼儿及儿童第二常见的良性肿瘤，其MRI平扫的特点是T2WI上呈低信号甚至无信号，增强扫描呈渐进性延迟强化。

（张静平　张　蕴）

·参考文献·

［1］蒋烈夫，蒋蕾，陆敏杰，等.MRI在心脏原发性非黏液瘤性肿瘤诊断中的价值［J］.临床放射学杂志，2008，27（3）：323−326.

［2］Butany J, Nair V, Naseemuddin A, et al. Cardiac tumours: diagnosis and management［J］. The lancet oncology, 2005, 6(4): 219−228.

［3］Bossert T, Walther T, Vondrys D, et al. Cardiac fibroma as an inherited manifestation of nevoid basal-cell carcinoma syndrome［J］. Texas Heart Institute Journal, 2006, 33(1): 88−90.

［4］Araoz PA, Mulvagh SL, Tazelaar HD, et al. CT and MR Imaging of Benign Primary Cardiac Neoplasms with Echocardiographic Correlation1［J］. Radiographics, 2000, 20(5): 1303−1319.

［5］Joly JM, Fuisz AR, Weissman G. Left Ventricular Fibroma Presenting as Syncope and Ventricular Tachycardia［J］. Echocardiography, 2013, 30(7): E195−E197.

［6］刘秀美，马衍辉，刘义敏.婴幼儿心脏纤维瘤1例［J］.中华小儿外科杂志，2012，33（10）：798−800.

［7］Hoey ETD, Mankad K, Puppala S, et al. MRI and CT appearances of cardiac tumours in adults［J］. Clinical radiology, 2009, 64(12): 1214−1230.

［8］Randhawa K, Ganeshan A, Hoey ETD. Magnetic resonance imaging of cardiac tumors: part 1, sequences, protocols, and benign tumors［J］. Current problems in diagnostic radiology, 2011, 40(4): 158−168.

［9］Chen Y, Sun J, Chen W, et al. Third-Degree Atrioventricular Block in an Adult With a Giant Cardiac Fibroma［J］. Circulation, 2013, 127(13): e522−e524.

［10］Kumar N, Agarwal S, Ahuja A, et al. Spectrum of cardiac tumors excluding myxoma: Experience of a tertiary center with review of the literature［J］. Pathology-Research and Practice, 2011, 207(12): 769−774.

病例 ❷ 冠状动脉-肺动脉瘘

▣ 临床及影像学资料 ▣

·患者,女性,76岁。活动后胸闷、气短10余年。每次症状发作持续约数分钟至1小时,同时伴咳嗽、咳痰、心慌、下肢凹陷性水肿,上述症状反复发作。2014年3月"感冒"后上述症状再发,程度较前加重,伴咳嗽、咳白色泡沫样痰,于当地医院行抗感染治疗(具体不详),因症状改善不明显来我院就诊。入院后体检:双肺呼吸音粗,双下肺可闻及少量干性啰音,心界向左扩大,心率78次/分,心室率绝对不齐,第一心音强弱不等,A2 > P2,胸骨左缘第二、第三肋间可闻及连续性隆隆样杂音,脉短绌,双下肢轻度凹陷性水肿。

1. 实验室检查

乳酸脱氢酶270.00 U/L;脑利钠肽前体1 306.00 pg/ml;凝血酶原活度74.80%;肌酐74.44 μmol/L;电解质、血常规未见明显异常。

2. 影像学表现

胸部CT平扫 心脏增大,各房室均增大,肺动脉干及其分支增粗,双肺炎症,主动脉壁及冠状动脉壁硬化斑影,肝右叶囊肿。

心动超声:先天性心脏病,瓦氏窦瘤破裂(右冠窦破入右室,图3-1-2A),双房、左室大,升主动脉内径增宽,左室收缩功能正常,全心动周期主动脉右冠窦向右室分流,二尖瓣、三尖瓣、主动脉瓣反流(少量)。

心电图:房颤伴室内差异性传导,心电轴左偏,Ⅲ、aVF导联rS波。

冠状动脉CTA 右冠优势型;① 右冠主干及左室后支管壁多发钙化斑块影,致管腔不同程度狭窄。② 左冠前降支、回旋支及钝缘支管壁多发钙化斑块影,致管腔不同程度狭窄。

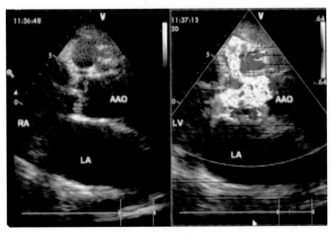

A

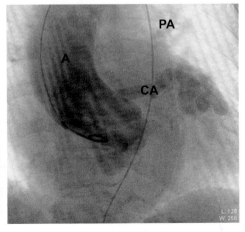

B

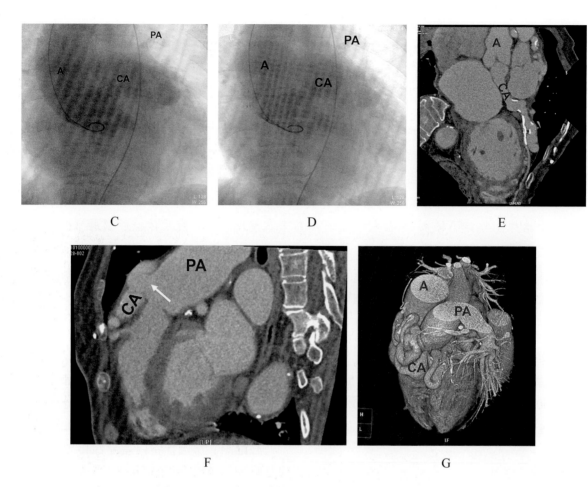

图3-1-2A～G　女性，76岁，冠状动脉-肺动脉瘘

超声心动及其彩色血流（A）显示主动脉右冠窦突入右室腔，内口12 mm，瘤体长36 mm，不规则状，出口7 mm，全心动周期内主动脉右冠窦向右室分流。冠状动脉造影连续照相（B～D）示左冠主干明显增粗，其分支血管迂曲、增粗，并可见肺动脉提前显影。冠状动脉CTA MPR（E、F）示左冠主干及前降支第六段管腔扩张，前降支发出迂曲粗大血管，与肺动脉根部直接相通（直箭）；VR图（G）示左冠主干及其分支迂曲，呈瘤状扩大，绕行于肺动脉及主动脉根部。注：A＝升主动脉；CA＝迂曲扩张的冠状动脉；PA＝左肺动脉。

③ 左冠主干及前降支第6段管腔扩张，第6段一分支血管粗大，部分区段呈瘤样扩张，迂曲绕行于肺动脉及主动脉根部，一段迂曲血管与肺动脉主干前壁相切，并见高密度对比剂影进入肺动脉，形成左冠前降支-肺动脉瘘（图3-1-2E～G），伴有多发钙化斑块。④ 主动脉右冠窦、左冠窦及无冠窦未见明显扩张征象。

3. 造影术

入院后第2天在局麻下行DSA主动脉造影术，升主动脉明显扩张，未见主动脉窦瘤破裂，未见主动脉瓣反流，左冠主干明显增粗，其分支血管可见迂曲、增粗血管显影，并可见肺动脉提前显影（图3-1-2B～D），未见右室显影。术中患者气短明显，故终止手术。

■ 解　析 ■

冠状动脉瘘（coronary artery fistula，CAF）定义为冠状动脉主干或其分支与大血管或心腔之间存在的异常通道，是少见的心脏冠状动脉异常疾病，首次报道于1841年。其在人群中的发病率约为0.002%，无性别差异，可见于0.1%～0.2%的常规冠状动脉造影患者[1]。文献报道瘘血管最常见起源于右冠状动脉（50%），其次为左冠状脉（42%），起源于双侧者较少（5%），瘘口最常见注入部位为右心室（41%），其次为右心房（26%），再次为肺动脉（17%）[2]。

1. 病理

冠状动脉-肺动脉瘘（coronary-pulmonary fistula，CPF）是指冠状动脉与肺动脉之间的直接异常交通，血液由冠状动脉异常分支血管直接分流注入到肺动脉，血流动力学改变为左向右分流。本病多数患者为先天性发育畸形，乃因胚胎时期心肌组织间内皮细胞构成的窦间隙持续存在所致，可合并有其他先天性畸形，少数患者可因外伤、感染或手术等后天原因所致[3]，在临床上十分少见。

2. 临床表现

CPF表现常缺乏特异性，大多数成年患者可无症状，在所有有症状的患者中，胸痛是最常见的症状，其他症状包括呼吸困难、乏力、心绞痛、心律不齐、心肌缺血或心肌梗死。此外，肺动脉高压，充血性心力衰竭，冠状动脉瘤破裂或血栓形成也可见于报道[2, 4]。这些症状的产生多与血流动力学改变相关，当瘘口小、分流量少时，多无明显症状；当瘘口大、分流量大时，则可产生"窃血效应"导致冠状动脉血供减少从而引起心肌缺血及室性心律失常，此外，大量血液分流入肺动脉还可增加肺动脉及右心负荷，瘘血管还可引起近端冠状动

脉血流量增加，损伤内膜，导致动脉粥样硬化。国外文献报道，19%～29%的冠脉-肺动脉瘘还可合并冠状动脉瘤，且多数为梭形动脉瘤，囊性动脉瘤少见，其形成可能与瘘血管中的涡流以及因炎症、创伤、狭窄、迂曲引起的动脉硬化有关[5]。本例左冠状动脉主干、前降支近段与和瘘口相连的左冠状动脉前降支分支均不同程度增宽、迂曲，局部呈瘤样。本病体检常可闻及柔软的连续性杂音，呈渐强渐弱型，于舒张期或收缩期均可闻及，以舒张期较为明显，杂音最大的体表位置取决于瘘口部位[4]。

3. 影像学表现

目前，冠状动脉造影仍然是诊断CPF的金标准，表现为异常的冠状动脉及其分支增粗、迂曲，严重者呈瘤样扩张，通过异常的瘘道，可见对比剂分流进入肺动脉内。

CT主要表现为连接于冠状动脉和肺动脉间，并沿肺动脉表面迂曲走行的血管影，明确由冠状动脉供血，并瘘入肺动脉内，瘘口处可见"射血征"或"浓染"现象[3]。

本例患者临床症状并不典型，入院后术前超声诊断为"先天性心脏病，瓦氏窦瘤破裂（右冠状动脉窦破入右室），全心动周期主动脉右冠窦向右室分流"。CPF在超声上可表现为舒张期肺动脉内持续的涡流，但超声通常很难发现涡流的起源[1]，这可能也是本例患者超声误诊的主要原因。患者DSA主动脉造影显示"左冠状动脉主干明显增粗，其分支血管可见迂曲、增粗血管显影，并可见肺动脉提前显影"，但因患者术中气短明显，终止手术，未能完成对增粗左冠状动脉的探查。冠状动脉造影为有创性检查，并且只能提供二维图像，无法反映冠状动脉瘘血管与邻近周围结构之间

的空间关系[1]。患者后来进一步行冠脉动脉CTA，明确诊断冠状动脉-肺动脉瘘。冠状动脉CTA通过VR、MIP、MPR等多种方式可清晰显示瘘血管的起源、走行、管壁改变、瘘口大小及与邻近心腔、大血管的空间关系，明确心脏各房室及肺部改变，可作为临床CPF常规检查手段。

4. 鉴别诊断

冠状动脉-肺动脉瘘需与冠状动脉起源于肺动脉畸形（anomalous origin of coronary artery from the pulmonary artery, ACAPA）鉴别。ACAPA属于冠状动脉起源异常，而CPF属于冠脉动脉终止异常，全面分析冠脉起源、走行及分布，了解正常变异有助于两者鉴别[6]。

综上所述，冠状动脉瘘是少见的心脏冠状动脉异常，冠状动脉造影是其诊断的金标准，但其为有创性检查，本病例显示冠状动脉CTA可通过VR、MIP、MPR等多种方式清晰显示瘘血管的情况，以及与邻近心腔、大血管的空间关系，可作为临床CPF常规检查手段。

（张静平 张 蕴）

· 参考文献 ·

[1] Seol SH, Seo GW, Song PS, et al. Coronary-pulmonary artery fistula-multiple diagnostic imaging modalities [J]. J Thorac Dis, 2014, 6(2): E27-E29.

[2] Frestad D, Helqvist S, Helvind M, et al. Giant aneurysm in a left coronary artery fistula: diagnostic cardiovascular imaging and treatment considerations [J]. BMJ Case Rep, 2013. doi: 10.3760/ bcr-2013-008853.

[3] 王军娜，杨家虎，张建军，等.64层螺旋CT对成人冠状动脉-肺动脉瘘的诊断价值 [J].心脑血管病防治，2013，13（5）：385-387.

[4] Dashottar S, Singh RK, Malani SK, et al. Role of 256-slice MDCT in the evaluation of coronary artery fistula: A case series with review of literature [J]. Med J Armed Forces India, 2016, 72(4): 393-399.

[5] Izumi K, Hisata Y, Hazam S. Surgical repair for a coronary-pulmonary artery fistula with a saccular aneurysm of the coronary artery [J]. Ann Thorac Cardiovasc Surg, 2009, 15(3): 194-197.

[6] 陶黎，曾勇明，向睿.左，右冠状动脉-肺动脉瘘二例 [J].放射学实践，2014，29（2）：208-209.

第二节　大血管病变

病例 ❶　假性动脉瘤

■ 临床及影像学资料 ■

· 患者，男性，64 岁。以 "无明显原因咳嗽，咳痰 3 个月，拍胸片发现右纵隔肿块" 之主诉入院。查体：未见异常。

1. 实验室检查

血常规、肝功能、肾功能及凝血功能四项均未见异常。

2. 影像学表现

胸部正侧位显示左前纵隔巨大肿块，广基底与纵隔相贴，肺缘光滑锐利，其密度均匀，未见钙化，心影轻度右移（图 3-2-1A、B）。

CT 平扫示肿块巨大，位于左前纵隔，部分包绕升主动脉，升主动脉受压向右后移位。肿块与前胸壁紧贴，相邻胸膜未见增厚，肿块与前胸壁夹角呈锐角。肿块密度不均，内可见边界不清稍低密度影（图 3-2-1C），心包少量积液（图 3-2-1D）。

CTA 显示肿块呈浅分叶状，位于主动脉左旁，上缘起自主动脉弓顶上方平面，下缘至主动脉瓣以下平面（图 3-2-1E-F），CTA 原始图显示肿块内可见数个低密度影，边缘清楚或模糊不清，与胸壁之间可见低密度带（图 3-2-1G～H），纵隔右移。

T1WI 示肿块内多发斑片状、结节状短 T1 信号（图 3-2-1I～J），最大者呈椭圆形，中心为等信号，该结节在 T2WI 上呈中心高信号，中间等信号，周边低信号的多层结构（图 3-2-1K）。

DSA 检查胸主动脉轮廓光滑锐利，降主动脉左侧壁局限性浅弧形压迹，未见对比剂外溢征象（图 3-2-1L）。

3. 手术

术中探查：血管旁肿块与主动脉相连，随动脉搏动。

4. 病理

术后病理显示瘤壁由纤维组织构成，最终诊断假性动脉瘤。

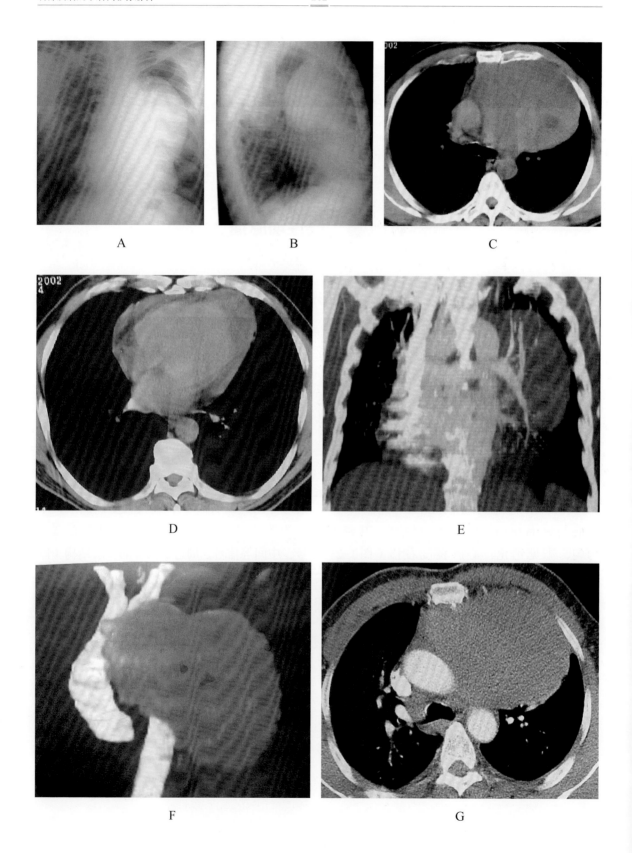

A

B

C

D

E

F

G

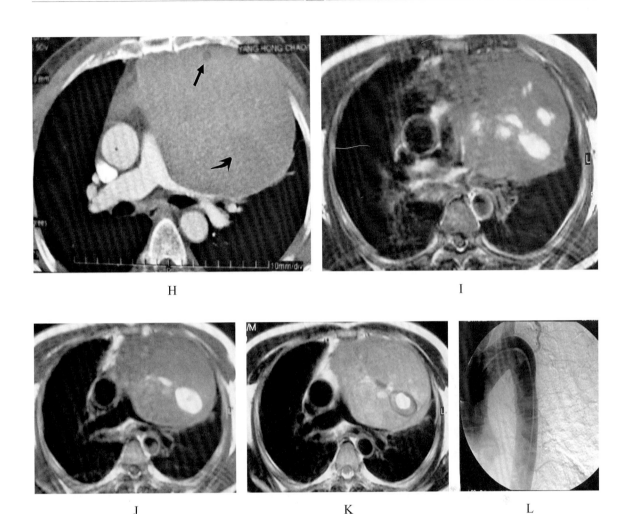

图3-2-1A～L　男性，64岁，假性动脉瘤

　　胸部正（A）、侧位（B）片示左前纵隔巨大半圆形肿块，边缘光滑，密度均匀，广基底与纵隔相贴，与前胸壁之间可见低密度影，心影轻度右移。CT平扫纵隔窗（C）示肿块位于左前纵隔，肿块密度不均，内可见边界不清稍低密度影；升主动脉、气管受压右移，其下方可见心包积液（D）。CTA（E～F）显示肿块位于胸主动脉左旁，呈浅分叶状，内无对比剂充填，CTA原始图显示肿块与胸主动脉左缘分界不清（G），内可见数个低密度影（H），边缘清楚（直箭）或模糊不清（弯箭）。T1WI（I～J）示肿块内多发斑片状、结节状短T1信号，部分结节信号不均（J），结节周边可见低T2信号环（K），提示病变内多发出血信号。DSA（L）示胸主动脉轮廓光滑锐利，降主动脉左侧壁局限性浅弧形压迹。

■　解　析　■

　　假性动脉瘤（pseudoaneurysm）是多种原因导致的血管壁全层破裂，血流通过破裂孔进入周围软组织，并由纤维结缔组组织包裹，在　　血管周围形成局限性血肿，该血肿的壁不具备正常动脉壁的内膜、中层及外膜的三层结构。瘤体与母血管之间常有一个（偶尔也可见数个）破口相通，破口一般很小，而瘤腔巨大，瘤腔内为凝血块、血栓及血液。本病的诊断主要依靠影像学检查，诊断的依据是瘤体的大小、形态、位置及破裂口的状态。由于瘤壁薄弱，或随动脉血流冲击，日渐增大，可发生突然破裂，导致大出血而危及生命，因此早期发现，及时诊断，合理治疗具有重大的临床意义。

1. 病理

假性动脉瘤的形成机制和破裂出血的成因尚未能完全阐明。目前认为，可能与创伤、感染（感染以细菌性心内膜炎、血管周围炎等）、医源性、先天性、动脉粥样硬化、自身免疫病（如白塞病）和肿瘤性等因素，导致血管壁慢性破裂，血液流出，周围组织包裹而成。

2. 临床表现

本病可发生于各个年龄阶段，胸主动脉假性动脉瘤的好发年龄为60～70岁，无明显性别差异。多发生在主动脉弓部和降部。多数假性动脉瘤有进行性疼痛，并有扩张性及搏动性肿块。如果母血管与瘤体之间存在血流，在肿块部位可闻杂音，其特点是压迫和阻断近段血流时杂音减弱或立即消失。如果母血管与瘤体之间无血流通过，听诊无杂音。

3. 影像学表现

假性动脉瘤的典型超声[1]为动脉旁的囊性肿物，有搏动。瘤腔内回声强弱不等，当母血管与瘤体之间存在血流时，在瘤体内可探及血流信号，或湍流或涡流，在瘤腔与动脉间的破裂口区探及往复征频谱（即在收缩期，一束高速血流从母动脉经管壁破口射入瘤体内，在舒张期，缓慢的血流从瘤腔经管壁破口反流入母动脉）具有诊断价值。母血管图像正常。

CT平扫显示主动脉旁的低密度或等密度软组织肿块影，呈圆形、类圆形。增强扫描，瘤壁持续轻度强化，瘤内强化形式多样：

① 瘤腔内无血凝块及血栓形成，破裂口通畅时，对比剂外溢进入瘤腔，其密度均匀，边缘光滑，强化程度与动脉密度接近，且随动脉密度的高低而变，但升降时间略迟于动脉[2]；② 瘤内有血凝块或血栓形成，破裂口通畅时，对比剂外溢进入瘤腔，瘤腔内可见新月形、半月形、环形、不规则形充盈缺损，缺损区无强化；③ 破裂口堵塞时，表现为紧贴主动脉壁的软组织密度肿块，囊内无强化[3]。

CTA扫描，通过旋转、重建，可显示瘤体的大小、母动脉通向瘤体的破口。这一征象对胸主动脉假性动脉的诊断具有重要价值。

MRI显示主动脉轮廓之外的边界清楚的肿块，肿块内常可见类圆形囊腔，囊内可见流空信号，囊壁厚，T1WI上呈层状中等信号，或高信号，T2WI上呈混杂信号，以高信号为主。主动脉壁不连续，与肿块有峡颈相连，在GRE电影图像上为较低信号，可见裂隙状破口以及经破口向瘤腔内喷射的血流信号[4]，邻近血管壁受压，轻度变形。当破裂口堵塞时，如果内发现瘤内附壁血栓出现的高信号周围环形含铁血黄素的低信号征象将有助于本病的诊断。增强扫描，呈轻度-中等度不均匀强化。

DSA 假性动脉瘤的典型表现为动脉壁破损，对比剂外溢进入瘤腔，瘤腔多呈类圆形，位于受损动脉壁一侧，受损动脉与充盈对比剂的瘤腔酷似带藤的瓜。截至目前，DSA是诊断血管性疾病的"金标准"，它可直接显示假性动脉瘤瘤腔的部位、大小、形态和周围血管改变，故对正确选择治疗方案和治疗方法有指导意义。但在应用中应注意以下几点，① 由于这种方法通常只能显示有血流的管腔，故对于破裂口堵塞的假性动脉瘤，将不会出现典型征象，难以诊断；② 破裂口通畅，但如果瘤腔内存在血凝块或血栓，DSA显示的瘤腔大小与瘤腔实际大小可能相差悬殊。

4. 鉴别诊断

对于破裂口通畅的假性动脉瘤，应注意与主动脉真性动脉瘤和主动脉夹层动脉瘤鉴别。

（1）主动脉真性动脉瘤：主动脉真性动脉瘤的瘤体为主动脉腔的延续，表现为主动脉自身的瘤样扩张，瘤体沿动脉纵向排布，呈梭形扩张，无破裂口，瘤壁与主动脉壁相延续。而本例瘤体位于主动脉壁旁，主动脉壁除轻度受压变形外，未见异常扩张。

（2）主动脉夹层动脉瘤：主动脉夹层动脉瘤是动脉内膜破裂，血液进入血管壁间，因此表现为主动脉的广泛扩张，瘤体长轴仍沿动脉长轴走行，动脉内可见线状内膜，并将动脉腔分为双腔（真假腔），在腔的上下方分别可见出口和入口，无动脉旁肿块。本例瘤体位于主动脉壁旁，主动脉腔内未见分隔。

假性动脉瘤未与主动脉腔相通时，在CTA、DSA及MRI上瘤内无对比剂充盈及血流进入，此时应与主动脉相邻的其他占位性病变相鉴别。本例假性动脉瘤位于前上纵隔，故应与纵隔肿瘤，如胸腺瘤、淋巴瘤、转移瘤、纵隔型肺癌等良恶性肿瘤鉴别。

（3）胸腺瘤：胸腺瘤多为偏向纵隔一侧的肿块，局限于前纵隔或延伸至中纵隔，邻近血管结构多受推移，侵袭性胸腺瘤常包绕血管，内部常发生坏死囊变，心包受侵可出现心包积液，这些征象与本病例重叠较多，使两者容易混淆。然而胸腺瘤强化程度高于假性动脉瘤，且在MR T1WI上，胸腺瘤为与肌肉相等或中等偏低信号，由于无或极少量出血[5]，所以不会像本病例那样出现多发典型出血信号，更不会出现完整的铁环征。

（4）畸胎瘤：但本病例显示的短T1区对应的区域在T2WI上呈现等及低T2信号，CT上呈等信号的液体密度，因此可以判定肿块内有多发出血区，此与脂肪不同，因此可以排除含脂肪岛的畸胎瘤。

（5）淋巴瘤：淋巴瘤多累及胸部多组淋巴结，表现为纵隔内多发大小不等结节，部分可融合成较大结节，孤立性巨大肿块罕见。此外淋巴瘤多包绕血管，并向纵隔两侧生长，一般不发生血管的推压移位，淋巴瘤内很少发生坏死液化，内部通常不会出现多发灶状出血。

（6）纵隔孤立性转移瘤：纵隔孤立性转移瘤少见，转移瘤在推压血管、食管、气管的同时，常侵犯这些管腔的壁，与胸壁广泛接触的时候，常伴有胸膜增厚，胸膜下脂肪层消失。

（7）纵隔型肺癌：纵隔型肺癌是指发生在主支气管并靠近纵隔面生长的肺癌。因此肿块肺缘毛糙，多有毛刺，邻近肺组织有阻塞性炎症、不张、肺气肿等气道阻塞性改变，受累支气管狭窄，管壁增厚，支气管截断[6]。本病例显示气管通畅无狭窄，支气管壁光滑，无增厚，肿块肺缘光滑锐利。

综上所述，胸主动脉假性动脉瘤的表现因其破裂口的开放状态，瘤腔内血栓及凝血块形成状态表现各异，胸片对本病的确诊无意，但可用于肿块的筛查，CT平扫同样不能确定本病，但其对肿块的形态、密度及与血管的关系显示更为细致准确，有助于缩小鉴别诊断的范围。超声、CTA和DSA对于破裂口通畅的假性动脉可以确诊，但对破裂口堵塞的假性动脉，MRI检查有助于本病的诊断。

（朱　力　王秋萍）

·参考文献·

［1］李晓文.股动脉穿刺后假性动脉瘤的超声诊断与治疗［J］.华西医学，2014（10）：1920-1921.

［2］凌华威，丁蓓，董海鹏，等.多层螺旋CT血管造影诊断假性动脉瘤的价值［J］.上海交通大学学报（医学版），2005，25（10）：999-1001.

［3］Paulson E K, Sheafor D H, Kliewer M A, et al. Treatment of iatrogenic femoral arterial pseudoaneurysms: comparison of US-guided thrombin injection with compression repair.［J］. Radiology, 2000, 215(2): 403−408.

［4］孙清荣，邹利光，陈垦，等.MRI检查对主动脉假性动脉瘤诊断价值［J］.第三军医大学学报，2004，26（4）：364−365.

［5］吴美仙，董天发，李晚君，等.MRI对恶性胸腺瘤的诊断价值及与其组织病理学分型的相关性研究［J］.实用癌症杂志，2012，27（2）：184−186.

［6］林永平.纵隔型肺癌CT及MRI的临床表现及诊断效果分析［J］.中国CT和MRI杂志，2015（2）：24−26.

病例② 白塞病合并肺动脉瘤肺栓塞

■临床及影像学资料■

·患者，女性，27岁。间断发热1年余，1年余前"受凉"后出现发热、咳嗽、咳白色黏痰，症状反复持续发作并逐渐加重，并出现痰中带血，呈鲜红色血丝，其间一直抗感染、对症治疗，效果不佳，2个月后咯血量较前明显增加，同时伴胸闷、气短、乏力，双膝关节痛。

1. 实验室检查

血常规：白细胞计数15.95×10^9/L，中性粒细胞计数13.46×10^9/L，中性粒细胞0.84，抗链球菌溶血素O定量测定90.00 IU/ml，C反应蛋白：127.00 mg/L；红细胞沉降率测定：51.00 mm/h，α_1球蛋白7.3%、α_2球蛋白13.5%，β_2球蛋白8.2%。尿常规：隐血1 + cells/μl，白细胞3 + cells/μl，白细胞计数2 591.30/μl。

病原学（血、痰、支气管灌洗液）：病毒、支原体与衣原体、普通细菌、结核均（－）；真菌：G试验（－），GM试验（－）。

支气管镜检：气管、支气管通畅；经支气管镜右肺中叶活检。病理："右肺中叶"小块肺组织慢性炎症。

2. 影像学表现

胸部CT平扫：右肺中叶外侧段及两肺下叶后基底段斑片状密度增高影，双肺门增大，以右肺门处明显呈类圆形结节状影，大小为13.1 mm × 10.8 mm，邻近支气管受压、管腔变窄（图3-2-2A ～ D）。多考虑为感染性病变，建议抗感染治疗后复查。抗生素治疗2周后复查，两肺病变无明显变化。

CTPA：右肺下叶基底段肺动脉干局限增宽，呈不规则球形，其内密度均匀，壁不均匀增厚，与胸部CT平扫显示的右肺门区类圆形结节影部位、形态、大小基本一致，为局部肺动脉瘤影。右肺下叶动脉及左肺下叶动脉不规则充盈缺损影并管腔中断，为肺栓塞（图3-2-2E ～ I）。

3. 诊断及治疗

入院后全面、仔细的临床查体，发现口腔溃疡、外阴溃疡，双下肢皮肤结节样红斑，诊断为白塞病。遂给予抑制免疫、抗感染及对症支持等治疗，全身症状缓解，肺内病变部分缓解（图3-2-2J ～ K）。准备出院时患者持重物后突发咳嗽、咯大量鲜血，后大量鲜血自口鼻涌出，抢救无效死亡。

■ 解 析 ■

白塞病（Behçet's disease，BD）是一种以血管炎为病理基础的慢性进行性多系统损害性疾病，目前病因尚不明确，可能与ANCA、中性粒细胞、各种淋巴细胞、活性分子和细胞因子有关。临床上以反复发作的口腔溃疡、生殖器溃疡、葡萄膜炎及皮肤损害为特征[1]。BD

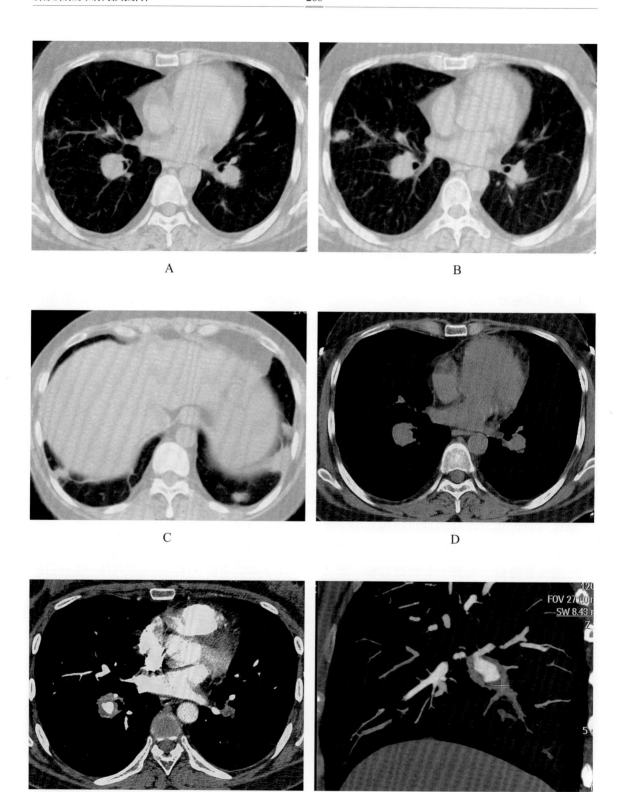

A   B

C   D

E   F

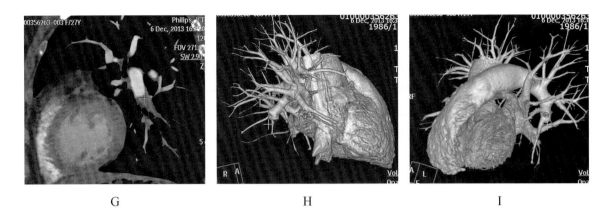

G　　　　　　　　H　　　　　　　　I

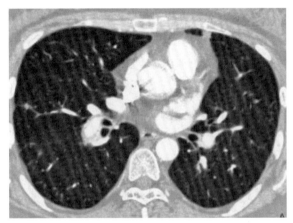

J

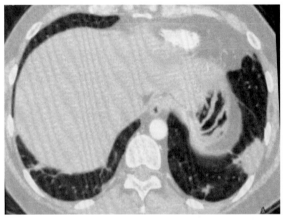

K

图3-2-2A～K　女性，27岁，白塞病合并肺动脉瘤肺栓塞

图A～D为CT平扫肺窗及纵隔窗，可见右肺下叶支气管旁类圆形结节影，右肺下叶支气管受压，右肺门增大。右肺中叶水平裂下方、两肺下叶基底段胸膜下肺多发大小不等的斑片状影，或伴周围条索状影。CTPA（E）显示双侧肺门肺动脉增粗，MPR（F、G）及VR（H、I）显示右肺下叶基底段肺动脉干截断、末端膨大，管壁不均匀增厚，远端分支内管腔内中等密度影充填，远段分支未显影（F、H）；左肺下叶基底段肺动脉远端管壁偏心性增厚，管腔逐渐被中等密度影充填，远段分支未显影（G、I）。针对白塞病治疗后复查（J、K），右肺中叶水平裂下方小斑片状影有缩小，两肺下叶基底段胸膜下病变部分变小，部分无明显变化。

由土耳其皮肤科医师Behçet于1937年首次报道命名，平均发病年龄为20～30岁，多见于中东、远东及地中海地区，男性多见于女性，男女比率为2～5：1[2]。未经治疗，90%以上的患者2年内死亡，死因通常是呼吸衰竭或（和）肾功能衰竭，及早的诊断、正规的治疗，约85%的患者病情可以缓解，但易复发，5年生存率为75.9%[3]。

1. 临床表现

（1）口-生殖器-眼三联征：表现为口腔、会阴多发溃疡、结节，眼睛的无菌性葡萄膜炎。这些损害反复发作，此消彼长。本病例以咳嗽、咳痰、间断性发热就诊，入院后查体发现口腔溃疡、外阴溃疡，双下肢皮肤结节样红斑。

（2）其他系统改变：① 骨关节系统：局限性、非对称性大关节肿痛，具有非破坏性、间歇性、自限性的特点。② 消化系统：表现为腹痛、腹胀、黑便、腹泻、腹块等非特异性表现，易误诊为阑尾炎、肠结核。③ 神经系统：常表现为肢体运动障碍，听力、视力障碍，认知能力、记忆力异常等神经系统症状。④ 大血管病变：外周循环系统中，静脉受累的频率高于动脉，且早于动脉，男性多见，多为下肢深静脉血栓。病变范围广泛，可在多支多节段血管同时或交叉发生，其血栓与血管壁紧密相连，不易脱落。大动脉管壁增厚，管腔狭窄、闭塞，瘤样扩张。⑤ 其他：肾脏损害较少见，可有间歇性或持续性蛋白尿或血尿，肾性高血压，肾病理检查可有IgA肾小球系膜增生性病变或淀粉样变。心脏受累较少，可有心肌梗死、瓣膜病变、传导系统受累、心包炎等。心腔内可有附壁血栓形成，少数患者心脏呈扩张样改变、缩窄性心包炎样表现。附睾炎发生率为4%～10%，较具特异性。急性起病，表现为单或双侧附睾肿大疼痛和压痛，1～2周可缓解，易复发。本例尿常规阳性，也说明肾脏有损害。

（3）肺部损害：白塞病肺部损害较少见，其发生率为1%～7.7%，肺动脉瘤，动、静脉血栓，肺梗死，肺出血，肺不张，原因不明的机化性肺炎，复发性肺炎，支气管炎，肺纤维化和肺栓塞，以及胸膜炎是白塞病累及肺部的主要特征，其中肺动脉瘤多见于青年男性，是白塞病肺部损害最常见的类型，约可见于1.5%的白塞病患者[4]。临床症状缺乏特异性，咯血是肺动脉瘤最常见的症状及致死的主要原因之一，其次是胸痛，呼吸困难及发热。咯血可能的原因包括动脉瘤破裂、支气管受侵形成肺动脉–支气管瘘以及肺栓塞所致肺梗死

等[4]。咯血发生率高达93%，其中大咯血的发生率占26%[5]。肺动脉瘤形成通常预示着较差的预后，文献报道约30%合并动脉瘤的患者2年内死亡，一旦破裂出血，50%的患者可于2年内死亡[3]。本病例在首诊治疗后突发咯血死亡。

2. 病理

白塞病的典型组织病理学特点为系统性血管炎和血管周围炎症浸润，可累及大、中、小动脉或静脉，血管腔内血栓形成[6]。白塞病的肺栓塞是在血管炎的背景下形成的，是肺动脉壁炎症造成的狭窄及原位血栓，与通常意义上血栓脱落形成肺血栓栓塞不同，且白塞病出现的下肢深静脉血栓，由于栓子紧紧黏附于静脉壁，故很少发生肺血栓栓塞。如果对白塞病没有足够的认识，很容易轻易诊断肺血管栓塞[7]。

肺动脉瘤形成的病理基础为炎症浸润动脉管壁，致中膜弹力纤维破坏，管壁硬化变薄，管腔扩张[8]。肺动脉受损占1%～7%，表现为栓塞、管腔狭窄与闭塞、动脉瘤、出血。

2014年最新颁布的白塞病国际诊断标准[9]，评分中根据症状和体征评分，以下得分总和≥4分即可诊断白塞病，本标准诊断的敏感性为93.9%，特异性为92.1%。

眼部病变：2分。

生殖器溃疡：2分。

口腔溃疡：2分。

皮肤损害：1分。

神经系统损害：1分。

血管表现：1分。

针刺反应阳性1*分。

*针刺反应测试是可选的，本来评分系统不包括针刺反应测试。然而，如果针刺反应阳性，评分可以增加1分。

按此标准评分，本例共计6分，符合白塞

病诊断。

3. 影像学表现

常规X线胸片可用于白塞病合并肺动脉瘤的初步评估，随访以及疗效评价。突发肺门增大、纵隔影增宽或肺野内出现类圆形结节可提示合并肺动脉瘤可能[4]。当肺动脉血栓形成后，肺透光度不均，可出现局部肺野透亮度增高或降低表现。

CT平扫表现为肺门旁或肺野周边的高密度结节影，可位于一侧或双侧，可为单发或多发，边缘常因继发出血而模糊不清。当肺动脉血栓形成并发生肺梗死时，则表现为肺实质内胸膜下圆形、三角形，或楔形斑片浸润影，常多发，易继发感染形成空洞。

胸部增强CT显示肺动脉呈囊袋状或梭形扩张，密度均匀或不均，伴有管壁的增厚。白塞病合并肺动脉瘤多发生于右下基底段肺动脉，其次好发于左、右肺动脉主干[8]，可单发或多发，位于一侧或双侧肺野内，通常近肺门处者多较大、单发，位于肺外周者常多发、较小[7, 10]。

CT肺动脉血管造影是最理想和推荐的检查方式，可通过VR、MIP、MPR等多种方式重建血管形态，清晰显示病变。肺动脉受累时，表现为管壁内缘不光滑、管腔形状不规则，并常与肺动脉瘤样扩张，致其外形宽大呈球形或结节状。肺动脉管壁不均匀增厚，管腔狭窄，甚至闭塞。

本例胸部CT平扫报告为"右肺中叶外侧段及两肺下叶后基底段斑片状密度增高影"，考虑双肺炎症建议治疗后复查；右肺门结节影，邻近支气管受压、管腔变窄，建议增强扫描进一步检查。CTPA显示右肺下叶基底段肺动脉干局限增宽，呈不规则球形，即为局限肺动脉瘤形成，也就是胸部CT平扫显示的右肺门区类圆形结节影，其发生部位与上述文献报

道结果一致。CTPA不但显示了局部肺动脉瘤的部位与形态，还显示了瘤壁不均匀增厚即瘤壁的大体病理改变。除此之外，本例CTPA还发现右肺下叶动脉及左肺下叶动脉的肺栓塞。本例两肺下叶还可见多发团片状密度增高影，诊断时单纯考虑感染可能性大，未能考虑到是否是白塞病肺部损害，或为肺动脉栓塞后的肺梗死改变。CTPA示右肺下叶后外基底段、左肺下叶各基底段肺动脉未见显影，其近端主干血管壁周围见不规则低密度影，考虑肺栓塞。本例肺大动脉损害，强烈提示为白塞病的肺内改变。

4. 鉴别诊断

（1）急性继发性肺栓塞：急性继发性肺栓塞至少会有呼吸困难、呼吸急促（＞20次/分）和胸痛三种征象中的一项，栓塞部位栓子的境界清楚，血管壁光滑，管壁无增厚。由于白塞病的肺动脉栓塞主要是肺动脉本身炎症引起的，故肺动脉管壁内缘多不光滑、管壁不规则增厚（图3-2-2F～I）。本例患者缺乏典型的呼吸困难、呼吸急促（＞20次/分）和胸痛表现。

（2）慢性继发性肺栓塞：慢性继发性肺栓塞，栓子的境界多不清楚，血管壁不规则增厚，管腔变小或不成比例，这些特点与本病有相似之处，但病变段血管管腔通常较窄，狭窄后血管扩张，但管壁光滑，中心肺动脉的扩张和右心室的增大，血管形态长期不变。白塞病的肺动脉栓塞部位管腔不规则，可同时合并动脉瘤，动脉瘤处血管壁仍有不规则增厚（图3-2-2E、F）。病变在短期内可有明显变化——可减小或增大变多，或此消彼长。除此之外，白塞病还伴有皮肤黏膜、眼睛、关节等其他系统的异常。

（3）肺感染性病变：肺感染性病变可表现为肺内多发斑片状渗出实变影，密度不均，边

缘模糊，病变多沿支气管分布。白塞病肺栓塞引起的病变多位于胸膜下，尖端指向肺门方向，这一特点需要多平面重建可获得显示。此外，渗出性病变此起彼伏征象的出现支持白塞病的诊断，如果行增强扫描，肺动脉血管壁增厚对诊断白塞病具有重要的价值。

综上所述，对于已经明确诊断的白塞病，如果患者出现咯血等肺部症状，CT发现肺门或肺野内结节影时，应该提高警惕，考虑到肺血管瘤的可能性。如果误诊为肺血管栓塞，则关系到是否应用抗凝治疗。但对于白塞病肺动脉瘤的患者，使用抗凝药物会有大咯血甚至死亡的可能，且血栓通常会牢固附着于血管壁形成机化，抗凝效果并不好。所以，鉴别诊断十分重要。

（张静平　张　蕴）

·参考文献·

［1］Lee SW, Lee SY, Kim KN, et al. Adalimumab treatment for life threatening pulmonary artery aneurysm in Behçet disease: a case report［J］. Clinical rheumatology, 2010, 29(1): 91-93.

［2］Hiller N, Lieberman S, Chajek-Shaul T, et al. Thoracic manifestations of Behçet disease at CT1［J］. Radiographics, 2004, 24(3): 801-808.

［3］Yeung PHJ, Lau KKP, Lac A. Behcet's disease with resolving pulmonary artery aneurysm and intracardiac thrombus［J］. Hong kong J Radiology, 2011, 14: 167-169.

［4］Yilmaz S, Cimen KA. Pulmonary artery aneurysms in Behçet's disease［J］. Rheumatology international, 2010, 30(10): 1401-1403.

［5］Yurdakul S, Hamuryudan V, Yazici H. Behçet's syndrome［J］. Curr Opin Rheumatol, 2004, 16(1): 38-42.

［6］张鸿，张洪玉.白塞病合并肺动脉瘤2例分析并文献复习［J］.中国实用内科杂志，2009，28（4）：312-313.

［7］马文韬，高金明.白塞病的肺部损害［J］.国际呼吸杂志，2008，28（17）：240-245.

［8］Emad Y, Abdel-Razek N, Gheita T, et al. Multislice CT pulmonary findings in Behçet's disease (report of 16 cases)［J］. Clinical rheumatology, 2007, 26(6): 879-884.

［9］International Team for the Revision of the International Criteria for Behçet's Disease. The International Criteria for Behçet's Disease (ICBD): a collaborative study of 27 countries on the sensitivity and specificity of the new criteria. J Eur Acad Dermatol Venereol, 2014, 28(3): 338-347.

［10］高金明，金宇虹，蔡柏蔷，等.白塞病合并肺动脉瘤附七例临床分析［J］.中国呼吸与危重监护杂志，2005，4（5）：381-384.

病例❸ 异常体动脉供血正常左肺下叶

■临床及影像学资料■

• 患者，男性，27岁。无明显诱因咯血10天，先为痰中带血丝，后出现咯鲜血，色鲜红。偶伴咳嗽、咳痰，呈白色黏痰，量不多，无发热、寒战、心慌，无胸闷、气短、胸痛、恶心、乏力盗汗等症状，经当地医院治疗后好转，现又复发，故前来住院就诊。入院查体未见明显异常。

1. 实验室检查

呼吸道病毒、肺癌三项、凝血检查未见明显异常。

电子支气管镜：气管及支气管管腔通畅，左肺下叶各基底段开口存在（图3-2-3A ～ C），内前段管口黏膜轻度增厚，遂此处活检。病理回报："左肺下叶内前段管口"小块支气管黏膜慢性炎，刷片未见恶性细胞。

2. 影像学表现

胸部CT平扫：左肺下叶透光度减低，左下肺静脉下方层面可见条状及类圆形稍高密度影，边界尚清，大小为17.8 mm×16.3 mm×16.9 mm，邻近左肺下叶肺血管影稍增粗、聚拢，外围肺血管纹理变细。右肺水平裂、斜裂、左肺斜裂存在，左斜裂稍向后移位，气

管、左右主支气管、左肺下叶及各段支气管通畅（图3-2-3D ～ G）。增强示左肺门偏下血管增多、聚拢（图3-2-3H），可见粗大、扭曲（横切位呈类圆形及椭圆形）血管影与降主动脉相连，强化程度与降主动脉相同，周围聚拢的增粗血管影其强化程度低于降主动脉（图3-2-3I、J），考虑左肺门下肺动静脉瘘。

胸主动脉＋肺动脉CTA示左肺动脉较细，分支减少且左下肺动脉分支未进入左肺下叶基底段分布区。降主动脉下段发出一粗大、迂曲血管进入左肺下叶基底段分布区，此区域左下肺静脉显影，密度较低，较细，汇入左心房；左肺上叶、右肺各叶肺动脉、肺静脉分支、分布未见明显异常（图3-2-3K、L），考虑异常体动脉供血正常左肺下叶。

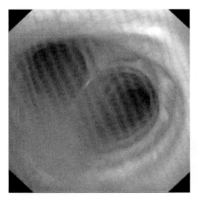

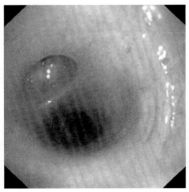

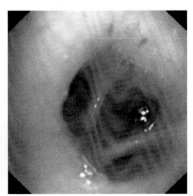

A   B   C

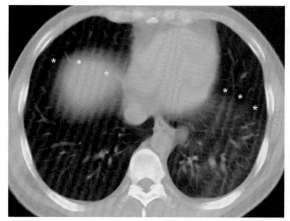

D

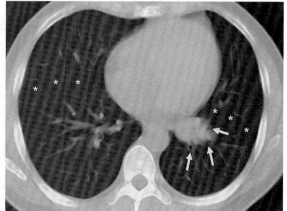

E

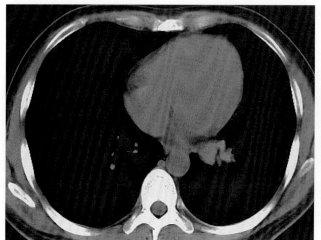

F

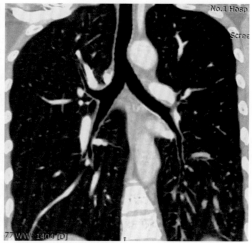

G

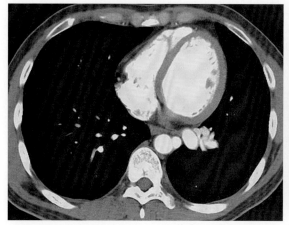

H

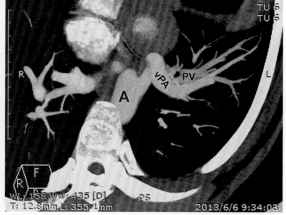

I

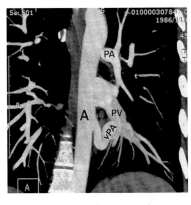
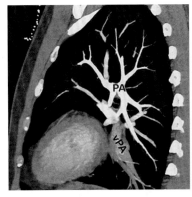
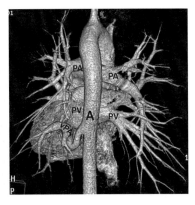

J　　　　　　　　　　　　　　K　　　　　　　　　　　　　　L

图3-2-3A～L　男性，27岁，异常体动脉供血正常左肺下叶

支气管内镜显示左右主支气管（A）、左肺下叶支气管（B）、左肺下叶前内、外、后基底段支气管（C）开口通畅。常规CT肺窗（D）示左肺下叶透光度减低，此层面肺血管影稍增粗，左肺斜裂（*）后移，其上方层面（E）左下肺基底段起始部心缘旁类圆形肿块影，周边可见3个支气管（箭），其形态大小与右下肺支气管类似，同层纵隔窗（F）显示肿块呈软组织密度，体积较肺窗缩小。肺窗倾斜冠状位重建（G）显示气管、左右主支气管、左肺下叶支气管通畅。CT增强纵隔窗横切位（H）显示上述肿块呈血管样强化，多平面重建（I、J）显示其呈粗大、扭曲的血管影，且与降主动脉相通，其前缘密度略低的血管为伴随肺静脉，向上行走回流入左心房。胸主动脉+肺动脉CTA行MIP重建（K）示左下肺动脉较细，走行于左肺下叶背段，未进入左肺下叶基底段分布区，来自降主动脉的粗大、迂曲血管进入左肺下叶基底段分布区，VR（背面观，L）显示左肺上叶、右肺各叶肺动脉、肺静脉分支、分布未见明显异常。注：A＝降主动脉；PA＝fdm；PV＝fjm；vPA＝起源于降主动脉的肺动脉。

■　解　析　■

异常体动脉供血正常左肺下叶是指起源于胸降主动脉的异常动脉供血支气管和肺实质正常发育的左肺下叶基底段的先天性疾病。这种疾病较为罕见，近10年来国内外有少量文献报道了本病[1-5]，左肺下叶基底段多见，右侧也可发生[5]。有些研究者认为这种疾病是非典型肺隔离症。

1. 病理

肺隔离症，多见于青少年，是一种罕见的肺血管发育畸形，发病机制尚不清，多数认为是胚胎时期一部分肺组织与正常肺组织分离，主肺动脉发育前供应肺胚芽的原始主动脉分支没有正常退化[6-9]，所以隔离的肺血管来源于

体循环动脉而不是肺动脉分支进入[6]。同时由于主动脉的血液含氧量较来自肺动脉的血液含氧量高，从而使该段肺组织的功能无法进行，所以单独的肺是无肺功能的。

临床分型可分为叶内型和叶外型，前者位于脏胸膜组织内，隔离肺组织呈囊腔状与正常支气管相通或不相通，后者较为多见。叶外型被自己的胸膜包盖，独立于正常肺组织之外，囊腔与正常支气管不相通。前者叶内型肺隔离症的血液经下肺静脉回流较多，肺外型血液多回流入半奇静脉、奇静脉及下腔静脉等体静脉。典型肺隔离症的供血动脉多由胸部降主动脉，其次是腹主动脉、髂动脉等供血[6, 7]。叶

外型经体循环引流，没有血流生理改变；叶内型95%经肺静脉引流。叶内型肺隔离症较叶外型多见，病变经常好发于两肺下叶后基底段，左侧发病多。

2. 临床表现

典型的肺隔离症隔离肺是封闭的[8]，与正常的支气管是不相通的。临床表现主要为反复的肺部感染，也可无症状于查体时发现。异常体动脉供血正常左肺下叶支气管发育良好、通气，所以表现为充气的肺组织，与正常肺组织接近。所不同的是左下肺动脉发育小，未进入左肺下叶基底段，而是降主动脉发出粗大的血管进入、供血左肺下叶基底段。临床上以咯血为主要表现。

3. 影像学表现

（1）X线表现：典型的肺隔离症呈密度均匀、边界清楚的肿块或结节。异常体动脉供血正常左肺下叶基底段时，仅表现为局部肺纹理增多、紊乱。

（2）CT表现：典型的肺隔离症呈两肺下叶，尤其是左肺下叶后基底段囊性或囊实性肿块影，形态可多样，部分可见气液平面，增强扫描在邻近局部肺野内有增多、扩张、紊乱的血管走行，有明确的异常主动脉分支血管进入。异常体动脉供血正常左肺下叶基底段时，可见左（右）肺下叶后基底段局部肺纹理增粗、增多、紊乱，增强扫描可见局部血管增多、密集、增粗改变，最重要的是能够观察到异常粗大的降主动脉发出的供血动脉进入左（右）肺下叶基底段。

CTA及其三维后处理技术能够清晰、多方位显示异常的供血动脉起源以及引流静脉。对异常体动脉供血正常左肺下叶的确诊有很大帮助。

本例肺叶、气管、支气管开口发育良好，左下肺膨胀不良，左斜裂稍向后下移位。在左下肺静脉下方层面可见条状及类圆形等密度影，考虑有粗大血管影，建议增强后发现增粗、迂曲血管，明显强化，与降主动脉同等强化且与之相连，但因概念不清，诊断为肺动静脉瘘。进一步的胸主动脉＋肺动脉CTA及其三维重建图像，清楚地显示源于降主动脉的增粗、迂曲供血动脉进入左肺下叶基底段，再分支，左下肺静脉显影浅淡，回流入左心房。左肺动脉较对侧细，分支未进入左肺下叶基底段分布区（图3-2-3J～L），诊断为异常体动脉供血正常左肺下叶。

4. 鉴别诊断

（1）肺隔离症：两者均为体动脉供血，不同之处在于典型的肺隔离症隔离肺是封闭的[8]，与正常的支气管是不相通的。本病的患侧肺支气管发育良好、通气，与正常的支气管相通。

（2）中心肺癌：由于降主动脉进入下肺基底段的动脉粗大、迂曲，CT平扫横切位显示其类似结节或肿块影，因此CT平扫还要与中心肺癌鉴别，后者年龄略偏大，多有咳痰、咯血病史，体重下降明显，肺门不规则较大软组织肿块影，边缘毛刺，阻塞性肺炎及肺不张等征象，CT增强扫描、支气管镜检查可以明确诊断，易鉴别。

（3）肺动脉静脉瘘：肺动脉静脉瘘患者临床上一般有发绀、血红蛋白升高、胸壁血管杂音等表现。肺动静脉瘘的引入动脉为一支肺动脉分支，引出静脉为一支或一支以上的肺静脉属支，两者间无毛细血管，而为一扩张的血管瘤体，血管瘤体部分于X线胸片或胸部CT平扫为肿块影，但此肿块影周围往往可见粗大迂曲的血管纹理影，CTPA即可明确诊断。

综上所述，对于临床年轻患者，反复咯血，影像资料发现肺下叶肿块影，增强可见粗大的体循环分支动脉下叶基底段，而下肺仍通气，要提高对本病的诊断、鉴别诊断意识。　价值。

CTA及其三维后处理技术对本病的诊断有确诊

（张　蕴　范妤欣）

·**参考文献**·

［1］杨光钊，赵顺标.异常体动脉供应正常左下肺基底段的胸部X线片和螺旋CT表现［J］.中华放射学杂志.2006，40（8）：815-817.

［2］Miyake H, Hori Y, Takeoka H，et a1.Systemic arterial supply to normal basal segments of the 1eft lung：characteristic features on chest radiography and CT［J］. Am J Roentgenol, 1998, 171(2): 387-392.

［3］Albertini A, Dell' Amore A, Tripodi A，et al. Anomalous systemic arterial supply to the left lung base without sequestration［J］. Heart, Lung and Circulation 2008, 17(6): 505-518.

［4］Singhi AK, Nicholson I, Francis E, et al. Anomalous systemic arterial supply to normal basal segment of the left lung［J］. Heart, Lung and Circulation 2011, 20(6): 357-361.

［5］Kim JH, Kim SS, Ha KS, et al. Anomalous arterial supply to normal Basal segment of the right lower lobe: endovascular treatment with the amplatzer vascular plug［J］. Tuberc Respir Dis. 2014, 76(6): 295-298.

［6］Corbett HJ, Humphrey GM. Pulmonary sequestration［J］. Paediatr Respir Rev, 2004, 5(1): 59-68.

［7］Genc O, Gurkok S, Dakak M, et al.Pulmonary sequestration and surgical treatment［J］. Asian Cardiovasc Thorac Ann, 2006, 14(1): 3-6.

［8］刘德纯，王玉华.肺隔离症合并不典型类癌1例并文献复习［J］.临床与实验病理学杂志，2011，27（10）：1128-1130.

病例④　肺静脉属支变异

▪ 临床及影像学资料 ▪

· 患者，女性，55岁。突发心慌、气短，并大量出汗2个月。2个月前夜间休息时突发心慌、气短，伴大量出汗，不伴胸闷、胸痛、恶心、呕吐、视物模糊及旋转、大小便失禁。口服速效救心丸、稳心颗粒3小时后症状逐渐缓解，次日于当地医院就诊，诊断为"冠心病"，给予丹参活血化瘀输液治疗，上述症状明显缓解，此后2个月上述症状反复出现，程度较前减轻且均能自行缓解。后患者入院后行X线胸部后前位片发现左肺下野结节。

1. 影像学表现

胸部后前位片：左肺下野中带可见分叶状结节影，大小约2.0 cm×1.2 cm，边界较清晰（图3-2-4A）。

胸部CT平扫：左肺舌叶结节状影，有粗大、迂曲血管影与之相连，后者延伸至左肺门（图3-2-4B、C、D）。

CT肺动脉血管造影（computed tomographic pulmonary angiography，CTPA）：左肺上叶两支粗大上肺静脉未形成左上肺静脉与左心房连接，一支为左肺上叶前段及舌段静脉血管汇合而成，另一支为左肺上叶尖后段静脉血管汇合而成。前者增粗向外下迂曲走行，最宽处直径约1.34 cm，扭曲呈"螺旋状"，形成上述胸部后前位片、胸部CT平扫所示的左肺结节影，再转向内后方，与上述另一支左上叶肺静脉分别进入左下肺静脉（图3-2-4E、F、G）。

2. 造影术

入院后第6天行经皮选择性静脉造影术，

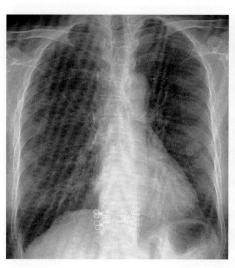

A

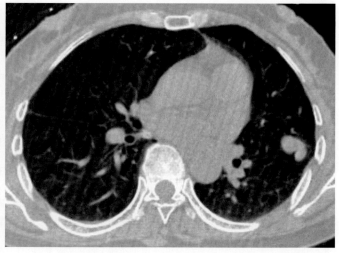

B

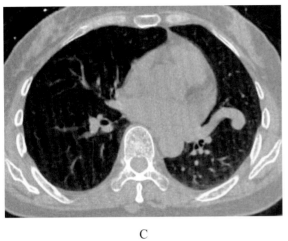

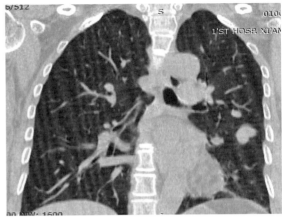

C　　　　　　　　　　　　　　D

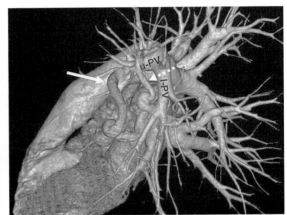

E　　　　　　　　　　　　　　F

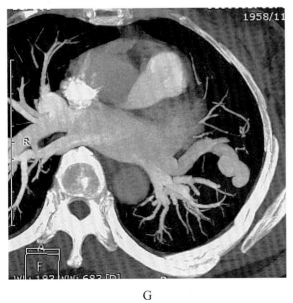

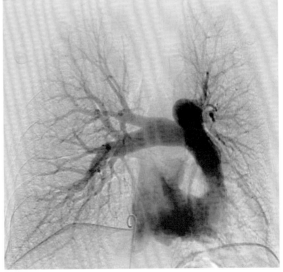

G　　　　　　　　　　　　　　H

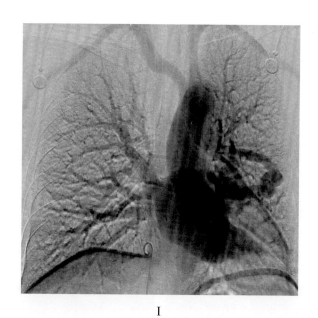

I

图3-2-4A ～ I　女性，55岁，肺静脉属支变异

胸部后前位片（A）：左肺下野分叶状结节，边缘光滑。CT平扫肺窗（B ～ D）示左肺上叶舌段迂曲血管影与左肺门血管相连。CTPA容积再现（VR，E、F）示左上肺的静脉汇合形成两条粗大迂曲侧支，前者（实箭）由前支、舌支汇合而成；后者（虚箭）由尖后支汇合而成。轴位MIP（G）示左肺内迂曲走行的血管影。肺动脉造影（H）示左肺动脉走行自然，未见异常血管团。图H之后的延迟采集图像（I）示左上肺静脉属支汇合成粗大迂曲侧枝，进入左下肺静脉，汇合入左心房。

注：u-PV = 左上肺静脉；l-PV = 左下肺静脉。

手术简要经过：Seldingger法穿刺右股静脉成功，行DSA肺动脉造影，延迟至静脉期采集图像可见左上肺静脉通过粗大迂回的血管影回流至左下肺静脉内（图3-2-4H、I）。交换C2导管超选择插管至左肺动脉干，再次肺动脉造影动脉期采集图像左肺动脉及其分支充盈良好，分支、分布、走行未见明显异常，未见畸形血管团。左肺上叶结节系粗大迂曲肺静脉侧支形成。左上肺静脉由粗大侧支回流至左下肺静脉内，为左肺静脉属支变异。

─────── ■ 解　析 ■ ───────

　　肺静脉正常解剖：正常情况下，左心房与四支肺静脉相连，每一侧肺有两条肺静脉干分别汇入左心房。即右肺上静脉、右肺下静脉、左肺上静脉及左肺下静脉共4支。右上静脉收集右肺上叶和中叶的静脉血，其属支的名称与段支气管基本一致，但两者并不伴行，主要有4大属支，包括尖支、前支、后支和中叶支。右下肺静脉收集右肺下叶的血液，由上支和基底段总静脉两大属支汇合形成。左上肺静脉由左上肺段静脉汇集而成。主要分为尖后支、前支及舌支。左下肺静脉收集下肺各基底段的静脉血液，也由上支及基底段总静脉汇集而成。肺静脉的属支起始于肺泡周围的毛细血管网，形成细小的静脉并逐渐汇合成较大的静脉。

1. 病理

肺静脉胚胎发育[1-3]：在胚胎形成早期，肺芽内肺血管由一系列血管丛引流，并与心脏主静脉之间形成相通的血管丛。随后窦房结区域发育产生并向外形成肺静脉总干，然后肺静脉干开始向肺芽延伸，同时肺芽不断发育，其内的血管丛形成原始肺静脉，并逐级汇合成左、右各两条肺静脉，并与肺静脉干相接。原始肺静脉干开口于原始左心房，随着原始左心房的发育扩张，原始肺静脉干逐渐与左心房融合形成左心房的大部分。因此，这部分左心房内壁显示非常光滑，这就是左心房内壁光滑的原因，而与肺静脉干相连的四支静脉也融合入增大的左心房背部，并分别独立开口于左心房背部。原始左心房则演变为左心耳，其内壁也就不光滑，存在粗大的小梁。心脏主静脉与肺之间的原始血管丛开始退化，如果退化不彻底，则可能形成部分或完全性肺静脉异位引流。同时原始肺静脉的小分支亦开始退化，如果不退化则发育成为汇入左心房的变异肺静脉。

肺静脉变异主要是肺静脉数目及肺静脉汇入点的变异。肺静脉根据其数目常分为四型[4, 5]：① 标准型，有4支肺静脉分别开口于左心房，左右各2支，最为常见；② 副肺静脉型，除了标准的4支肺静脉以外，任何开口于左心房的肺静脉均称为副肺静脉，即有5支或更多肺静脉开口于左心房，根据副肺静脉开口位置分出2个亚型，中间肺静脉型（开口于上、下肺静脉之间）和最上肺静脉型；③ 肺静脉共干型，同侧上、下肺静脉先合并为共干再进入左心房，有2支或3支肺静脉开口于左心房，共干的肺静脉较单支肺静脉粗大，可分为2个亚型，即单侧肺静脉共干型和双侧肺静脉共干型；④ 混合型，副肺静脉同时合并肺

静脉共干。

2. 临床表现

肺静脉变异多无明显临床症状，部分患者伴有房颤。大多数房颤的异位起搏点源于肺静脉开口处的肌袖，而肺静脉变异如一侧肺静脉共干及独立肺静脉也是房颤异位起搏的重要来源[4-5]。

3. 影像学表现

（1）X线胸片：表现为单发或多发结节状影，多为凹凸不平或浅分叶状，密度均匀，少数可见钙化，边缘光滑锐利。

（2）CT平扫：表现为圆形或轻度分叶的致密影，多位于肺门附近的肺内带。

（3）CT增强扫描：显示结节与血管密度一致，并与血管相通的血管结构。

（4）CTPA：显示结节系血管的一部分，该血管形态异常，并异常汇入左下肺静脉。

本例肺动脉造影术前认为："左肺上叶舌段结节与肺门血管相连，考虑肺动脉畸形可能。"后行CTPA，VR图、多平面重组（MPR）、最大密度投影（MIP）显示左肺动脉与左肺静脉之间无直接血管沟通，而是在左肺上叶见两条粗大、迂曲的肺静脉，一支为左上肺静脉前支和舌支汇合而成，另一支为尖后段分支汇合而成，两者并未汇合成左上肺静脉，而是在左肺上叶内迂曲走行，与左下肺静脉一起汇入左心房。之后的肺动脉造影延迟采集肺静脉图像与CTPA结果一致，进一步排除了肺动脉畸形的存在。这种左上肺静脉经侧支回流至左下肺静脉后再汇入左心房的病例文献中尚未见报道。

4. 鉴别诊断

X线胸片表现为单发或多发结节状影，凹凸不平或浅分叶状，密度均匀，少数可见钙化，边缘光滑锐利。CT平扫表现为圆形或轻度分叶的致密影，多位于肺门附近的肺内带，

CT增强扫描显示血管结构的最常见原因有肺动脉瘤、肺静脉瘤及肺动静脉瘘。常规CT检查容易误诊，应采用CTPA检查方法，通过VR、MIP及MPR等重建方式，清晰显示血管走行及汇入点，获得准确诊断。

（1）肺动脉瘤：肺动脉瘤是肺动脉的单纯局限扩张、增宽，其起止点无异常，也不与静脉异常沟通。而本病是肺静脉的走行及汇入点异常。

（2）肺静脉瘤：肺静脉瘤是肺静脉的单纯局限扩张、增宽，无起止点的异常。而本病是肺静脉的走行及汇入点异常。

（3）肺动静脉瘘：肺动静脉瘘是肺部的动脉与静脉直接相通而引起的血流短路。CTPA可显示其供应动脉及引流静脉。本病为单纯的静脉，不与动脉异常沟通。

综上所述，血管畸形的金指标虽为DSA，但由于其是一种有创性检查，不适用于疾病的筛查。X线胸片、CT平扫甚至CT增强，对于血管这种纤细的结构，其显示也存在一定的局限性，应用CTPA，并采用VR、MIP等重建方法可以清晰显示血管走行及汇入点，显示有无异常血管团、动静脉之间有无直接沟通以及有无变异血管。因此，CTPA是肺内血管变异、肺动脉畸形等疾病初筛的首选方法。

（张　惠　张　蕴）

·参考文献·

［1］Guven Tekbas, Hatice Gumus, Hakan Onder, et al. Evaluation of pulmonary vein variations and anomalies with 64 slice multi detector computed tomography ［J］. Wien Klin Wochenschr, 2012, 124(1−2): 3−10.

［2］Prabhakar, Rajiah, Kanne JP, et al. Computed tomography of pulmonary venous variants and anomalies ［J］. Journal of Cardiovascular Computed Tomography, 2010, 4(3): 155−163.

［3］赵昕，时季成，吕京光.DSCT在肺静脉解剖及变异中的应用研究［J］.医学影像学杂志，2013，23（3）：469−472.

［4］何珍，万业达.肺静脉分型的多层螺旋CT解剖研究［J］.实用放射学杂志，2008，24（7）：896−899.

［5］单飞，张志勇，陈刚，等.多排螺旋CT检测肺静脉变异及肺静脉孔指数在心房颤动射频消融术前的应用［J］.中华心血管病杂志，2007，35（4）：329−332.

病例⑤　二叶式主动脉瓣畸形

■ 临床及影像学资料 ■

·患者，男性，56岁。活动后心慌气短8个月。8个月前出现活动后心慌气短，休息后可缓解，无胸痛、腹痛，无活动后口唇发绀，无夜间阵发性呼吸困难等伴随症状，在当地诊所就诊时查体发现心脏杂音，建议至上级医院做进一步检查和治疗。未予重视，此后活动后心慌气短间断发作，与体力活动有关。查体：心浊音界向左下增大。心率80次/分，心律齐，心音低钝，主动脉瓣听诊区可闻及2级收缩期喷射性杂音和2级舒张期叹气样杂音。

1. 影像学表现

（1）心脏常规片：两肺血管纹理未见增多、增粗，边缘清楚。心影增大，呈主动脉型，升主动脉增宽，心左缘第三弓即左心室段向左下扩大。右前斜位未见明显异常。左前斜位：心后下缘向后下突出，心后三角消失；升主动脉影增宽，前缘向前弧形突出。诊断：升主动脉增宽，左室增大，考虑主动脉瓣病变（图3-2-5A、B）。

（2）超声心动图：主动脉瓣上增宽，窦部直径约55 mm，升主动脉内径约49 mm，各房室内径正常；左室壁均匀增厚，室壁运动尚可。主动脉瓣三叶式，不等大，右冠瓣明显增大，左、无冠瓣发育较小，瓣叶增厚、钙化，回声增强，开放受限，闭合差。主动脉瓣前向血流速度增快，平均宽瓣压差65 mmHg，主动脉瓣中量反流（图3-2-5C、D）。

（3）胸腹主动脉CTA检查：升主动脉增

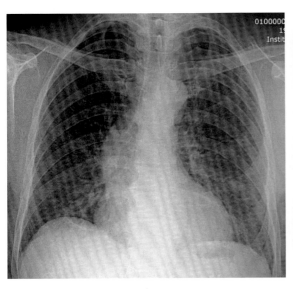

A

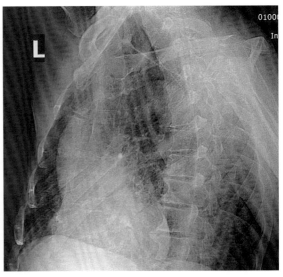

B

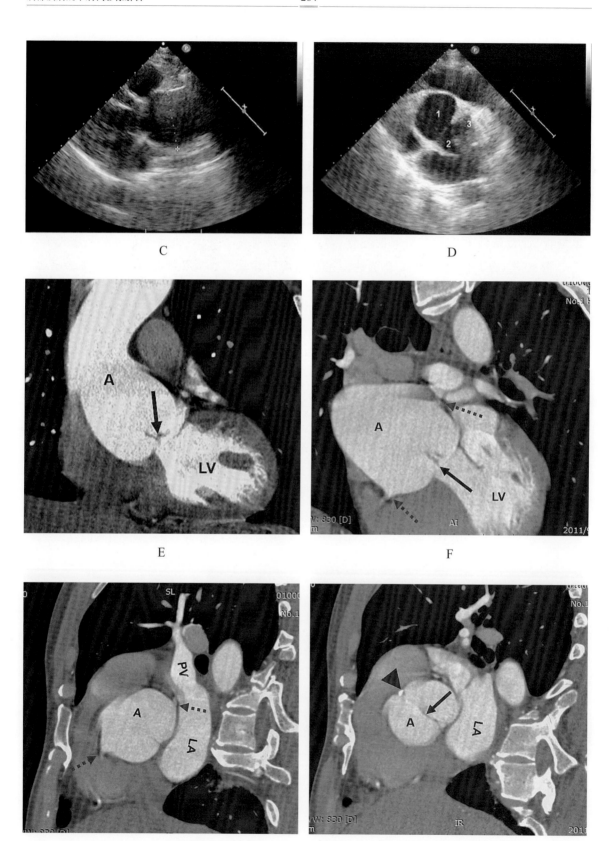

C

D

E

F

G

H

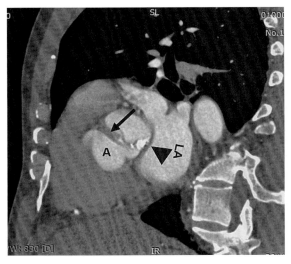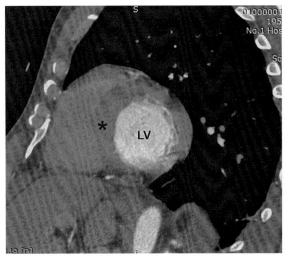

I　　　　　　　　　　　　　　J

图3-2-5A～J　男性，56岁，二叶式主动脉瓣畸形

心脏后前位片（A）与左前斜位片（B）示心影增大，呈主动脉型，升主动脉影增宽，左心室增大。心动超声升主动脉切面（C）与主动脉瓣切面（D），也显示升主动脉增宽，主动脉瓣三叶式，右冠瓣较大，左冠瓣与无冠瓣较小，瓣叶增厚、钙化。主动脉CTA（E）升主动脉增宽，最宽处位于瓣上左右冠状动脉开口处（虚箭），直径约54.1 mm（F）。主动脉轴位连续断面（G～I）显示主动脉瓣（实箭）为二叶式，瓣膜明显增厚、钙化（箭头），左心房前缘受压、凹陷。左心室短轴（J）示左心室壁（*）均匀增厚。注A＝升主动脉；LV＝左心室，LA＝左心房；PV＝肺静脉。

宽，以瓣上明显，直径约54.1 mm，升主动脉中部直径约48.3 mm（图3-2-5E、F），主动脉弓、降主动脉未见明显增宽。主动脉瓣二叶式，瓣叶增厚、钙化（图3-2-5G～I），左心室壁均匀增厚（图3-2-5J）。宽大的主动脉窦部，压迫左心房前壁，左房前壁后移、凹陷（图3-2-5G～I）。

2. 手术

术中探查：从主动脉根部切口探查见主动脉瓣二瓣畸形，瓣膜钙化明显伴关闭不全。

3. 病理

术后病理：主动脉瓣局部黏液变性、纤维组织增生、玻璃样变及钙化。

■ 解　析 ■

二叶式主动脉瓣（bicuspid aortic valve，BAV）又称主动脉瓣二叶式畸形，是常见的先天性主动脉瓣疾病，其可单独发病，也可合并其他先心病，如室间隔缺损、动脉导管未闭及主动脉左心室隧道等，严重时直接威胁患者的生命[1]。由于对该病的认识不足，临床上易误诊和漏诊，延误治疗及失去手术良机。

目前BAV的诊断主要依据超声心动，其诊断依据为：主动脉瓣显示两个瓣叶和两个裂，收缩期瓣膜呈"鱼口状"，舒张期主动脉瓣呈单一关闭线[2]。

1. 病理

正常的主动脉瓣由左、右冠状动脉瓣及无冠状动脉瓣3个瓣叶组成（3个瓣分别简称为左冠瓣、右冠瓣及无冠瓣），而二叶式主动脉瓣只有2个瓣叶。大多数情况下，2个瓣叶的大小不对称，较大的瓣叶是由于发育过程中相邻两个瓣叶融合形成，常可见中央嵴（central raphe）。根据其融合情况分为三种类型，A型：左冠瓣叶与右冠瓣叶融合形成较大的瓣叶，称为典型融合，此型最多见；B型：右冠瓣叶与无冠瓣叶融合形成较大的瓣叶，此型少见；C型：左冠瓣叶与无冠瓣叶融合形成较大的瓣叶，最少见。由于畸形的瓣叶异常，机械性的磨损和长期受血流冲击，故瓣膜可逐渐纤维化、软骨化以致钙化，而最终导致主动脉瓣狭窄、主动脉关闭不全；患者易患升主动脉根部扩张、动脉瘤及主动脉夹层[3]。并发症中常见的是主动脉瓣狭窄，次为反流，再是感染性的内膜炎[3, 4]。

A型和B型的两瓣叶呈左、右排列，瓣叶交界呈前后排列。C型两瓣叶呈前、后排列，瓣叶交界呈左、右排列[4]。

2. 临床表现

BAV具有家族聚集性，男性发病率明显高于女性，瓣膜功能正常的患者可长期生存，合并严重心脏病或继发严重心血管并发症者常需要临床干预。主动脉瓣狭窄的主要症状为劳累性呼吸困难、晕厥及胸痛。主动脉关闭不全主要是心绞痛、端坐呼吸、肺水肿及心力衰竭。

3. 影像学表现

（1）心脏常规片：升主动脉增宽，主动脉弓、降主动脉未见明显增宽。左室增大。

（2）CT表现：升主动脉增宽，以瓣上明显，主动脉瓣区可见钙化，左心室壁均匀增厚。

CTA通过VR、MIP及MPR等重建方式，显示主动脉瓣。正常主动脉瓣的CT表现为：舒张期主动脉瓣叶呈"Y"或"人"字形闭合状态，瓣叶大小相仿，厚薄均匀，无卷曲、钙化，厚度＜3 mm；收缩期，瓣膜打开，呈"喇叭口"或"三角形"状[1]。BAV表现[1, 5]为主动脉瓣由二个大小不等的瓣叶组成，瓣叶增厚、钙化（图3-2-5G～I），舒张期，呈"一"字形闭合状态，收缩期瓣叶开放如二尖瓣，左心室壁均匀增厚（图3-2-5J），左心室腔扩大。主动脉瓣上血管管径明显增宽，并可推压左心房前壁使其凹陷（图3-2-5G～I）。

与常规CT相比，能谱CT对伴有钙化的主动脉瓣的显示更佳，能清晰显示钙化区瓣膜形态、大小、位置等细节，满足临床需要的评价和测量[1]。

本例为中年男性，属C型，主动脉CTA很好地显示了主动脉瓣的数量、形态、排列，且与手术所见一致。超声心动图探查与手术略有不同，推测超声将上述中央嵴误认为两个发育较小瓣膜的交界。

4. 鉴别诊断

本病的瓣膜增厚及钙化情况与风湿性心脏病患者类似，应予甄别。除主动脉瓣外，风湿性心瓣膜病常累及二尖瓣、三尖瓣等多个瓣膜，其中以二尖瓣受累最易常见，此点与本病不同。此外，风湿性主动脉瓣的瓣膜虽有增厚短缩，但其三个瓣叶的形态仍然存在，仔细分辨可以区别。与本病相比，风湿性心脏病在发病早期常伴有左心房的增大，肺静脉压力增高、肺淤血。而本病中早期很少累及左心房，为左心室的肥厚、扩大。有研究显示，升主动脉及降主动脉管径及两者之比BAV大于风湿性心脏病[5]。

综上所述，在胸部CT检查中如果发现主动脉瓣钙化、升主动脉扩张及升/降主动脉比值增大的患者，要警惕BAV存在。利用多层螺旋CT血管造影＋心电门控ECG技术，对主动脉瓣膜疾病能提供很好地形态学依据，对主动脉瓣膜畸形判断与手术符合度很高。对于伴有广泛钙化的瓣膜，CT，尤其是能谱CT相对于超声优势更加明显[1]。

（杜永浩　张　蕴）

·参考文献·

［1］卢晓娟，杨志强，贾崇富，等.第二代双源CT诊断先天性二叶式主动脉瓣畸形的价值［J］.临床放射学杂志，2014，33（4）：515-518.

［2］Kang JW, Song HG, Yang DH, et al. Association Between Bicuspid Aortic Valve Phenotype and Patterns of Valvular Dysfunction and Bicuspid Aortopathy: Comprehensive Evaluation Using MDCT and Echocardiography［J］. JACC, 2013, 6(2): 150-161.

［3］Lindman BR, Bonow RO, Otto CM. Current management of calcific aortic stenosis.［J］. Circulation Research, 2013, 113(2): 223-237.

［4］Zegdi R, Ciobotaru V, Huerre C, et al. Detecting aortic valve bicuspidy in patients with severe aortic valve stenosis: high diagnostic accuracy of colour Doppler transoesophageal echocardiography［J］. Interactive Cardiovascular & Thoracic Surgery, 2013, 16(1): 16-20.

［5］刘家骥，王倩，夏禹，等.二叶式主动脉瓣的多层螺旋CT诊断［J］.临床放射学杂志，2015，34（6）：908-911.

病例⑥　右肺动脉先天性缺如

■临床及影像学资料■

·患者，女性，50岁。以"活动后气短9年，加重20天"主诉入院。9年前受凉及劳累后出现气短，伴咳嗽、咳痰，痰白色易咳出，偶有少量咯血，鲜红色，伴双下肢水肿。随后每遇天气转凉及劳累后发作，活动耐力逐渐减低。当地医院CT见右肺散在渗出性病变并纤维结节灶，考虑结核，行抗结核治疗（具体不详），效果不佳；心动超声示肺动脉高压，给予马来酸依那普利、酒石酸美托洛尔及利尿剂等治疗，效果不佳。

·20天前，受凉感冒后气短加重，步行50米或稍有坡度即感气短明显，伴咳嗽、咳痰，夜间加重；双下肢水肿；自觉腹胀，进食后偶感腹痛，当地医院查心动超声提示肺动脉高压（97 mmHg），三尖瓣关闭不全并大量反流。入院查体：口唇发绀，颈静脉怒张，肝颈静脉回流征阴性。双肺呼吸音粗，双肺叩诊音清。心律齐，P2亢进伴分裂，三尖瓣听诊区可闻及3/6级收缩期杂音。腹平软，全腹无压痛及反跳痛，肝肋下2 cm可触及。6分钟步行试验可行318米，稍快走即感气短。既往有激素依赖性皮炎20年，无口腔黏膜多发溃疡、畏光等。无烟酒不良嗜好，适龄结婚，育有1女，体健。

1. 实验室检查

血尿粪常规、血气分析（吸氧状态）、D-Dimer、FDP、FIB、CRP、hsCRP、RF、抗链球菌溶血素O定量、ESR、ACA、传染性指标、抗中性粒细胞胞质系列、自身抗体谱系列均阴性，BNP明显升高（2 752 pg/ml）。心电图：窦性心律，心率80次/分，右室高电压。心动超声：右房右室大，右室壁增厚，室间隔向左移位（图3-2-6A）；三尖瓣关闭不全并大量反流（图3-2-6B），估测肺动脉收缩压115 mmHg；EF值62%，二尖瓣未见反流。房间隔局部变薄（图3-2-6B）。颈动脉超声示：右锁骨下动脉粥样硬化斑块形成，斑块处血流充盈缺损；双侧颈总动脉内中膜普遍增厚。肝脏超声示肝淤血，脾不大。

2. 影像学表现

（1）胸部正位片：显示右胸廓缩小，纵隔右移。左肺野可见索条状、结节状高密度影，右肺门缩小，右膈顶可见索条影，并略上移，右肋膈角毛糙（图3-2-6C）。

（2）胸部CT平扫：心脏纵隔右移，右胸廓缩小；右肺散在纤维索条影及大小不一、密度不一的结节（部分钙化），伴散在支气管牵拉性扩张，右侧胸膜广泛增厚、粘连、钙化；左肺透光度欠均匀，缺乏明确的上述病变（图3-2-6D ～ H），右肺门肺动脉影显示不清，支气管管径与对侧相似（图3-2-6E、H），右膈顶欠光滑。纵隔窗显示右肺动脉主干根部呈锥状狭窄，远端未见显示（图3-2-6I）。

（3）胸部CTPA显示：右肺动脉主干根部呈三角状，轮廓外突无凹陷，局部管壁未见明显增厚，远端及其分支未见显影（图3-2-6J、K），左肺动脉各分叉处局限性狭窄（图3-2-6L～N）；房间隔缺如，可见对比剂通过（图3-2-6O）。

（4）右心导管检查：右肺动脉未见显影，左肺动脉显影尚可，左肺动脉分支可见瘤样扩张及相对狭窄。漂浮导管测压：上腔静脉21/15/10 mmHg，下腔静脉19/15/11 mmHg，右房19/16/13 mmHg，右心室88/28/3 mmHg，肺动脉主干88/28/3 mmHg，肺动脉压38/36/35 mmHg。

3. 治疗

入院后给予抗凝、平喘、利尿、肺动脉高压靶向治疗，患者症状缓解明显。

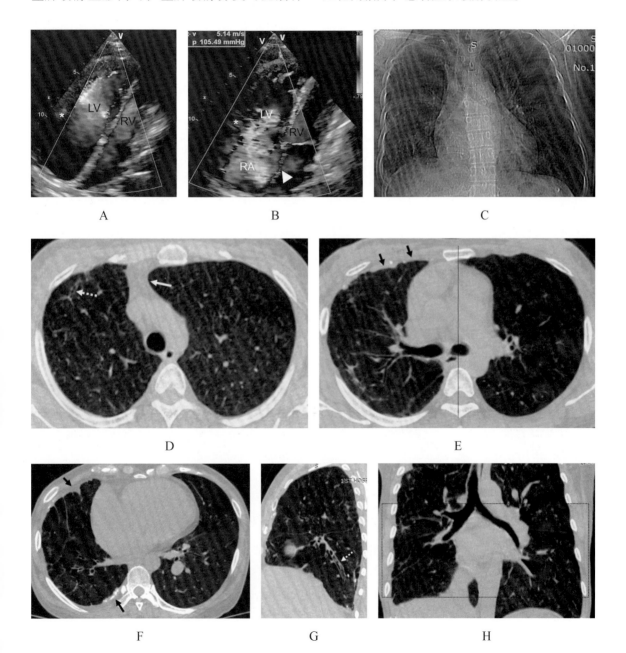

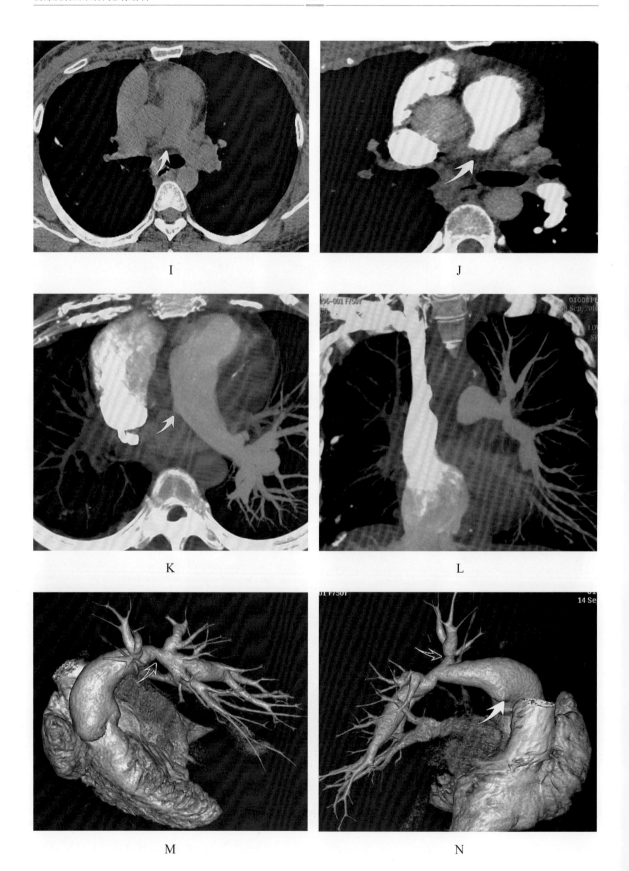

I

J

K

L

M

N

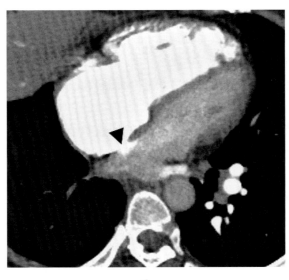

O

图3-2-6A～O　女性，50岁，右肺动脉先天性缺如

超声心动图舒张期（A）显示右心房、右心室大，室间隔左移；收缩期（B）显示右心室血反流入右心房，导致三尖瓣及右心房血流信号混杂。CT定位像（C）示右胸廓小，纵隔向中线右侧偏移。上（D）、中（E）、下（F）肺CT肺窗显示右胸前后径略小于左胸，前联合（白实箭）右移，气管、心脏偏离中线（直线）向右移位，右肺散在不规则条索影，以下肺及肺外带为主，胸膜（黑实箭）增厚，粘连及斑点状钙化；右肺矢状位（G）示右肺野散在大小不同、形状各异斑点状高密度影，并见牵拉性支气管扩张（虚白箭），经肺门冠状位（H）显示右侧肋间隙较对侧缩小（矩形框内，右侧5根肋骨，左侧4根），右肺门支气管周围缺乏肺动脉影像，纵隔窗（I）显示右肺动脉起始部呈锥状缩窄（实心弯箭），增强（J）右肺动脉未见显示，根部略突起，局部未见明确软组织肿块，轴位MIP（K）显示肺动脉于右肺动脉分叉处略外突，整个右肺动脉及其分支未见显示，冠状位MIP（L）及VR（M、N）图显示左肺动脉分支处局限性狭窄（空心弯箭），四腔心（O）平面显示房间隔连续性中断，对比剂自缺损处（箭头）进入左心房。注：＊＝三尖瓣；LA＝左心房；LV＝左心室；RA＝右心房；RV＝右心室。

■ 解　析 ■

单侧肺动脉缺如（unilateral absence of pulmonary artery，UAPA）是一种罕见的先天性疾病，目前普遍认为是胚胎时期近端第六对主动脉弓退化、肺内肺动脉连接于远端第六对主动脉弓所致。1868年Frentzel首次描述此病[1, 2]，目前全世界报道约420例[3]。成人发病率1/300 000～1/200 000[4, 5]，平均年龄14岁（0.1～58岁），无明显性别差异[6]。约17%患者行手术治疗，总体死亡率为7%[7]，死亡原因包括心力衰竭、肺衰竭、大咯血、重度肺水肿[8]。治疗包括手术治疗、药物治疗及行为干预。

1. 病理

右肺动脉缺如（约2/3）较左肺动脉缺如常见[3]，症状相对较轻，这是因为他们合并的心脏畸形的比例及程度不同所致（右肺动脉缺如合并心脏畸形较左肺动脉缺如少，右：左＝1：3）[3]。左肺动脉主干缺如合并的心脏畸形包括法洛四联症、房间隔缺损、主动脉缩窄、右位主动脉弓、动脉导管开放、肺动脉畸形[3]。这些畸形会加重缺氧状态，导致症状出现的早且预后不良。本例患者合并房缺（缺口约7 mm）并不严重，所以发病年龄大。有研究表明，合并动脉导管未闭较单纯肺动脉缺如的确诊年龄小（0岁 vs. 20岁），出现肺动脉高压多（86% vs. 22%）。若及时发现，行手术重建肺动脉或体-肺循环分流，可在一定程度上促进肺内血管发育；若诊断延误，可能会造成不可逆的肺发育不全。

2. 临床表现

13%～15%患者没有临床症状，或由体检偶然发现。在Bockeria等[3]报道的108个病例中，只有14例没有症状[7]。其临床症状主要表现为反复肺部感染（37%）、气短和活动受限（40%）、咯血（20%）、肺动脉高压（44%）[8]。反复肺部感染可能与肺部血供减少、细胞屏障减弱有关。体格检查大多没有特异性。

3. 影像学表现

单侧肺动脉缺如的诊断需结合病史、症状、体征及影像学检查。诊断的金标准是肺动脉造影。

胸部X片可见患侧肺体积小或肺缺如导致的纵隔移位、膈肌升高等。

心动超声可观察是否合并有心脏畸形。

核素通气灌注扫描患侧肺不显影。

CT平扫可以发现肺内灌注不均、肺动脉高压及结构性心脏病[9]。增强CT对诊断是很有必要的，可以明确发现肺动脉缺如，观察到肺内存在支气管异常，通常健侧肺较患侧肺灌注多、密度高[10]。我们这一例患侧肺密度反而高于健侧，考虑与长期肺部感染导致肺间质纤维化所致。在病变较少的上肺野，测得患侧肺平均CT值约 - 827 HU，左上肺

对称部位平均肺密度约 - 837 HU（右侧较左侧高10 HU），增强后右上肺平均CT值约 - 819 HU，左上肺平均CT值约 - 820 HU（右侧较左侧低1 HU），提示左肺灌注较右肺多（图3-2-6P、Q）。此外，增强扫描还可以发现支气管动脉、膈下动脉、肋间动脉肺部供血及动脉导管的异常开放[2, 8]。由于本病例只进行肺动脉CTA检查，无法观察支气管肺动脉的状态。

4. 鉴别诊断

本病应与各种原因导致的大动脉炎、创伤性损伤等继发性肺动脉闭塞鉴别。

（1）大动脉炎时，血管壁炎细胞浸润、水肿、增厚，甚至肉芽组织形成，平滑肌纤维萎缩，局部纤维化、钙化[11]，其影像学特点是肺动脉腔消失段动脉壁增厚，断端凹陷，伴有或不伴有残腔面的凹凸不平、扭曲。治疗有效后管腔可再通，而本病是血管未发育，故动脉壁不厚，管腔光滑整齐，管腔外突。实验室检查中，患者CRP、hsCRP、RF、抗链球菌溶血素O定量、ESR、ACA、传染性指标、抗中性粒细胞胞质系列、自身抗体谱系列可出现不同程度异常，而本病以上指标均为阴性。

（2）创伤性损伤导致局部动脉壁损伤，导致管壁水肿、出血，继而纤维组织增生、机化，故管壁增厚，此点与大动脉炎有点相似，外伤史对该病的诊断极有价值，而合并心脏大血管畸形有助于本病的诊断。此外，外伤导致的肺动脉狭窄闭塞，其双肺均可见到肺动脉影，而本病患侧肺门缺乏肺动脉影。

综上所述，单侧肺动脉缺如是一种罕见的先天性疾病，常合并心脏畸形，其临床表现通常为患侧肺的反复感染，若常规胸片及CT平扫发现患侧肺体积缩小，肺门缩小时，应想到本病，并行CTA检查协助诊断。

（沈　聪　王秋萍）

·参考文献·

［1］ Fraentzel SO. Ein Fall von abnormer Communication der Aorta mit der Arteria pulmonalis ［J］. Virchows Archiv, 1868, 43(3): 420−426.

［2］ Welch K, Hanley F, Johnston T, et al. Isolated unilateral absence of right proximal pulmonary artery: surgical repair and follow-up ［J］. Annals of Thoracic Surgery, 2005, 79(4): 1399−1402.

［3］ Bockeria LA, Makhachev OA, Khiriev TK, et al. Congenital isolated unilateral absence of pulmonary artery and variants of collateral blood supply of the ipsilateral lung ［J］. Interactive CardioVascular and Thoracic Surgery, 2011, 12(3): 509−510.

［4］ Bouros D, Pare P, Panagou P, et al. The varied manifestation of pulmonary artery agenesis in adulthood ［J］. Chest, 1995, 108(3): 670−676.

［5］ Kadir IS, Thekudan J, Dheodar A, et al. Congenital unilateral pulmonary artery agenesis and aspergilloma. ［J］. Annals of Thoracic Surgery, 2002, 74(6): 2169−2171.

［6］ Bouros D, Pare P, Panagou P, et al. The varied manifestation of pulmonary artery agenesis in adulthood. ［J］. Chest, 1995, 108(3): 670−676.

［7］ Kruzliak P, Syamasundar RP, Novak M, et al. Unilateral absence of pulmonary artery: pathophysiology, symptoms, diagnosis and current treatment ［J］. Archives of Cardiovascular Diseases, 2013, 106(8−9): 448−454.

［8］ Ten Harkel AD, Blom NA, Ottenkamp J. Isolated unilateral absence of a pulmonary artery: a case report and review of the literature. ［J］. Chest, 2002, 122(4): 1471−1477.

［9］ Sakai S, Murayama S, Soeda H, et al. Unilateral proximal interruption of the pulmonary artery in adults: CT findings in eight patients. ［J］. Journal of Computer Assisted Tomography, 2002, 26(5): 777−783.

［10］ Johnson TR, Thieme SF, Deutsch MA, et al. Images in cardiovascular medicine: unilateral pulmonary artery agenesis: noninvasive diagnosis with dual-source computed tomography ［J］. Circulation, 2009, 119(8): 1158−1160.

［11］ 郭佑民，陈起航，王玮.呼吸系统影像学［M］.2版，上海：上海科学技术出版社，2016，798−802.

病例 ⑦ 风湿性肺动脉炎

▪ 临床及影像学资料 ▪

·患者，男性，27岁，2个月前无明显诱因出现胸闷、气短，劳累或活动后加重，伴右侧下肢肿痛，无心前区疼痛及肩背部放射痛。自发病以来，精神、食欲、睡眠一般，体力较差，体重无明显变化。既往2.5年前诊断"肺结核"，正规治疗1年后愈；2年前诊断"右下肢静脉曲张合并血栓"，抗凝治疗后好转。个人史：吸烟7年余，1包/天。家族史无异常。查体：慢性病面容，P2亢进、三尖瓣区3/6级收缩期杂音，脉搏78次/分，双侧桡动脉搏动一致，无脉搏短绌、奇脉、交替脉及水冲脉。双侧足背动脉搏动一致。腹壁静脉曲张，右下肢水肿，右下肢皮温偏高。

1. 实验室检查

血尿常规、肝功、一般细菌涂片、结核菌涂片、传染性指标未见明显异常。血气：PO_2 36.8 mmHg，SO_2 82.3%，PCO_2 45.6 mmHg，O_2Hb 81.2%，HHb 17.5%，Lac 3.1 mmol/L。2天后复查血气：PO_2 71.7 mmHg，SO_2 93.9%，PCO_2 37.3 mmHg，O_2Hb 91.1%，HHb 5.9%，Lac 1.4 mmol/L。甲功八项中促甲状腺激素6.21 μIU/ml（0.25～5μIU/ml）。凝血六项：D–Dimer 1.10 mg/L（0～1.0 mg/L），INR 2.35（0.94～1.30），PT26s（11～14 s）。D葡聚糖轻度升高，内毒素阴性。BNP：1 326 pg/ml（0～125）。

心电图：窦性心律，心率79次/分，右室高电压。双下肢静脉超声示：左侧髂外、股总、股浅静脉及右侧股总、股浅、腘、胫前、胫后静脉血栓形成。心动超声：右心增大伴三尖瓣大量反流，主肺动脉内径增宽（33 mm），肺动脉高压（约74 mmHg），左室收缩功能正常（EF值81%）、舒缓功能减低，心包少量积液。

2. CT表现

入院9个月前因咳嗽门诊检查，胸部CT平扫示：双肺透光度基本一致，右肺内胸膜下散在分布的斑片状、结节状渗出实变影（图3-2-7A～D），斑片状渗出影的基底紧贴胸膜，病变呈楔形分布。肺动脉主干宽约31 mm（同层面主动脉宽24 mm），右肺动脉干宽约16 mm（图3-2-7E），右室大。

入院胸部平扫显示除右肺中叶实变影有缩小外，右肺病变较前增多、增大，右肺下叶背段出现气腔，双侧胸膜腔出现积液，右肺上叶病变相邻胸膜较前增厚（图3-2-7F～I），右房右室增大、主肺动脉增宽较前略有加重，右肺动脉干较前变窄（图3-2-7J）。CTPA显示肺动脉主干在右肺动脉开口处突入截断，主干及分支内呈软组织密度，未见对比剂充填（图3-2-7K、L），管壁光滑，无外凸。

行肺动脉血管造影，右肺动脉主干闭塞，右肺动脉分支未见显影。

3. 手术

术中探查：右肺动脉开口部血栓闭塞，纵行切开右肺动脉，依次向远端剥离血管内膜及血栓至右肺动脉三级分支，近端为混合血栓，远端白色血栓。逐行右肺动脉切开取栓术＋右肺动脉内膜剥脱术。

4. 病理

术中冰冻结果示平滑肌组织黏液变性，少量淋巴细胞及组织细胞等炎性细胞浸润，纤维组织增生，结合临床及血清学检查考虑风湿性肺动脉炎。因术中有难以控制的支气管活动性出血，行右肺中上叶切除术。

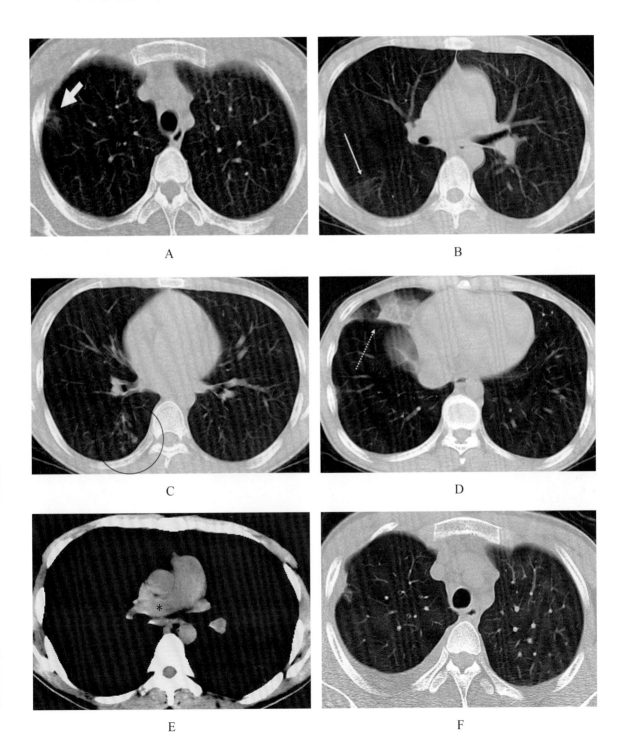

A

B

C

D

E

F

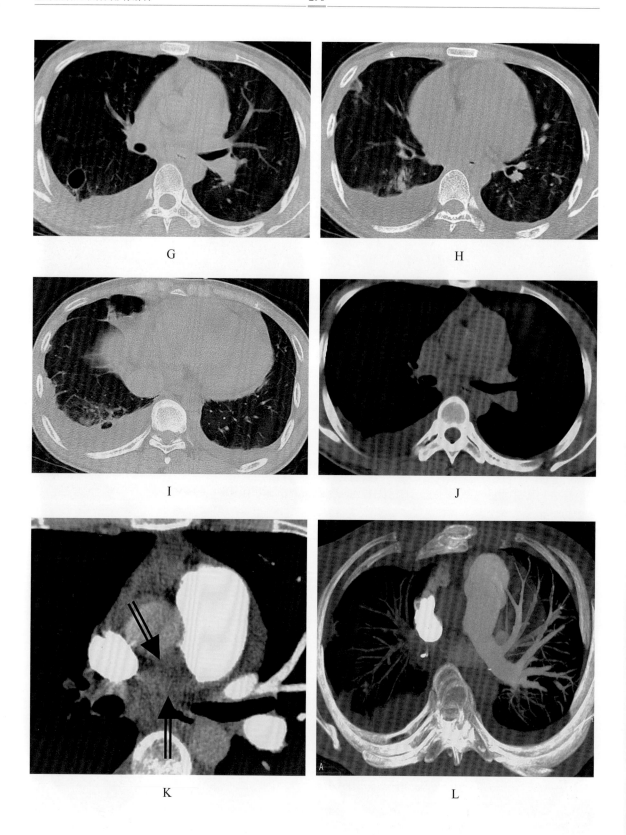

G

H

I

J

K

L

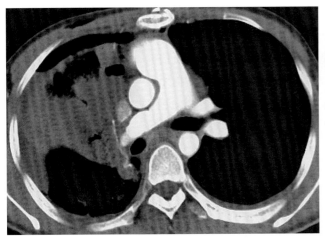
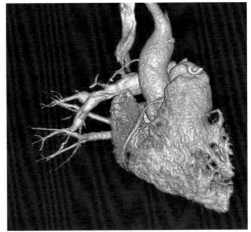

M   N

图3-2-7A～N　男性，27岁，风湿性肺动脉炎

上（A）、中（B）、下（C）及肺底（D）层面CT轴位肺窗显示右肺胸膜下楔形混杂密度影（短粗箭）、磨玻璃密度影（细长实箭）、微小结节（圆圈内）及渗出实变影（细长虚箭），右肺动脉平面（E）CT轴位纵隔窗显示肺动脉主干直径大于升主动脉，右肺动脉干未见显著扩张。9个月后复查，图F～J分别对应A～E各层，右上肺胸膜下混杂密度影变化不著，邻近胸膜显著增厚（F），右肺下叶背段磨玻璃密度影处出现气腔（G），内壁光滑，外缘可见多发索条影，右肺下叶后基底段结节增多融合，右肺中叶新发楔形实变影（H），右肺中叶渗出实变影较前明显缩小，双侧胸膜腔可见积液（I），肺动脉主干更宽，右肺动脉干远端变细（J）。图A层面CTPA（K）显示肺动脉干于右肺动脉开口处突然截断，远端管腔渐进性变窄，轮廓光滑，清楚（空心箭）。轴位MIP图（L）显示右肺动脉干及其分支均未显示，术后13天CTPA（M）显示右肺动脉干充盈，内壁光滑，右肺动脉VR图（N）显示右肺中上叶肺动脉未显示，右肺下动脉各分支显示良好。

5. 随访

术后第13天复查CTPA：右肺动脉主干、下叶肺动脉血管及其分支可见对比剂充填，右肺下叶肺动脉管壁不光整，管腔不规则狭窄（图3-2-7M、N）。右肺中上叶肺动脉术后缺如。

■ 解　析 ■

肺动脉炎是多发性大动脉炎（takayasu's arterisis，TA）累及肺动脉的一种慢性非特异性炎症性疾病，于1940年由Ooca[1]首次报道，此后的研究证实肺动脉炎的病理改变类似于体循环动脉炎[2]，是一种以动脉中膜为主的全层动脉炎，中膜层肉芽组织增生伴淋巴细胞、浆细胞浸润，之后血管内膜纤维化并毛糙、血栓形成，引起肺动脉狭窄及闭塞，表现为肺部灌注异常的一系列临床症状。各研究报道的肺动脉受累不一致，从14%～86%不等，单独累及肺动脉的发生率仅为4%[3,4]。

1. 临床特点

该病目前病因尚不明确，可能与自身免疫性疾病、遗传因素、感染等有关。本例患者在2年半前曾感染结核，不除外结核感染后引起的自身免疫反应。亚洲地区多见，多发生于生育期妇女[5]。临床症状有胸痛、气短、心悸、左心功能障碍[6]，伴或不伴发热、体重下降、关节痛、肌痛等。体征有P2亢进，脉搏减弱或消失、下肢跛行、双上肢血压不一致。本例患者属于青年男性，年龄可符合，临床症状、体征及CT表现均符合肺动脉高压的表现。

2. 病理

TA可以引起致死性的肺动脉高压[6]。肺动脉炎致肺动脉内膜损伤，血小板黏附、释放、聚集，凝血系统激活，局部形成白色血栓，局部血流减慢并形成湍流，红细胞不断被包裹于网状纤维蛋白中，形成混合血栓。本例患者术中探查示：近端为混合血栓，远端为白色血栓，说明栓子从远端至近端逐步形成。肺血供减少，加上侧支循环形成不足，造成相应部位肺梗死；栓子机化导致肺纹理聚拢、梗死部位瘢痕形成、肺间质纤维增生、肺气肿及肺大泡等，进一步加重肺小动脉闭塞程度，导致肺血管床缩小，肺动脉压增高。以上病理改变在本例患者中均有表现。长期肺动脉高压使右心前负荷加重，造成右心功能不全，进一步导致右心衰竭至死亡。

3. 影像学表现

TA的典型超声征象为受累节段动脉管壁的弥漫性、均匀性增厚，血管由"高-中（低）-高"三层回声构成（称"通心粉"征），横切面呈"靶环征"[7]。但是由于受到检查范围的限制，超声不作为肺动脉炎的首选检查方法。

DSA作为血管疾病诊断的金标准，能准确评估血管的狭窄、闭塞及动脉瘤等形态学改变，但不能显示血管壁及其周围情况，不能对TA的活动性做出评判。

CTA可清晰显示2 mm以上的动脉，全面评价主动脉全程及其主要分支管腔的形态，结合MPR、CPR、VR等成像方法，可以准确测量管壁增厚及管腔狭窄的程度，计算病变累及范围，可作为肺动脉炎的首选检查方法。有学者认为[8]CT增强扫描，如果发现管壁强化和环状低密度影，提示病变处于活动期，而管壁无强化和平扫管壁钙化斑块或密度增高，提示病变处于稳定期。

由于动脉壁内聚集的炎性细胞可大量摄取氟脱氧葡萄糖，所以[18]F-FDG PET-CT可以敏感地发现血管壁的炎性病灶，并估计炎症的活动强度[9]。

4. 疾病活动性的判断

活动性评估对患者治疗方式的选择尤为重要。多发性大动脉炎可以出现白细胞升高、轻度贫血、免疫球蛋白等变化，但是这些指标不能区分活动期与非活动期，血沉和C反应蛋白是判断活动期的主要指标，但敏感度和特异度都不高[9]。但是要注意，在接受长时间免疫抑制剂的治疗后，单纯的血沉和C反应蛋白升高，对于是否处于活动期仅具有提示作用，不具有定性作用[10]。Karapolat等[9]研究显示，FDG PET对TA的活动期判断的敏感度和灵敏度分别为100%和88.9%。

综上所述，由于肺动脉炎的临床症状和体征无特异性，使得诊断非常困难，需综合病史、体征、实验室检查及影像学检查综合分析，其诊断金标准是组织病理学检查。本病例术前一直认为是继发性肺动脉血栓，也只是到手术后才得以确诊。诊断时应首先除外肺栓塞、慢性血栓栓塞性肺动脉高压、先天性肺动脉硬化、外源性压迫所致肺动脉高压等疾病，结合实验室检查，才能确定肺动脉炎的诊断。一旦确定为肺动脉炎，需进一步根据病史中有无慢性肠炎、结缔组织病、感染性疾病的可能，才能确定原发性肺动脉炎的诊断。

（沈 聪 郭佑民）

·**参考文献**·

［1］Oota K. Einseltener Fall vonbeiderseitigem Carotis-Sub claviaver schluss (Ein Beitrag zui Pathologie der Anastomosis peripapillaris des Auges mit fehlendem Radialpuls)［J］. Trans Soc Pathol Jpa, 1940(30): 680−690.

［2］Lupi E, Sánchez G, Horwitz S, et al. Pulmonary artery involvement in Takayasu's arteritis［J］. Chest, 1975, 67(1): 69−74.

［3］Fujita K, Nakashima K, Kanai H, et al. A successful surgical repair of pulmonary stenosis caused by isolated pulmonary Takayasu's arteritis［J］. Heart Vessels, 2012, 28(2): 264−267.

［4］Toledano K, Guralnik L, Lorber A, et al. Pulmonary Arteries Involvement in Takayasu's Arteritis: Two Cases and Literature Review［J］. Semin Arthritis Rheum, 2011, 41(3): 461−470.

［5］丛晓亮，戴生明，赵东宝，等.多发性大动脉炎125例临床分析［J］.第二军医大学学报，2009，30（8）：932−936.

［6］Blackmon SH, Rice DC, Correa AM, et al. Management of primary pulmonary artery sarcomas［J］. Ann Thorac Surg, 2009, 87(3): 977−984.

［7］王亚红，李建初，刘赫，等.多发性大动脉炎颈动脉受累的超声表现及活动性评估［J］.协和医学杂志，2014, 5（1）：81−87.

［8］Park JH, Chung JW, Im JG, et al. Takayasu arteritis: evaluation of mural changes in the aorta and pulmonary artery with CT angiography［J］. Radiology, 1995, 196(1): 89−93.

［9］Karapolat I, Kalfa M, Keser G, et al.Comparison of ^{18}F−FDG PET/CT findings with current clinical disease status in patients with Takayasu's arteritis［J］. Clin Exp Rheumatol, 2013, 31: S15−21.

［10］马军，吴庆华.多发性大动脉炎活动性的监测和判定［J］.心肺血管病杂志，2010，29（3）：251−253.

病例⑧　肺动脉多形性平滑肌肉瘤

■ 临床及影像学资料 ■

·患者，男性，65岁。因"右胸痛、呼吸困难3天"就诊，上述症状于咳嗽、深呼吸及改变体位后明显，且休息不缓解。发病10天以来，饮食、夜休欠佳，大小便正常，体重减少1 kg。查体：心音低钝，P2＞A2，肺动脉瓣区可闻及3/6级收缩期吹风样杂音，不向心尖传导。患者既往体健，30年前行"疝气修补术"。家族史无异常。

1. 实验室检查

血常规：红细胞3.92×10^{12}/L，血小板63×10^9/L，白细胞6.29×10^9/L，中性粒细胞0.80，血红蛋白121 g/L。BNP：213.7 pg/ml。凝血功能：D-二聚体2.9 mg/L，FDP 5.9 mg/L，FIB 5.43 g/L。肿瘤标志物提示：AFP 3.3 ng/ml，CA125 73.06 U/ml，NSE 52.75 ng/ml。血气分析（吸氧状态）：pH7.366，PO_2 104 mmHg，PCO_2 31.6 mmHg。

2. 影像学表现

胸部CT平扫：示右肺上叶胸膜下、中叶叶间裂胸膜下楔形渗出性病变，基底与胸膜无法分辨，肺缘模糊不清（图3-2-8A、B），周围可见淡薄渗出性病变，双下肺少许间质性改

变。纵隔窗示肺动脉主干及左右肺动脉增宽（图3-2-8C、D）。

胸部CT扫描4天后行心动超声：主肺动脉右侧壁可见30 mm×17 mm团块样回声，边界欠规整，有蒂附着于右侧壁（图3-2-8E），随心动周期摆动，舒张期光团状回声部分通过肺动脉瓣口进入右室流出道、伸展变长，收缩期回到主肺动脉内形态复原（图3-2-8F、G）。收缩期肺动脉主干血流受团块状回声影响明显加快，考虑肺动脉主干内占位性病变（黏液瘤可能）；肺动脉高压（收缩压51 mmHg）；右房、右室大；心包积液（少量）；左室舒张功能减低。

胸部CT扫描7天后肺动脉CTA提示：左

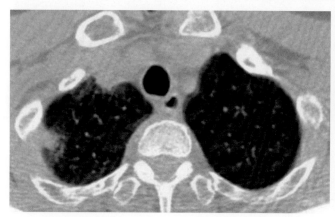
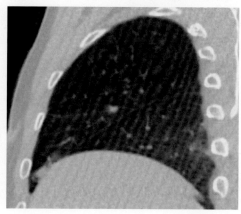

A　　　　　　　　　　　　　　　　B

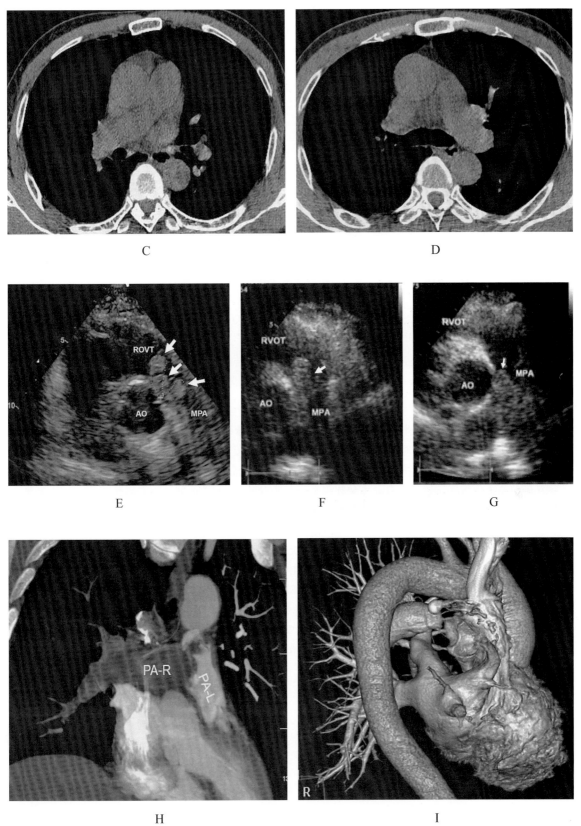

C

D

E

F

G

H

I

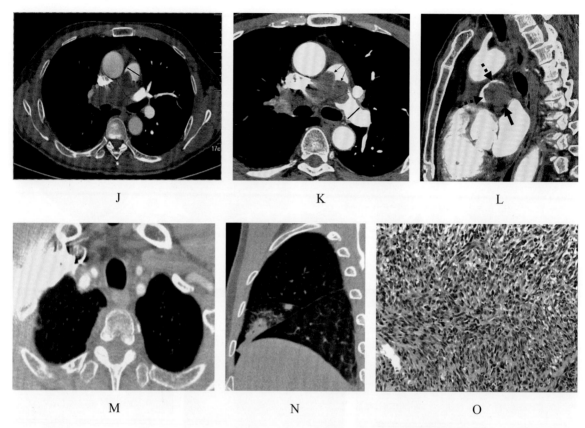

图3-2-8A～O　男性，65岁，肺动脉多形性平滑肌肉瘤

CT平扫肺窗轴位（A）及矢状位（B）显示右肺胸膜下、水平裂及斜裂胸膜下小片状高密度影，与胸膜无法区分，肺缘侧边界不清，可见云絮状淡薄高密度影。肺动脉层面CT轴位纵隔窗（C、D）示双肺动脉主干增宽，密度均匀。主动脉瓣水平超声心动（E）显示肺动脉右侧壁可见一分叶状肿块（白箭）附着于肺动脉主干中段右侧壁，回声欠均匀，舒张期（F）显示肿块呈长柱状通过肺动脉瓣口进入右室流出道，收缩期（G）回缩到主肺动脉内。CTA冠状位重建（H）显示右肺动脉主干及其分支内巨大充盈缺损，几乎占据整个管腔，充盈缺损呈子弹头样突向近端肺动脉，表面容积重建（I）显示右肺动脉主干及其分支几乎残缺，CTA轴位（J、K）显示充盈缺损处管腔直径（虚线）较邻近肺动脉管径（实线）大，且局部管腔向外膨隆，动脉呈杯口状（或蛇吞蛋样，黑细箭）梗阻，肺动脉轴位像（L）显示肿块偏在，肺动脉残腔呈新月状（黑虚箭），宽窄不一，肿块与动脉的一侧壁融为一体（黑粗箭），CTA肺窗轴位图A（M）及矢状位B（N）同层图显示右肺尖病灶吸收，右肺中叶病变范围增大。术后病理切片（O，HE×10）显示肿瘤细胞异型性明显。

右肺动脉干及右肺动脉各级分支内巨大充盈缺损（图3-2-8H～K），几乎占据整个管腔，肺动脉管壁欠光整，呈"蚀壁征"，左右肺动脉干充盈缺损处管腔扩大，向外膨隆（图3-2-8J、K），肺动脉内的缺损偏在，有分叶（图3-2-8L）；肺窗显示右肺上叶病变略吸收（图3-2-8M），右肺中叶胸膜下结节较1周前平扫明显增大，右肺中叶外侧段渗出较前密度增高，呈楔形，考虑肺梗死（图3-2-8N）。右侧肺纹理较对侧稀疏，稀疏程度较前明显进展。

3. 手术

术中探查：肺动脉瓣一带蒂类圆形肿块，

直径约4.5 cm，基底较宽，位于肺动脉后壁，肿块侵及肺动脉两个瓣叶，肿瘤远端继发形成类似血栓样改变物质，延伸至左右肺动脉导致肺栓塞。行肺动脉恶性肿瘤摘除＋肺动脉瓣成形＋肺动脉成形＋肺动脉血栓清除手术。

4. 病理

术后病理肉眼观：碎块瘤组织，切面灰褐色，质细腻、软脆。免疫组化提示：Vim（＋）、SMA（＋）、CD99（＋）、CD34（灶状 ＋）、Ki67（＋40%）、CD68（组织细胞＋）、CD31（－）、CK（－）、EMA（－）、DSE（－）、CR（－）、CK5/6（－）、Bcl2（－）、Myoglobin（－）、S100（－），提示诊断为："肺动脉"多行性平滑肌肉瘤（图3-2-8O）。

5. 随访

术后2个月发生脑转移。行伽马刀立体定向治疗，效果不佳。术后3个月患者因肿瘤广泛转移死亡。

■ 解　析 ■

肺动脉肉瘤（pulmonary artery sarcoma，PAS）是发生于肺动脉及肺动脉瓣的罕见原发性肿瘤[1, 2]。自Mandelstamm[1]于1923首次报道后，陆续有个案报道，截至2013年其报道总数不足300例[3]。目前其发病机制仍不太清楚。

1. 病理

本病男女发病率无明显差异，发病年龄26～78岁，平均56岁[4]。其病理类型多样，Cox等[5]报道了138例有病理证实的PAS，分为以下几种类型：未分化肉瘤（31.2%），平滑肌肉瘤（15.9%），梭形细胞肉瘤（13.8%），恶性纤维组织细胞肉瘤（7.2%），纤维肉瘤（5.1%），纤维黏液肉瘤（4.3%），横纹肌肉瘤（4.3%）以及软骨肉瘤（3.6%）。PAS好发于肺动脉主干，约90%累及两级肺动脉干，其中85%以上累及肺动脉主干，71%累及右肺动脉干，65%累及左肺动脉干，10%累及右室流出道[6]。本病例属于平滑肌肉瘤这一类型，病变主要累及肺动脉主干和左右肺动脉干。PALS一般来说生长缓慢，倾向于血管内播散，较少浸润肺实质，也很少发生淋巴结及全身其他脏器的转移（通常只在晚期）[7]，但我们这一例在术后2个月发生脑转移，术后3个月因肿瘤广泛转移死亡。

2. 临床特点

肺动脉平滑肌肉瘤（pulmonary artery leiomysarcoma，PALS）多数起病隐匿，起初无明显症状，当引起肺循环血量减少或/和肺动脉高压时，出现非特异性症状，如呼吸困难（72%）、胸痛（45%）、咳嗽（42%）、咳血（24%）等，有些患者甚至出现体重下降（21%）、晕厥（9%）、发热（8%）等症状[8]，就诊初期很容易被误诊为肺血栓栓塞性疾病。PALS中较特异性体征为胸骨左缘第二肋间收缩期喷射性杂音。本文患者在诊断明确前很长时间内无明显症状，病史中没有手术、卧床制动、长途旅行等静脉血栓栓塞症的危险因素，来我院就诊时主诉为呼吸困难及右侧胸痛，且伴有体重下降、乏力等全身症状，与文献报道相符。体格检查P2 > A2，且可在肺动脉瓣区闻及收缩期吹风样杂音，吹风样杂音提示肺动脉高压不明显，此点在CT上得到证实。

3. 影像学表现

本病的胸部X线表现与肺动脉栓塞类似，两者无法区别，表现为肺门肿块，外周肺纹理细少，肺周边局限性肺不张，肺动脉高压的相应表现，如心腰段突出、右心室增大[9]。

CT平扫主要表现为主肺动脉或左、右肺动脉管径增粗，并见肺血管减少、亚段肺梗死。CT增强检查可以提供很多重要的诊断信息以资鉴别。其中"蚀壁征"是一个重要征象[3]，所谓蚀壁征是指肺动脉主干一侧或两侧壁被病变侵蚀（图3-2-8L），肺动脉主干或左、右肺动脉干完全被病变占据（图3-2-8H），病变近端凸向血流面或右室流出道方向（图3-2-8J、K）。由于本病起源于肺动脉壁，故当病变较小时，表现为偏在充盈缺损，病变侧的管壁连续中断，当病变填塞整个管腔时，它会向使管腔膨大，直径常大于邻近正常的血管直径，同时相上下两端突入正常血管，呈现"蚀壁征"阳性。

超声心动图可以提供肿块的动态信息，若在肿块内看到彩色血流或者肿块随心动周期来回前后运动（图3-2-8F、G），是诊断本病较为可靠的证据[10]。

4. 鉴别诊断

肺血栓也表现为肺动脉内的充盈缺损，但是与本病不同，肺动脉的管壁是完整的，当它较小时，常会出现充盈缺损的四周有对比剂环绕，管壁连续；当血栓充填整个管腔时，由于血流的冲刷，血栓近端平直，少有分叶及突起，近段血管由于血流受阻，管腔直径常大于阻塞区，呈现"蚀壁征"阴性。FDG-PET检查有助于肺动脉恶性肿瘤与肺动脉血栓鉴别[3]。恶性肿瘤摄取增高，而肺动脉血栓摄取不增高。实验室检查中，D-二聚体阴性或

仅有轻度升高。本例患者胸部CT平扫及CTPA蚀壁征阳性。结合超声心动图所见，一带蒂肿块随心动周期在心腔内来回甩动，可诊断为肿瘤性栓塞。本例患者的D-二聚体轻度升高，考虑与肿瘤造成的血流加快，使动脉内膜破损，局部血栓形成有关。

5. 预后

PALS诊断多依靠手术病理或尸检[11]。本病预后不良，手术彻底切除是治疗的关键，转移前及时手术，术后生存可达19个月；如果不予任何干涉，生存期只有0～1.5个月[9]。术后予以放疗或化疗是否能降低病死率至今尚无结论。本病例发现时肿瘤已经很大，占据整个右肺动脉主干，虽行彻底的手术治疗，生存期也仅有3个月。

综上所述，PALS具有如下特点：① 起病情况大多隐匿，若肿块突然生长可急性起病；② 伴有发热、食欲减退、贫血及体重下降等全身表现；③ 缺乏血栓形成的原发或继发危险因素，无下肢静脉血栓形成；④ D-二聚体阴性或仅轻度升高；⑤ CTPA表现为主肺动脉及左、右肺动脉甚至右心室流出道内大块充盈阴影，多为完全性充盈缺损，肿块密度不均匀边界不规则，可见分叶或分隔现象，甚至管腔外浸润影，表现为"蚀壁征"；⑥ 抗凝治疗无效甚至加重。此外，相当多PAS的患者曾接受抗凝甚至溶栓的治疗，如果发现溶栓前后D-二聚体的变化不著，应想到肺动脉肉瘤的诊断[12]。

（沈　聪　王秋萍）

· 参考文献 ·

［1］Mandelstamm M.Über primäre Neubildungen des Herzens［J］. Virchows Archiv, 1923, 245(1): 43-54.

［2］Blackmon SH, Rice DC, Correa AM, et al. Management of primary pulmonary artery sarcomas［J］. Ann Thorac Surg, 2009, 87(3): 977-984.

［3］Gan HL, Zhang JQ, Huang XY, et al. The Wall Eclipsing Sign on Pulmonary Artery Computed Tomography Angiography Is Pathognomonic for Pulmonary Artery Sarcoma［J］. Plos One, 2013, 8(12): e83200.

［4］Mussot S, Ghigna MR, Mercier O, et al.Retrospective institutional study of 31 patients treated for pulmonary artery sarcoma［J］. Eur J Cardiothorac Surg, 2013, 43(4): 787-793.

［5］ Cox JE, Chiles C, Aquino SL, et al.Pulmonary artery sarcomas: A review of clinical and radiologic features ［J］. J Comput Assist Tomogr, 1997, 21(5): 750-755.

［6］ Scheffel H, Stolzmann P, Plass A, et al.Primary intimal pulmonary artery sarcoma: A diagnostic challenge ［J］. J Thorac Cardiovasc Surg, 2008, 135(4): 949-950.

［7］ Jamieson SW.Pulmonary artery sarcoma ［J］. Eur J Cardiothorac Surg, 2013, 43(4): 793-794.

［8］ Restrepo CS, Betancourt SL, Martinez-Jimenez S, et al.Tumors of the pulmonary artery and veins ［J］. Semin Ultrasound CT MR, 2012, 33(6): 580-590.

［9］ Parish JM, Swensen SJ, Crotty TB. Pulmonary artery sarcoma. Clinical features ［J］. Chest, 1996, 110(6): 1480-1488.

［10］ Baker PB, Goodwin RA. Pulmonary artery sarcomas. A review and report of a case ［J］. Arch Pathol Lab Med, 1985, 109(1): 35-39.

［11］ Yi CA, Lee KS, Choe YH, et al.Computed tomography in pulmonary artery sarcoma: Distinguishing features from pulmonary embolic disease ［J］. J Comput Assist Tomogr, 2004，28(1): 34-39.

［12］ El-Sayed Ahmed MM, Aftab M, Alnajjar RM, et al. Pulmonary artery sarcoma mimicking pulmonary embolism ［J］. Tex Heart InstJ, 2014, 41(5): 515-517.

第四章
胸廓疾病

第一节　胸膜腔病变

病例❶　孤立性纤维瘤

■ 临床及影像学资料 ■

· 患者，男性，50岁。以"体检发现右肺下叶肿块1天"之主诉入院。1天前因糖尿病行胸片检查发现右肺下叶肿块，查体：体温36.0℃，脉搏80次/分，呼吸18次/分，血压120/80 mmHg，胸廓对称无畸形，呼吸运动未见明显异常，触觉语颤无明显增强或减弱，右肺下叶呼吸音稍弱，双侧肺未闻及干、湿性啰音，心尖搏动位于左侧第5肋间锁骨中线内0.5 cm处，未触及细震颤，各瓣膜听诊区未闻及病理性杂音。以"右肺下叶肿块"收住入院。

· 既往史：患2型糖尿病5年，左眼糖尿病视网膜病变Ⅲ期，右眼视网膜病变Ⅳ期4个月，自述控制饮食，口服"二甲双胍"、"格列美脲"，血糖控制可。否认高血压、心脏病、脑血管疾病史，否认神经精神疾病史，否认肝炎、结核等传染病，否认手术史、外伤史、输血史，无化学性物质、放射性物质、有毒物质接触史，无吸毒史，无吸烟、饮酒史，否认家族性遗传病史。

1. 影像学表现

胸部正位片显示右下肺膈肌重叠处有一稍高密度肿块（图4-1-1A），类圆形，透过病灶隐约可见肺纹理结构，肿块上缘及内缘清晰，边缘光滑整齐；外下缘模糊不清。

胸部CT显示右肺下叶后基底段一软组织肿块，大小为67 mm×68 mm×53 mm，肿块边缘清晰，内部密度不均匀，软组织密度影内可见多发斑片状低密度区和稍高密度区

（图4-1-1B），各区相间存在，分界不清。增强扫描显示，高密度区强化不明显，低密度区呈轻度强化，软组织密度区呈中度强化（图4-1-1C、D），增强扫描各期病灶密度仍不均匀，低密度区边界仍然模糊不清。动脉期可见来自肺动脉的血管分出多条分支进入病灶，血管较粗大（图4-1-1E、F）。肿块外缘呈分叶状改变（图4-1-1G），外1/2部分与膈肌夹角呈钝角，内1/2锐角部分与膈肌夹角呈钝角（图4-1-1E、F），膈肌无增厚（图

4-1-1G）。肿块肺缘光滑，相邻肺纹理受压，肺内未见渗出实变影（图4-1-1H、I）。同侧肺门及纵隔淋巴结无肿大，双侧胸腔未见积液征象。

2. 手术

胸腔镜下探查：右侧胸腔无明显积液，右肺下叶与前胸壁及纵隔胸膜有部分粘连，打断粘连带，见肿瘤位于膈上，大小为8 cm×7 cm，质硬，包膜完整，活动度好，与膈肌无粘连，与右肺下叶粘连紧密，行右肺下叶与肿块切除。

3. 病理

冰冻活检：间叶源性梭形细胞肿瘤，提示为交界性或低度恶性。

术后肿块肉眼观，包膜呈灰褐色，部分粗糙，切面呈分叶状，灰粉灰黄色相间，质韧脆。镜下，肿瘤细胞呈梭形（图4-1-1J）。免疫组化，Vim（+）、CD99（+）、bcl-2（+）、CD34（-）、SMA（-）、EMA（-）、S100（-）、Ki-67（+8%）。

术后病理诊断："右下叶肺"低度恶性孤立性纤维性肿瘤。

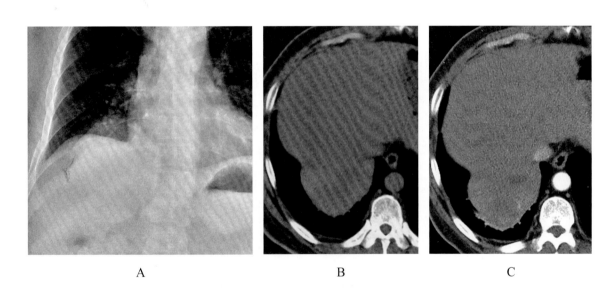

A　　B　　C

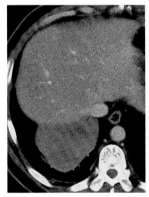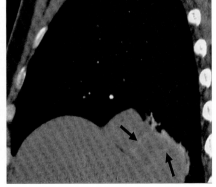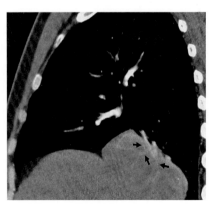

D　　E　　F

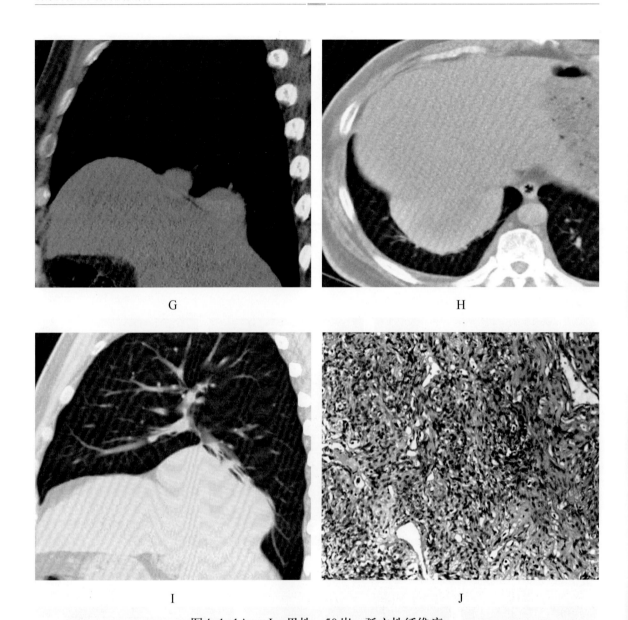

图4-1-1A～J　男性，50岁，孤立性纤维瘤

　　胸部正位片（A）示右下肺膈肌重叠处类圆形肿块，上缘及内缘清晰，外下缘模糊。CT平扫纵隔窗（B）显示软组织肿块密度不均匀，右前缘密度略高，内部可见两个稍低密度区，图C和图D分别为相应层面的动脉期和静脉期图，显示两期病灶密度仍不均匀，各区边界仍然模糊不清，病灶密度缓慢升高。图E～G分别为自内向外经过病灶的矢状位动脉期重建图，显示来自肺动脉的血管分出多条分支（箭）进入病灶，病灶内血管粗大。肿块外缘呈分叶状改变，病灶处膈肌无增厚（G）。轴位（H）及矢状位（I）肺窗示肿块肺缘光滑，相邻肺纹理受压。显微镜下（J，HE×10）显示肿瘤细胞呈梭形。

（朱　力　王秋萍）

病例❷　左肺孤立性纤维瘤

▪临床及影像学资料▪

·患者，女性，57岁。主诉：干咳不适3年余，加重伴气短不适1周余。查体：胸廓对称无畸形，双侧呼吸动度一致，语颤无增强或减弱，双肺叩诊呈清音，左下肺呼吸音弱，余双肺呼吸音清晰，未闻及干、湿啰音。

1. 影像学表现

胸部X线片示（图4-1-2A）左下肺不均匀密度增高，边界模糊，膈顶及肋膈角消失。

胸部CT平扫（图4-1-2B-C）示左肺下叶高密度影、左侧胸膜及斜裂增厚并多发结节，左侧胸腔包裹性积液，增强扫描示左侧大量胸腔积液，积液肺门缘可见明显强化的不张的肺组织，胸壁缘可见淡薄高密度影包绕肋骨生长（图4-1-2D～E）。

2. 手术

手术所见：开胸后左侧胸腔见大量积液约1 200 ml，左下外侧胸腔可见一大小为10 cm×9 cm×4 cm实性包块，质硬，与周围组织粘连紧密，左下前内侧胸腔可见许多大小不等呈串珠状白色肿瘤组织，肿瘤侵及心包组织及肺组织。

3. 病理

术后标本，镜下显示，肿瘤细胞以梭形细胞为主（图4-1-2F），部分血管具有血管外皮细胞瘤样分支状血管。病理回报：左肺低度恶性孤立性纤维性肿瘤，肿瘤组织侵及胸膜。

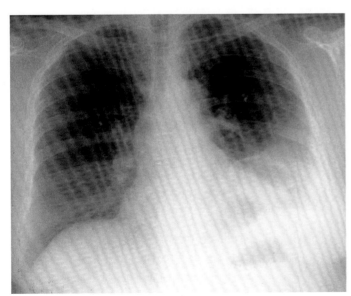

A

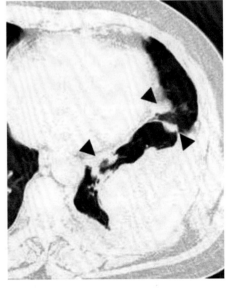

B

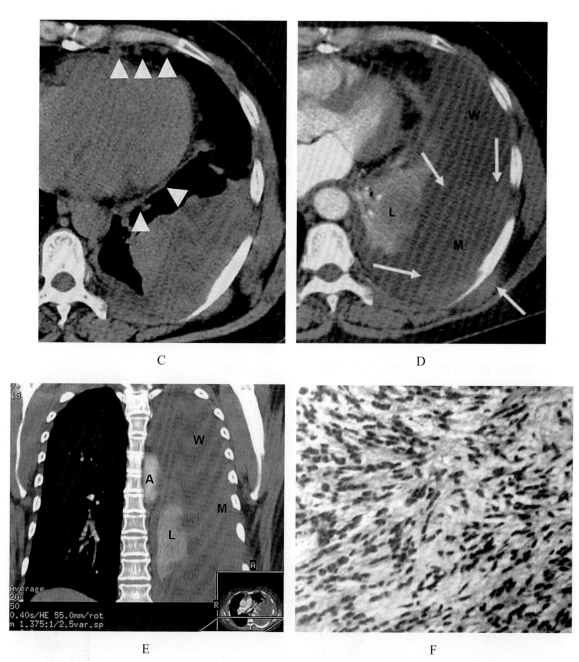

图4-1-2A～F 女性，57岁，孤立性纤维瘤

　　胸部平片（A）示左肺下野透光度减低，密度不均，边界模糊不清，左膈面及肋膈角显示不清；CT平扫肺窗（B）及纵隔窗（C）显示左侧胸膜、心包、斜裂不均匀增厚伴多发结节（箭头），胸膜腔包裹性积液并肺不张；增强扫描轴位（D）及冠状位（F）示胸腔积液内可见淡薄高密度肿块（白箭），密度欠均匀，肿块大部分位于胸腔内，小部分位于肋骨外胸壁，左肺下叶不张。病理切片（F，HE×10）镜下显示，肿瘤细胞以梭形细胞为主，细胞稀疏区和细胞密集区同时存在，细胞间质内血管增生明显，部分血管具有血管外皮细胞瘤样分支状血管。注：L＝不张的肺组织；W＝胸腔积液；M＝肿块；A＝降主动脉。

（蔡关科　王　玮）

病例❸ 孤立性纤维瘤

▪ 临床及影像学资料 ▪

·患者，女性，65岁，体检发现右肺内包块，为求诊治入院。查体：右肺下叶叩诊为浊音，右肺下叶呼吸音低，未闻及干湿啰音和胸膜摩擦音。

1. 支气管镜

支气管镜下：右肺中叶管腔外压性狭窄，左右主支气管及余各支气管管腔通畅，黏膜光滑。

2. CT表现

胸部CT平扫示右下肺见一大小为8.3 cm×8.1 cm的类圆形肿块影，瘤-肺界面清晰（图4-1-3A），其内密度均匀，平均CT值约34 HU（图4-1-3B），增强扫描动脉期肿瘤内可见多发迂曲血管影（图4-1-3C～E），静脉期血管影消失（图4-1-3F）；动脉期平均CT值约51 HU，静脉期约71 HU，病变与邻近胸膜关系密切，右肺组织受压，右侧胸腔内少量液体密度影（图4-1-3E、F）。

3. 手术

手术探查：右侧胸腔可见淡黄色积液为100 ml，壁层胸膜未见明显异常。病变位于右肺下叶后外基底段，肿瘤大小为9 cm×8 cm×8 cm，包膜完整，质硬，色灰红，脏层胸膜未见改变，肿瘤周围边界清。行右肺下叶包块摘除术。

4. 病理

术中冰冻切片病理回报：（右侧胸腔内）间叶组织肿瘤。

术后病理：结合现有组织学特点及免疫学表型特征考虑为孤立性纤维性肿瘤，部分细胞增生活跃。

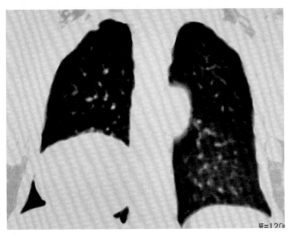

A

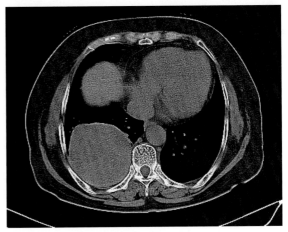

B

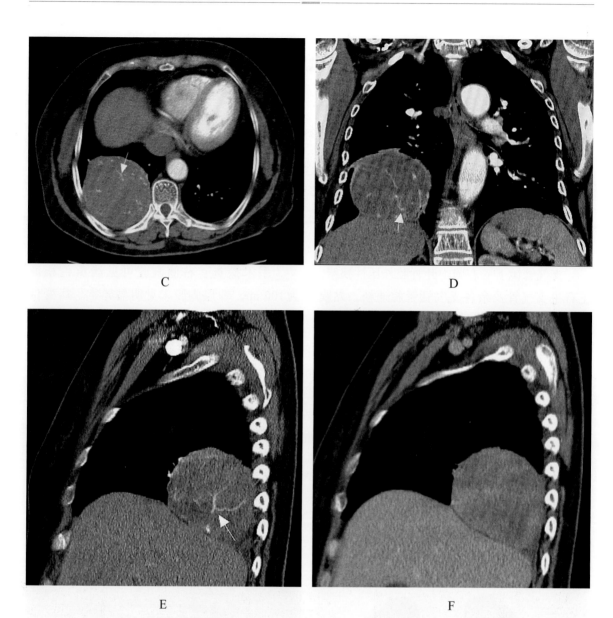

图4-1-3A～F　女性，65岁，孤立性纤维瘤

　　CT肺窗（A）示右下肺类圆形肿块，瘤-肺界面清楚，肺实质未见异常影像；CT横断位平扫纵隔窗（B）显示肿块内密度均匀；图C～E分别为轴位、冠状位及矢状位的增强扫描动脉期，显示病灶内多发分支状迂曲血管影（箭）；矢状位静脉期（F）显示病灶内密度欠均匀，肿块与膈肌分界清楚，相邻膈肌轻度凹陷，后肋膈角内少量积液。

（陈　静　王　玮）

病例 ④   孤立性纤维瘤

▪ 临床及影像学资料 ▪

·患者，女性，33岁。胸闷不适半年余，加重2个月。患者半年前无明显诱因感胸闷不适，活动后气短，休息后好转。入院查体：左侧胸廓隆起，左侧呼吸动度减弱，触觉语颤减弱，叩诊左侧浊音，呼吸音消失。肺功能示FEV1 1.28L，MVV 37%。

1. 影像学表现

（1）CT定位像：显示左肺中下野巨大肿块影，上缘清楚、光滑，余边缘与邻近结构分界不清。心脏、气管等纵隔结构受压、右移（图4-1-4A）。

（2）胸部CT增强检查：左侧胸腔巨大肿块，边界光滑清楚，不均匀强化呈"地图样"，特别是静脉期明显，动脉期病灶内可见较多迂曲血管影（图4-1-4B、D、E），病灶内可见数个细点状钙化影（图4-1-4D），膈肌影受压、下移、穹窿反向（图4-1-4D），左胸腔积液（图4-1-4B、C）。

2. 穿刺及手术

入院2天后行超声引导下左胸肿块穿刺活检术。

穿刺活检5天后手术，手术探查：左胸腔约200 ml黄色胸腔积液，下部可见一25 cm×28 cm×10 cm巨大肿块，包膜完整，表面遍布曲张的滋养血管，肿块与胸壁轻度粘连，与左肺下叶粘连紧密，蒂位于膈肌，推测来源于膈肌可能性大。行左侧胸腔肿块切除+胸膜粘连烙断+左肺修补术。

3. 病理

穿刺组织病理报告：纤维组织慢性炎症。

术后病理：胸腔孤立性纤维性肿瘤（低度恶性）。

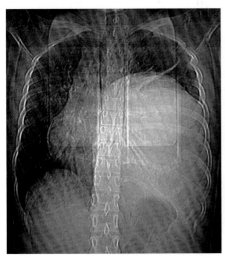

A

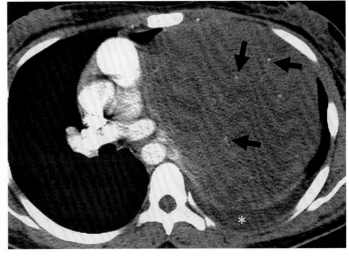

B

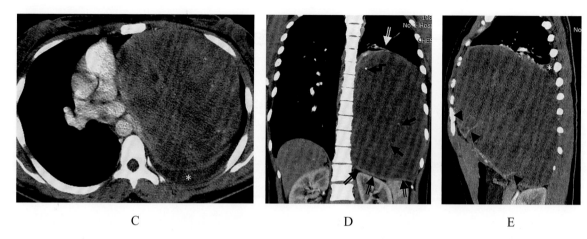

C　　　　　　　　　　　　D　　　　　　　　　　　　E

图4-1-4A～E　女性，33岁，孤立性纤维瘤

　　CT定位像（A）示左胸腔内巨大肿块，肿块上缘光滑锐利，邻近肺纹理聚拢，纵隔心影右移，左侧膈肌与肋膈角消失。图B、C为同层面胸部增强CT动脉期及静脉期，图D、E为动脉期冠状位及矢状位重建图，显示左侧胸腔巨大软组织肿块位于膈肌（空心黑箭）与压缩的肺组织（空心白箭）之间，边缘光滑锐利，动脉期病灶内见多发"逗号状"血管影（黑实箭），及斑点状钙化影（弯箭）；来自包膜的血管（黑箭头）多发且走行略感僵硬，静脉期病灶强化更明显，且明显不均匀，呈地图样；相邻胸膜腔少量积液（＊）。

（丁宁宁　朱　力）

病例⑤　孤立性纤维瘤

■临床及影像学资料■

·患者，女性，55岁，于4天前无诱因出现咳嗽及咽痛，在当地医院就诊，行胸部CT发现右侧胸部包块，遂来我院就诊。查体及实验室检查无特殊异常。

1. 影像学表现

（1）CT扫描：显示右后肋膈角区胸膜腔肿块，平扫密度均匀（图4-1-5A），增强扫描动脉期肿块边缘斑点状强化，内部强化不明显（图4-1-5B），静脉期肿块逐渐强化，此期肿块内部密度不均匀（图4-1-5C）。

（2）MRI平扫：显示肿块呈等T1（图4-1-5D），混杂T2信号（图4-1-5E），以高信号为主，STIR序列显示病灶边缘可见血管影（图4-1-5F），肿块内夹杂斑片状等T2信号（与肌肉相比），肿块周边可见少许积液（图4-1-5G）。

2. 手术

术中探查：胸腔无粘连、积液。病变位于右肺下叶基底段处，带蒂，大小为9 cm×

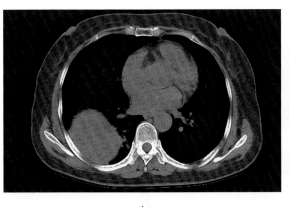

A

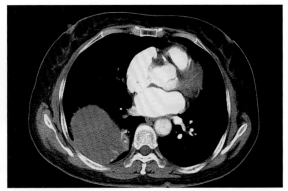

B

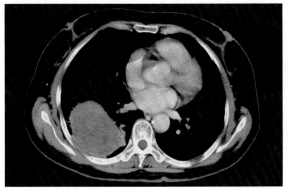

C

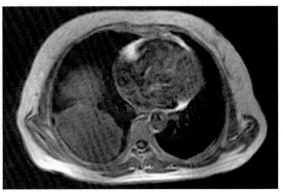

D

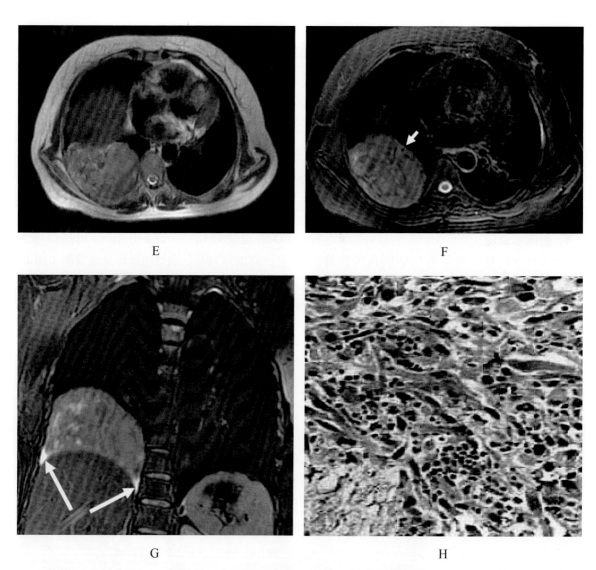

E　　　　　　　　　　　　F

G　　　　　　　　　　　　H

图4-1-5A～H　女性，55岁，孤立性纤维瘤

　　CT平扫（A）示右肺下叶密度均匀肿块，边界清晰，其内平扫CT值约37 HU，同层增强扫描动脉期（B）显示肿块边缘细条状显著强化，肿块内部密度仍均匀，平均CT值约43 HU，静脉期（C）肿块密度进一步增高，CT值约56 HU，周边条形高密度影消失，病变密度略不均匀。T1WI（D）肿块呈均匀等信号，T2WI（E）和T2-STIR（F）肿块信号混杂，以高信号为主，夹杂斑点状及细线状等低信号，肿块周边可见血管流空影（短箭）；冠状位T2-STIR（G）显示肿块与膈肌交角处少量液体聚集（长箭），显示肿块与侧胸壁、与纵隔、与膈肌的夹角均为锐角。术后病理切片（H，HE×100）显示瘤细胞呈梭形，排列紧密，细胞间夹杂丰富的胶原纤维。

（薛久华　王　玮）

8 cm×8 cm，质地中等，未累及壁层胸膜。

3. 病理

　　术后病理：肿瘤细胞呈梭形，排列紧密，细胞间夹杂丰富的胶原纤维（图4-1-5H）；免疫组化反应：CD34（＋），诊断：孤立性纤维瘤。

■ 解　析 ■

孤立性纤维瘤（solitary fibrous tumor, SFT）曾被称为局限性纤维瘤、胸膜纤维瘤、浆膜下纤维瘤、纤维肉瘤、纤维性间皮瘤、局限性间皮瘤、局限纤维性间皮瘤、良性间皮瘤、孤立性间皮瘤等。SFT 是 1931 年由 Klenperer 等[1]首次报道。因早期报道的病例均发生于胸、腹腔，与浆膜有关，认为它是一种少见的间叶来源的实体瘤，肿瘤中的梭形细胞由间皮细胞或间皮下间叶细胞向纤维母细胞分化而来，随着免疫组化及电镜研究的研究进展，现认为，SFT 是一种源于 CD34 抗原表达阳性的树突状间叶细胞肿瘤，具有向纤维母细胞、肌纤维母细胞分化的特征[2]。其 60% ～ 90% 为良性，10% ～ 40% 为恶性。2013 年软组织肿瘤 WHO 分类中，将孤立性纤维性肿瘤归为纤维母细胞/肌纤维母细胞来源肿瘤，属于部分可转移的中间型[3]。目前认为，80% 左右的 SFT 起源于脏层胸膜[4]，也可起源于壁层胸膜，还可见于全身各个部位，如躯干及四肢软组织、脑膜、眼眶、纵隔、心包、肺、腹膜、腹膜后、盆腔、宫颈、肾脏、膀胱、前列腺、精囊等。发生于胸膜外者以皮下软组织、眼眶及腹腔所占病例最多[5]，肺内者罕见。

本组病例有 4 例起源于肺，其中 3 例来自右下肺，1 例来源于左下肺，3 例为低度恶性，1 例未报告恶性程度。起源于左侧膈胸膜的病例 4 也为低度恶性。

1. 临床特点

孤立性纤维瘤发病原因不明，与石棉暴露、吸烟无必然联系。发病年龄广泛，但极少发生于儿童及青年，发病高峰在 40 ～ 60 岁，男女发病比例相仿，无明显性别差异[5]。本组病例发病年龄 33 ～ 65 岁，年龄中位数为 55 岁。女性 4 例，男性 1 例。

病变生长缓慢，临床表现与肿瘤的发生部位、大小、良恶性有关。当肿瘤较小或周围空间较大时，临床可无症状而于体检时被偶然发现。由于胸膜腔空间较大，内侧的肺组织柔软，故发生于胸腹腔的 SFT 发现时肿块往往较大。本组病例肿块均较大，其中最大者为 25 cm × 28 cm（病例 4），起源于膈胸膜，最小者为 8 cm × 7 cm，起源于肺组织。这一组肿瘤大小的众数为 9 cm × 8 cm。

常见的症状为呼吸困难、咳嗽、胸痛（约在 40% 的患者中出现），常伴有胸腔积液。本组无症状体检发现肿块 2 例，咳嗽 2 例，胸闷不适伴活动后气短 1 例。3 例伴有胸腔积液，其中 1 例为胸腔积液量较大（1 200 ml），另 2 例为少量胸腔积液。病例 5 的 MRI 显示肿块与膈肌交角处有少量液体聚集（图 4-1-5G），手术中未见明显胸腔积液。

肿瘤还可分泌某些神经递质[6]，引起副瘤综合征[7]，如肿瘤可产生胰岛素样生长因子，产生低血糖症状[8]。本组病例 1 的患者就是因为糖尿病症状加重就诊发现的。此外，还可出现肥大性骨关节病、杵状指等改变。

2. 病理

肉眼观 SFT 通常表现为境界清楚的类圆形或分叶状灰白肿块，质硬，可伴有浅分叶，表面常有半透明白色包膜，大多数包膜完整，部分恶性者包膜不完整，包膜下可见丰富的肿瘤血管。部分肿瘤可有蒂附着于正常组织，蒂内含丰富的滋养血管。切面为实性，呈淡红色、灰白色或黄褐色，似平滑肌瘤，常具有编织状、漩涡状或结节状外观，当肿瘤体积较大时，可伴有黏液样变、囊性变、出血和坏死，钙化少见。镜下观察：胶原纤维背景下可见肿瘤细胞疏密相间分布，被纤维性间质分隔，部分患者富有薄壁的"鹿角状"间质血管。一般无核异型。若见到胞质丰富、核异型，并有明显的坏死，多应考虑恶性[9]。免疫组织化学检查示肿瘤细胞 CD34 恒定阳性，Vimentin、Bcl-2、CD99 常呈阳性表达，S-100、SMA 和 CK 一般为阴性表达。根据这些特点可与其他肿瘤进行区别[10]。

3. 影像学表现

（1）X线平片：表现为胸部孤立性肿块，密度均匀。肿块肺缘轮廓光滑，边界清楚锐利，无或有浅分叶；由于肿块常与胸壁及膈肌紧贴，两者分界不清。当合并胸腔积液时，肿块可完全淹没于胸腔积液内，导致肿块边界不能显示（图4-1-2A）。当肿瘤较小，且贴附于膈肌时，单纯正位胸片容易漏诊（图4-1-1A）。当肿块巨大时，可推挤邻近结构向健侧移位（图4-1-4A）。

（2）CT平扫：表现为骨性胸廓内肺外周带的孤立性肿块，轮廓光滑，无或有浅分叶。病灶小时，密度均匀，随着病灶增大，病变内部可发生坏死、出血、囊变及黏液变，偶有钙化[11]。这些改变导致病灶密度不均，其中出血及钙化导致密度增高，坏死、囊变及黏液变导致密度降低（图4-1-1B～D）。肿块坏死呈多发斑片状低密度区，范围较小，出现不规则坏死区往往提示肿瘤有恶性倾向。钙化多为斑片状、细点状（图4-1-4D）。25%～37%的患者可伴有胸腔积液。邻近肺组织受压移位、肺不张；部分肿瘤可包绕邻近肋骨（图4-1-2D～E），导致骨质硬化或压迫性骨质吸收[12]。因SFT很少侵入肺实质，在影像学上很少出现肺门及纵隔淋巴结增大。

（3）增强扫描：强化方式因肿瘤结构不同而呈现多样性，呈均匀（图4-1-5）或不均匀强化（图4-1-1～图4-1-4）。其特点如下：

① 增强扫描动脉期，病灶内可见多发迂曲走行的肿瘤血管（图4-1-1，图4-1-3，图4-1-4），与正常血管相比，肿瘤血管管径增粗，分支增多，走行迂曲或僵直。② 肿瘤呈渐进性延迟强化，即静脉期病灶密度高于动脉期[13]（图4-1-1～图4-1-5）。③ 肿瘤不均匀强化时，多呈"地图样"、"多发结节样"强化[11]，这是由于肿瘤内胶原纤维区轻度强化；富细胞区中等度强化；富血管区增强早期明显强化；黏液样变区肿瘤细胞分布稀疏，增强早期未见明显强化，延迟扫描呈轻度强化[9,13]；瘤体内出血、坏死、囊变区无强化。④ 无论平扫还是增强，不同密度各区分界不清（图4-1-1，图4-1-4）。

增强扫描或CTA可显示瘤蒂（图4-1-1，图4-1-5），所谓瘤蒂就是指粗大的供血动脉与肿块交界的部位[14]，寻找瘤蒂对判断肿瘤的起源非常有帮助。当发现肿瘤的瘤蒂与一侧胸膜相连，其内供血动脉来源于肋间动脉、胸廓内动脉肿瘤、膈下动脉或主动脉等的异常分支时，可判定肿瘤位于肺外（图4-1-4）；如果发现瘤蒂内的供血动脉来自肺动脉，肿瘤则来自肺组织（图4-1-1，图4-1-5）。

（4）PET：文献报道比较少，病灶对FDG摄取水平差异性大，即使是同一患者的不同病灶，其摄取FDG的水平也差异悬殊[15]。

（5）MR：MR的信号特点能够直接反映肿瘤的组织学特点[16]。肿瘤内胶原纤维区在T1WI和T2WI上均为等信号；富细胞区在T1WI上呈等信号，在T2WI上为稍高信号；富血管区可见条状血管流空征象（图4-1-5F）；黏液样变及坏死区T1WI上呈稍低信号，在T2WI上为高信号。增强扫描病灶强化不均匀。

4. 比较影像学

SFT的术前诊断主要依靠胸部影像学检

查。胸部平片是 SFT 最常规的检查，但难以鉴别肿瘤来源。MSCT检查可以多角度任意旋转对病灶进行观察，能清晰地显示病变的形态特征、内部结构，对SFT的位置、大小、周围毗邻等方面具有良好的敏感性和特异性，因此有助于手术方案的制定[17]。MRI对软组织分辨率高，对肿瘤内的病理组织学特征的判断明显优于CT，对病变的定性诊断有较大帮助。

支气管镜对 SFT 的诊断价值不大，但有助于排除其他病变，尤其是咯血丝痰的肺部肿瘤患者和影像学结果显示肿瘤位于肺门旁的患者。SFT 患者支气管镜下为阴性结果或仅显示肿瘤导致的支气管外压性狭窄，但中央型肺癌患者支气管镜下可直接观察到肿瘤实体及支气管堵塞等征象，且刷检及钳检阳性率高。

5. 鉴别诊断

（1）局限性胸膜间皮瘤：本病与良性单发性胸腔间皮瘤外形很类似，鉴别困难，增强扫描有助于两者的鉴别，SFT 常有丰富的肿瘤血管，而间皮瘤内缺乏丰富迂曲、增粗的滋养血管影。当CT 鉴别较为困难，尤其在肿瘤体积较小时，多需依靠病理及免疫组化检查确诊。SFT 与恶性胸膜间皮瘤鉴别相对容易，前者常表现为单发的较大肿块，边缘光滑，临床症状相对较轻；后者多表现为胸膜表面多发结节及肿块影，胸膜增厚范围广泛，临床症状较重，呈进行性胸痛、气促。

（2）周围型肺癌：肿瘤滋养血管来自肺动脉的孤立性纤维瘤应与周围型肺癌鉴别。周围型肺癌，尤其是以巨大肿块为特点的周围型肺癌，肿块外形多不规则，常见分叶、毛刺，病灶内的液化坏死区软组织肿块之间界限清晰（尤其是增强扫描后），本病例肿块的瘤-肺界面光滑，外形较光滑，病灶内密度不均，各种密度分区相间存在且边界模糊不清，低密度区轻度强化，系黏液变区域，与肿瘤坏死液化区

域不强化不同。此外，如果是如此巨大的肺癌，又紧贴胸膜，很容易引起胸膜侵犯，导致胸膜肥厚及胸腔积液。肺肉瘤样癌生长迅速，CT 增强扫描仅瘤周组织发生不规则或厚环状强化，中央强化不明显，与本病不同。肺癌的胸膜转移范围广泛，同时常伴有纵隔及对侧胸膜腔、肺的转移。

（3）膈肌病变：肿块沿胸膜腔呈膨胀性、铸型生长，其长轴与胸膜腔走行方向一致，当病灶位于肺底、膈上，沿膈面及肺底面生长，形如圆盘，故应与膈膨升、膈疝鉴别。膈膨升为膈肌的局限性凸起，膈肌厚度正常，膈下组织、脏器随膈肌一起上移。膈疝是膈肌连续性中断，或生理性裂孔扩大，膈下组织、脏器通过缺损或扩大的裂孔进入胸腔，推压肺组织上移的疾病。本病与膈膨升、膈疝最根本的区别在于：本病为占位性病变，膈肌受压甚至被侵犯，膈肌连续性良好，膈下组织、脏器不发生上移，这一点利用CT 冠状位、矢状位重建很容易观察。

此外，还应与膈肌肿瘤、肉瘤等病变鉴别。起源于膈肌的良性肿瘤，与膈肌交角呈钝角，多不伴有来自肺动脉的滋养血管。发生膈肌或胸膜腔的恶性肿瘤，如纤维组织细胞瘤、平滑肌瘤、纤维肉瘤及恶性间质瘤、脂肪肉瘤等在CT 增强扫描中均呈延迟强化，应注意鉴别。这些肿瘤多呈浸润性生长，与周围组织分界不清，常伴有胸膜转移，呈现胸膜不规则肥厚、胸腔积液，纵隔淋巴结肿大等恶性病变的征象。

（4）神经源性肿瘤：来源于纵隔胸膜的SFT 需与神经源性肿瘤相鉴别。前者呈实性，密度多较均匀；后者多起源于脊神经，常位于脊柱旁，呈类圆形或哑铃状，多为囊实性病变，部分患者可见椎间孔扩大。良性者有完整包膜，边缘光滑锐利，邻近骨质受到慢性压

迫，压迹边缘整齐，伴有硬化边。恶性者呈浸润生长，边界不清，临近骨质破坏广泛。

（5）转移瘤：胸腔积液伴胸壁肿块，胸膜不规则结节状增厚常见于转移瘤，有无恶性肿瘤病史对两者的鉴别非常关键，此外，当肿块巨大，而无邻近组织侵犯时，多倾向于SFT，而当肿块较小，且伴有其他部位的转移时，对确立转移瘤的诊断有重要价值，当诊断存在困难的时候，应穿刺活检进行甄别。

6. 诊断标准

免疫组织化学检查是确诊SFT的主要依据，CD34、CD99、Bcl-2、EMA、Actin、CK和S-100是确诊SFT常有的免疫组织指标。据报道，80%～90%的SFT表达CD34[18]，它是比较特异和准确的免疫标记物，并且CD34的表达与肿瘤分化有关，在形态学良性的区域CD34的表达往往下降或缺失[19]。Bcl-2在原始间充质细胞中表达，也是SFT比较特异的标记物[20]。CD34阳性可排除肺部肿瘤，而Bcl-2阳性可用于确定CD34阴性的SFT。

综上所述，SFT是一种少见的肿瘤，缺乏特异的临床症状和血清学指标，影像学表现极易与局限性胸膜间皮瘤、肺癌、胸壁及膈肌病变等疾病混淆，术前极易误诊。为提高SFT的诊断准确性，需要：① 提高对SFT的认识。临床症状较少的胸腔肿块，在排除其他常见病后应考虑SFT的可能。尤其是伴有肺性骨关节病和（或）发作性低血糖，无石棉接触史的患者，更应警惕SFT的可能。② 重新认识影像学特点。胸腔巨大肿块，少有周围结构侵犯，无肺门及纵隔淋巴结肿大的患者，增强扫描呈"地图样"延迟强化，动脉期可见丰富的肿瘤血管时，应想到本病。③ 术后病理标本必须结合组织学和多个指标的免疫组织化学检查，才能对SFT进行确诊。

（王　玮　王秋萍）

·参考文献·

［1］Klemperer P, Rabin CB. Primary neoplasms of the pleura: a report of five cases. Am J Ind Med, 1992, 22(1): 1-31.

［2］Thakkar RG, Shah S, Dumbre A，et al. Giant Solitary fibrous tumour of pleura-an uncommon intrathoracic entity: a case report and review of the literature［J］. Ann Thorac Cardiovasc Surg, 2011, 17(4): 400-403.

［3］Fletcher CDM, Bridge JA, Hogendoorn PCW, et al. World Health Organization classification of soft tissue and bone tumors. Lyon: IARC Press, 2013.

［4］Briselli M, Mark EJ, Dickersin GR. Solitary fibrous tumors of the pleura: eight new cases and review of 360 cases in the literature.Cancer, 1981, 47: 2678-2689.

［5］邓元，刘希，张学斌，等.胸膜外孤立性纤维瘤39例临床病理分析［J］.临床与实验病理学杂志，2010，26（4）：451-455.

［6］Meng W, Zhu HH, Li H, et al. Solitary fibrous tumors of the pleura with Doege-Potter syndrome: a case report and three-decade review of the literature［J］. BMC Research Notes, 2014, 7(1): 1-4.

［7］Wagner S, Grcco F, Hamza A, et al. Retroperitoneal Malignant Solitary Fibrous Tumor of the Small Pelvis Causing Recurrent Hypoglycemia by Secretion of Insulin-like Growth Factor 2［J］. European Urology, 2009, 55(3): 739-742.

［8］Zhao LF, Chai Y, Huang LJ. A giant solitary fibrous tumor of the pleura［J］. Chinese Medical Journal, 2013, 126(15): 2999-2999.

［9］陈泉桦，黎军强.胸膜以外部位孤立性纤维瘤的CT和MRI影像分析.放射学实践，2011，26（11）：1169.

［10］Nagarjun R, Colby T V, Giovanni F, et al. Intrapulmonary solitary fibrous tumors: clinicopathologic and immunohistochemical study of 24 cases.［J］. Am J Surg Pathol, 2013, 37(2): 155-166.

［11］张伟，王兰荣，薛鹏，等.胸膜孤立性纤维瘤MSCT表现［J］.中国医学影像技术，2016，32（3）：372-375.

［12］Cardinale L, Cortese G, Familiari U, et al. Fibrous tumour of the pleura (SFTP): a proteiform disease. Clinical, histological and atypical radiological patterns selected among our cases［J］. La Radiologia Medica, 2009, 114(2): 204-215.

［13］刘衡，王永涛，柏永华，等.胸膜外孤立性纤维瘤的CT、MRI表现及其病理基础［J］.临床放射学杂志，2014，

33（6）：863−867.

［14］ Cardinale L, Ardissone F, Volpicelli G, et al. CT signs, patterns and differential diagnosis of solitary fibrous tumors of the pleura［J］. J Thrac Dis, 2010, 2(1): 21−25.

［15］ 胡胜平，塔娜，刘瑶，等.孤立性纤维瘤的CT、PET−CT特点与病理分析［J］.放射学实践，2014，29（12）：1452−1455.

［16］ 代月黎，许乙凯，林洁，等.胸膜外孤立性纤维瘤的CT和MRI表现：10例报告及文献复习［J］.中国医学影像技术，2013，29（10）：1653−1656.

［17］ 王燕华，林朝上，陈自谦，等.胸膜孤立性纤维瘤的多层螺旋CT诊断［J］.中国CT和MRI杂志，2014，12（8）：17−20.

［18］ Weiss SW, Goldblum JR. Soft Tissue Tumors［M］. St Louis: Mosby Elsevier Press, 2008: 412, 949, 1121−1131.

［19］ Mosquera JM, Fletcher CD. Expanding the spectrum of malignant progression in solitary fibrous tumors: a study of 8 cases with a discrete anaplastic component is this dedifferentiated SFT?［J］. Am J Surg Pathol, 2009, 33(9): 1314.

［20］ Ambrosini-Spaltro A, Eusebi V. Meningeal hemangiopericytomas and hemangiopericytoma solitary fibrous tumors of extracranial soft tissues: a comparison［J］. Virchows Arch, 2010, 456(4): 343−354.

病例❻　胸腔神经纤维瘤

■ 临床及影像学资料 ■

·患者，女性，42岁，6年前患者怀孕期间出现胸闷、气短，伴咳嗽、咳痰，在当地医院就诊，胸部CT可见左侧胸腔积液，给予穿刺抽液呈血性液体（具体性质未明），症状稍好转出院。后上述症状反复出现，给予胸腔闭式引流术。现患者再次出现胸闷、气短，为求诊治来入院。查体：左肺下叶叩诊呈实音，肺肝界位于右锁骨中线上第5肋间，左肺呼吸音明显减低，可闻及少量湿性啰音。

1. CT表现

胸部CT平扫示：左侧胸腔巨大不规则囊实性占位性病变，其内见不规则分隔影及斑片状钙质密度影（图4-1-6A），病变边界清晰锐利，大小为13.0 cm×15.4 cm×21.0 cm。增强扫描动脉期，病变实性部分内可见杂乱分布的点状、细线状、分支状及弧线形血管影（图4-1-6B、E），随时间延长，软组织强化程度逐渐增高，强化范围逐渐增大（图4-1-6B～D），液性部分始终未见明确强化，病变压迫膈肌，并局部突向左侧腹腔（图4-1-

6E～F），使相邻的胸腹腔脏器不同程度受压移位，左肺下叶受压萎陷。

2. 手术

术中探查：左侧胸腔巨大囊实性肿瘤，质硬，边界清，与左肺下叶粘连致密，肿瘤侵及左侧膈肌。行左侧胸腔巨大肿瘤切除，部分膈肌切除并膈肌修补术。

3. 病理

术后病理：左侧胸腔神经纤维瘤，部分细胞增生活跃，提示可能有复发或进一步恶化趋势。

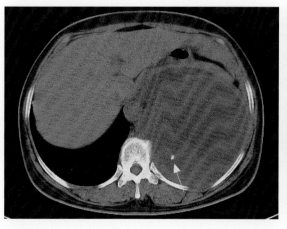

A

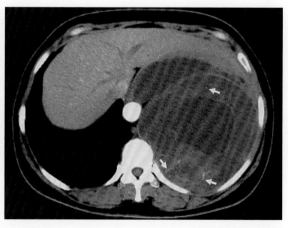

B

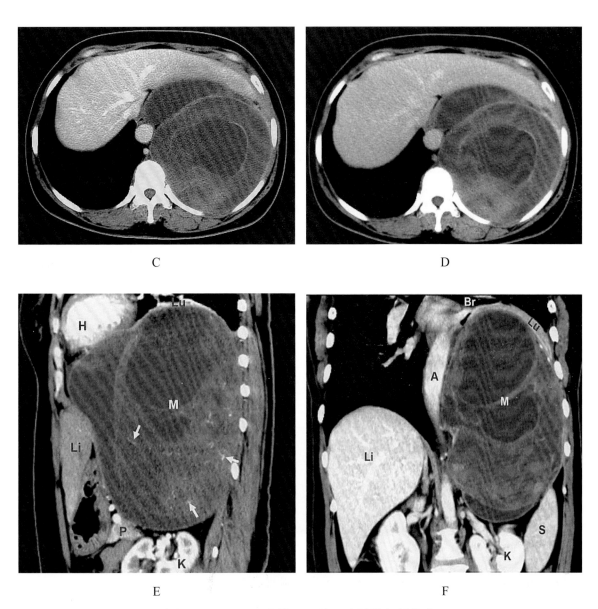

C　　　　　　　　　　　　　　　　　　　　　　　　　D

E　　　　　　　　　　　　　　　　　　　　　　　　　F

图4-1-6A～F　女性，42岁，胸腔神经纤维瘤

CT的平扫（A）示左侧后肋膈角区类圆形囊实性肿块，边缘光滑，实性区域可见点状高密度钙化（细长箭），同层面增强动脉期（B）显示实性区域内可见多发细线状、点状及弧线形显著强化的血管影（粗短箭），其分布紊乱，无规律；静脉期（C）及延迟期（D）显示强化范围逐渐增大，强化程度逐渐增高。动脉期矢状位（E）和静脉期冠状位（F）重建显示肿块巨大，占据整个下胸腔，膈肌受压反弓，膈上的心脏及左主支气管上移，降主动脉受压右移，肿块上缘可见显著强化的萎缩肺带；膈下胰腺、肾脏受压分别向前下、后下倾斜。注：H＝心脏；Lu＝肺组织；Li＝肝脏；P＝胰腺；K＝肾脏；M＝肿块；Br＝左主支气管；A＝降主动脉；S＝脾脏。

■　**解　析**　■

神经纤维瘤病（neurofibromatosis）又称　　　　为多发性神经纤维瘤病（如局限性单一部位称

为神经纤维瘤，称孤立性神经纤维瘤)[1]。它是一种广泛累及中、外胚层的发育障碍性疾病，具有家族性和遗传性发病倾向，是基因缺陷使神经嵴细胞过度增生和肿瘤形成导致多系统损害。有不同的3种类型，分别为Ⅰ型神经纤维瘤（NF1）（亦称 Von Reckling—hauSen病）、Ⅱ型神经纤维瘤病（NF2）和施万细胞瘤病[2]。孤立性神经纤维瘤可发生于人体有神经分布的各个部位，是源于神经组织的常见肿瘤，常见于头颈部、胸背部及后纵隔。

1. 临床特点

胸部原发性神经纤维瘤多数来源于脊椎旁的交感神经干和脊髓神经，常经椎间孔延伸至椎管内。胸膜腔神经纤维瘤是起源于周围神经组织的肿瘤，多来源于肋间神经，起源于肺神经者罕见[3]，多发生于右肺上叶、左肺下叶的支气管树的神经纤维。本例发生于左肺下叶。

本病的症状取决于肿瘤的大小和位置，位于肺实质周边者，且肿瘤较小者多无症状；当肿块压迫支气管或肿块位于支气管内时，即使肿块很小，也常会出现程度不一的阻塞性肺不张和肺炎；当肿块巨大时，一侧胸腔肺组织受压，常会出现胸闷憋气，活动后气短等症状。本例患者属于后者，以反复胸闷、气短主诉就诊。

2. 病理及影像学表现

由于肿块位于肺实质周边的胸膜腔，加之孤立性神经纤维瘤生长缓慢，导致病程隐匿，当肿块巨大时，可导致压迫症状而就诊，因此，肿块巨大是胸膜腔神经纤维瘤的一大特点。神经纤维瘤多以膨胀方式生长，故其形态多呈类圆形，边界较清楚。本肿瘤由梭形细胞构成，间质疏松并有黏液，肿瘤血管丰富，生长缓慢，因此小病灶密度均匀，坏死囊变少，但由于黏液成分的存在，其强化缓慢，呈延迟

填充。当肿瘤巨大或有恶变趋势时，病变内常出现液化坏死或黏液样变，导致强化不均匀，研究显示，本肿瘤尽管肿瘤巨大，明显推压，甚至粘连周围脏器，但一般不会浸润破坏周围器官。发生于体腔的神经纤维瘤常伴发多少不一的积液，呈淡黄色或血性[4]，液体性质为漏出液，考虑因肿块巨大，压迫引起回流障碍所致。

3. 鉴别诊断

（1）胸膜间皮瘤：本病与良性胸膜间皮瘤的CT相似，鉴别较为困难，尤其在肿瘤体积较小时，多需依靠病理确诊。恶性胸膜间皮瘤绝大部分有石棉接触史，多伴有顽固性胸腔积液，胸膜弥漫性、结节样增厚，主要见于壁层胸膜，可累及脏层胸膜。良性者一般无明显强化，恶性者呈不均匀强化，中央可见无强化的低密度区。

（2）肺肉瘤样癌：肺肉瘤样癌生长迅速，肿块体积较大。CT增强扫描有一定特点，呈周围不规则或厚环状强化，中央强化不明显，呈大片状低密度区。

（3）未分化多形性肉瘤：未分化多形性肉瘤主要发生在肺中、下叶，多位于肺周围部，极少见空洞、钙化，增强扫描病灶呈边缘明显强化或不均匀强化。

（4）胸膜转移瘤：转移瘤患者有原发肿瘤病史，一般表现为胸膜多发结节或肿块，增强扫描呈明显不均匀强化，同时伴胸腔积液及胸壁、肋骨破坏。

综上所述，原发于胸膜腔的神经纤维瘤少见，缺乏特异性临床表现，影像学特点为肿块好发于后纵隔肋脊角膈角，肿瘤虽然巨大，对周围组织结构以推压、粘连为主要表现，周围器官很少发生浸润破坏。本病术前很难诊断，最终确诊需要依据手术病理组织学检查。

（陈　静　王　玮）

·参考文献·

[1] 章建林，江华.神经纤维瘤病的研究进展 [J].中国美容整形外科杂志，2005，16（4）：240-242.

[2] 李朋，赵赋，刘丕楠.神经纤维瘤病的治疗进展 [J].中华神经外科杂志，2015，31（4）：430-432.

[3] 李红，王金河.肺神经鞘瘤1例 [J].临床放射学杂志，2000，19（10）：466-466.

[4] 王述波，曹洪春，郝长城.叶间胸膜神经纤维瘤1例 [J].中华胸心血管外科杂志，2001，17（3）：134-134.

第二节　胸廓骨病变

病例 ① 肋骨动脉瘤样骨囊肿

■ 临床及影像学资料 ■

· 患者，女性，37岁，因左侧胸壁压痛，咳嗽时加重就诊。查体：左侧胸壁压痛。

1. 影像学表现

（1）X线胸片：显示左侧第5背肋局部骨质呈偏心性、膨胀性破坏，其内可见多房低密度影及线状高密度分隔，肋骨下缘皮质显示不清（图4-2-1A），上缘皮质连续。

（2）CT平扫：左侧第5肋骨外形膨大，部分骨皮质消失。髓腔内呈略低于邻近肌肉的均匀密度影（图4-2-1B），轻度分叶，相邻骨质呈结节样、线状突向骨髓腔（图4-2-1C、D）。病变长轴与肋骨长轴一致。

2. 手术

手术探查：肿块位于第5肋骨，与周围组织分界清楚，行局部肋骨切除术。

3. 病理

术后病理回报：动脉瘤样骨囊肿。

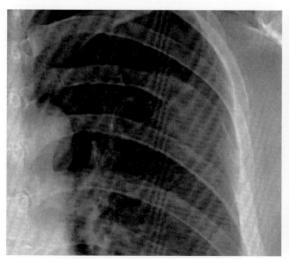

A

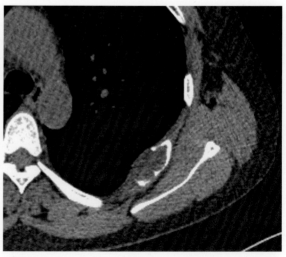

B

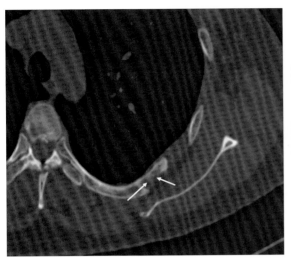
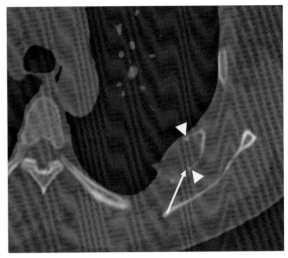

C   D

图4-2-1A～D　女性，37岁，肋骨动脉瘤样骨囊肿

后前位胸片（A）示左侧第7肋骨局部偏心性、膨胀性骨质破坏，呈皂泡状，下缘骨皮质不连续；CT纵隔窗（B）示膨大部正常骨质结构消失，呈略低于肩背肌的等密度影，肋骨周围软组织未见异常；骨窗（C、D）示肋骨受压外移，变薄，局部见结节样（箭头）及短线状（箭）致密骨向腔内突起。

■ 解　析 ■

动脉瘤样骨囊肿（aneurysmalbons cyst, ABC）是一种肿瘤样病变，发病年龄广泛，但85%[1]发生在20岁以下的儿童及青年，女性略多于男性。肿瘤好发于长骨干骺端，其次为骨盆、脊椎，发生于肋骨者少见。

1. 临床特点

肋骨动脉瘤样骨囊肿多位于肋骨的后部及侧部[2]。临床表现为局部疼痛、肿胀，可合并骨折。查体，局部可扪及肿块。本病发病原因不明，大多学者认为它是继发于骨创伤或骨血循环障碍，在病灶内形成异常的动-静脉交通，血流动力学改变导致静脉压升高，血管床扩张，导致受累部位骨质吸收，继而出现骨的修复性反应。

2. 影像学表现

（1）典型X线表现：为沿肋骨长轴分布的膨胀性骨质破坏，呈皂泡样或吹气球样，内有或粗或细的骨小梁状骨嵴，边缘为薄如纸的骨壳。

（2）特征性CT表现：为囊状膨胀性骨质破坏，骨皮质变薄，甚至中断，骨质破坏区常可见到骨性间隔，这一现象通过三维重建显示很好[3]，CT断面常显示的是结节状或短线状的骨性突起（图4-2-1C、D）。肿瘤区边缘光滑，其内既含有软组织密度的间隔，又含有液体的囊腔，间隔可发生骨化，囊内有时可见液-液平面。

（3）MRI：可以显示出动脉瘤样骨囊肿特有的海绵样外观，在T1WI及T2WI上病灶边缘有低信号环，其内如果出现富于血管的特性对本病诊断有帮助[4]。增强扫描，分隔及囊壁强化。

3. 鉴别诊断

肋骨动脉瘤样骨囊肿少见，且膨胀性骨质

破坏也并非其特异性征象，因此在临床工作中常被误诊。表现为膨胀性骨质破坏的肋骨肿瘤种类多，如骨囊肿、骨巨细胞瘤、骨软骨瘤、内生软骨瘤、骨母细胞瘤、转移瘤等容易与本病混淆，应该结合患者的年龄、病史、临床表现、骨缺损的部位、形态及骨周围软组织改变进行鉴别。

（1）肋骨骨囊肿：肋骨骨囊肿也是常见于20岁以下的青少年，绝大多数病变表现为来自骨中央的、对称性、膨胀性骨质缺损，多为圆形或卵圆形单房囊性结构，囊内为均匀的血清样的液体[5]，故在CT上表现为均匀水样低密度影，T1WI上呈均匀等/或低信号，T2WI上呈均匀高信号；骨皮质受压变薄，边缘清楚；若合并骨折，新生骨可横跨囊肿，形成假性多房。囊壁由疏松结缔组织组成，伴有象牙样物质，增强扫描无强化。与此不同，动脉瘤样骨囊肿女性好发，囊是由大小不等的血液腔隙构成，为蜂窝状多房结构，病变呈偏心性骨质缺如，其膨胀程度高，呈吹气球样，囊内因含有血液及含铁血黄素，导致其密度通常高于水，且在MRI上检出短T1短T2信号对排除孤立性骨囊肿有帮助。此外，囊内液体可出现液-液平面，增强显示囊内有分隔，分隔和囊壁有强化有助于本病的诊断。

（2）骨纤维结构不良：骨纤维结构不良也好发于肋骨侧后部，病变范围较长，呈中央型膨胀性囊状透亮影，囊内密度不均，多为磨玻璃密度，伴砂砾样、或粗大的不规则骨小梁或钙化，病灶边缘可见硬化带，病变区骨皮质菲薄，外缘光滑，内缘毛糙，动脉瘤样骨囊肿的病变范围局限，病变区骨皮质，内外缘均较光滑。

（3）肋骨骨化性纤维瘤：肋骨骨化性纤维瘤常位于肋骨腋段[6]，多表现为圆形、类圆形膨胀性骨质缺损，缺损区为单房软组织密度，病灶边缘出现环形硬化边，膨胀区的骨皮

质增厚硬化明显，这一点与动脉瘤样骨囊肿不同，动脉瘤样骨囊肿病损区的骨皮质通常变薄，骨硬化多为间断的斑点状。

（4）肋骨非骨化性纤维瘤：与动脉瘤样骨囊肿相比，非骨化性纤维瘤的骨质破坏区呈软组织密度，密度均匀，病灶边缘硬化带及残留骨皮质较厚。

（5）肋骨骨巨细胞瘤：肋骨骨巨细胞瘤多见于骨骺闭合以后20～40岁的成年患者，病变好发于肋骨的前后端[7]，呈多房状或泡沫状骨质破坏，骨嵴呈蜂房状，该病具有一定的侵蚀性，可穿透骨皮质累及邻近的脊柱。除膨胀性改变外，肿瘤内及其周围常有软组织肿块影[8]，此点是本病与动脉瘤样骨囊肿鉴别的要点，因此MRI及增强扫描对两者的鉴别诊断很重要。

（6）肋骨海绵状血管瘤：肋骨海绵状血管瘤的膨胀性骨质破坏区内可见密度不均的粗条状或网眼状骨嵴，部分呈放射状，中心常见蜂窝状低密度区，整个外形形似"向日葵"，病变区骨皮质常不完整，增强扫描显著强化。而动脉瘤样骨囊肿的骨性分隔较此稀少，无放射状分布的特点，强化程度低于海绵状血管瘤。

（7）肋骨软骨瘤：肋骨软骨瘤病变好发于肋骨前端肋软骨交界区，肋骨中央型膨胀性低密度区，常伴有斑点状、环状钙化，骨皮质受压变薄，无骨膜反应及软组织肿块。动脉瘤样骨囊肿好发于肋骨的侧方和后方，多呈偏在性膨胀性骨质破坏，其内骨嵴呈短线状。

（8）肋骨内生软骨瘤：与动脉瘤样骨囊肿不同，内生软骨瘤的膨胀性骨质破坏区的长轴与肋骨长轴垂直，骨质破坏区可见斑点状、环状、不规则钙化。

（9）肋骨软骨肉瘤：肋骨软骨肉瘤多见于成年男性，破坏区骨皮质中断，常伴有骨膜反应及蛋壳状、结节状钙化，常伴软组织肿块，

肿块可累及胸壁及肺组织。而动脉瘤样骨囊肿的骨皮质虽然可变薄消失，但无骨膜反应及软组织肿块。

（10）多发性骨髓瘤：多发性骨髓瘤的肋骨呈膨胀性溶骨性骨质破坏，病灶内常可见不规则的骨小梁残留，附近可见较大的软组织肿块，此点与动脉瘤样骨囊肿完全不同，此外，多发性骨髓瘤常伴有其他部位骨骼的改变及实验室指标异常，而动脉瘤样骨囊肿的病灶孤立，且实验室检查多无异常。

（11）肋骨骨转移：骨转移的病灶常出现于低位肋骨的前端，开始呈虫蚀状，逐渐融合成较大的骨质缺损，并出现软组织肿块和骨膜反应，既往恶性肿瘤病史对骨转移瘤的诊断具有重要意义。

综上所述，肋骨局限性膨胀性骨质破坏可见于肿瘤样病变、骨良性肿瘤和骨恶性肿瘤，病变种类繁多，鉴别诊断困难，只有采用合理的检测手段，如多排螺旋CT，多平面重建，MRI扫描，增强扫描等检查技术，才能对病变的形态、膨胀方向、内部密度特点、邻近骨的反应性改变、骨皮质的状态、骨膜反应、周围软组织肿块进行仔细观察，在此基础上，再结合发病年龄、发病部位，临床及实验室指标，才有可能提高肋骨病变诊断的正确率。

（于　楠　王秋萍）

·参考文献·

［1］Ruiter DJ, Rijssel TGV, Msc EAD V V. Aneurysmal bone cysts. A clinicopathological study of 105 cases［J］. Cancer, 1977, 39(5): 2231-2239.

［2］Yoshida K. Aneurysmal bone cyst of the rib: Report of a case［J］. Surgery Today, 2005, 35(12): 1073-1075.

［3］赵绘萍，杨宁江，蒋高民.肋骨动脉瘤样骨囊肿1例［J］.中国医学影像学杂志，2015，23（08）：596-596.

［4］曾效力，陈卫国，邓凤贤，等.动脉瘤样骨囊肿CT与MRI征象分析［J］.中国医学影像技术，2007，23（5）：744-747.

［5］Abdel-Wanis ME, Tsuchiya H. Simple bone cyst is not a single entity: point of view based on a literature review［J］. Medical Hypotheses, 2002, 58(1): 87-91.

［6］吉六舟，杨建林，李洪涛，等.肋骨骨化性纤维瘤的CT诊断［J］.中国医学影像技术，2010，26（3）：587-587.

［7］Gnanamuthu BRD, George R, Pandya NR, et al. An unusual tumor of rib diaphysis report of a giant cell tumor and a brief review of literature［J］. Indian Journal of Thoracic & Cardiovascular Surgery, 2012, 28(2): 136-139.

［8］Sakao Y, Sakuragi T, Takeda Y, et al. Giant cell tumor of the rib［J］. Saudi Medical Journal, 2003, 51(10): 224-226.

病例❷　肋骨内生软骨瘤

■ 临床及影像学资料 ■

·患者，女性，19岁。以"无意中发现右胸壁包块4个月，发现包块增大1个月"之主诉入院，患病以来，无咳嗽、咳痰、胸闷、气短，无寒战、发热。查体：右侧锁骨中线第4肋骨处可触及一乒乓球大小的包块，质硬，无压痛，活动度差，触之无压痛。

1. CT表现

CT平扫：右侧第4肋骨前端可见一类圆形软组织肿块，边界清楚，密度较均匀（图4-2-2A），CT值约35 HU，肿块胸壁缘可见厚薄不均的残留肋骨，肺缘可见点状残余骨，肋骨受压，呈弧形外突、移位，肋骨内缘凹凸不平，外缘光滑整齐；肿块肺缘见残留点状骨化影，相邻胸膜无增厚（图4-2-2B）。肿块的长径为其上下径，与肋骨的长轴垂直（图4-2-2C、D）。肿块外侧缘肋骨端呈喇叭口样扩大（图4-2-2C ～ F），内侧缘紧邻肋骨前端，相邻肋软骨形态密度未见异常（图4-2-

2E ～ F）。

2. 手术

术中探查：第4肋骨与肋软骨交界处有一4 cm×4 cm×4 cm大小椭圆形膨大，骨膜完整，与周围组织界限清晰。自肿块左右两端打开骨膜，距肿块1 cm处剪断肋骨及肋软骨，切除肿块，见断面骨质正常。

3. 病理

术后肉眼观，肿块切面灰白色半透明，软骨样，皮质变薄但完整。组织学检查显示软骨性肿瘤组织（图4-2-2G），最终诊断为内生软骨瘤。

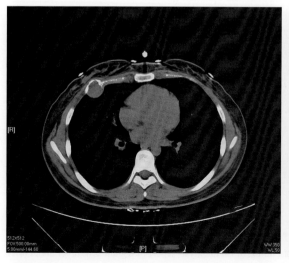

A

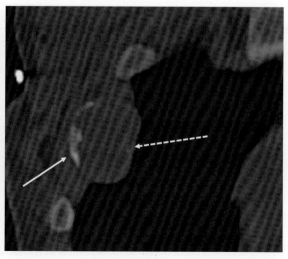

B

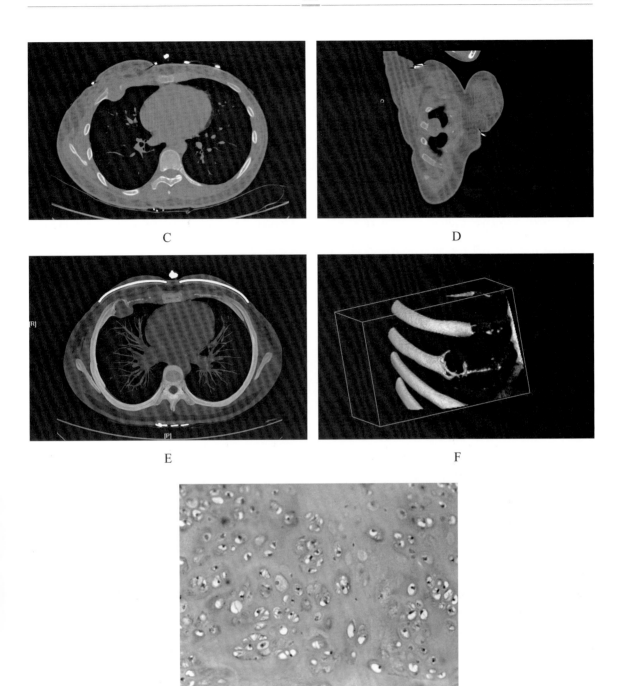

C

D

E

F

G

图4-2-2A～G　女性，19岁，肋骨内生软骨瘤

CT轴位纵隔窗（A）示第4前肋内缘类圆形软组织肿块突向胸腔，肋骨外缘向外弧形突出，肋骨外侧软组织未见增厚，冠状位骨窗（B）显示肿块外缘为肋骨，肋骨内侧参差不齐，外缘光滑整齐（实箭），肿块内缘可见点状骨样致密影（虚箭），肋骨轴位（C）及冠状位（D）显示肿块向内、外、上、下同时膨大，肿块的长轴与肋骨长轴垂直，肿块右缘肋骨端呈喇叭口样扩大MIP（E）及VR（F）显示肋骨端呈喇叭口样扩大，相邻肋软骨形态密度未见异常。组织切片（G，HE×10）显示肿瘤细胞核小，深染，无核分裂，有大量蓝染的透明软骨基质。

■ 解 析 ■

内生软骨瘤（enchondroma）属于软骨类肿瘤。是由胚胎性组织残留或正常的骺板软骨细胞部分移位到干骺端，软骨细胞在干骺端的骨髓内增生，并发生软骨内成骨，形成肿块，随着肿块的逐渐增大，髓腔扩张，周围骨质受压吸收、变薄，但很少被穿破。由于肿块生长缓慢，相邻骨质在吸收的同时，常常伴有骨质的受压移位。肿瘤的主要成分为透明软骨，切面灰白、质脆，透明软骨细胞之间有软骨基质，这些软骨基质常发生钙化、骨化。

1. 临床特点

内生软骨瘤常为单发，也可多发（称软骨瘤病）。好发于20～40岁的年轻人，男女发病率差异性不大。手足短管状骨的干骺端是本病的好发部位，随着病程的进展，病变从干骺端逐渐向骨干扩展。肋骨内生软骨瘤少见，多位于肋骨的前后端[1]。由于病程缓慢，临床上常无症状，当肿瘤增大压迫神经或合并骨折时可出现疼痛。查体，局部可扪及无痛性肿块，质硬。

2. 影像学表现

（1）内生软骨瘤的典型X线表现：为肋骨的膨胀性骨质破坏区，病灶边缘锐利，密度不均，呈云雾状或磨玻璃状，内可见形态多样的钙化，其中以环弧形钙化极具特点，病变区骨皮质变薄。

（2）CT表现：肿瘤实体呈类圆形，通常会向内、外、上、下各个方向生长，肿块的长轴通常与肋骨长轴垂直，其密度较胸壁肌肉密度略低，病变内钙化灶密度不均，形态不一，如果检出环状或弧形钙化对软骨源性病变的诊断有帮助。由于本病属于良性肿瘤，通常并不穿透骨皮质，即使影像学上观察不到残留骨质，也不侵犯周围组织，因此肿瘤边界清晰

锐利，邻近区域的脂肪间隙不消失，周围软组织无肿胀。对于肿瘤内的钙化应该注意以下两点，① CT上病变内钙化点的出现率远不及X线片，这可能是由于X线片所见的钙化并不均是真正的肿瘤内钙化，部分是残留骨的重叠影像所致的假象；② 儿童内生软骨瘤的钙化率仅为20%[2]，本病例的肿瘤组织内就未见明确钙化征象。

（3）T1WI上呈等-低信号，T2WI上呈明显高信号（因为透明软骨含水丰富），分叶状，信号不均，如有钙化，钙化区呈双低信号。增强扫描，肿瘤可见明显环形和弧形强化[3]。

3. 鉴别诊断

在临床工作中，肋骨内生软骨瘤主要应与下列肋骨局限性、膨胀性骨质破坏病变进行鉴别。

（1）肋骨骨囊肿：肋骨骨囊肿多为对称性、膨胀性骨质缺损，缺损区呈均匀水样密度或水样信号，囊内无钙化，增强扫描无强化。肋骨内生软骨瘤的缺损区为软骨，囊内可发生钙化，增强扫描有边缘强化。

（2）骨纤维异常增殖症：骨纤维异常增殖症的病损范围大，外形粗大，轮廓不整，病变长轴与肋骨走行方向一致，本病病损范围局限，残存肋骨外缘光滑，病变长轴与肋骨走行方向垂直。

（3）动脉瘤样骨囊肿：动脉瘤样骨囊肿多呈偏心性骨质缺如，病损区为大小不等的血液腔隙，因含有血液及含铁血黄素，导致其内有时可出现液-液平面，在MRI上可检出短T1短T2成分，此点有别于内生软骨瘤，因为内生软骨瘤的缺损区为软骨，不会出现液-液平面和血液信号。此外，内生软骨瘤通常会呈现中央性骨质破坏。

（4）肋骨骨化性纤维瘤及非骨化性纤维

瘤：肋骨骨化性纤维瘤及非骨化性纤维瘤的骨质破坏区的长轴与肋骨走行方向一致，病灶边缘硬化带及残留骨皮质较厚，内部的骨样密度影多为线状，一般不会出现花环状钙化，内生软骨瘤的缺损区长轴与肋骨走行方向垂直，病变边缘的骨皮质较薄，内部的骨样密度影可出现花环状钙化。

（5）肋骨骨巨细胞瘤：肋骨骨巨细胞瘤为显著的膨胀性骨质破坏，除膨胀性改变外，肿瘤内及其周围常有软组织块影[4]，肿块可因发生出血、液化坏死而表现为密度不均，在MRI上肿块呈等T1等或稍高T2信号，发生出血、液化坏死，则信号混杂。内生软骨瘤的肿瘤成分为透明软骨，故其内无液化成分，除骨化外，密度均匀，T2WI的信号明显高于骨巨细胞瘤，其内无出血及液体信号。

（6）肋骨海绵状血管瘤：肋骨海绵状血管瘤也呈膨胀性骨质破坏，其破坏区内的骨化影呈密度不均的粗条状或网眼状，部分呈放射状，中心常见蜂窝状低密度区，内生软骨瘤的骨化影呈斑点状、弧形或花环状，骨化多位于病变中心。

（7）肋骨软骨肉瘤：肋骨软骨肉瘤尤其是低度恶性软骨肉瘤，不仅影像学有大量征象重叠，而且病理学上两者也不易鉴别。如果出现以下征象，常提示软骨肉瘤。① 在早期，病变处的骨皮质增厚的范围或缺损部位的直径大于 4 cm；② 浸润性或虫蚀状骨质破坏，伴有软组织肿块；③ 肿块相邻胸壁及肺组织增厚，脂肪间隙模糊。

（8）多发性骨髓瘤：多发性骨髓瘤的膨胀性溶骨性破坏附近可见较大的软组织肿块，多发性骨髓瘤常伴有其他部位骨骼的改变及实验室指标异常，内生软骨瘤破坏区内呈现软组织肿块，但其周围未见软组织肿块，且实验室检查多无异常。

（9）肋骨转移瘤：肋骨转移瘤好发于中老年患者，骨质缺损的骨皮质多出现较大范围的破坏，其周围常出现软组织肿块和骨膜反应，如果没有治疗，病变进展迅速，其他部位的骨质破坏及既往恶性肿瘤病史对骨转移瘤的诊断具有重要意义。而内生软骨瘤发展缓慢，除骨髓腔内软组织密度影外，周围无软组织肿块和骨膜反应，患者较年轻。

综上所述，少见部位单发性内生软骨瘤的临床特征和影像学表现具有膨胀性、类圆形低密度影，软骨基质钙化是其特点，但并非其特异性征象，需要合理运用不同的影像学检查方法展示病变的特点，结合发病年龄、发病部位、临床病史及实验室指标，提高肋骨病变诊断的正确率，为临床服务。

（王秋萍　郭佑民）

·参考文献·

［1］Yoshida K. Aneurysmal bone cyst of the rib: Report of a case［J］. Surgery Today, 2005, 35(12): 1073−1075.

［2］刘菲，史新乐，赵小龙，等.儿童内生软骨瘤影像学表现及其病理学特点探讨［J］.中国CT和MRI杂志，2015（09）：9−12.

［3］Coninck T D, Jans L, Sys G, et al. Dynamic contrast-enhanced MR imaging for differentiation between enchondroma and chondrosarcoma［J］. European Radiology, 2013, 23(11): 3140−3152.

［4］Sakao Y, Sakuragi T, Takeda Y, et al. Giant cell tumor of the rib［J］. Saudi Medical Journal, 2003, 51(10): 224−226.

病例❸ 胸壁浆细胞肉芽肿

■ 临床及影像学资料 ■

·患者，男性，41岁，已婚，汉族，以"发现胸壁包块20天"主诉入院。患者20天前无意间发现右侧前胸壁出现一大小为 2 cm×1 cm 的包块，进行性增大，质韧，局部皮肤颜色深红，皮温稍高，活动度良好。外院胸部CT检查示右侧胸壁包块，性质待定，未予治疗。专科体检：右侧前胸壁见一大小为 4 cm×2 cm 的包块，质韧，局部皮肤颜色深红。初步诊断：结核性脓肿？肌纤维瘤？

1. CT表现

胸部CT平扫：右侧第6前肋周围可见软组织包块影（图4-2-3A），边缘模糊，密度略低于邻近肌肉，肌间隙模糊不清（图4-2-3B），周围脂肪间隙密度增高，相邻肋骨未见骨质破坏及骨膜反应（图4-2-3C），相邻胸膜均匀增厚，胸膜下脂肪可见（图4-2-3B）。诊断：右侧第6前肋旁软组织包块影，考虑感染性病变。

2. 手术

术中探查：右侧第6肋旁见软组织包块，

大小约 4 cm×2 cm，质韧，与周围组织分界不清，累及部分第6前肋，同时浸润壁层胸膜致胸膜增厚，右侧胸膜腔无积液，无粘连。

3. 病理

术后病理：胸壁包块送检横纹肌组织、纤维脂肪组织及骨组织慢性化脓性炎，伴炎性渗出、坏死、纤维肉芽组织增生、浆细胞浸润及组织细胞增生，局部组织学特点提示浆细胞肉芽肿，部分细胞增生，高度活跃，建议随访。

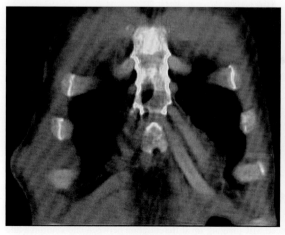

A

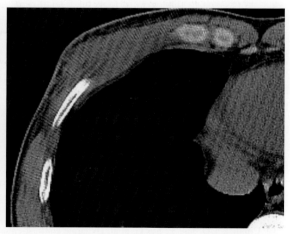

B

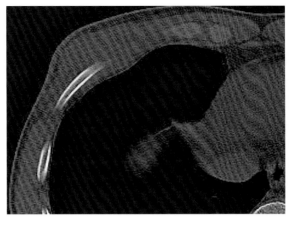

C

图4-2-3A ～ C　男性，41岁，胸壁浆细胞肉芽肿

冠状位CT（A）示右侧第6前肋骨处软组织肿块，轴位纵隔窗（B）示肿块向内外方向生长，所在部位肌间脂肪消失，皮下脂肪密度不均匀增高，胸膜均匀增厚，其下脂肪清晰可见；骨窗（C、D）示肋骨形态、密度未见异常。

■ 解　析 ■

浆细胞性肉芽肿（plasma cell granuloma，PCG）是一种临床较为少见，孤立的非肿瘤样病变，是一种特发性炎性假瘤[1]。该病又可称为炎症性肌纤维母细胞瘤、炎症假瘤、纤维黄色瘤等。常发生于肺、眼眶及消化道等部位，发生于胸壁则更罕见[2]。

1. 临床特点

浆细胞肉芽肿的发病原因不明，一般认为与感染（包括 EB病毒感染）、创伤、手术相关，是人体对损伤的异常或过度反应[3]。患者的症状与病变的位置密切相关，如位于胸壁、肺表面，可引起胸膜炎和胸膜粘连，导致胸痛[4]。查体：位于胸壁者，包块质硬、固定，局部皮肤无红肿热痛。由于缺乏特异性的临床表现，极易将其误诊为肿瘤。此瘤病理上可分为三型：黏液型，梭形细胞密集型及纤维型[5]。

2. 影像学表现

由于其价格低廉，且能大体反映病变的大小、位置及密度特点，胸部X线仍是临床上常用的肺内及胸部病变的筛选方法。文献报道胸壁浆细胞肉芽肿常表现为边缘光滑、锐利，孤立的圆形或椭圆形结节影，邻近胸膜增厚，部分肋膈角变钝[6]。

胸部CT能对肺内及胸壁病变准确定位，通过对病变形态、密度及周围组织器官的受累程度推断病变的性质[7]。浆细胞肉芽肿表现为边缘模糊的软组织肿块，邻近组织边界模糊肿胀。当肉芽肿发生囊变、坏死时，CT上显示病变内密度不均，出现液体密度，慢性感染可出现钙化。累及胸膜时可见胸膜呈条片状、结节状增厚。增强扫描表现为中等持续强化，液化坏死区不强化，延迟期仍然持续强化是炎性机化组织的强化特征，本病的确诊需经皮穿刺活组织检查。

3. 鉴别诊断

本病需与胸壁纤维组织细胞瘤、纤维肉瘤、转移瘤、间皮瘤相鉴别[8]，上述肿瘤临床与影像学表现与本病相似，均为局部疼痛和肿胀，鉴别困难，但恶性程度较高，容易发生肋骨破坏，穿破骨皮质形成软组织肿块，易发生远处转移，可见腋窝淋巴结肿大，转移瘤一般有原发病史等，主要依靠病理学检查鉴别。

综上所述，当发现胸壁包块，逐渐增大，累及胸膜，无明显邻近骨质破坏征象，延迟期持续强化，应考虑胸壁浆细胞肉芽肿的可能，术后组织病理与免疫组织化学分析是诊断的主要依据。由于浆细胞性肉芽肿可发生恶变及术后复发，因此术后需随访。

（李小怀 王 玮）

·参考文献·

[1] Kovach AE, Cheng GZ, Channick CL, et al. Postradi of frequency ablation inflammatory pseudotumor associated with pulmonary venoocclusive disease: case report and review of the literature [J]. Ann Diagn Pathol, 2013, 17(5): 466−469.

[2] Michaelides SA, Passalidou E, Bablekos GD, et al. Cavitating lung lesion as a manifestation of inflammatory tumor (pseudotumor) of the lung: A case report and literature review [J]. Am J Case Rep, 2014, 15(6): 258−265.

[3] Dwarakanath S, Jaiswal AK, Ralte AM, et al. Primary plasma cell granuloma of petrous bone [J]. J Clin Neurosci, 2004, 11(5): 552−555.

[4] 刘岩. 纤维支气管镜活检2 600例病理形态观察与分析 [J]. 局解手术学杂志，2010，19（1）：44.

[5] Nagai K, Hara Y, Shinkai M, et al. A case of IgG4-related disease with deterioration in pulmonary and pituitary involvements during a 10-year clinical course of inflammatory pseudotumor [J]. Nihon Kokyuki Gakkai Zasshi, 2011, 49(12): 922−928.

[6] Gattuso P, Reddy V, David O, 主编. 回允中 译. 外科病理鉴别诊断学 [M]. 北京：北京大学医学出版社，2012.

[7] Silva GA, Brandao DF, Vianna EO, et al. Cryptococcosis, silicosis, and tuberculous pseudotumor in the same pulmonary lobe [J]. J Bras Pneumol, 2013, 39(5): 620−626.

[8] Bhagat P, Bal A, Das A, et al. Pulmonary inflammatory myofibroblastic tumor and IgG4−related inflammatory pseudotumor: a diagnostic dilemma [J]. Virchows Arch, 2013, 463(6): 743−747.

病例④ 骨孤立性浆细胞瘤

■ 临床及影像学资料 ■

· 患者，女性，44岁。以"发现前上胸部肿块2个月"之主诉入院。2个月前无意中前上胸部肿块，约花生米大小，边界清，无红肿热痛，肿块逐渐增大，近2周增大明显，伴轻压痛。发病来无寒战、发热，无咳嗽、咳痰、咯血、气短、胸痛，无声音嘶哑、饮水呛咳等不适。查体：体温37.2℃，心率86次/分，呼吸22次/分，血压127/84 mmHg。贫血貌，肝肋下未及，脾大，肋下约3指，边缘锐利，无触痛。胸廓对称无畸形，前上胸壁局部隆起，皮肤无红肿，可触及一大小为5.0 cm×3.0 cm质硬包块，轻压痛，无波动感，活动差，局部皮温不高。双肺触觉语颤无明显增强或减弱，双肺呼吸音清，双侧肺未闻及干、湿性啰音，各瓣膜听诊区未闻及病理性杂音。

· 既往体健，否认传染病感染及外伤手术史，否认外伤、药物过敏史。无化学性物质、放射性物质、有毒物质接触史，无吸毒史。无吸烟、饮酒史。否认家族性遗传病史。

1. 实验室检查

血常规：红细胞计数$3.61×10^{12}$/L（4.30～5.80），血红蛋白84.00 g/L，白细胞计数$3.26×10^9$/L，中性粒细胞0.61，淋巴细胞0.32，单核细胞0.04，嗜酸性粒细胞0.01，血小板计数$210×10^9$/L。尿常规：（－）。粪常规（－）。肝肾功能：谷丙转氨酶14.70 U/L，谷草转氨酶19.60 U/L，白蛋白45.20 g/L，球蛋白25.70 g/L，钾3.71 mmol/L，钠141.90 mmol/L，氯105.20 mmol/L，钙2.20 mmol/L，直接胆红素4.60 μmol/L，间接胆红素10.00 μmol/L，总胆固醇4.26 mmol/L，尿素2.82 mmol/L，二氧化碳结合率19.30 mmol/L。血沉21 mm/h。血$β_2$-MG1318.3（<2 300）μg/L，尿$β_2$-MG 50（<154）μg/L。免疫固定电泳：IgA（－），IgM（－），IgG（－），K（－），L（－）。免疫八项：血IgA 1.95 g/L（0.7～3.8），血IgE 16.20 IU/ml

（0～100），血IgG 11.90 g/L（7～16），血IgM 1.52 g/L（0.4～2.3），C3 1.27 g/L（0.8～1.85），C4 0.28 g/L（0.1～0.4），KAP轻链3.07 g/L（1.7～3.7），LAM轻链2.04 g/L（0.9～2.1）。血清蛋白电泳：白蛋白61.3%（55.8～66.1），$α_1$-球蛋白3.80%（2.9～4.9），$α_2$-球蛋白8.30%（7.1～11.8），$β_1$-球蛋白7.30%（4.7～7.2），$β_2$-球蛋白4.10%（3.2～6.5），γ-球蛋白15.20%（11.1～18.8），M蛋白、M1蛋白及M2蛋白均为0.00%。尿本-周蛋白阴性。骨髓穿刺：血红蛋白91 g/L，白细胞计数$5.25×10^9$/L，血小板计数$118×10^9$/L，免疫分型 未成熟细胞占1.3%，主要表达CD38、CD10，骨髓未见浆细胞增多，骨髓涂片示增生性骨髓象。ECT检查示：除胸骨柄部外，其余各部位骨骼放射性分布均匀对称，无异常浓聚。全身常规X线摄片检查未见其他病灶。

2. CT表现

CT平扫：胸骨柄及左侧锁骨近端髓腔内溶骨性骨质破坏，破坏区密度均匀，未见死骨，破坏区边缘清楚，无或有轻微边缘硬化（图4-2-4A、B）。胸骨柄骨皮质出现针孔样破坏，骨周围可见软组织肿块形成（图4-2-4A、C），胸骨外软组织肿块密度均匀，边缘清楚（图4-2-4C），其密度略高于髓内病变（34 HU vs 56 HU）。锁骨皮质连续，周围未见明显软组织肿块（图4-2-4B）。胸骨及锁骨骨外形未见膨大（图4-2-4A、C、D）。

3. 活检

超声引导下胸壁肿块穿刺活检。

4. 病理

活检组织呈条状，免组染色：Vim（＋），LCA（部分＋），CD38（＋），CD138（＋），CD20（－），CD3（－），CR（－），CK（－），CK7（－），CK20（－），EMA（－），SMA（－），Des（－），Ki67（＋30%）。病理诊断：浆细胞骨髓瘤（髓外浆细胞瘤浸润）（图4-2-4E）。

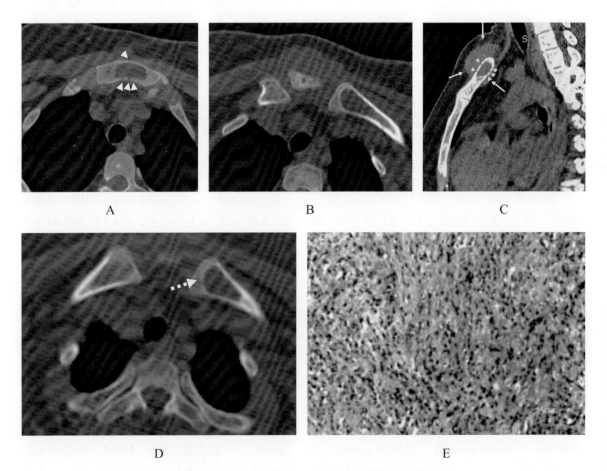

图4-2-4A ～ E　女性，44岁，骨孤立性浆细胞瘤

图A～C分别为经胸骨柄及左侧锁骨近端中心平面轴位骨窗图，显示骨髓腔内骨松质消失，呈均匀低密度影，骨质破坏区边缘清楚，除锁骨内端外，骨残端无明显硬化，胸骨矢状位纵隔窗（C）显示骨皮质不连续，呈针孔样中断（箭头），骨周围软组织肿块密度均匀，边缘清楚（实箭），其密度略高于髓内病变。双侧胸锁轴位（D）显示双侧锁骨外形对称，左侧病变区边缘清楚锐利（虚箭），周围无软组织肿块。活检组织学（E，HE×10）显示肿瘤细胞在纤维脂肪组织内呈弥漫成片分布。

■ **解　析** ■

浆细胞瘤是一种少见的肿瘤，起源于B淋巴细胞，为骨髓的一种原发性、全身性的恶性肿瘤，具有向浆细胞分化的性质。既往临床上将其分为多发性骨髓瘤（multiple myeloma，MM），骨孤立性浆细胞瘤（solitary plasmacytoma of bone，SPB）和髓外浆细胞瘤（extramedullary plasmacytoma，EMP）三类。骨孤立性浆细胞瘤的诊断标准如下：① 浆细胞克隆性增殖导致的单一区域的骨质破坏。② 局部病变以外的骨髓细胞形态学检查及骨髓活检正常。③ 局部病变以外的骨髓检查包括长骨X线检查正常。④ 没有浆细胞病造成的贫血、高钙血症或肾衰。⑤ 血清及尿单克隆免疫球蛋白缺乏或水平低下。⑥ 脊柱骨MRI扫描没有发现其他损害。本病例基本符合上述诊断标准。

1. 临床特点

骨的孤立性浆细胞瘤是指单克隆性浆细胞瘤增殖引起孤立性浆细胞骨瘤，仅造成局域性骨损伤，多发于躯干骨，尤以脊柱最为多见。这一类型的浆细胞瘤多发生于中老年人，发病高峰在 50 ～ 70 岁，男性多见，男女比例约为 2：1。40% ～ 60%[1]的孤立性浆细胞瘤衍变为多发性骨髓瘤，演变时间2 ～ 4年[2]。临床表现为患处疼痛及局部肿块，皮肤色泽及温度正常。血、尿生化检查无异常，骨髓活检，浆细胞比例不超过5% ～ 10%。晚期患者可伴有邻近淋巴结受累。

2. 影像学表现

典型的影像学表现为骨的膨胀性溶骨性破坏或穿凿样骨质缺损[3]，骨皮质多处破坏伴软组织肿块[4]。本病例的影像学特征为胸骨柄及左侧锁骨近端髓腔内骨质破坏，破坏区密度均匀，CT值约20.8 HU，骨破坏边缘可见淡薄硬化边。骨无外形无异常，骨

皮质呈虚线样略不完整，无骨膜反应。骨破坏范围内骨外周可见软组织肿块包绕，该肿块边缘光滑锐利，密度均匀，平均CT值约49.6 HU。一般认为骨髓腔是否膨大，周围是否有软组织肿块与肿瘤发现的早晚有关。Nakanish等人发现1例早期胸骨浆细胞瘤，其早期仅有骨信号异常，骨外形及其周围软组织无异常改变。34个月后骨皮质出现斑点状破坏，周围呈现软组织肿块[4]。

3. 鉴别诊断

本病应与能引起骨质破坏伴发软组织肿块的疾病鉴别，如骨转移瘤、骨肉瘤、非霍奇金淋巴瘤、朗格汉斯细胞组织细胞增生症、骨髓炎及骨结核疾病。

（1）转移瘤：转移瘤占胸骨肿瘤的28.8%[5]，是胸骨骨质破坏最常见的原因，以骨质破坏伴软组织肿块为特征性表现。骨转移瘤根据其影像学特点被分为溶骨性、成骨性及混合型骨转移3种，后两种类型的转移瘤内有明确的斑片状致密骨，无需与本病例鉴别。溶骨性转移瘤多起自骨髓腔[6]，骨小梁结构破坏消失，局部形成软组织肿块，致髓腔扩大，骨外形膨大，骨皮质变薄、变坏、消失，形成皮质外软组织肿块。这些表现与本病很相似，以下几种表现有助于他们的鉴别诊断：① 溶骨性骨转移瘤的骨质破坏呈融冰状，边缘模糊，无骨硬化边，本病例骨破坏边缘可见纤细硬化边；② 骨转移的软组织肿块内可见斑点状高密度的"残留骨"或"肿瘤骨"，浆细胞瘤的软组织肿块密度均匀；③ 肿块边缘模糊，侵犯邻近胸壁肌肉更常见于转移瘤；④ 恶性肿瘤病史、肺、肝等其他部位存在转移灶对骨转移瘤的诊断有提示作用。

（2）软骨肉瘤：软骨肉瘤也常表现为溶

骨性骨质破坏，他与本病例的区别表现为：① 其破坏区内常可见多少不等、大小不一的不规则片状、环形、弧形钙化（软骨基质钙化）；② 骨破坏边缘增厚，硬化显著；③ 骨膨胀明显，与骨内肿块相比，骨外软组织肿块小。

（3）淋巴类肿瘤：非霍奇金淋巴瘤和朗格汉斯细胞组织细胞增生症均属于淋巴类肿瘤，均可表现为胸骨的骨质破坏和局部软组织肿块。骨质破坏可呈溶骨性，边缘有硬化，软组织密度较均匀，较少发生液化坏死，影像学与本病表现类似，如果发现其他部位淋巴结肿大或多系统侵犯有助于这两种疾病的诊断。病变仅局限于局部时，应及时进行活检进行诊断。

（4）胸壁结核：胸壁结核分为4型[7]，其中骨结核表现为骨质破坏伴周围软组织肿块，需要与本病鉴别。结核导致的骨质破坏区外形不规则，如虫蚀样，内部密度不均，可见泥沙样死骨，骨周围软组织常呈梭形，密度不均匀，中央可见液化坏死区，软组织内可见钙化，相邻脂肪间隙模糊，邻近胸壁肌肉肿胀。而本病例骨破坏区内无残留骨，骨周围软组织肿块密度均匀，邻近脂肪密度较清晰、均匀。

（5）胸骨骨髓炎：胸骨骨髓炎的影像学表现与胸骨结核类似，也表现为胸骨局部的骨质破坏伴周围软组织肿块，坏死区可见死骨形成，化脓感染引起的死骨外形较大，周围的软组织初期为均匀密度，随着病变进展，出现液化坏死。其病症进展较本病快。此外，胸骨骨髓炎通常是胸部手术、胸外伤、纵隔炎，或行锁骨下静脉插入后的一种并发症，或具有免疫缺陷、静脉吸毒，脓毒败血症的病史；临床上多伴有明显发热，局部红肿热痛症状明显。本病例皮肤色泽无异常，无全身症状，无手术外伤史，骨病灶内无死骨。

综上所述，胸骨原发性骨肿瘤少见，影像学表现常具有很多重叠，需要结合患者病史、临床表现、实验室检查综合分析。由于浆细胞瘤、淋巴瘤、Ewing肉瘤等恶性肿瘤宜采用非手术治疗，骨肉瘤应首选化疗＋手术治疗，而软骨肉瘤、未分化多形性肉瘤则宜选择手术切除，故在骨肿瘤治疗前尽可能行穿刺活检，获得组织学、病理学及细菌学的诊断，对患者的预后将大有裨益。CT对骨肿瘤的诊断不完全局限在疾病的定性诊断方面，还应包括病变的范围、周围组织器官的受侵状态等方面的评估。

（朱　力　王秋萍）

·参考文献·

[1] Tong D, Griffin TW, Laramore G E, et al. Solitary plasmacytoma of bonc and soft tissues.[J]. Radiology, 1980, 135(1): 195−198.

[2] 何妙侠，朱明华，张亚明，等.脊柱孤立性浆细胞瘤的临床病理分析[J].中华病理学杂志，2009，38（5）：307−311.

[3] Restrepo CS, Martinez S, Lemos DF, et al. Imaging appearances of the sternum and sternoclavicular joints [J]. Radiographics, 2009, 29(3): 839−859.

[4] Nakanishi K, Kashiwagi N, Hamada K, et al. Solitary plasmacytoma of the sternum detected incidentally by MR imaging of the cervical spine [J]. Magnetic Resonance in Medical Sciences, 2010, 9(4): 227−231.

[5] 陈和平，龙德云，邵伟新，等.胸骨肿瘤CT诊断（附22例报告）[J].实用放射学杂志，2006，22（4）：431−433.

[6] 曹来宾，王安明，徐爱德，等.1 047例骨转移瘤的影像学诊断[J].中华放射学杂志，1997（8）：547−551.

[7] 张在鹏，刘国兵，曾俊杰，等.胸壁结核的影像学评价[J].放射学实践，2013，28（7）：767−769.

病例 ⑤　胸壁软骨肉瘤

■ **临床及影像学资料** ■

·患者，男性，32岁，已婚，汉族，以"发现胸壁包块10年，明显增大1年"主诉入院。患病以来无特殊不适，未行诊治。近期包块增大明显，影响生活质量，遂门诊以"胸壁肉瘤"诊断收住院治疗。专科体检：左侧胸廓隆起，左胸壁外侧见一大小为30 cm×30 cm的包块，表面不光滑，可见曲张静脉，触包块质硬，无触痛及波动感，包块与胸壁固定，不易推动，皮温不高。

1. 影像学表现

（1）胸部X线正位片表现：左下胸壁软组织显著肿大，其内可见点状、片状骨化影；肿块同时向胸腔内及侧胸壁突出，左肋膈角消失（图4-2-5A），左侧第8肋骨溶骨性骨质破坏，第7肋骨局部变粗，骨皮质厚薄欠均匀（图4-2-5B）。诊断：左侧第7-8肋骨骨质破坏并软组织包块形成，考虑恶性肿瘤，胸壁源性？恶性骨肿瘤？建议胸部CT。

（2）胸部CT平扫表现：左侧胸壁巨大肿块，大小为18 cm×20 cm，与邻近肌肉分界不清，肿块呈分叶状，向外致胸壁外凸，皮下脂肪层变薄，皮肤未见异常（图4-2-5C、D）；向内推压膈肌向内移位，膈肌未见增厚（图4-2-5C、D）。肿块密度略低于胸壁横纹肌，

且内部密度不均，可见多发弧形、花环状、短线状及斑片状骨样高密度影。肿块致第7、8肋分离移位，第8、第9肋骨向内移位。第7、第8前肋呈溶骨性骨质破坏（图4-2-5E、F）。CT诊断：左侧第8前肋骨质破坏并软组织包块形成，考虑恶性骨肿瘤，软骨肉瘤可能（图B～F）。

2. 手术

术中探查：沿包块纵轴取左侧第7肋间斜形切口长约25 cm，切开皮肤，皮下见肿块质硬、表面不光滑，无明显包膜，有较多突起结节，左侧第7、第8肋骨部分骨质破坏。

3. 病理

术后病理：高分化软骨肉瘤，肿瘤组织侵及周围纤维脂肪组织。

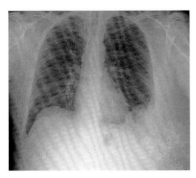
A

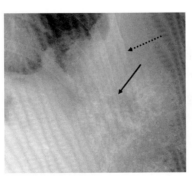
B

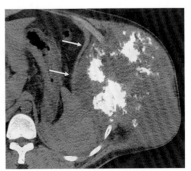
C

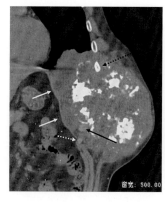 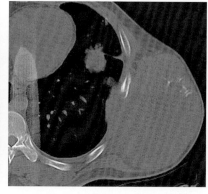 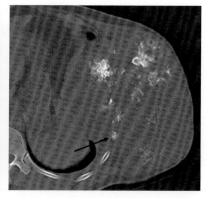

D　　　　　　　　　　　　　　E　　　　　　　　　　　　　　F

图4-2-5A～F　男性，32岁，胸壁软骨肉瘤

胸部正位（A）及其左下胸壁片（B）示左下胸壁软组织密度增高，肿大，内可见不规则钙化。病灶内第8肋骨（黑实箭）部分消失，第7肋（黑虚箭）局部膨大，皮质厚薄不一。CT纵隔窗轴位（C）及冠状位（D）显示肿块密度不均，第7、第8前肋间距加大，第8、第9肋骨前端向内移位，膈肌受压移位，未见增厚。轴位骨窗（E、F）示第7、第8骨质中断，断端呈溶骨状破坏。注：黑实箭＝第7肋骨；黑虚箭＝第8肋骨；白实箭＝膈肌；白虚箭＝第9肋骨。

■ **解　析** ■

软骨肉瘤（chondrosarcoma, CHS）是起源于软骨细胞或成软骨结缔组织的一种较常见的骨恶性肿瘤。发病率仅次于多发骨髓瘤和骨肉瘤，约占原发恶性骨肿瘤的20%[1]。软骨肉瘤是肋骨最常见的原发性恶性肿瘤，但以往国内统计以长骨多见，对于原发于肋骨的软骨肉瘤研究不多[2]。

1. 临床特点

发生于胸壁肋骨的软骨肉瘤约占全部软骨肉瘤的1.3%[3]，约占所有肋骨原发恶性肿瘤的33%[4]。据国外学者统计，软骨肉瘤患者的平均年龄为47±17.2岁，男性略多于女性[5]。表现为逐渐增大的胸壁包块，局部肿胀，伴或不伴有胸壁疼痛，无皮肤破损改变[5]。肿块质地坚硬、固定。

2. 影像学表现

发生于胸壁肋骨的软骨肉瘤与其他部位软骨肉瘤有一定的共同点，主要表现为骨质破坏、软骨基质钙化、软组织肿块和肿瘤边缘骨质扇贝状凹陷、增厚[5, 6]。病灶在X线和CT上多见不规则片状、环形、弧形钙化，此种钙化是软骨小叶间隔的钙化，在软骨类肿瘤中最常见，为其特征性表现[7]。软骨肉瘤的增强扫描可显示肿瘤周边及肿瘤内间隔轻度强化[8]。肋骨软骨肉瘤的好发部位为肋骨前缘、肋软骨连接处和肋骨头，与该部位软骨成分较多有关[9]。与发生于其他部位的软骨肉瘤比较，肋骨软骨肉瘤形态更规则，多接近于球形，可同时向外凸向胸壁及向内凸向胸膜生长；软组织肿块多见；软骨基质钙化丰富。

胸部X线正位片对于肋骨骨质破坏情况和软骨基质钙化的显示较好，但对于肋骨头的破坏、软组织肿物和肿瘤边界无法清楚显示，对于发生在双侧季肋部或其他缺乏肺部对比的部位，X线的显示效果较差。CT可以显示X线平片无法显示的细微钙化和重叠部位较多的软骨肉瘤，可以清晰显示肿瘤范围和边界。软骨肉瘤富含水分，CT扫描病灶密度很低，不仅低于一般骨骼肿瘤，也低于绝大多数软组织肿瘤，对诊断很有提示性[8,9]。当软骨肉瘤向胸壁生长时，低密度的软骨肉瘤病灶与周围肌肉往往无清晰的分界；向胸膜生长时，病灶与胸膜的分界亦不清楚，且可见胸膜增厚、突起表现。突起的胸膜组织与正常胸膜之间一般呈钝角，显现出类似"鼠尾征"的表现。软骨肉瘤的CT增强扫描仅显示肿瘤周边及肿瘤内间隔的轻度强化，此表现与大多数侵袭性肿瘤的软组织肿块增强表现不同。

3. 鉴别诊断

（1）骨巨细胞瘤：骨巨细胞瘤呈偏心性膨胀生长，破坏区一般无钙化，内见残存骨小梁形成的间隔，病变与周围组织界限清楚。

（2）骨肉瘤：软骨肉瘤病情进展较慢，发病年龄较大，病变内伴有大量环状或半环形致密钙化影。骨肉瘤常表现为患处疼痛，发病更年轻，有成骨部分，表现为大量团块状、花絮状肿瘤骨和肿瘤性钙化形成，此与软骨类肿瘤的弧线状钙化特点不同。此外，骨肉瘤常有显著的放射状骨膜反应，软骨肉瘤一般无骨膜反应。

（3）内生软骨瘤：内生软骨瘤呈膨胀性生长，骨皮质可变薄，边缘硬化，无软组织肿块形成。

综上所述，胸壁肋骨软骨肉瘤在临床上较为少见，多发生于肋骨前缘、肋软骨连接处和肋骨头，在X线、CT上主要表现为溶骨性骨质破坏、分叶状软组织肿块和斑片状弧形钙化，CT增强扫描肿瘤强化不明显。与其他部位原发的软骨肉瘤相似，X线平片和CT对于显示肿瘤的钙化具有明显优势，对定性诊断有一定帮助。

（李小怀　王　玮）

·参考文献·

［1］Douis H, aifuddin A. The imaging of cartilaginous bone tumours. Ⅱ.Chondrosarcoma［J］. Skeletal Radiol, 2013, 42(5): 611-626.

［2］Ohata K, Chen F, Date H. Rib chondrosarcoma with intramedullary progression completely resected by magnetic resonance imaging: useful short inversion time inversion recovery sequence［J］. Interact Cardiovasc Thorac Surg, 2011, 12(5): 853-854.

［3］Nam SJ, Kim S, Lim BJ, et al. Imaging of primary chest wall tumors with radiologic-pathologic correlation［J］. Radiographics, 2011, 31(3): 749-770.

［4］刘国清，黄信华，许乙凯.原发性软骨肉瘤的组织病理学与影像学表现的对比研究［J］.临床放射学杂志，2007，26（1）：80-82.

［5］周建军，丁建国，曾蒙苏，等.原发性软骨肉瘤影像学表现与病理关系［J］.放射学实践，2008，23（1）：62-65.

［6］Joerg T, Hans-Georg K. Update on cancer therapeutics［J］. Bone Sarcomas, 2006, 1(1): 65-74.

［7］Bhamra JS, Alorjani M, Skinner JA, et al. Intra-articular extraskeletal myxoid chondrosarcoma of the ankle［J］. Skeletal Radiol, 2012, 41(8): 1017-1020.

［8］Yoo HJ, Hong SH, Choi JY, et al. Differentiating highgrade from lowgrade chondrosarcoma with MR imaging［J］. Eur Radiol, 2009, 19(12): 3008-3014.

［9］周建军，丁建国，王建华，等.骨盆软骨肉瘤影像特征及其病理基础［J］.中华放射学杂志，2008，42（6）：632-635.

病例❻　肋骨上皮样血管内皮瘤

■临床及影像学资料■

·患者，男性，47岁，于5个月前出现腰背部疼痛，伴发热、盗汗、乏力、腰部活动受限。查体：左肩部包块，大小为10 cm×12 cm，活动度差，压痛阳性，边界清。以"左上胸背部包块进行性增大，疼痛加重"入院。

1. 影像学表现

CT平扫：左侧第4后肋可见直径约为3.5 cm软组织肿块影，边界不清（图4-2-6A、B），邻近肌肉间隙内的脂肪密度增高，肿块与邻近肌肉密度相似，两者分界不清，肿块内可见斑点状残留骨片。T11椎体可见溶骨性及成骨性骨质破坏，破坏边缘未见硬化边，两边未见软组织肿块（图4-2-6C）。

CT检查同一天MRI扫描显示：胸、腰椎椎体内多发斑片状长T1信号影，T2压脂序列上，这些异常信号呈明显高信号；T11椎体轻度楔形改变，后缘圆隆后突致椎管变窄，椎体前缘带状类似信号；相邻椎间隙未见明显狭窄（图4-2-6D～G）。

2. 活检

行CT引导下穿刺活检，病理提示恶性肿瘤，取材太少，无法确定其来源。

3. 治疗及随访

临床诊断恶性肿瘤并多发转移瘤。行全身静脉化疗，多西他赛120 mg + 顺铂160 mg及长春瑞滨40 mg + 顺铂120 mg。

2个月后CT复查，病灶较前体积明显增大并向肺内突出，大小为10 cm×12 cm，其内肋骨溶骨性破坏，破坏区未见死骨、骨硬化及骨膜反应，肋骨残端膨大呈喇叭口状（图4-2-6H、I）。肿块内残留骨片间距加大；T11椎体骨质破坏范围较前扩大，椎体高度缩小变扁，椎旁软组织增厚（图4-2-6J）。

4. 手术

术中探查：肿瘤位于左侧肩胛骨下方，第3～第6后肋处，肋骨受侵，大小为16 cm×14 cm×12 cm，肿瘤向腔内生长，侵及左肺上叶

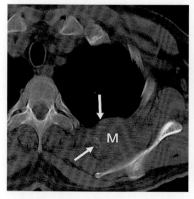

A

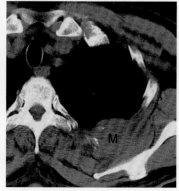

B

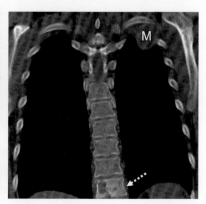

C

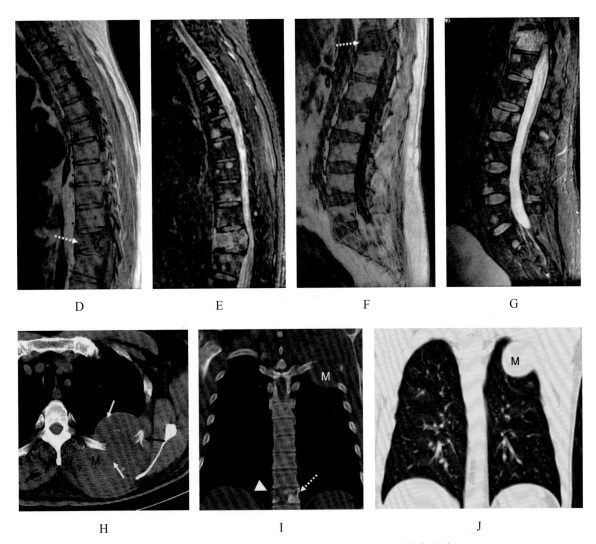

D   E   F   G

H   I   J

图4-2-6A～J 男性，47岁，肋骨上皮样血管内皮瘤

CT平扫轴位骨窗（A）及纵隔窗（B）显示第四肋骨软组织肿块，与邻近肌肉分界不清，其内可见斑点状碎骨片（白实箭）。冠状位骨窗（C）显示胸11椎体（白虚箭）内不规则骨质破坏。矢状位胸椎T1WI（D）T2WI-抑脂（E）和腰椎T1WI（F）T2WI-抑脂（G）图显示椎体内多发大小不一长T1长T2信号；T11椎体（白虚箭）变扁，后缘膨大致椎管狭窄。2个月后CT轴位（H）显示肿块明显增大，残骨（白实箭）距离加大，肋骨残端膨大（黑实箭），冠状位骨窗（I）显示第4肋骨溶骨样骨破坏，无硬化边，T11椎体破坏范围加大，椎体变扁，椎旁软组织增厚（箭头）。冠状位肺窗（J）显示肿块边缘光滑锐利，邻近肺组织未见异常。注：M＝肿块。

尖段。

5. 病理

术后病理：左胸壁上皮样血管内皮瘤伴出血、坏死及囊性变，肿瘤广泛侵及胸壁纤维结缔组织、部分肋骨及肺组织。

■ 解 析 ■

原发恶性血管源性骨肿瘤极其少见，不到原发性骨肿瘤的1%，分为血管内皮瘤、血管肉瘤和其他上皮样肿瘤[1]。上皮样血管内皮瘤（epithelioid hemangioendothelioma，EHE）是一种罕见的低度恶性血管源性肿瘤，大多数病例生长缓慢，在1982年由Weiss and Enzinger首次提出[2]。骨的EHE最常累及颅骨、中轴骨及长骨[3]，肋骨原发者极为罕见。病因学尚不清楚，可能与口服避孕药物、外伤、免疫抑制等有关。多数情况下病变呈多灶性，单骨多灶或多骨受累。

1. 临床特点

EHE可见于任何年龄段，青年人居多，男性略多于女性，男女比例约2：1[3]。临床症状少而轻微，累及骨骼，尤其是肋骨时，表现为患处疼痛，可因病理性骨折而发现。

2. 病理

肉眼观肿瘤无包膜，质硬，与周围组织紧密粘连，切面呈红色。镜下观，肿瘤细胞围绕血管分布，瘤细胞空泡化是其特点。免疫组化，波形蛋白（SMA）、第Ⅷ因子相关抗原（FⅧRag）、荆豆凝集素（UEA-1）及CD34呈阳性。

3. 影像学表现

原发恶性血管源性骨肿瘤通常表现为单发或多发虫蚀状骨质破坏，边缘模糊不清，无硬化边，常伴有软组织肿块，无骨膜反应[4, 5]，增强扫描，肿瘤明显强化。其中低度恶性血管源性骨肿瘤更趋向于多发病灶，虽为恶性，但病灶边界多较清楚，周围有硬化，轻度强化[5]。典型影像学表现为单发或多发溶骨性病灶，也可表现为溶骨和骨质硬化并存的病灶[6, 7]。

磁共振成像信号强度无特点。T1WI上呈等低信号，T2WI上呈高信号，增强扫描均质强化。

4. 鉴别诊断

本病例的特点是肋骨巨大肿块，多发椎体骨质破坏，故应与下列疾病鉴别：

（1）多发性骨髓瘤：多发性骨髓瘤是40岁以上患者的浆细胞增生性肿瘤。其肋骨病变主要表现为广泛骨质疏松，病灶呈蜂窝状、皂泡状骨质破坏，缺乏硬化边，常伴有病理性骨折。患者常伴有程度不一的贫血，有易出血倾向。

（2）多发骨转移瘤：骨转移性肿瘤是最常见的肋骨肿瘤。原发肿瘤多为肺、乳腺、肾脏、甲状腺和胃肠道，原发恶性肿瘤病史对诊断的确立意义重大。肋骨转移瘤表现为肋骨的溶骨性破坏，常伴有局部软组织肿块，部分有成骨性转移及病理性骨折。

（3）骨血管瘤：骨血管瘤，又称为囊性血管瘤病，是一种罕见的多发性良性血管肿瘤，也表现为骨的多发性低密度影，如果能在肿块内发现静脉石对诊断有价值。

（4）朗格汉斯细胞组织细胞增生症（Langerhans cell proliferation，LCH）：LCH是一组起源于骨髓朗格汉斯细胞异常增生、浸润，导致组织破坏的疾病。最常见的是儿童，多系统受累，其中骨受累的CT表现为溶骨性骨质破坏伴软组织肿块，鉴别困难时，需行穿刺活检鉴别。

综上所述，胸壁上皮样血管内皮瘤的术前诊断非常困难，需经皮穿刺活检来作出正确诊断，以确定合适的治疗方案。手术是原发胸壁肿瘤的首选治疗方法。根治性手术则适用于胸壁的恶性肿瘤，且术后行放射治疗是有效的。多层螺旋CT可清晰显示胸壁的骨、肌肉、脂肪、皮肤及胸膜结构，对胸壁病变的定位诊断能提供重要的信息，且当今的容积扫描在不增加辐射剂量的前提下，可以对病变进行多平面重组、最大密度投影、容积再现等处理，从多角度、多方位进行分析，更利于全面反映病变的特点及其与周围组织脏器的关系，有助于胸壁病变的定性诊断。

（王 玮 李 馨）

·参考文献·

［1］ Wenger DE, Wold LE. Malignant vascular lesions of bone: radiologic and pathologic features ［J］. Skeletal Radiology, 2000, 29(11): 619−631.

［2］ Weiss SW, Enzinger FM. Epithelioid hemangioendothelioma: a vascular tumor often mistaken for a carcinoma ［J］. Cancer, 1982, 50(5): 970−981.

［3］ Kabukçuoğlu F, Kabukçuoğlu Y, Livaoğlu A, et al. Epithelioid hemangioendothelioma of bone ［J］. Archivio Italiano Di Patologia E Clinica Dei Tumori, 2006, 40(4): 324−328.

［4］ Ignacio EA, Palmer KM, Mathur SC, Schwartz AM, Olan WJ. Residents' teaching files: epithelioid hemangioendothelioma of the lower extremity. RadioGraphics, 1999, 19(2): 531−537.

［5］ Xu JX, Yang L, Chen Y, et al. Differential CT and MR imaging diagnosis between low and high-grade malignant vascular tumors of bone ［J］. Springerplus, 2016, 5(1): 1772−1772.

［6］ Vermaat M, Vanel D, Kroon HM, et al. Vascular tumors of bone: imaging findings ［J］. Eur J Radiol, 2011, 77(1): 13−18.

［7］ Errani C, Vanel D, Gambarotti M, et al. Vascular bone tumors: a proposal of a classification based on clinicopathological, radiographic and genetic features ［J］. Skeletal Radiol, 2012, 41(12): 1495−1507.

病例 ⑦　肋骨鳞状细胞癌

■ 临床及影像学资料 ■

·患者，女性，24岁，发现右胸壁包块2年，近1个月来肿块进行性增大，并出现胸闷、气短、胸痛等症状。查体可见右侧胸壁可触及皮下一大小为8 cm×10 cm×9 cm，质硬，活动性差，皮肤无红肿热痛。以"右胸壁包块"收住。

1. CT 表现

CT平扫：右侧第11肋骨可见溶骨性骨质破坏，皮质中断，骨外形增大，边界模糊（图4-2-7A），未见明显骨膜反应及成骨性改变。肋骨周围可见软组织肿块，肿块轻度分叶，密度略不均匀，平均CT值约为36 HU。肿块向外生长致皮肤隆起，皮下脂肪层清晰，向内生长压迫膈肌、壁层胸膜内移，部分膈肌无法辨认，肿块内侧可见胸腔积液。肿块向上推压肋骨及肺底上移，邻近胸壁肌肉在肿块处突然消失，胸肌未见明显移位征象，肌间隙内可见索条影（图4-2-7B）。第10～11肋间隙增大，

第10肋骨下缘受压可见轻度弧形改变（图4-2-7C）。诊断意见：右侧第11肋骨改变及周围软组织包块形成，考虑肋骨来源恶性肿瘤。

2. 手术

术中探查：病变位于右侧第10、第11、第12肋骨，大小为15 cm×16 cm×14 cm，质硬，边界不清，突入胸腔，骨膜破坏，穿破膈肌，侵及腹膜，右胸膜腔有约600 ml血性液体，壁层胸膜及膈肌有多个大小不等米粒样结节。

3. 病理

病理诊断：右胸壁鳞状细胞癌，（第10、第11、第12肋骨）骨组织内查见癌组织。

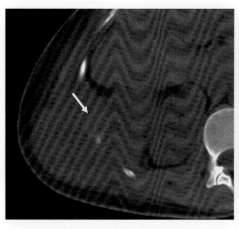

A

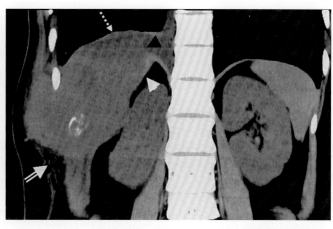

B

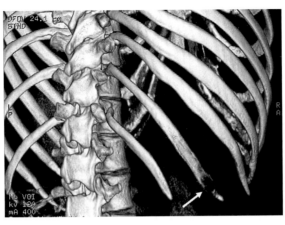

C

图 4-2-7A～C　女性，24 岁，肋骨鳞状细胞癌

CT 骨窗（A）显示右侧第 11 肋骨（白实箭）膨胀性骨质破坏部分消失，冠状位纵隔窗（B）显示肋骨周围可见分叶状软组织肿块，密度欠均匀，膈肌（白箭头）受压内移，部分与肿块融合显示不清，壁层胸膜（黑箭头）移位，其内侧可见胸腔积液，肺底胸膜增厚（白虚箭）。肿块外下缘肌间脂肪密度增高（空心箭）。VR（C）显示第 10、第 11 前肋间距加大，第 10 肋骨下缘轻度波浪状改变，第 11 肋骨前端骨质破坏（白箭头）。

■ 解　析 ■

鳞状细胞癌（squamous cell carcinoma，SCC）是起源于鳞状上皮细胞的恶性肿瘤，最常见于皮肤，亦见于口腔黏膜、唇部、舌部、宫颈等部位，原发于骨者罕见。胸壁原发性肿瘤和转移瘤的诊断及鉴别诊断对于肿瘤的治疗及预后评估非常重要。原发胸壁肿瘤可起源于胸壁骨、软骨及骨膜结构，也可以来源于胸壁软组织，还可以是邻近肺组织或乳腺肿瘤的直接侵犯[1]，其中恶性肿瘤是引起骨质破坏和软组织肿块的最常见原因。有限的文献报道显示，胸壁鳞状细胞癌多发生于重建的皮瓣和胸壁切口[2, 3]。

1. 临床表现

初始无症状或有慢性感染病史，随着病程的延长，肿块逐渐增大，可发生皮肤溃烂或局部胸痛[3, 4]。胸壁鳞状细胞癌无特异性的临床症状，其确诊需手术活检。

2. 病理

鳞状细胞可由导管上皮细胞、肌上皮细胞或导管上皮化生而产生[5]。鳞状细胞癌的特征是：许多恶性鳞状细胞，角质化嗜酸性透明细胞质，细胞间桥，角蛋白碎片和坏死的背景。

3. 影像学表现

由于鳞状细胞癌极其少见，因此它的特异性影像征象和最合适的化疗方案尚不清楚。有关文献[4]提示肿瘤在 CT 上呈囊实性，伴有胸骨及肋骨的骨质破坏，PET 提示肿块的 FDG 摄取增高。有文献提出顺铂和氟尿嘧啶联合用药对胸壁鳞状细胞癌是有效的[6, 7]。

本患者肿块包绕肋骨生长，侵犯膈肌、胸膜，提示骨来源恶性肿瘤。转移瘤虽然可同时侵犯骨和软组织，造成胸壁骨质破坏和软组织肿块，但其发病年龄偏大，并具有恶性肿瘤病史，此点与本病例不符，故不作为诊断的首选。

4. 鉴别诊断

（1）转移瘤：转移瘤是最常见的恶性骨源性胸壁肿瘤，它常见于中老年患者，具有恶性肿瘤病史，当出现胸壁如此大的转移灶时，身体其他部位也通常会出现转移灶。

（2）肋骨软骨肉瘤：肋骨软骨肉瘤是胸壁常见原发性骨恶性肿瘤，其主要表现为骨质破坏和周围软组织肿块，与本病不同的是软组织肿块内常伴有大量的软骨基质钙化和肿瘤边缘骨质的扇贝状凹陷、增厚[8]。

（3）骨肉瘤：骨肉瘤虽然也表现为骨质破坏和周围软组织肿块，也常见于年轻患者，但患处疼痛明显，除骨破坏及软组织肿块外，常伴有成骨部分，表现为大量团块状、花絮状肿瘤骨和肿瘤性钙化形成。

综上所述，胸壁原发肿瘤可分为骨来源或软组织来源肿瘤。肿块体积较大，位于骨的一侧，侵及邻近组织，且没有钙化者，倾向于恶性软组织肿瘤。肿块较大，且以骨结构为中心向四周生长，侵犯周围结构者多为骨源性恶性肿瘤。肋骨原发性鳞状细胞癌发病率很低，缺乏特异性临床及影像学表现，术前确诊非常困难，其最终诊断依赖于手术、活检。如果发现胸壁肿块快速生长且不伴有淋巴结肿大或钙化，鉴别诊断中应考虑到胸壁鳞状细胞癌，且需要得到足够的治疗。

（王 玮 李 馨）

·参考文献·

［1］Thomas-de-Montpréville V, Chapelier A, Fadel E, et al. Chest wall resection for invasive lung carcinoma, soft tissue sarcoma, and other types of malignancy. Pathologic aspects in a series of 107 patients［J］. Ann Diagn Pathol, 2004, 8(4): 198−206.

［2］Mohan AM, Balaguhan B, Krishna V, et al. Squamous cell carcinoma of the pectoralis major myocutaneous flap donor site［J］. J Oral Maxillofac Surg, 2014, 72(2): 1425−1431.

［3］Kotani K, Makihara S, Tada R. Squamous cell carcinoma of the chest wall in a patient with chronic empyema［J］. Kyobu Geka, 2011, 64(7): 549−551.

［4］Shin YS, Chang HC, Kim YJ, et al. Primary squamous cell carcinoma in the chest wall mimicking abscess［J］. J Thorac Dis, 2015, 7(7): E179−E181.

［5］Dejager D, Redlich PN, Dayer AM, et al. Primary squamous cell carcinoma of the breast: sensitivity to cisplatinum-based chemotherapy［J］. J Surg Oncol, 1995, 59(3): 199−203.

［6］Mitra B, Pal M, Debnath S, et al. Primary squamous cell carcinoma of breast with ipsilateral axillary lymph node metastasis: An unusual case［J］. Int J Surg Case Rep, 2011, 2(7): 194−197.

［7］Collado Martín R, García Palomo A, de la Cruz Merino L, et al. Clinical guideline SEOM: cancer of unknown primary site［J］. Clin Transl Oncol, 2014, 16(12): 1091−1097.

［8］周建军，丁建国，曾蒙苏，等.原发性软骨肉瘤影像学表现与病理关系［J］.放射学实践，2008，23（1）：62−65.

第三节　胸壁软组织病变

病例❶　胸壁巨大淋巴结增生

■临床及影像学资料■

·患者，女性，37岁，以"发现左侧胸壁包块10余天"为主诉入院。患病以来偶尔伴有左肩部酸胀，无胸闷、胸痛、发热、盗汗等。查体：胸廓对称，左上胸壁见5 cm×6 cm隆起，心前区无隆起，余无特殊。

1. CT表现

胸部CT增强扫描：左侧胸小肌外后方脂肪间隙内见显著强化肿块，其形态与该间隙结构相似（呈"塑型"状），矢状位呈三角形，冠状位及轴位呈半圆形，大小为7.5 cm×5.1 cm。动脉期（图4-3-1A～C）肿瘤呈不均匀明显强化，边缘清晰锐利，相邻肌肉受压轻度前移，肌肉边界清楚，密度均匀，未见异常强化，相邻肋骨密度未见异常（图4-3-1D），肿

块周围及左侧胸壁皮下见迂曲血管影；静脉期（图4-3-1E）肿瘤呈中度均质强化。考虑间质来源肿瘤、巨淋巴细胞增生症或孤立性纤维瘤可能。

2. 手术

术中探查：左侧胸大肌深部局部膨大，可见4 cm×5 cm×6 cm的椭圆形肿瘤，质硬，活动可，包膜完整，周围附着滋养血管。病变未侵犯肋骨，胸膜腔完整。

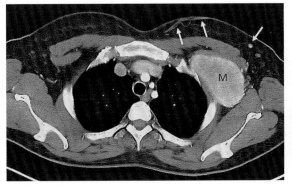

A

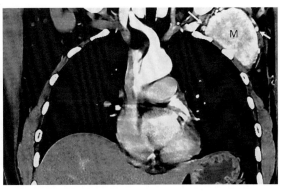

B

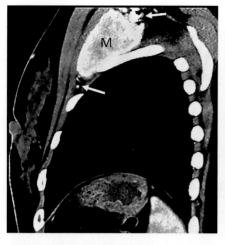

C

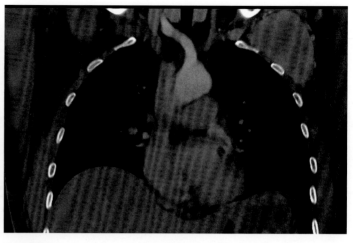

D

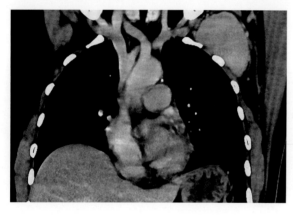

E

图4-3-1A ～ E　女性，37岁，
胸壁巨大淋巴结增生

CT增强扫描动脉期轴位（A）、矢状位（B）及冠状位（C）显示左胸壁脂肪间隙内不均匀强化肿块，边缘清晰锐利，肿块周边及左侧胸壁皮下见多发血管（箭）；冠状位骨窗图（D）显示相邻肋骨密度未见异常，图D同层面静脉期（E）显示肿块强化均匀。动脉期、静脉期肿块强化程度与上腔静脉相仿。注：M ＝肿块。

3. 病理

术后病理：胸壁巨大淋巴结增生（Castleman 病，透明血管型），部分淋巴细胞增生活跃，建议密切随访。

■ 解　析 ■

巨大淋巴结增生症（giant lymph node hyperplasia，GLNH），又称Castleman病、良性巨淋巴结瘤、慢性淋巴结增生症、血管滤泡型淋巴组织细胞增生、血管瘤性淋巴错构瘤。是一种少见的淋巴结增生性疾病，是1956年由Castleman首次报道的。该病病因不明，可能与白细胞介素-6、卡波西肉瘤疱疹病毒等感染有关[1]。本病可发生于淋巴链的任何部位，病变多数发生于胸部及腹部[2]。

1. 临床表现

根据肿大淋巴结和脏器受累情况分为单中心型和多中心型两类，前者仅累及单个淋巴结区域，后者多累及多个淋巴结区域。

单中心型临床上多无明显或特征性表现，常表现为原因不明的局域淋巴结肿大，少数患者可有皮肤的红色斑丘疹、疱疹，伴色素沉着，黏膜糜烂和溃疡。手术切除为主要的治疗手段，切除后预后良好。多中心型有较明显的系统症状，常需要放疗和化疗，预后较差。实验室检查：贫血，红细胞沉降率增快，血清球蛋白异常。胸部巨大淋巴结增生症可侵犯胸腔（以纵隔最多）、肺门及肺内，临床工作中易误诊[3]。

2. 病理

病理上巨大淋巴结增生症分为透明血管型、浆细胞型及混合型三型[4]。透明血管型以滤泡间玻璃样变的小血管和散在淋巴滤泡增生为主；浆细胞型以滤泡间浆细胞浸润为主；混合型是具有上述两型的表现。其中透明血管型最常见，多为单发的局灶性病变；浆细胞型少见，多为多中心、多系统病变。本病例为单发性透明血管型巨大淋巴结增生症，不伴有全身其他病变。

3. 影像学表现

Castlema病的影像学表现和病变的病理学特征密切相关，透明血管型的CT为[5-7]：① 形态与密度：单发类圆形、椭圆形软组织肿块影，密度较均匀，该病变类型极少发生出血、坏死或囊变，可能与病变血供丰富，侧支循环良好有关。② 钙化：偶可发生钙化，表现为肿块中央区点状或分支状，或周边弧形钙化。系增生的小血管主干及其分支退变和玻璃样变所致。③ 增强扫描早期呈不均匀显著强化（图4-3-1A ～ C），延迟期仍持续强化，密度均匀，强化程度与血管相一致（图4-3-

1E）。当肿块直径大于6 cm时，增强早期肿块内可见明显放射状和裂隙状不强化区，在病理上该区有较多的纤维组织或血管，延迟期由于裂隙有对比剂进入，不强化区有缩小。④ 部分病灶周围可伴有子灶（小结节）形成。

MRI表现，与肌肉相比，透明血管型巨大淋巴结增生症表现为低T1、等高T2信号，增强动脉期明显强化，延迟期强化更明显，信号更趋于均匀[8]。

4. 鉴别诊断

本例Castleman病应与淋巴瘤、淋巴结核、转移性淋巴结肿大相鉴别。

（1）淋巴瘤多表现为多发的淋巴结肿大融合，内乳动脉旁淋巴结受累是其较特异性表现，淋巴瘤的肿大淋巴结强化多呈轻、中度的强化，强化程度远不及Castleman病[9]。

（2）淋巴结结核边界多模糊不清，增强扫描可因内部干酪样坏死呈环形强化，延迟期尤为明显，与本病边界清晰，均匀强化不同。

（3）转移性淋巴结肿大，大多数转移瘤都有恶性肿瘤病史或其他部位有病变，其中央常有坏死而呈低密度[10]。

综上所述，当胸壁出现单发或多发类圆形软组织肿块，密度较均匀或病灶中央区见分支状或斑点状钙化；增强后动脉期强化程度与邻近大血管一致，门静脉期及延迟期呈持续强化时，应高度怀疑巨大淋巴结增生症。

（李小怀　王　玮）

·参考文献·

［1］张路，李剑.Castleman病发病机制研究进展［J］.中国医学科学院学报，2016，38（1）：118-121.

［2］Ruehm SG, Hany TF, Pfammatter T, et al. Pelvic and lower extremity arterial imaging diagnostic performance of three dimensional contrast-enhanced MR angiography［J］. AJR, 2010, 174 (4): 1127-1135.

［3］Cai ZL, Gao YG. The diagnoses of chest CT and MRI［M］. The publishing company of people surgeon, 2008: 227-285.

［4］Bower M, Pria AD, Coyle C, et al. Diagnostic criteria schemes for multicentric Castleman disease in 75 cases［J］. J Acquir Immune Defic Syndr, 2014, 65(2): 80-82.

［5］Rubin GD, Schmidt AJ, Logan LJ, et al. Multi-detector row CT angiography of lower extremity arterial inflow and run off: initial experience［J］. Radiology, 2008, 221(1): 146-159.

［6］ Li F, Sone S, Hiroyuki A, et al. Malignant versus benign nodules at CT screening for lung cancer: Comparsion of thin-section CT findings［J］. Radiology, 2009, 233(3): 793-798.

［7］ Ratto GB, Frola C, Cantoni S, et al. Improving clinical efficacy of computed tomographic scan in the preoperative assessment of patients with non-small cell lung cancer［J］. J Thorac Cardiovasc Surg, 1990, 99(3): 416-425.

［8］ 尹春红，朱铭，董素贞.儿童Castleman病的诊断与鉴别诊断［J］.中国临床医学影像杂志，2016，27（1）：29-31.

［9］ Xu C, Schmitt JM, Carlier SG, et al. Characterization of atherosclerosis plaques by measuring both backscattering and attenuation coefficient in optical coherence tomography［J］. J Biomed Opt, 2008, 13(3): 4003.

［10］ Bucher P, Chassot G, Zufferey G, et al. Surgical management of abdominal and retroperitoneal Castleman's disease ［J］. World J Surg Oncol, 2005, 3(1): 1-9.

病例❷ 胸壁平滑肌瘤

■临床及影像学资料■

· 患者，男性，35岁，无意中发现左前胸壁包块1个月余，查体：左前胸壁约第3肋前端近胸骨处可触及直径约2 cm包块，质中等硬度，边界不清晰，活动度差，无压痛，皮肤无红肿。以"左胸壁包块"来就诊。

1. CT表现

CT平扫：左前胸壁胸骨旁可见一大小为2.1 cm×2.0 cm的类圆形结节影，部分边界模糊不清，密度均匀，与邻近肌肉密度相仿，平均CT值约为40 HU（图4-3-2A～B）。邻近骨质未见明显异常，相邻胸大肌受压向前移位，两者分界不清，肋间肌未见移位，与结节分界模糊，相邻胸膜增厚。诊断意见：左侧胸壁结节，建议穿刺活检。

2. 手术

术中探查：包块位于左侧第3肋骨前端近胸骨处，包块质硬，活动度差，大小为1.5 cm×1 cm×1 cm，血供一般，有包膜，边缘尚清晰。

3. 病理

术后病理诊断：左胸壁平滑肌瘤。

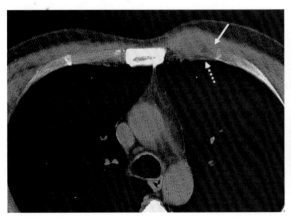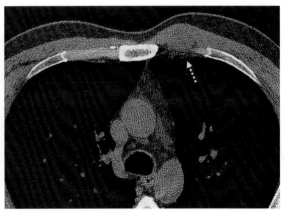

A   B

图4-3-2A～B　男性，35岁，胸壁平滑肌瘤

CT纵隔窗连续断面显示左前胸壁一类圆形软组织密度结节，结节密度不均，胸大肌（实箭）被掀起，相邻胸膜增厚（虚箭），肋骨密度未见异常。

■ 解　析 ■

平滑肌瘤（leiomyoma）是一种良性软组织肿瘤，起源于平滑肌，属于间叶细胞肿瘤族[1]，1854年由Virchow首次定义[2]。平滑肌瘤可发生于任何存在平滑肌的部位，最常见于子宫，其次是胃肠道[3]。软组织的平滑肌瘤主要发生于皮肤及皮下组织。根据肿瘤所在的位置将平滑肌瘤分为三类：毛平滑肌瘤、血管平滑肌瘤和生殖器平滑肌瘤[4-6]。平滑肌瘤属于良性肿瘤，尽管组织病理学检查发现其内包含增生的梭形细胞和茄形细胞核，它们通常不含核分裂象或细胞异型增生[7]。

1. 临床表现

胸壁是平滑肌瘤不典型的发生部位，仅有数篇文献报道。正常情况下胸廓深部的软组织、肌肉和骨骼并不含有平滑肌细胞，但胸壁内的小血管壁含有平滑肌细胞，而间充质细胞也可向平滑肌方向分化，故这些部位也可发生平滑肌瘤。

胸壁平滑肌瘤通常无症状，或出现非特异性的压迫症状，常为查体或因其他疾病偶然发现。其临床表现及影像学表现通常无特异性，最终确诊需依据组织病理学检查及免疫组织化学检查。

2. CT表现

平滑肌瘤通常呈软组织密度，边缘清楚锐利，呈类圆形、或椭圆形、或轻度分叶，轮廓光滑，病灶较小时密度均匀，病变较大时可发生变性、甚至液化，导致密度不均。病灶推挤周围结构，使之移位、变形，两者分界清楚。增强扫描肿瘤非变性、液化区均匀强化。

本例为无意中发现的左前胸壁包块，影像学检查示：左侧前胸壁孤立性结节影，边界欠清，密度均匀，最后经手术病理证实为胸壁平滑肌瘤。

3. 鉴别诊断

（1）胸壁结核：结核是胸壁常见疾病，表现为密度略低于周围肌肉的软组织肿块，增强扫描呈环形强化，易伴发相邻骨质的炎性反应——骨膜增生、硬化，骨质粗大、虫蚀样破坏[8]，本病不伴发邻近骨质的破坏。此外，胸壁结核患者往往伴发其他部位的结核，肿块组织抗酸杆菌涂片、培养或细胞学检查是诊断胸壁结核的金标准。

（2）胸壁神经鞘瘤：胸壁神经鞘瘤为位于肋骨下缘的类圆形肿块或结节，边界清晰，表面光滑；该结节易向胸腔内突入，密度低于肌肉密度，且密度不均，强化不均为其特点，本病例密度较神经鞘瘤略高，密度较均匀。

（3）胸壁血管瘤：胸壁血管瘤是一种少见的胸壁肌间的良性血管类肿瘤，也表现为境界不清的软组织肿块，但其易出现小斑点状静脉石影，增强扫描后病变明显强化，强化程度与大血管相似。本病呈轻中度强化，强化程度低于大血管。

（4）胸壁横纹肌肉瘤：胸壁横纹肌肉瘤的CT表现为胸壁较大软组织肿块，密度欠均匀，内无钙化或脂肪组织，部分有坏死区，邻近组织受推压或侵犯，增强扫描后病灶呈不均匀轻到中度强化，以周边强化明显[9]。本病体积通常较小，密度均匀，强化均匀。

综上所述，临床上起源于胸膜外的胸壁平滑肌瘤是极其少见的。仅有数例文献报道，根据文献回顾，这些肿瘤通常为良性，大多数可以完整切除。如果在CT上发现胸壁肌间软组织肿块，密度均匀，边缘光滑，应想到本病的可能，最终确诊需做组织病理学检查及免疫组织化学检查。

（王　玮　李　馨）

·参考文献·

［1］Anderson BO, Burt ME. Chest wall neoplasms and their management［J］. Ann Thorac Surg 1994, 58(6): 1774-1781.

［2］Virchow R. Ueber Makroglossie und pathologische Neubildung quergestreifter Muskelfasern［J］. Virchows Arch (Pathol Anat) 1854, 7(1): 126-138.

［3］Moon H, Park SJ, Lee HB, et al. Pulmonary benign metastasizing leiomyoma in a postmenopausal woman ［J］. Am J Med Sci, 2009, 338(1): 72−74.

［4］Vellanki LS, Camisa C, Steck WD. Familial leiomyomata ［J］. Cutis 1996, 58(58): 80−82.

［5］Ramesh P, Annapureddy SR, Khan F, et al. Angioleiomyoma: a clinical, pathological and radiological review ［J］. Int J Clin Pract, 2004, 58(6): 587−591.

［6］Brooks JK, Nikitakis NG, Goodman NJ, et al. Clinico-pathologic characterization of oral angioleiomyomas ［J］. Oral Surg Oral Med Oral Pathol Oral Radiol Endod, 2002, 94(2): 221−227.

［7］Nose N, Inoue M, Kodate M, et al. Leiomyoma originating from the extrapleural tissue of the chest wall ［J］. Jap J Thorac Cardiovasc Surg, 2006, 54(6): 242−245.

［8］全昌斌，敖国昆，李红，等.胸壁结核的CT诊断 ［J］.中华临床医师杂志，2011，5（20）：5925−5929.

［9］邓立维，吴慧莹，徐文彪，等，儿童胸壁横纹肌肉瘤的CT诊断 ［J］.中国医学影像学杂志，2015，23（12）：934−937.

病例❸　胸壁硬化性纤维母细胞瘤

▪临床及影像学资料▪

·患者，女性，35岁。于2年前无诱因出现右上肢酸胀不适，无活动受限，无疼痛及感觉障碍，无心慌、恶心、呕吐、乏力、发热等症状。未特殊治疗。3周前自觉右上肢酸痛较前加重，并出现局部麻木感，发现右侧锁骨下无痛性包块。查体：右侧锁骨下可触及大小为6 cm×8 cm包块，质硬，表面光滑，无压痛，活动度差，皮肤无红肿。

1. 影像学表现

胸部CT检查：右侧前上胸壁腋窝区分叶状肿块，边缘锐利，与周围肌肉分界清楚，周围脂肪密度未见明显异常。肿块内部密度不均（图4-3-3A～D），增强扫描显示病变前部较后部密度低，动脉期两者的平均CT值约24 HU、50 HU；静脉期约36 HU、48 HU（图4-3-3A、D）。血管受压向前下移位（图4-3-3C），两者界限清晰。考虑良性病变，神经源性肿瘤可能。

MRI示：与胸壁肌肉相比，肿块前部呈等T1、混杂稍高T2信号；后部呈等T1等T2信号，边缘光滑，周围为脂肪包绕（图4-3-3E、F），臂丛神经行走于肿块内下缘（图4-3-3G）。

2. 手术

术中探查：包块位于锁骨下，实性，质硬，大小为6 cm×8 cm，包膜完整，与腋窝臂丛神经及血管鞘轻微粘连。

3. 病理

术后冰冻回报：胸壁良性肿瘤。免疫组化结果sm-actin＋，DESMIN＋，VIM＋，Ki-67＋，术后病理：硬化性纤维母细胞瘤。

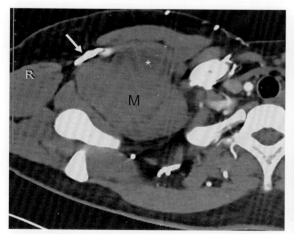

A

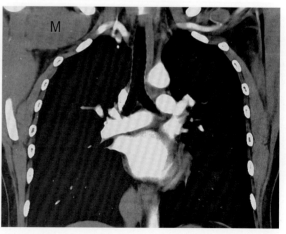

B

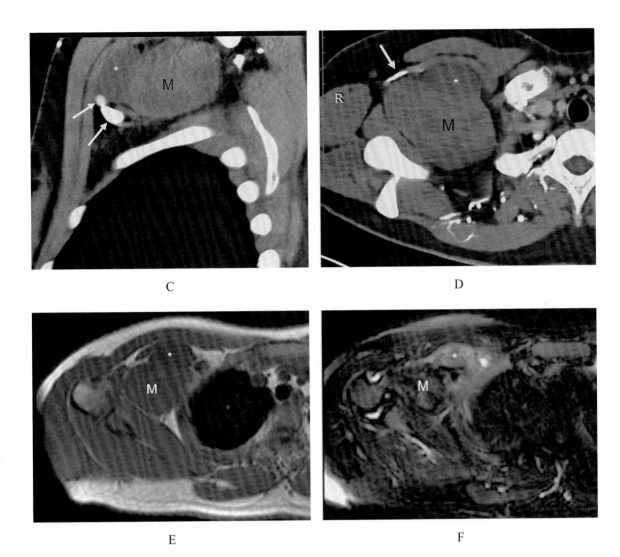

C

D

E

F

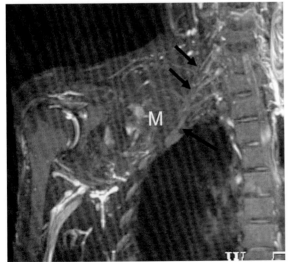

G

**图4-3-3A～G 女性，35岁，胸壁硬化性纤维
母细胞瘤**

　　CT增强扫描动脉期轴位（A）、冠状位
（B）及矢状位（C）显示右腋窝深部分叶状肿
块，前部密度（*）低于后部，肿块与邻近组
织器官分界清，右锁骨下动静脉（白箭）位
于肿块前下缘，边缘光滑；图A同层静脉期
（D）显示肿块前后部密度差减小，后部密度
始终与邻近肌肉相仿。T1WI（E）示肿块前后
部呈均匀等信号，T2WI（F）抑脂序列显示肿
块前部为混杂稍高信号，后部呈低信号。神
经根成像（G）显示臂丛神经（黑箭）轻度受
压。注：M = 肿块。

■ 解 析 ■

硬化性纤维母细胞瘤（desmoplastic fibroblastoma，DF），又名胶原性纤维瘤[1]、促结缔组织增生性纤维母细胞瘤[2]，是一种罕见的、缓慢生长的良性纤维母细胞或肌纤维母细胞性软组织肿瘤，1995年被Evans[3]首次命名，2013年WHO软组织肿瘤分类中，将其归属于纤维母细胞/肌纤维母细胞肿瘤的良性组，更名为纤维组织增生性纤维母细胞瘤（desmoplastic fibroblastoma），其英文名称并未发生改变[4]。

1. 临床表现

DF好发于40～70岁男性，为质硬、无痛性、缓慢生长的肿瘤，很少有症状，当肿瘤增大后，可产生压迫症状。病程从3个月到数十年不等，DF可发生于头、颈、四肢和躯干部（腰背部、胸腹壁及臀髋部），以四肢及头颈部多见。肿瘤多位于皮下筋膜及深部软组织内，以皮下筋膜最为多见，其次为骨骼肌间隙。肿瘤绝大多数为孤立性病变，但亦有在同一个部位（肩部）发生多个肿瘤结节的报道[5]。绝大多数的DF病因不明，但也可能继发于其他病变，如外伤史、天疱疮、马方综合征等[6]。肿瘤呈良性经过，文献未见复发和转移报道，因此单纯手术切除是DF治疗的首选。

2. 病理

肿瘤的大体标本呈卵圆形结节状或不规则分叶状，质地坚韧，境界清楚，无包膜或有一层纤维性假包膜，肿物大小差异悬殊，可从1.0～21.0 cm[7]，大多数为2.0～4.0 cm，切面呈灰白色，均质，部分肿瘤可由纤维间隔分隔成分叶状。少数报道提示较大肿瘤内可出现钙化、骨化及黏液样变，无坏死。镜下肿瘤与周围组织界限清楚，常可见局部浸润脂肪或肌肉，少数肿瘤组织内包裹神经，肿瘤组织由大量的胶原纤维及疏散的纤维母细胞组成[8]，血管不明显。本病例术中探查显示，肿块与腋窝臂丛神经及血管鞘轻微粘连。

3. 影像学表现

CT检查显示肿块边界清晰，其内纤维母细胞区呈稍低密度，T1WI和T2WI上呈等或稍高信号；胶原纤维部分呈等密度，等或稍低密度，T1WI和T2WI上呈稍低信号[2, 9]。DF血供不丰富，增强扫描强化不明显[2]。这些表现中，以T1WI、T2WI上等于或略低于邻近肌肉信号较具特点。肿块密度和信号的均匀状态取决于上述成分的多少及聚集状态。杨春勤等[9]和赵越等[2]人报道的胸壁DF，其密度均匀，增强扫描后，其密度与邻近肌肉相仿，与我们这一例所见相同。

4. 鉴别诊断

（1）神经鞘瘤/神经纤维瘤：在T2WI图上，神经源性肿瘤的信号高于肌肉，此点与本病不同。触摸或挤压肿瘤时，如果有神经支配区的放射性酸麻感觉，则对神经鞘瘤的诊断有重要价值。

（2）硬纤维瘤：硬纤维瘤边界欠清，通常与邻近肌肉分界不清，增强扫描强化程度多呈中度持续强化，具有从外周向中心填充的特点。

（3）孤立性纤维瘤：孤立性纤维瘤的边界清楚，但增强扫描呈不均匀中度，或显著强化，动脉期，病变内常可见迂曲的肿瘤血管。

综上所述，本病好发于皮下筋膜、肌间隙及滑膜、鞘膜的部位，呈无痛、缓慢生长的特点，病变边界清晰，当遇到肿块T2WI信号低于肌肉，增强扫描强化不明显时应想到本病，当鉴别存在困难时，须行病理学检查确诊。

（李永斌 王 玮）

·参考文献·

[1] Nielsen GP, O'Connell JX, Dickersin GR, et al. Collagenous fibroma (desmoplastic fibroblastoma): a report of seven cases. Mod Pathol. 1996, 9(9): 781−785.

[2] 赵越，龙世亮，王洁茹，等.促结缔组织增生性纤维母细胞瘤的影像表现［J］.中华放射学杂志，2016，50（8）：632−634.

[3] Evans HL. Desmoplastic fibroblastom a: a report of seven cases［J］. Am J Surg Pathol，1995(19): 1077−1081.

[4] Fletcher CDM, Bridge JA, Hogendoorn PCW, et al. World Health Organization classification of soft tissue and bone tumors. Lyon: IARC Press, 2013.

[5] Hasegawa T, Shimoda T, Hirohashi S, et a1.Collagenous fibroma (desmoplastic fibroblastoma): a report of four cases and review of the literature［J］. Arch Pathol Lab Med, 1998, 122(5): 455−460.

[6] Shimoyama T, Horie N, Ide F.Collagenous fibroma (desmoplastic fibroblastoma): a new case originating in the palate ［J］. Dentomaxillofae Radiol, 2005, 34(2): 117−119.

[7] Miettinen M, Fetsch JF. Collagenous fibroma (desmoplastic fibroblastoma): a clinicopathologic analysis of 63 cases of a distinctive soft tissue lesion with stellate-shaped fibroblasts［J］. Human Pathology, 1998, 29(7): 676−682.

[8] 马伶，闫秀英，李东海.促结缔组织增生性纤维母细胞瘤2例临床病理观察［J］.诊断病理学杂志，2015，22（6）：351−353.

[9] 杨春勤，沈比先.2例促结缔组织增生性纤维母细胞瘤的影像表现与病理对照［J］.中国临床医学影像杂志，2013，24（6）：448−450.

病例④ 胸壁神经鞘瘤

■ 临床及影像学资料 ■

·患者,男性,42岁,无不适症状,体检胸部CT发现右下肺包块,为求手术治疗入院。

1. CT表现

胸部增强CT示:右侧第9～第10肋间可见大小为3.4 cm×2.6 cm类圆形高密度影,病变凸向胸腔内,增强扫描显示动脉期及静脉期结节的强化程度相仿,周边的密度略高于病灶中心(图4-3-4A～B),中心的CT值约为14 HU,病变与肋骨下缘关系密切(图4-3-4C～D),相邻软组织间隙清晰。

2. 手术

入院后第2天手术,术中见病变位于右侧脊柱旁第9肋间,大小为3 cm×1.5 cm×1.2 cm,实性,包膜完整,行胸腔镜右侧纵隔包块切除术。

3. 病理

术后病理报告:(右侧纵隔)神经鞘瘤,部分细胞增生活跃。

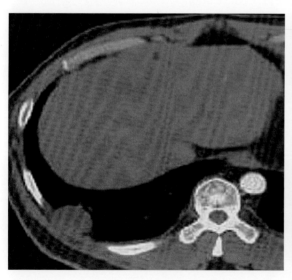

A

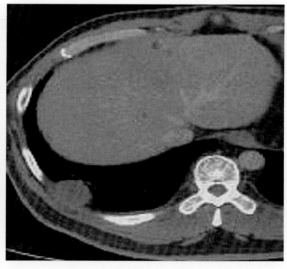

B

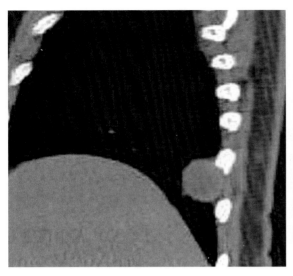 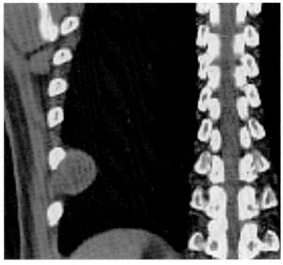

C   D

图4-3-4A～D　男性，42岁，胸壁神经鞘瘤

同层面增强CT动脉期（A）和静脉期（B）显示右侧肋间类圆形结节，动、静脉期强化程度相仿，周边密度略高于中心，矢状位（C）及冠状位（D）显示肿块与肋骨下缘紧贴，向外突入肋间隙，向内凸向肺野。

（李　馨　王　玮）

病例❺ 胸壁神经鞘瘤

■临床及影像学资料■

·患者，男性，54岁。因胸痛检查发现胸壁占位1个月。患者无其他自觉症状。既往无结核、肝炎及疟疾病史，无糖尿病病史，因高血压3年口服药物控制。8年前因车祸行开颅术。无牧区居住史。专科查体：胸廓对称无畸形，呼吸均匀，节律规整，双肺呼吸动度一致，双侧胸廓扩张度一致。未触及胸膜摩擦感，双肺叩诊呈清音，胸骨中线至左锁骨中线、第2、第3肋间区域叩诊实音，双肺呼吸音增粗，未闻及异常呼吸音及干湿性啰音和胸膜摩擦音。

1. CT表现

胸部CT增强扫描定位图显示左肺门区密度增高，边缘不清，可见肺纹理影（图4-3-5A）。CT增强扫描显示病变位于左肺上叶前段分布区，胸膜外，与肋间肌分界欠清楚。病变呈类圆形软组织密度影，大小为39.6 mm×30.7 mm，边缘光整，宽基底与胸壁肋间软组织影相连（图4-3-5B、C、F），增强后病变内可见点线状不规则环形强化，环内呈更低密度影，平均CT值约24 HU（图4-3-5B、C）。病变突向肺野，邻近肺组织受压，邻近胸膜未见明显增厚（图4-3-5D），周围未见骨质破坏征象（图4-3-5E）。余两肺野未见异常密度结节及肿块影，纵隔未见肿大淋巴结。诊断为胸壁良性肿瘤。

2. 手术

胸腔镜探查无胸腔积液，前胸壁第4肋间近纵隔处可见大小为3 cm×4 cm包块，质韧，胸膜及肺未见转移种植性结节。使用电钩分离粘连，完整切除包块。

3. 病理

术后病理诊断：左胸壁神经鞘瘤。

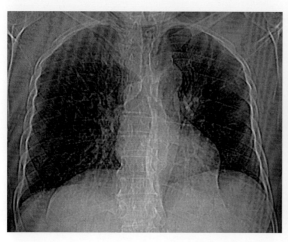

A

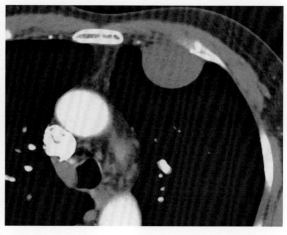

B

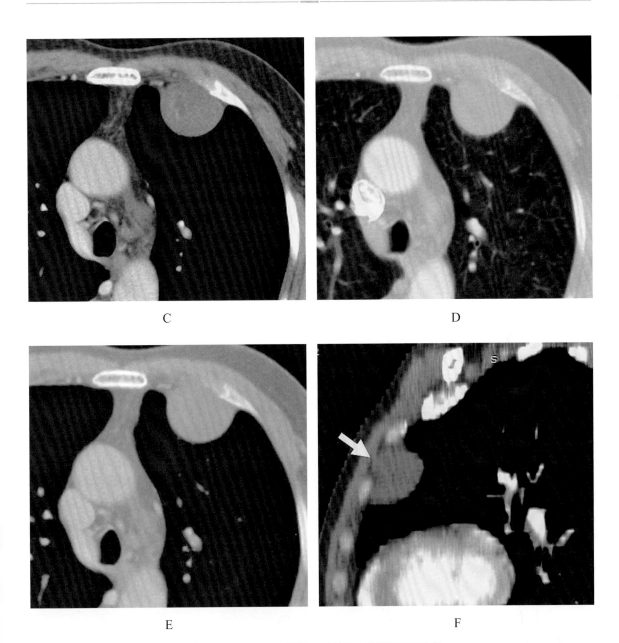

C   D

E   F

图4-3-5A～F 男性，54岁，胸壁神经鞘瘤

CT定位像（A）示左肺门区密度增高；CT增强动脉期轴位（B）显示左侧前胸壁类圆形略低密度影，与胸壁宽基底相连，突向肺野内生长，其内密度略不均匀；同层面静脉期（C）显示病变密度较前略增高，内见一不规则环形强化，环内为更低密度影，其平均CT值约17.4 HU；同层面肺窗（D）显示病变边缘锐利，邻近肺野未见异常密度影；骨窗（E）显示相邻肋骨形态、密度未见异常；矢状位重建（F）显示病变伸入肋间隙（箭），间隙未见增宽，周围脂肪间隙清晰可见。

（麻少辉 张 蕴）

病例❻ 左侧胸壁神经鞘瘤

■ 临床及影像学资料 ■

·患者，女性，56岁。以"左侧胸痛1个月余"主诉入院。1个月前无明显诱因出现左侧胸痛，夜间休息明显，无咳嗽、咳痰、心慌、胸闷等症状。体格检查及实验室检查未见异常。

1. CT表现

胸部增强CT显示左侧胸壁可见大小为2.8 cm×1.9 cm稍低密度结节，其内密度均匀，平均CT值约为－7 HU，结节边界清楚（图4-3-6A～B），结节将胸膜掀起（图4-3-6B），并突入肋间（图4-3-6C～D），增强扫描动脉期及静脉期结节密度变化不大，相邻肋骨骨质结构未见异常。

2. 手术

术中探查示病变位于左侧第4肋骨壁层胸膜处，大小为3 cm×2 cm×2 cm，呈囊性，内有黄色胶冻样物，包膜完整，无明显外侵，界限清楚。

3. 病理

术后病理回报：神经鞘瘤伴囊变，部分细胞增生活跃（图4-3-6E）。

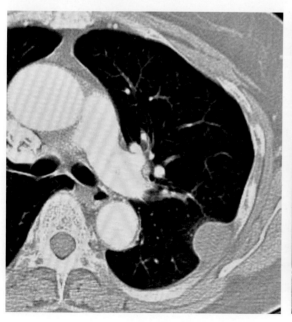

A

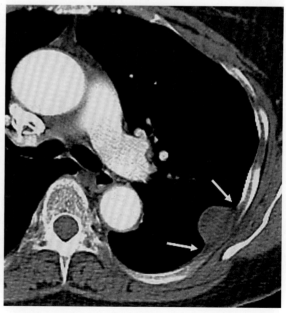

B

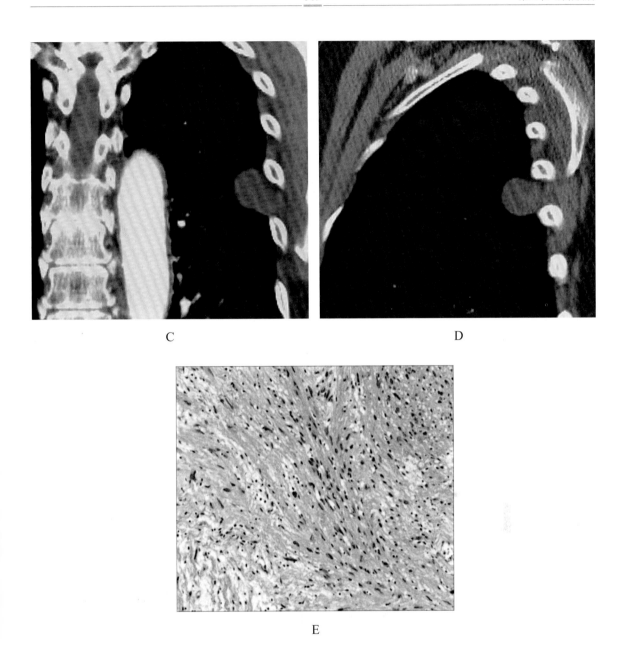

C　　　　　　　　　　　　　　　　　　　　D

E

图4-3-6A～E　女性，56岁，左侧胸壁神经鞘瘤

　　CT肺窗横轴位（A）示左侧第6～7肋间隙水平胸壁半圆形结节，表面光滑，瘤-肺界面清晰锐利，与胸壁夹角呈钝角；同层面增强动脉期（B）显示相邻胸膜被掀起（箭），内部密度均匀，平均CT值约-7 HU，大小为2.8 cm×1.9 cm；动脉期冠状位（C）和静脉期矢状位（D）示病灶密度变化不著，并向外突入肋间隙，肋间肌肉边界清晰。术后病理组织学切片（E，HE×10）显示组织内细胞少，排列疏松，部分增生活跃。

（胡　凤　王　玮）

■ 解　析 ■

神经鞘瘤（schwannoma）是起源于施万细胞的良性肿瘤，为周围神经肿瘤中最常见的一种，以四肢屈侧神经干多见[1]，胸部神经鞘瘤好发于后纵隔跨椎间孔呈"哑铃状"生长，发生于胸壁的十分少见[2, 3]。胸壁神经鞘瘤起源于脊神经的胸神经后支和前支的施万细胞。后支由椎旁向后穿过肌肉，并向皮下走行。前支包括肋间神经和肋下神经，向前行走于肋间沟内，并与肋间动静脉并行，肋间神经干沿肋间肌向前胸壁行进并发出皮支，同时发出侧支支配肌肉运动、脏层胸膜和骨膜的感觉[4]。在这些走行区域内均可发生胸壁神经鞘瘤，多数位于后纵隔脊柱旁沟，少数沿膈神经、迷走神经、肋骨生长，也可出现于前纵隔、臂丛、胸壁等部位。

1. 临床表现

神经鞘瘤多见于20～50岁的成年人，男女发病率相近[5]。本病多数无临床症状，往往在体检时被偶然发现。少数患者的症状是由肋间神经或骨性胸壁受压或被浸润造成的，如胸部或背部的不适、麻木、疼痛等[6]。本组3例中，男性2例，女性1例，年龄在42～56岁之间，2例因胸痛就诊，1例因体检发现。

2. 病理

神经鞘瘤往往为单发，大体上呈圆形或结节状肿块，偶为不规则分叶状，沿神经鞘膜生长并压迫和推挤神经干，良性神经鞘瘤为实性或囊实性肿块，边界清晰，包膜完整，表面光滑，切面可因出血、囊变呈不均质状。恶性神经鞘瘤边界不清晰，与肿瘤侵袭性相关。组织学上神经鞘瘤主要由多细胞的Antoni A区与少细胞的Antoni B区组织组成[7]。Antoni A区组织内细胞为梭形，排列紧密呈栅栏状及旋涡状；Antoni B区组织内细胞少，排列疏松，内部散在较多液体、囊变，骨化出血及血栓形成，以及黄色素瘤等混合区，组织间有较大的细胞外间隙，细胞间有丰富的毛细血管及血窦。

3. 影像学表现

（1）X线胸片：当病变较小时，呈淡薄高密度影（图4-3-5A），当肿块较大或在切线位时，表现为类圆形结节或肿块，生长缓慢[8]。

（2）CT表现：① CT平扫示病变呈单发类圆形肿块或结节，良性病变边界清晰，表面光滑；而生长活跃型病灶、恶性病灶与周围边界不清。② 病灶位于肋间隙，向胸腔内突出者多与胸壁呈钝角，邻近肺组织轻度受压。向胸壁皮下突出者可不成角[9]。③ Antoni A区组织致密，血管较丰富，CT表现为中等稍低密度，强化均匀；Antoni B区组织内细胞少，排列疏松，血管较少，CT表现为低密度。研究指出Antoni B区易囊变、出血、钙化及黏液变，故强化不均匀[10]。无论肿瘤的组织学类型是Antoni A区还是Antoni B区，由于施万细胞含脂质成分及细胞间液较多，本肿瘤的CT平扫密度均低于同层胸壁横纹肌[7, 11]。④ 邻近肋骨骨质受压吸收，可出现凹陷、骨质吸收或骨质硬化，不易导致骨质破坏，肋间隙可增宽。本组3个病灶均起源于肋间隙，病灶密度均低于同层胸壁横纹肌，相邻肋骨未见明确骨质破坏。其中1例病灶强化不均（图4-3-5），呈渐进性延迟强化，1例轻度环形强化（图4-3-4），1例完全囊变，无强化（图4-3-6）。

MRI表现：① 病变沿神经干走行，两极与神经相连——即"神经穿出征"[12]。② 肿瘤包膜在T1WI和T2WI上呈等或稍低信号，增强扫描无强化或轻度强化，包膜完整，其外周可见脂肪包绕，邻近组织结构受压移位。

③ Antoni A区由富细胞区和胶原纤维组成，在MRI上呈等T1信号，T2以高信号为主，夹杂斑片状低信号，增强扫描呈中等度渐进性强化。Antoni B区呈低T1，高T2信号，强化不明显。伴有出血时，可见高T1信号[8,13]。

4. 鉴别诊断

（1）单发的神经纤维瘤：单发的神经纤维瘤发病率低于神经鞘瘤，与神经鞘瘤在临床上有许多相似之处，故应给予鉴别。胸壁神经纤维瘤一般呈哑铃型，在周围神经系统多见于皮神经。肿瘤在CT平扫上也呈低密度，增强后强化不均匀。在T2WI上可呈特征性的中心信号低于周围的靶征，增强扫描中心明显强化。影像学不易与神经鞘瘤进行鉴别，常需要活检或术后病理证实。

（2）节细胞神经瘤：起源于胸壁的交感神经节的节细胞神经瘤很少见，一般分化程度较好，但可恶变，多发于儿童及青壮年。后纵隔是常见发病部位之一。男女发病率基本相当[14]。神经节细胞瘤大多数位于脊柱旁，沿交感神经链分布方向生长，故形态学上有一定的特异性，多为长圆形肿块，有包膜，上下径大于横径，内侧缘较扁平（CT多平面重建可清晰显示）CT平扫多呈略低密度肿块，边界清晰。增强后动脉期无或轻度强化，静脉期进一步强化，包膜与肿瘤实质强化程度不一。肿瘤边缘光滑锐利，与周围组织分界清晰。据报道神经节细胞瘤钙化率约为20%[14]，多为少量的小点状钙化，边界清晰，可散在或聚集。少量边缘清晰的小点状钙化对神经节细胞瘤有定性意义。

（3）局限性胸膜间皮瘤：局限性胸膜间皮瘤呈软组织密度，其密度与同层横纹肌密度相仿，病变可呈分叶状生长，增强扫描明显强化，中央可伴坏死低密度影。其发病部位与神经源性肿瘤相比无特殊性，有时可有肋骨及胸壁侵犯。

（4）转移瘤：胸壁转移瘤表现为胸壁软组织肿块，肿块常伴不同程度骨质破坏。常多发，可合并大量的血性胸腔积液。

（5）胸壁感染性病变：胸壁结核主要由肺、胸膜或胸椎等处病灶沿淋巴管蔓延而来。呈弥漫性软组织密度，边界不清，邻近正常肌肉、脂肪间隙模糊或消失，形成脓肿后，呈内壁光滑的多房或单房积液区，胸壁骨质多呈溶骨性骨质破坏。化脓性炎性包块表现可与结核改变类似，但临床有感染病史，病变局部温度增高，可出现红肿、疼痛等症状。

（6）血管瘤：血管瘤位于胸壁肌间的软组织肿块，境界欠清，密度欠均匀，肿块内见斑点状钙化静脉石影，病灶所在的胸壁肌肉发育差，肌间隙模糊。增强扫描后病变明显强化且强化程度较神经鞘瘤明显，部分病变区域血管明显增粗呈条索状。

综上所述，胸壁神经鞘瘤发病率低，术前诊断，有助于手术方案的确立，防止术中将肿瘤连带神经干一并切除，造成不可弥补的伤害。因此，充分认识其临床及影像学特点，可减少医源性神经损伤。胸壁神经鞘瘤的发病部位特殊，为伸入肋间隙的稍低密度肿块，该肿块呈类圆形或椭圆形，边缘光滑锐利，邻近肋骨受压凹陷，肋间隙增宽。临床无症状或仅局部症状。

（王　玮　王秋萍　麻少辉）

·参考文献·

[1] 孙英，何丹.前臂中央型神经鞘瘤MRI征象分析 [J].中国CT和MRI杂志，2010，8（2）：79-80.

[2] Mi YK, Kim HJ, Kim AL, et al. A Case of Primary Endobronchial Neurilemmoma Without Intraspinal Extension [J]. Yeungnam University Journal of Medicine, 2012, 29(1): 54-57.

［3］Mcclenathan JH, Bloom RJ. Peripheral tumors of the intercostal nerves ［J］. Annals of Thoracic Surgery, 2004, 78(2): 713－714.

［4］吴子征，张键.神经鞘瘤［J］.国外医学.骨科学分册，2004，25（5）：296－298.

［5］龙德云，魏剑锋，张联合，等.胸部神经鞘瘤的CT表现［J］.中国医学影像学杂志，2007，15（6）：465－467.

［6］Stumpo M，Poppi M, Rizzo G, et al. Intercostal neuralgic schwannoma: A case report ［J］. Muscle & Nerve, 2002, 25(5): 753－754.

［7］朱玉春，王建良，邢伟，等.胸壁神经鞘瘤的CT表现与病理分析［J］.临床放射学杂志，2016，35（5）：723－726.

［8］冀景玲，李铁一.胸壁神经鞘瘤MRI表现与病理对照一例［J］.中华放射学杂志，2005，39（3）：261－261.

［9］张淑芬，王春，马周鹏，等.胸壁神经鞘瘤的多排螺旋CT表现及诊断价值［J］.实用肿瘤杂志，2013，28（5）：532－535.

［10］张敏鸽，王官良，樊树峰.胸壁良性肋间神经鞘瘤CT表现与病理对照［J］.临床放射学杂志，2014，33（3）：362－364.

［11］周建军，丁建国，周康荣，等.腹膜后良性神经鞘瘤：影像学特征与病理的关系［J］.临床放射学杂志，2006，25（12）：1133－1136.

［12］Lin J, Martel W. Cross-sectional imaging of peripheral nerve sheath tumors: characteristic signs on CT, MR imaging, and sonography ［J］. AJR, 2001, 176(1): 75－82.

［13］田锦林，杨保凯.椎管内神经鞘瘤：MRI与病理对照［J］.实用放射学杂志，2005，21（11）：1142－1145.

［14］郭佑民，陈起航，王玮.呼吸系统影像学［M］.2版，上海：上海科学技术出版社，2016：1032－1033.

病例 ⑦ 　右侧胸壁囊性淋巴管瘤

■ 临床及影像学资料 ■

· 患者，男性，15岁。发现右肩部包块1周。7天前偶然发现右肩部一类圆形包块，核桃大小，移动度可，伴压痛，无红肿、硬结，无发热、咳嗽、咳痰、胸闷、气短等症状，未予重视。7天来包块进行性增大。12年前于我院行右肩部"淋巴管瘤"切除术，现患者来我院就诊。入院后查体：右胸壁锁骨下可见一11 cm×5 cm大小肿块，椭圆形，质稍硬，活动度可，伴压痛，未闻及血管杂音，包块处皮肤可见一长约5 cm的手术瘢痕，周围皮肤无硬结、红肿破溃。

1. 影像学表现

胸部CT平扫示右锁骨下、第1与第2前肋前方胸壁内可见多个大小不等、密度不等的类圆形肿块影（图4-3-7A ～ B），最大者为82.8 mm×54.4 mm×72.8 mm，密度最低，平均CT值约28 HU，其后方密度最高，平均CT值约56 HU。

CTA示右腋动脉锁骨下区紧贴肿块，管腔受压变扁（图4-3-7C）并向内下轻度移位（图4-3-7D）。右侧肩峰动脉及其分支穿行于多个囊性病变间，走行略不自然，局部血管分支影未见明显增多（图4-3-7E ～ F）。

2. 手术

术中探查：囊体位于胸大肌深面，水平径约10 cm，打开囊体，吸出约100 ml暗红色血性液，囊内有分隔，最深可达腋窝，沿囊壁外缘顿锐性分离，可见囊壁与锁骨下静脉及锁骨下动脉关系紧密，仔细分离，依次在囊壁外逐个切除，电凝烧灼可疑囊壁。

3. 病理

术后病理：右胸壁囊性淋巴管瘤伴出血。

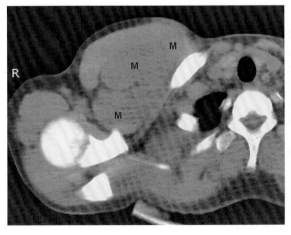

A

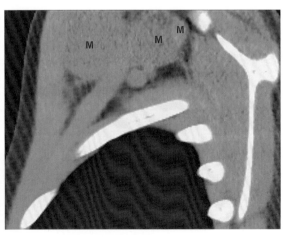

B

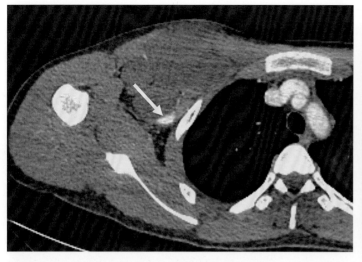
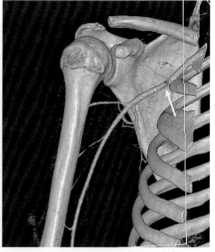

C　　　　　　　　　　　　D

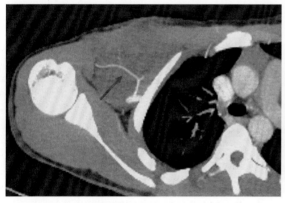
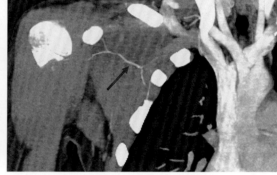

E　　　　　　　　　　　　F

图 4-3-7A ～ F　男性，15 岁，右侧胸壁囊性淋巴管瘤

CT 平扫轴位（A）及矢状位（B）示前胸壁肌间隙内多个密度、大小不一的类圆形肿块，CT 值最低者 28 HU，最高者约 56 HU。CTA 轴位（C）及血管 VR 图显示右腋动脉（白箭）在肿块走行区管腔变扁，局部受压呈弧形向内下移位，血管与肿块关系密切，右锁骨下动脉、肱动脉显影，轮廓光滑，密度均匀。轴位 MIP（E）及冠状位 MIP（F）示右肩峰动脉（黑箭）分支穿行于病变间，走行略感僵硬，其轮廓较光滑，分支未见增多。注：M ＝肿块。

■ 解　析 ■

淋巴管瘤（lymphangioma）是一种少见的起源于淋巴组织的先天性良性畸形。由于某些原因，部分淋巴管与静脉未相通，自行闭锁而增生，其内淋巴液潴留致其扩张形成淋巴管瘤。淋巴管瘤病理上分三型：①囊性淋巴管瘤（cystic lymphangioma）；②海绵状淋巴管瘤（cavernous lymphangioma）；③毛细淋巴管瘤（capillary lymphangioma）。其中囊性淋巴管瘤的发生率较高。

1. 临床表现

淋巴管瘤好发于儿童和年轻人，颈部最多见（75%），其次为腋下（20%），仅有 1% 位于纵隔[1]。多数临床表现为无痛性包块，当肿瘤增大时会产生周围组织受压的表现，当肿瘤发生出血、感染、扭转、破裂等并发症时，可出现相应的症状。靠近体表的肿块在体检时，多可触及质地较硬的肿块，边界不清，无明显触痛等。

2. 病理

囊性淋巴管瘤可分为多房和单房两类。其中囊性淋巴管瘤由较大的淋巴管腔隙构成，伴有胶原和平滑肌。淋巴管瘤的生长一般在组织间隙内，沿神经血管轴分布，有见缝就钻的特点。

3. 影像学表现

张志勇[2]等人认为淋巴管瘤的影像特点与疾病的发生部位相关，根据其特点将淋巴管瘤分为三组：① 结构疏松的间隙组；② 脏器组；③ 体表软组织组。其中间隙组的典型表现为均质水样密度影，边缘锐利，密度均匀，增强扫描无强化。病变沿间隙生长导致病灶的形态往往与局部间隙相吻合，随着肿瘤体积增大，逐渐压迫邻近结构，但与邻近器官分界清楚，无侵犯破坏等表现[3,4]。本病例位于右侧腋窝，腋动脉受压变扁，未见侵犯征象。潘诗农[5]等人对40例囊性淋巴管瘤进行研究，其中多房占92.5%（37/40），CT平扫囊腔内多呈均匀低密度，偶尔可见稍高密度影，手术提示病灶内有出血。

典型的淋巴管瘤的MRI表现为T1WI等于或略高于肌肉信号，T2WI为高于脂肪的高信号，边缘锐利，内部信号均匀或见不完全性分隔，增强扫描囊壁及分隔无强化或轻度强化，囊内容物无强化[2]。

本例患者病灶位于右侧胸壁肌间隙内，呈匍匐样生长，多囊，部分囊内还有分隔，平扫上病灶后部的一个囊内见液-液平面，后方密度较高，手术证实为出血。CTA检查病灶未见强化，但见腋动脉分支胸肩锋动脉穿行囊间，再加之本例患者于12年前曾行右肩部"淋巴管瘤"切除术，淋巴管瘤易复发，故术前考虑囊性淋巴管瘤的可能性大。但是还需要与海绵状血管瘤、囊变的神经鞘瘤等鉴别。

4. 鉴别诊断

（1）海绵状血管瘤增强扫描明显强化，囊性淋巴管瘤增强扫描不强化或仅分隔轻度强化。

（2）神经鞘瘤常位于血管鞘内，实质部分可强化，囊变部分无强化，本例淋巴管瘤仅为囊性，囊内无强化。

综上所述，儿童或青少年胸壁囊性病灶，有分隔，呈匍匐样沿肌间隙生长，合并出血，增强扫描无强化或囊壁轻度强化，有血管穿行征，应想到囊性淋巴管瘤的诊断，但还需要与海绵状血管瘤及囊变的神经鞘瘤等鉴别。

（徐小玲　王秋萍）

·参考文献·

［1］刘仕远，陈起航，吴宁，等.实用胸部影像诊断学［M］.北京：人民军医出版社，2012：618-621.

［2］张志勇，汪志胜.淋巴管瘤的影像诊断［J］.临床放射学杂志，1999，18（2）：77-80.

［3］Grasso DL, Pelizzo G, Zocconi E, et al. Lymphangiomas of the head and neck in children［J］. ACTA, 2008, 28(1): 17-20.

［4］Castellote A, Vazquez E, Vera J, et al. Cervicothoracic lesions in infants and children［J］. Radiographics, 1999, 19(3): 583-600.

［5］潘诗农，赵衡，王磊，等.儿童软组织淋巴管瘤影像学特征分析［J］.中国医科大学学报，2009，38（7）：553-556.

病例⑧ 隆突性皮肤纤维肉瘤

■ 临床及影像学资料 ■

·患者，男性，28岁，2年前发现左侧前胸壁有一直径约1.0 cm的包块，触之无疼痛，活动度尚可。2年来胸壁包块逐渐增大。现来我院检查：左侧前上胸壁近乳头处可触及一范围为6.5 cm×5.0 cm的包块，明显突出皮肤，表面皮肤受压变薄。包块质地中等，边界清晰，表面无红肿，活动度尚可，无触痛。

1. CT表现

胸部CT平扫（图4-3-8A）：左侧前上胸壁皮下脂肪间隙内稍低密度（与胸大肌相比）肿块，密度均匀，边缘清晰锐利，有浅分叶，大小为4.9 cm×5.8 cm×6.0 cm。肿块前缘与皮肤分界不清，相邻皮肤未见增厚，周围脂肪密度未见增高；肿块后缘与左侧胸大肌紧贴，胸大肌轻度变形。增强CT扫描示肿块呈渐进性不均匀强化（图4-3-8B～E），动脉期CT净增值约17 HU，静脉期CT净增值约50 HU。动脉期病变内可见纤细血管（图4-3-8B），静脉期肿块内下方皮肤增厚样改变（图4-3-8C），肿块上缘可见

"子结节外突征"。影像学诊断：左侧前上胸壁肿瘤，考虑良性病变，胸壁血管瘤可能性大。

2. 手术

术中探查：左前上胸壁包块质地中等，表面无红肿，活动度尚可；包块呈实性，有完整包膜，基底部与胸大肌无粘连，其内为灰白色质韧组织。

3. 病理

术后病理：① 左胸壁间叶组织来源肿瘤，结合组织学特点及免疫学表型特征考虑为隆突性皮肤纤维肉瘤；② 皮肤四周边缘均未见肿瘤组织。

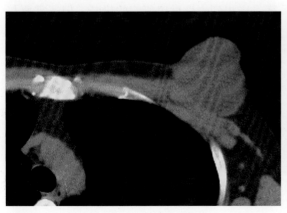

A

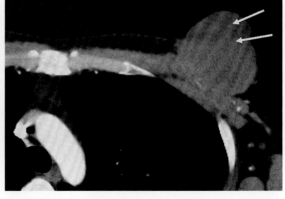

B

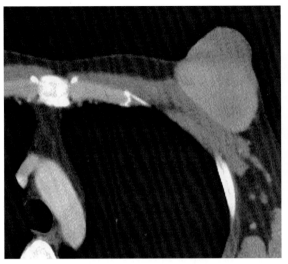

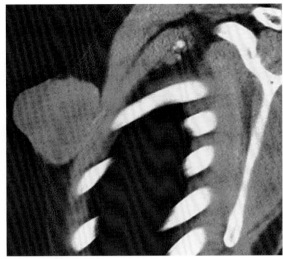

C　　　　　　　　　　　　　　　　　　　　　D

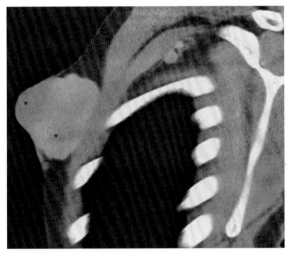

E

图4-3-8A～E　男性，28岁，隆突性皮肤纤维肉瘤

CT平扫纵隔窗（A）示左前胸壁皮下脂肪内均匀密度肿块致胸壁隆起呈"悬吊征"；肿块边缘锐利，与皮肤及左侧胸大肌紧贴；同层面增强扫描示动脉期（B）显示肿块密度接近胸大肌，其内可见点状及短线状稍高密度影（箭），静脉期（C）肿块密度进一步升高，同层矢状位动脉期（D）和静脉期（E）比较，静脉期肿块密度不均匀程度更明显，其内出现地图样低密度区（＊），肿块下缘皮肤区渐出现点、条形高密度影，各期显示胸大肌边缘整齐，未见受侵征象，肿块上缘可见小结节状突起（"子结节外突征"）。

■ 解　析 ■

隆突性皮肤纤维肉瘤（dermatofibro-sarcoma protuberans，DFSP）是一种起源于真　　皮的低度恶性纤维组织细胞源性肿瘤，表现为浸润性生长，大多呈突出于皮肤的结节及肿块，手术切除复发率较高，且常伴有肿瘤细胞生物学行为变化及恶性潜能增加，因此充分认识DFSP的临床及影像学特征，对本病的准确诊断、合理治疗有重要临床价值。

DFSP由Hoffmann 1925年首次提出[1]，好发于成年人，男性多见，高峰年龄20～50岁，约占软组织肿瘤的2%以下[2]，约占软组织肉瘤的6%[3]。2013年WHO将DFSP归类为中间型纤维组织肿瘤，分为黏液型、经典型、纤维肉瘤型、黑色素型、萎缩型、巨细胞纤维母细胞瘤样型、混合型等多种亚型。由于DSFP缺少典型的临床和影像学特征，具有较高的误诊率[4]，且常被误诊为良性病变而单纯手术切除，导致复发率高[5]，但较少发生转移[6]。

1. 临床表现

本病生长缓慢，病程长，经过一段时间的休眠后迅速增大，形成较大的、不规则隆起的瘤结（隆突性由此得名）。DFSP几乎可以发生于身体的任何部位，最常见的部位是躯干，其次是四肢近端，头颈部较少见。其早期症状是出现单发的局限性硬固结节，表面呈红色、不易破溃，且可以移动，中晚期病灶会浸润至皮下脂肪、肌肉、筋膜或真皮等邻近组织，出现皮肤萎缩，色素沉着、破溃、蕈样肿块等症状。

2. 病理

DFSP主要表现为隆起于皮肤表面的肿块，常呈暗红或淡紫色，与表皮紧密相连。肿瘤组织主要位于皮下脂肪组织内，边界清楚，肿瘤大体切面多呈灰白色，质硬、细腻，呈类圆形或多个结节融合呈分叶状。镜下肿瘤细胞弥漫浸润真皮和皮下，与表皮有一狭窄的无细胞区分隔，典型的形态为梭形或短梭形细胞围绕裂隙样的血管呈席纹状密集排列，间质内有较多的胶原纤维束或内皮细胞肿胀的小血管，胶原性纤维呈旋涡状排列[7]，部分区域内可见黏液变区。

3. 影像学表现

传统X线对DFSP的诊断价值非常有限，主要靠CT及MRI。螺旋CT的容积扫描及多方位重建、MRI多方位扫描均可充分显示肿瘤的大体形态、内部组织、与周围结构关系等，为肿瘤诊断及手术方案制定提供重要依据。

DFSP多为圆形、类圆形结节或肿块，边缘可见一个或多个小结节单独突出——"子结节外突征"。肿块向周围伸展程度不同，皮肤方向突起显著，称为"悬吊征"[8]。"子结节外突征"和"悬吊征"被认为是DFSP较特征性的征象。CT平扫肿块大多数为均匀等或稍低密度影，增强扫描强化不均匀，实性部分出现不同程度强化，黏液变区域则无强化。本例表现与此相似。

由于肿瘤细胞含水量高于成纤维细胞、胶原纤维等间质细胞，因此肿瘤在MRI表现为T1WI上呈不均匀等或稍低信号、T2WI上稍高信号、DWI上呈中等或高信号。边缘清楚锐利，内部可见血管流空信号。增强扫描多呈中等或明显强化，强化均匀或不均匀，不均匀时表现为肿块内条片状弱强化区。如果肿瘤内含有黑色素成分，T1WI可呈现稍高信号。

4. 鉴别诊断

（1）神经鞘瘤与神经纤维瘤：神经源性肿瘤多沿神经走向梭形生长，与周围神经关系密切，由于神经鞘瘤囊变较多见，在T2WI像呈明显高信号影，而DFSP在T2WI上呈稍高信号，强化扫描不均匀强化，神经纤维瘤MR增强扫描呈均匀明显强化。

（2）脂肪瘤与脂肪肉瘤：脂肪瘤表现为结节状低密度影，内部呈均匀脂肪密度。脂肪肉瘤边缘不清，内部有脂肪成分及斑片状软组织成分，脂肪成分在T1WI及T2WI均呈高信号，STIR（脂肪抑制序列）呈明显低信号，此点有别于本病。因为DFSP不含脂肪成分，故在

STIR 序列仍呈明显高信号。

（3）黑色素瘤：病变皮肤多呈蓝黑色，出血、囊变、坏死多见，由于黑色素瘤较易出血，故其在 CT 上多表现为密度高于肌肉的肿块，MRI 易将其与 DFSP 进行鉴别，主要鉴别点为：黑色素瘤（含有顺磁性的黑色素细胞）在 T1WI 上肿块主体呈高信号，在 T2WI 呈低信号，而 DFSP 的肿瘤主体在 T2WI 呈稍高信号。

（4）血管瘤：在 X 线上呈低密度影，MRI 在 T1WI 上呈等或低信号影，在 T2WI 上呈明显高信号，有些病灶内尚可见条状及斑点状的低信号影（钙化或静脉石），而这些影像表现与 DFSP 均不符，故也较易与其进行鉴别。

综上所述，在 DFSP 病灶较小或肿瘤位置较深时，病变缺乏"子结节外突征"和"悬吊征"等特异性表现，术前容易误诊。本病属于中间型肿瘤，可复发和转移，如果对影像学特点不熟悉，导致治疗方法不当极易复发。当发现肿瘤体积 > 5 cm、瘤内强化不均匀，瘤周脂肪异常强化，瘤周出现结节或"子结节外突征"时，提示术后容易复发，应适当扩大切除范围[7]。

（李小怀　王　玮）

·参考文献·

［1］Hidaka T，Fujimura T，Hashimoto A，et al. Successful treatment of pigmented dermatofibrosarcoma protuberance on the nasal root with cyberknife radiosurgery［J］. Acta Derm Venereol，2012，92(6)：658–659.

［2］Liu SZ，Ho TL，Hsu SM，et al. Imaging of dermatofibrosarcoma protuberans of breast［J］. Breast J，2010，16(5)：541–543.

［3］Wicherts DA，van Coevorden F，Klomp HM，et al. Complete resection of recurrent and initially unresectable dermatofibrosarcoma protuberans downsized by Imatinib［J］. World Journal of Surgical Oncology，2013,11(1)：1–3.

［4］McArthur G. Dermatofibrosarcoma protuberans：recent clinical progress［J］. Ann Surg Oncol，2007，14(10)：2876–2888.

［5］Sanmartín O，Llombart B，López–Guerrero JA，et al. Dermatofibrosarcoma Protuberans［J］. Actas Dermo–Sifiliográficas (English Edition)，2007，98(2): 77–87.

［6］吴斌，彭春.隆突性皮肤纤维肉瘤25例临床病理分析［J］.实用癌症杂志，2013，28（1）：70–72.

［7］张九龙，熊祚钢，张琳，等.隆突性皮肤纤维肉瘤的影像表现及病理基础［J］.临床放射学杂志，2016，35（7）：1074–1078.

［8］Bowne WB，Antonescu CR，Leung DH，et al. Dermatofibrosarcoma protuberans: A clinicopathologic analysis of patients treated and followed at a single institution［J］. Cancer，2000，88(12)：2711–2720.

病例⑨　胸壁胚胎型横纹肌肉瘤

■临床及影像学资料■

·患者，女性，9个月，汉族，患儿于2个月前无明显诱因出现左侧胸背部包块，约"核桃"大小，局部无红肿疼痛，无低热、无咳嗽、咳痰及呼吸困难症状。1个月前在我院门诊行彩超示：左侧背部肌层内实性包块；胸片未见明显异常，未行进一步检查及治疗。此后包块逐渐增大，有夜间盗汗症状，为求进一步诊治，门诊以"胸壁包块"收住院。体检：左侧胸背部肩胛下方见为5 cm×4 cm×2 cm的包块，皮肤无红肿、破溃，质硬，无压痛，与周围组织界限欠清，活动度差。胸片无明显异常；余无特殊。初步诊断：胸壁横纹肌肉瘤？胸壁结核？

1. CT表现

胸部CT平扫：左侧第6～11肋骨水平背部肌肉层内可见一长卵圆形软组织密度肿块，内部密度尚均匀，略低于邻近肌肉，边缘较光滑，大小为2.1 cm×3.1 cm×5.5 cm。左侧竖脊肌受压内移，两者分界较清晰，左侧背阔肌受压外移，两者分界清（图4-3-9A～C）。肿块与左侧第6～第11肋骨后缘分界尚清，未见骨质破坏及骨膜反应（图4-3-9D）。

2. 手术

术中探查，左后胸壁见椭圆形包块，质硬，有包膜，与周围正常组织边界尚清，活动度差。

3. 病理

术后病理：恶性间叶组织肿瘤，结合现有组织学特点及免疫学表型特征考虑为胚胎型横纹肌肉瘤。

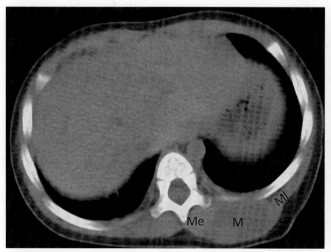

A

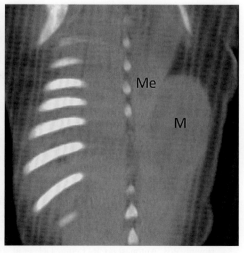

B

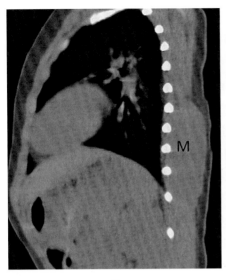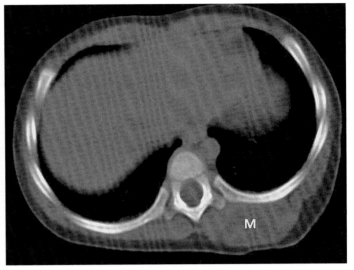

C D

图4-3-9A～D 女性，9个月，胸壁胚胎型横纹肌肉瘤

CT纵隔窗轴位（A）、冠状位（B）及矢状位（C）示左背侧胸壁肌肉间稍低密度软组织肿块，密度均匀，轮廓光滑，相邻肌肉受压移位，骨窗（D）显示肋骨未见异常。注：M＝肿块；Me＝竖脊肌；Ml＝背阔肌。

■ 解 析 ■

横纹肌肉瘤（rhabdomyosarcoma，RMS）是起源于具有向横纹肌细胞分化潜能的未分化原始间叶细胞的恶性肿瘤[1]，是最常见的儿童软组织恶性肿瘤，占儿童所有恶性肿瘤的3%～5%[2]，在儿童软组织肉瘤中占到一半以上[3]，该肿瘤侵袭性强，恶性程度高，与其他软组织恶性肿瘤有相似的影像学特征，术前诊断较困难。横纹肌肉瘤是由不同分化阶段的横纹肌母细胞组成的恶性肿瘤。2013年WHO将其分为：胚胎型横纹肌肉瘤（embryonal rhabdomyosarcoma，ERMS）、腺泡状横纹肌肉瘤（alveolar rhabdomyosarcoma，ARMS）、多形性横纹肌肉瘤（pleomorphic rhabdomyosarcoma，PRMS）及梭形细胞/硬化性横纹肌肉瘤（spindle cell / sclerosing rhabdomyosarcoma，SRMS）[6]。

1. 临床表现

ERMS为具有高复发率及低生存率的高度恶性软组织肉瘤，好发于10岁以下儿童，平均年龄5岁[4]。ERMS多见于头颈部、腹膜后、胆管和泌尿生殖系统，少部分发生于四肢[5]；早期一般无症状，肿瘤较大时产生推移和浸润周围组织引起非特异性临床症状及局部功能障碍。影像学检查如CT有助于了解肿瘤部位、范围，对辅助判断肿瘤的性质、分期及指导手术治疗提供依据。

2. 病理

ERMS来自多能胚胎细胞，未成熟的潜在肌组织或将要分化为肌纤维的未分化的中胚叶细胞。镜下肿瘤细胞以梭形、星形及小圆形细胞为主，多数细胞无胞质。ARMS以中圆形细胞为主，胞质浓染明显。PRMS以大圆和中圆形细胞为主，弥漫混杂排列。免疫组化染色，Vim（＋），肌动蛋白（＋），Myoglobin（＋）[7]。

3. 影像学表现

ERMS病灶本身的信号及密度缺乏特异性，但结合患者的年龄、发病部位、肿瘤质地、强化方式、邻近骨质的破坏及区域淋巴结肿大等，常可做出鉴别诊断。

CT平扫病灶密度较均匀[8]。肿瘤内部出血、坏死也可造成病灶密度不均匀[9]。肌肉及肌间隙的ERMS多表现为病变区软组织肿块形成，对周围结构破坏较少见，多伴有区域淋巴结肿大。如CT发现肌肉及肌间隙较大的软组织肿瘤有坏死，明显不均匀强化，在无出血、钙化及邻近骨质破坏时，需考虑ERMS的可能性[10]。

研究报道[3, 9] ERMS早期即有淋巴结转移。不同部位ERMS临床症状无特异性，常表现为局部功能障碍，很多患者就诊时肿物已浸润周围组织，且易发生腹膜后及区域淋巴结转移。对于儿童患者，当处于病变早期，局部病灶较小、无淋巴结转移或邻近骨质破坏，对其临床及影像学资料进行综合分析、鉴别诊断时，也应考虑到本病，但确诊需依赖病理及免疫组化检查。儿童患者发现胸壁、腹盆腔内巨大肿块，病灶内无钙化及脂肪组织，增强后明显不均匀强化，需高度怀疑ERMS[11]。

4. 鉴别诊断

（1）未分化多形性肉瘤：未分化多形性肉瘤可侵犯邻近骨骼，内可见出血，偶见钙化。ERMS多表现为病变区软组织肿块形成，对周围结构破坏较少见。

（2）滑膜肉瘤：滑膜肉瘤钙化发生率较高，多囊变、坏死和出血，可见液-液平面[12]。

综上所述，ERMS的临床及影像学表现缺乏特异性，确诊有赖于对患者年龄、发病部位、强化方式、邻近骨质破坏及区域淋巴结转移等进行综合分析。胸壁肌肉及肌间隙的ERMS生长范围较局限，对周围结构的破坏较少见。

（李小怀 王 玮）

·参考文献·

［1］Freling NJ, Merks JH, Saeed P, et al. Imaging findings in craniofacial childhood rhabdomyosarcoma［J］. Pediatr Radiol, 2010, 40(11): 1723−1738.

［2］Karcioglu ZA, Hadjistilianou D, Rozans M, et al. Orbital rhabdomyosarcoma［J］. Cancer Control, 2004, 11(5): 328−333.

［3］McCarville MB, Spunt SL, Pappo AS. Rhabdomyosarcoma in pediatric patients: the good, the bad and the unusual［J］. AJR, 2001, 176(6): 1563−1569.

［4］邵剑波. 小儿横纹肌肉瘤：影像学表现与评价［J］.中国医学计算机成像杂志，2009，15（5）：462−467.

［5］Franco A, Lewis KN, Lee JR. Pediatric rhabdomyosarcoma at presentation: Can crosssectional imaging findings predict pathologic tumor subtype?［J］. Eur J Radiol, 2011, 80(3): e446−e450.

［6］Fletcher CDM, Bridge JA, Hogendoorn PCW, et al. World Health Organization classification of soft tissue and bone tumors. Lyon: IARC Press, 2013.

［7］魏守礼，贾茹.40例横纹肌肉瘤的病理分析［J］.诊断病理学杂志，2000，7（2）：90−92.

［8］Chen X, Stewart E, Shelat AA, et al. Targeting oxidative stress in embryonal rhabdomyosarcoma［J］. Cancer Cell, 2013, 24(6): 710−724.

［9］Hagiwara A, Inoue Y, Nakayama T, et al. The "botryoid sign": a characteristic feature of rhabdomyosaromas in the head and neck［J］. Neuroradiology, 2001, 43(4): 331−335.

［10］Healy JN, Borg MF. Paediatric nasopharyngeal rhabdomyosarcoma: A case series and literature review［J］. J Med Imaging and Radiat Oncol, 2010, 54 (4): 388−394.

［11］Hoey ET, Mankad K, Puppala S, et al. MRI and CT appearances of cardiac tumours in adults［J］. Clin Radiol, 2009, 64(12): 1214−1230.

［12］Tateishi U, Hosono A, Makimoto A, et al. Comparative study of FDG PET/CT and conventional imaging in the staging of rhabdomyosarcoma［J］. Ann Nucl Med, 2009, 23(2): 155−161.

病例⑩　左侧胸壁未分化多形性肉瘤

■临床及影像学资料■

·患者，男性，67岁。以"体检胸片发现左胸壁肿瘤2天"之主诉入院。患病以来，无寒战、高热，无胸闷、气短、胸痛、咳嗽、咳痰、恶心、呕吐等不适。查体：胸廓对称，双侧呼吸音清，未闻异常呼吸音。门诊以"左侧胸壁肿瘤"收住。高血压病史20年，3年前有脑梗病史，否认冠心病，糖尿病等慢性病史。否认"肝炎，结核"等传染病史，无重大外伤及手术史。无疫区疫水接触史，无烟酒等不良嗜好。否认家族性遗传病史。

1. 实验室检查

血尿粪三常规未见异常；肿瘤系列提示PSA、铁蛋白、CA-125升高。

2. 影像学表现

入院常规检查骨扫描提示多发骨转移瘤。

PET-CT示：左下胸壁肿块，肿块形状不规则，边界清楚，其内密度不均，可见小片低密度影（图4-3-10A），病变核素浓聚（图4-3-10B）。肿块围绕肋骨生长（图4-3-10C、D），向内呈结节状突起，向外达肋骨外缘，

相邻胸膜增厚，并被掀起（图4-3-10A），其内的肋骨呈膨胀性骨质破坏，肋骨残端呈杯口状扩大（图4-3-10C～E），相邻肺组织呈磨玻璃样改变（图4-3-10F），胸膜下可见多个软组织密度结节（图4-3-10G）也呈核素浓聚（图4-3-10H）。胸3椎体骨质破坏（图4-3-10I），腹膜后小淋巴结核素浓聚（图4-3-10J）。纵隔未见肿大淋巴结。

3. 活检

B超引导经直肠前列腺穿刺活检，穿刺

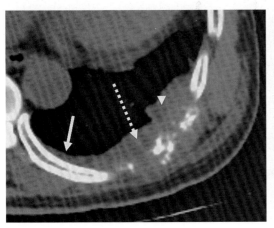

A

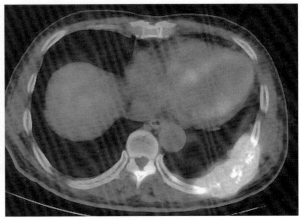

B

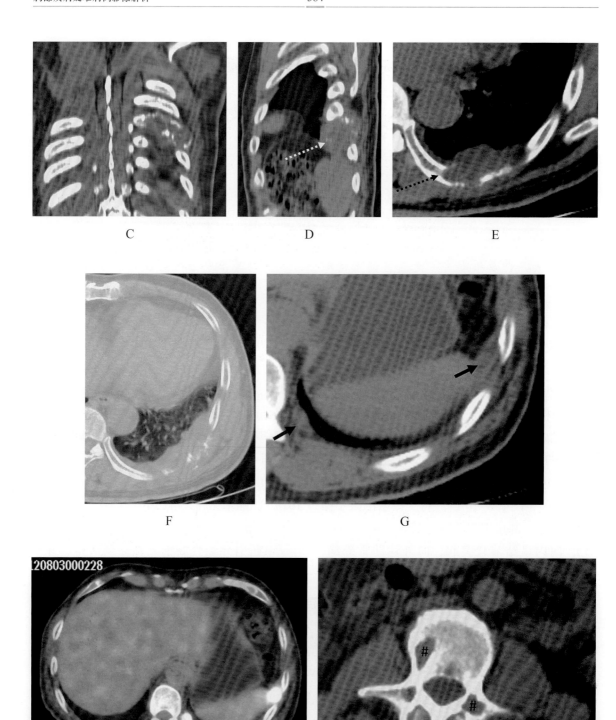

C

D

E

F

G

H

I

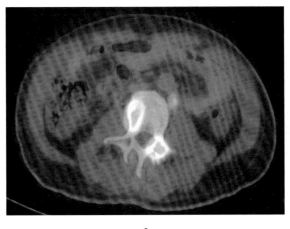

J

图4-3-10A～J　男性，67岁，左侧胸壁未分化多形性肉瘤

图A～D分别为左侧胸壁肿块轴位CT纵隔窗、同层PET与CT融合图、冠状位及矢状位重建图，显示肿块核素浓聚，沿肋骨长轴方向生长，内缘不规则呈分叶状，外缘浅不叶，脂肪间隙清晰，肿块密度略低于同层胸大肌，内可见小片状更低密度影（箭头）及散在点状高密度影（白虚箭），肋骨膨胀性骨质破坏，相邻胸膜广泛不均匀增厚（白直箭），肋骨残端层面（E）显示肋骨残端呈杯口状扩大，边缘锐利，无硬化边（黑虚箭）。图A同层肺窗（F）显示肺–瘤边界清楚锐利，肺组织呈磨玻璃样密度增高。同侧肋膈角平面CT（G）及同层PET与CT融合图（H）示胸膜下结节（黑实箭）核素浓聚。L3平面CT（I）及同层PET与CT融合图（J）示椎体及左侧附件骨质破坏（#），腹膜后间隙微小结节核素浓聚。

结果回报局部增生改变，未见肿瘤组织。B超引导胸壁活检，穿刺结果回报未分化多形性肉瘤。

4. 治疗及随访

活检后进行化疗，方案为雌三醇脂质体＋卡铂＋唑来膦酸，化疗1周期后患者失访。

■ 解　析 ■

未分化多形性肉瘤（undifferentiated pleomorphic sarcoma，UPS）又称恶性纤维组织细胞瘤、恶性纤维黄色瘤、纤维黄色肉瘤[1]。它是一种起源于原始间叶组织，没有任何特异性分化方向的高级别肉瘤[1, 2]。由成纤维细胞样细胞和组织细胞组成，夹杂数量不等的单核细胞、多核巨细胞、黄色瘤细胞和炎症细胞等成分[1-3]。本病病因至今不明。

1. 临床表现

本病是中老年人群最常见的软组织肉瘤，

肿瘤可发生于全身各个部位[4]，最好发于四肢深部的骨骼肌和深筋膜，其次是腹膜后，原发于胸壁者仅占全身UPS的7.5%～8.4%[5, 6]。胸部病例是1961年由Kauffman等人首次报道[7]的，临床表现缺乏特异性，常表现为胸痛，痛性或无痛性胸壁结节或消瘦，也有约1/3的患者没有症状[8]。本例肿瘤较大且伴有远处转移，但无明确症状，系查体发现。虽然手术是治疗UPS的首选和最有效方法，但由于我们的患者是已经处于远处转移的晚期患者，故只进行了全身化疗。

这种肿瘤预后不良，尤其是胸壁原发者预后更差，Sawai 等[9]人描述了37例胸壁恶性纤维组织细胞瘤，有36.1%的患者在初次就诊后的1年内死亡，继发转移约25%。这可能与肿瘤容易发生显微浸润有关，据报道[6]，距肿块边缘4 cm切除，术后肿瘤复发率约44%，距肿块边缘2 cm切除，术后肿瘤复发率高达71%。

2. 影像学表现

本病例的影像学表现特点是：肿块起源于胸膜下的胸壁，包绕肋骨生长，外形不规则，其内的肋骨呈膨胀性骨质破坏，无骨膜反应，肿块边界清楚，密度略低于胸壁肌层，其内可见小片状低密度影。这些表现提示胸壁肿块可能起源于肋骨，An 等[10]人也报道1例胸壁UPS的肿块起源于肋骨，Tateishi 等[8]人总结了19例胸壁恶性纤维组织细胞瘤，约半数以上患者出现肋骨骨质破坏或相邻胸壁肌肉受侵征象。本病例除此肿块之外，相邻胸膜下可见多发结节，PET-CT显示肿块、胸膜下结节及L3椎体骨质核素浓聚，提示多处转移。

3. 鉴别诊断

中老年患者胸壁肿块伴肋骨破坏的最常见病因是转移，其次是多发性骨髓瘤。

（1）转移瘤：未分化多形性肉瘤的局部CT表现与转移瘤类似，难以鉴别。原发恶性肿瘤病史有助于本病与转移瘤鉴别。

（2）多发性骨髓瘤：多发性骨髓瘤为多发性病变，孤立性肋骨受累非常罕见，骨髓穿刺有助于两者的鉴别。

（3）其他：胸壁其他恶性肿瘤，如纤维肉瘤、横纹肌肉瘤也具有软组织肿块伴肋骨破坏的特点，其影像学鉴别困难，常需穿刺活检进行鉴别。

由于本病进展迅速，所以一经发现，应积极检查，尽早确诊，及时治疗，可改善本病的预后。

综上所述，未分化多形性肉瘤具有生长迅速，以局部浸润性强，多复发，易转移为特点。当CT表现为不规则、单发胸壁巨大肿块，边界清楚，伴肋骨骨质破坏时应想到本病的可能[8]。当诊断困难时，应及时活检以免延误病情。

（王秋萍　郭佑民）

·参考文献·

［1］Fletcher CDM. WHO classification of tumours of soft tissue and bone. IARC Press, 2013, 46(2): 95-104.

［2］Al-Agha OM, Igbokwe AA. Malignant fibrous histiocytoma: between the past and the present［J］. Arch Pathol Lab Med, 2008, 132(6): 1030-1035.

［3］王建武，冯学彬，彭如臣.软组织未分化多形性肉瘤的CT与MRI表现与组织病理学对照［J］.中国CT和MRI杂志，2015（9）：22-25.

［4］Kearney MM, Soule EH, Ivins JC. Malignant fibrous histiocytoma: a retrospective study of 167 cases［J］. Cancer, 1980, 45(1): 167-178.

［5］Karki B, Xu YK, Wu YK, et al. Primary malignant fibrous histiocytoma of the abdominal cavity: CT findings and pathological correlation［J］. World J Radiol, 2012, 4(4): 151-158.

［6］King RM, Pairolero PC, Trastek VF, et al. Primary chest wall tumors: factors affecting survival［J］. Ann Thorac Surg, 1986, 41(6): 597-601.

［7］Kauffman SL, Stout AP. Histiocytic tumors (fibrous xanthoma and histiocytoma) in children［J］. Cancer, 1961, 14(5): 469-482.

［8］Tateishi U, Kusumoto M, Hasegawa T, et al.Primary malignant fibrous histiocytoma of the chest wall: CT and MR appearance［J］. J Comput Assist Tomogr，2002，26(4): 558-563.

［9］Sawai H, Kamiya A, Kurahashi S, et al. Malignant fibrous histiocytoma originating from the chest wall: Report of a case and collective review of cases［J］. Surg Today, 1998, 28(4): 459-463.

［10］An JK, Oh KK. Malignant fibrous histiocytoma of chest wall［J］. Yonsei Med J, 2005, 46(1): 177-180.

病例 ⑪ 椎管内硬膜外浆细胞瘤

■临床及影像学资料■

·患者，男性，54岁。以"胸痛3个月，双下肢麻木伴无力1个月"之主诉入院。3个月前无明显诱因出现左侧胸部疼痛，于夜间翻身及咳嗽时明显，无肢体麻木及感觉异常。在当地医院行胸部CT检查，发现"右侧肺大疱"，行"右侧肺大疱切除术"，术后症状无明显缓解，呈进行性加重，并出现背部疼痛。

·1个月前逐渐出现双下肢麻木伴无力，呈进行性加重，伴大便便秘，小便尚正常。1周前症状加重并不能行走。查体：双下肢肌张力降低，双下肢肌力0级。T9平面以下感觉减退。双侧角膜反射（＋＋），双侧腹壁反射（＋＋），双侧趾反射（＋＋）；双侧肱二头肌腱反射、肱三头肌腱反射、桡骨膜反射（＋＋），双侧膝腱反射（＋＋）。双侧Hoffmann征（－），双侧Babinski征（＋）。双侧Kernig征（－），Brudzinski征（－）。共济运动双侧稳准，Romberg征（－）。门诊以"胸椎肿瘤"收住。患病以来神志清，精神可，饮食正常，睡眠正常，体重无变化。

1. 实验室检查

血常规：红细胞计数3.65×10^{12}/L（4.30～5.80），血红蛋白113.00 g/L，白细胞计数7.82×10^9/L，中性粒细胞0.80，淋巴细胞0.14，单核细胞0.05，嗜酸细胞0，血小板计数288×10^9/L。尿常规：细菌计数77 882.40/µl，隐血（－），葡萄糖＋＋＋，白细胞＋，白细胞计数12 556/µl（参考值0～15.8）。粪常规（－）。肝肾功能：谷丙转氨酶58.70 U/L，谷草转氨酶37.00 U/L，白蛋白33.90 g/L，球蛋白32.20 g/L，钾4.0 mmol/L，钠142.00 mmol/L，氯96.40 mmol/L，钙41.00 mmol/L，直接胆红素3.10 µmol/L，间接胆红素5.30 µmol/L，总胆红素8.40 µmol/L，尿酸311.00 µmol/L，eGFR115.98（正常＞90）。肿瘤标志物十项（－）。免疫八项：IgA 0.32 g/L（0.7～3.8），IgE 40.10 IU/ml（0～100），IgG10.50 g/L（7～16），IgM 0.70 g/L（0.4～2.3），C31.16 g/L（0.8～1.85），C40.23 g/L（0.31～0.4），KAP轻链3.22 g/L（1.7～3.7），LAM轻链0.32 g/L（0.9～2.1）。尿本-周蛋白阴性，尿IgMA阴性，尿Kappa阴性，尿Lamabda阴性，尿游离Kappa阴性，尿游离Lamabda阴性。血β$_2$-MG1897.0 µg/L（＜2 300），尿β$_2$-MG50.0 µg/L（＜154）。

2. 影像学表现

（1）胸椎MRI平扫显示：T4～T6椎体水平椎管内脊髓左后方硬膜外梭形异常信号肿块，长轴与脊髓平行，与脊髓信号相比，肿块后上呈均质稍低T2，稍高T1，中等均质强化（图4-3-11A～C），肿块前下部呈均质稍高T2，稍低T1，显著均质强化。椎旁及椎板后方肿块的信号强度及强化状态与椎管内肿块后上部改变相仿，左侧椎板异常强化（图4-3-11D～F）。脊髓变细、移位；肿块与左侧竖脊肌分界模糊。

（2）CT平扫：椎管内外软组织肿块经左侧T4～T5、T5～T6椎间孔、椎小关节间隙与椎旁及椎后软组织相连（图4-3-11G、H），左侧T5～T6椎间孔略微增大，邻近椎体、附件及肋骨骨质密度、形态未见异常（图4-3-11I～K）。软组织肿块密度均匀，与脊髓分界不清，与后方竖脊肌分界尚在（图4-3-11G、H）。

3. 手术

术中探查，肿瘤位于硬膜外，呈灰红色，质韧，与硬膜粘连较紧，脊髓受压明显。剖开肿块，内呈灰白、灰黄色相间鱼肉状，质软，血供丰富。瘤组织沿左侧椎间孔突向胸腔。分块切除肿瘤，脊髓受压明显缓解。

4. 病理

术后标本，显微镜下显示纤维脂肪及骨骼肌组织内圆形细胞恶性肿瘤细胞（图4-3-11L），免组染色：LCA（－），CD38（弱＋），CD138（＋），CD20（－），CD3（±），CD79a（＋），CD43（－），MUM1（±），Bcl-6（±），CD10（弱＋），CK（－），NSE（－），Syn（－），CgA（－），Des（－），Ki67（＋15%）。病理回报浆细胞瘤。

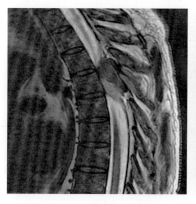
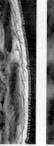
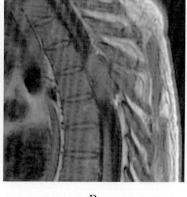
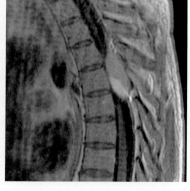

A　　　　　　　　B　　　　　　　　C

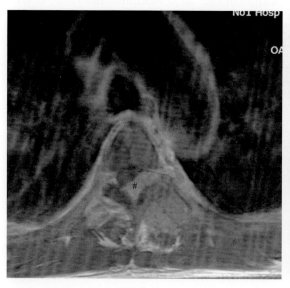
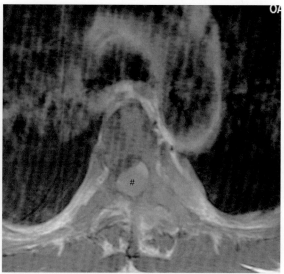

D　　　　　　　　　　　　E

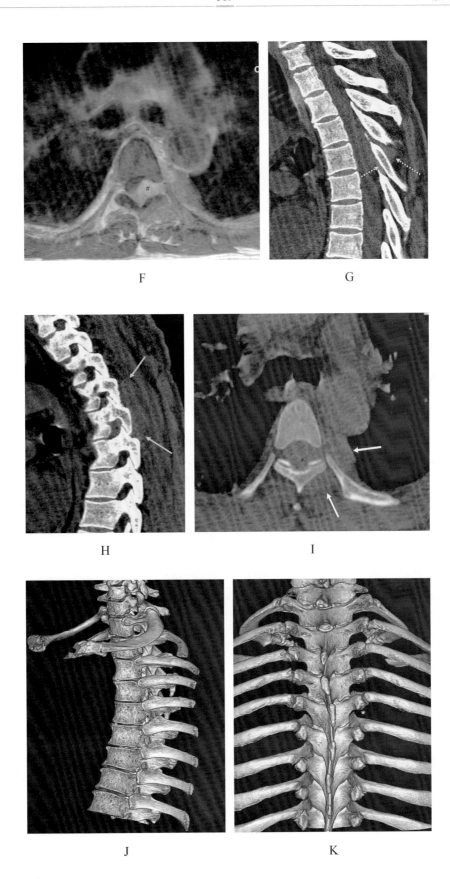

F

G

H

I

J

K

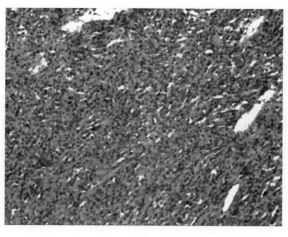

L

图4-3-11A ～ L　男性，54岁，椎管内硬膜外浆细胞瘤

图A ～ C分别为 MRI 矢状位T2WI、T1WI、T1WI增强，显示椎管内硬脊膜外梭形肿块，边缘清楚，与脊髓信号相比，肿块后上呈均质稍低T2信号，稍高T1信号，中等强化，肿块前下部呈均质稍高T2，稍低T1信号，显著强化。图D ～ F为MRI轴位T1WI增强从上向下的3个连续断面，显示肿块（#）分别向T4 ～ T5、T5 ～ T6左侧椎间孔延伸（D、F），在椎旁，椎板后方形成肿块（实箭），左侧椎板异常强化，椎板、椎旁肿块强化程度与椎管内肿块相仿。脊髓明显变细，右前移位；肿块与左侧竖脊肌分界模糊。CT矢状位纵隔窗（G、H）示左侧T4 ～ T5、T5 ～ T6椎间孔内（#）、小关节间隙内（虚箭）软组织影，T5 ～ T6椎间孔略微增大，椎板后软组织肿块呈长条状，与竖脊肌之间隐约可见低密度线。轴位骨窗（I）及表面重建（J、K）显示骨结构外形及密度未见异常，椎管内外软组织肿块密度均匀，术后肿瘤组织HE染色（HE×10）显示，肿瘤细胞弥漫成片排列，细胞排列致密，核大（L）。

■ 解　析 ■

浆细胞瘤是一种少见的肿瘤，起源于B淋巴细胞，为骨髓的一种原发性、全身性的恶性肿瘤，具有向浆细胞分化的性质。既往临床上将其分为多发性骨髓瘤（multiple myeloma，MM），骨孤立性浆细胞瘤（solitary plasmacytoma of bone，SPB）和髓外浆细胞瘤（extramedullary plasmacytoma，EMP）三类。2003年英国血液学标准化委员会/英国骨髓瘤协会指南工作组达成共识，命名了浆细胞瘤的一个新的分支——多发孤立性浆细胞瘤（multiple solitary plasmacytoma，MSP）[1]，即骨和（或）软组织发生的多部位的浆细胞瘤，且骨髓无恶性浆细胞侵犯。浆细胞瘤的

发病高峰在 50 ～ 70 岁，男性明显多于女性。40% ～ 60%的孤立性浆细胞瘤衍变为多发性骨髓瘤，演变时间2 ～ 4年[2, 3]。

1. 临床表现

椎管内硬膜外浆细胞瘤罕见，临床症状主要是脊髓及神经压迫症状，出现受累神经水平以下平面的感觉和运动障碍[4]。

2. 影像学表现

MRI的典型表现为椎管内病变呈长梭形，上下范围较长，常累及2个以上椎体范围，甚至有文献显示病灶累及7个椎体范围[5]。肿块多位于脊髓的背侧，推压脊髓移位，即使脊髓变得非常纤细，也很少被累及，椎管内肿块常

沿椎间孔向外生长，形成椎旁软组织肿块。由于肿块血管丰富，很少发生液化坏死，因此，肿瘤信号均匀。由于肿瘤细胞排列致密，细胞核大，T1WI上多呈等或稍高信号，T2WI上呈等或稍低信号[4]，增强扫描肿瘤均匀显著强化。

CT上肿块密度与脊髓密度接近，且密度均匀，因此无法确定肿块与脊髓的关系，无法准确测量肿块的大小，但对椎间孔的改变及椎管外脊柱旁的病灶特点显示优良，椎管外肿块密度均匀，强化均匀。应该强调的是，浆细胞瘤是浆细胞单克隆的异常增殖，在软组织肿块形成的同时，很容易波及邻近骨骼。对于骨骼受侵的判断，MRI明显优于CT，这是因为，在骨内软组织肿块形成并引起骨骼变形和骨质破坏之前，骨髓的成分就发生了异常。因此建议使用MRI对浆细胞瘤的骨侵犯进行筛查。

3. 鉴别诊断

本病例的影像学特征为椎管内外软组织肿块，邻近椎体及附件信号异常，无显著骨质破坏。应与椎管内神经鞘瘤及神经纤维瘤、转移瘤、淋巴瘤、脊膜瘤等疾病相鉴别。

（1）椎管神经鞘瘤及神经纤维瘤：神经鞘瘤及神经纤维瘤的瘤体呈类圆形，上下径与左右径、前后径相仿，良性椎管神经鞘瘤及神经纤维瘤沿神经束走行方向分布，不突向椎板后方，恶性神经鞘瘤及神经纤维瘤的软组织肿块虽然可累及到椎板后方，但伴有椎板明显的骨质破坏。而本病例的软组织肿块在椎管内为长条形，椎管外肿块不仅累及椎旁，而且累及椎板后方，与上述病变不同，椎板骨质破坏不明显，仅存在信号异常。

（2）转移瘤：转移瘤常表现为跨椎管内外生长的软组织肿块，肿块常呈跳跃式的多发病灶，病灶区域的椎体及附件多伴有溶骨性骨质破坏，或呈现斑片状、结节状硬化骨。跳跃式椎体附件受累、恶性肿瘤病史、短期内病灶迅

速增大、受累骨增多对转移瘤具有重要诊断价值。本病无明确骨质破坏及硬化改变。

（3）椎管内淋巴瘤：淋巴瘤的T1信号与本病相似，也沿脊髓长轴生长，但T2信号高于本病，呈等高信号，轻中度均匀强化，强化程度略低于本病，与本病单纯推压脊髓不同，淋巴瘤的肿块有包绕脊髓生长的趋势，轴位扫描显示肿块呈半月形或环形包绕脊髓[6]。

（4）椎管内脊索瘤：脊索瘤的MRI表现为T1低信号，T2明显高信号，高信号内可见分隔[7]，CT上肿块内常可见斑片状钙化灶。此与本肿瘤均质等或稍高T1信号，等或稍低T2信号不同。

除肿瘤外，一些感染性病变，类肿瘤样病变也可以表现为椎管内外的肿块，也应列入鉴别的范围[8]。

（5）椎管内结核：椎管内结核主要位于髓外硬膜下，单纯髓内或硬膜外少见。椎管内结核除肉芽肿病变外，硬脊膜广泛增厚，硬脊膜因粘连外形不整，增强扫描显示更为明显，脊髓内有类似病灶或有肿胀，蛛网膜下腔因粘连宽窄不一，脊髓表面不规则，脊髓表面有线状强化[9]。本病与硬脊膜分界不清，病变以外硬脊膜及蛛网膜下腔无粘连、增厚，脊髓信号无异常。

（6）椎管内硬膜外脓肿：椎管内硬膜外脓肿好发于胸段硬膜外，脓肿一般范围较大，与本病不同，脓肿的T1WI上呈低或等信号，T2WI上呈高信号，增强扫描呈渐进性环形强化，此外临床上出现发热，实验室检查中性粒细胞计数升高有鉴别诊断意义。

（7）滑膜囊肿：蛛网膜囊肿、脊膜膨出可表现为椎管内外肿块，相邻骨质未见明显骨质破坏，这些病变呈水样信号，而本病T2信号呈低或等信号，远远低于上述病变。

综上所述，椎管内硬膜外浆细胞瘤的肿

块范围广泛，涉及椎管内、椎旁及椎体后方，MRI检查对本病的椎管内部分及骨质侵犯敏感性高，明显优于CT，应该作为本病的首选方法。肿块在T2WI上呈稍低信号，强化均匀、显著对本病的诊断具有重要价值，结合脊髓、蛛网膜下腔、骨骼及临床表现、实验室检查有助于与其他疾病的鉴别。

（朱　力　王秋萍）

·参考文献·

［1］International Myeloma Working Group. Criteria for the classification of monoclonal gammopathies, multiple myeloma and related disorders: a report of the International Mycloma Working Group. Br J Haematol 2003; 121: 749–757.

［2］Weber DM. Solitary bone and extramedullary plasmacytoma. ［J］. Hematology, 2005: 373–376.

［3］何妙侠，朱明华，张亚明，等.脊柱孤立性浆细胞瘤的临床病理分析［J］.中华病理学杂志，2009，38（5）：307–311.

［4］Kumar A, Satyarthee GD, Sable M, et al. Solitary extramedullary plasmacytoma of thoracic epidural space presenting with dorsal compressive myelopathy: A case report and review of literature ［J］. J Neurosci Rural Pract. 2015, 6(3): 410–412.

［5］黄静君，江新青.椎管内硬脊膜下孤立性浆细胞瘤1例［J］.磁共振成像，2010，1（4）：311–312.

［6］李坚，吴吟晨，曹代荣，等.椎管内原发性淋巴瘤的MRI表现［J］.临床放射学杂志，2015，34（3）：341–345.

［7］张静，张云亭，李威，等.颅底脊索瘤的MR表现［J］.中国医学影像技术，2009，25（3）：387–389.

［8］Tali ET, Oner AY, Koc AM. Pyogenic spinal infections ［J］. Neuroimaging Clin N Am. 2015, 25(2): 193–208.

［9］Jain AK, Dhammi IK. Tuberculosis of the spine: a review.Clin Orthop Relat Res, 2007, 460(7): 39–49.

第四节　膈肌病变

病例　Bochadalek 疝

■ 临床及影像学资料 ■

· 患者，男性，60岁。以"胸闷、气短3年，加重1年"主诉入院。3年前劳累后出现气短，伴胸闷，无发热、胸痛、盗汗、乏力、咯血、呼吸困难等症状，未重视及诊治。1年前自觉上述症状稍有加重。自发病以来，精神良好，食纳、夜休可，二便正常，体重无明显变化。专科情况：胸廓呈桶状，左侧第6肋腋前线处胸廓稍塌陷，呼吸运动未见明显异常，触觉语颤无明显增强或减弱，左肺叩诊浊音，右肺叩诊清音，左侧呼吸音稍低，右侧呼吸音清，未闻及干湿性啰音。

1. 影像学表现

胸部后前位片：左肺下野斑片状影，心影及膈肌处隐约可见类圆形稍高密度影（图4-4-1A）。胸部CT平扫显示左侧后肋膈角被脂肪密度肿块填塞，肿块边缘光滑整齐，肿块上缘肺组织萎陷（图4-4-1B～D），下部左侧膈肌部分缺如，肿块经膈肌缺损处与膈下脂肪密度影相连，肿块内密度不均匀，可见点状、线状高密度影，自膈下向上延伸入胸部（图4-4-1E、F）。

2. 活检

入院后第5天行超声引导下左肺肿块穿刺活检，病理提示脂肪源性肿瘤。

3. 手术

入院后第8天手术，全麻下行胸腔镜下"左胸膜脂肪瘤切除+胸膜粘连烙断术"，术中示：左肺下叶与后胸壁轻度粘连，左胸腔膈顶处大小为10 cm×12 cm×13 cm的黄色肿块，表面光滑，质软，活动性好，局部切除。膈肌以prolene线连续缝合。

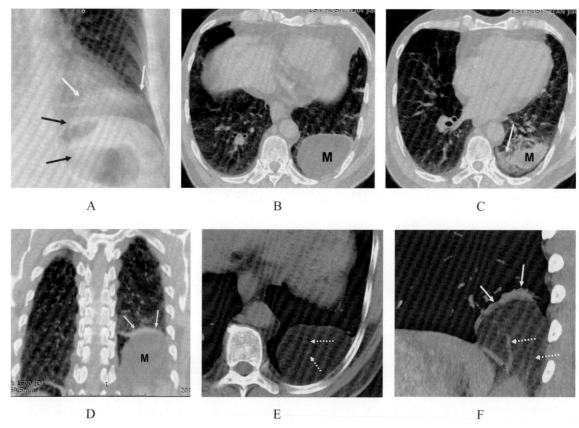

图4-4-1A～F　男性，60岁，Bochadalek疝

　　胸部X线局部放大图（A）显示左肺下野斑片状高密度影（白实箭），其下隐约可见类圆形稍高密度影（黑实箭）；CT肺窗轴位（B、C）及冠状位（D）显示肿块上缘存在萎陷不张的肺组织（白实箭），肿块边缘较光滑，CT纵隔窗轴位（E）示肿块呈脂肪样低密度，其内可见斑点状软组织密度影；斜矢状位重建（F）显示肿块填塞后肋膈角，膈肌（＊）后部缺如，后肋膈角肿块在该处与腹腔相连，肿块内多发条状高密度影（虚箭）向下延伸至膈下。注：M＝肿块。

■ 解　析 ■

　　膈疝（diaphragmatic hernia）是内疝的一种，系腹腔或腹膜后内容物经膈肌的缺损或创伤裂口进入胸腔所致，分为先天性膈疝、食管裂孔疝和后天获得性三种[1]。先天性膈疝是一种较少见的疾病，分为胸骨旁裂孔疝（Morgagni疝）和胸腹膜裂孔疝（pleuroperitoneal hiatus hernia）。食管裂孔疝即可为先天性膈疝，也可为继发性病变。外伤性膈疝好发于左侧，与严重暴力骤然发生，声门未能

及时关闭，使胸腔压力差瞬间剧增而致膈肌破裂。腹腔脏器可通过破裂孔进入胸腔形成膈疝。

　　胸腹膜裂孔疝又称Bochdalek疝，亦称腰肋三角区裂孔疝。是Bochdalek于1848年首先报道的。它是最常见的先天性膈疝，左侧好发[1]，但亦可发生于右侧或累及双侧[2, 3]。

1. 临床表现

　　主要症状分为胸部症状和腹部症状，其严

重程度与膈肌缺损大小及疝内容有关[1]。若裂孔狭小，且无胃肠道疝入者通常无症状，这类患者多因其他原因查体发现。若缺损大，大量腹腔脏器如胃、肠、大网膜、脾、肝、肾等均可疝入胸腔，致使肺部感染反复发作，或由于肺和心脏受压移位，引起胸闷、气促、心动过速、发绀等症状，严重者可发生呼吸窘迫、循环衰竭。若缺损较小，有胃肠疝入者，可引起胃肠道梗阻、绞窄甚至坏死，轻者出现恶心、呕吐、腹痛，重者出现全身中毒症状、休克，甚至死亡。

成年人症状轻且缺乏特异性表现[4]，半数以上有反复咳嗽、气喘病史，19%以上没有任何症状。

2. 病理

传统观念认为Bochdalek疝是胚胎发育期腹膜后腔未能与背侧食管肠系膜和体壁融合，导致膈肌后部先天性发育缺损。由于腹压高于胸腔压力，导致腹腔组织脏器上移至胸腔。CT的广泛应用，使得Bochdalek疝的显示率显著提高，且发病率随着年龄的增长而增加，以Caskey为代表的另一种学说认为，对于成年人的Bochdalek疝，其形成的可能原因为膈肌老化性缺损，肺部慢性疾病反复咳嗽，腹压增大导致膈疝形成[4]。

3. 影像学表现

膈肌连续性中断缺损，腹腔脂肪、血管、脏器通过膈肌缺口疝入胸腔是影像学诊断本病的依据。

由于胸部平片不能显示膈肌本身，故不能对膈肌的完整性进行评价。肺组织与脂肪及腹腔脏器的密度存在显著差异，故在正侧位胸片上表现为后肋膈角区均匀或混杂的高密度结节或肿块，与膈肌紧贴。

与胸部X线片相比，CT密度分辨率高，它能清晰显示膈肌的形态、密度，分辨肺组织、气体、脂肪、血管及脏器。李晓阳等[3]和赵伟峰等[4]人对成人Bochdalek疝的CT进行分析，其CT诊断标准为：膈肌后部局限性缺失，膈肌断端圆钝，膈后上方脂肪或软组织密度肿块通过膈肌缺失处与膈下组织器官相连，增强扫描脂肪内可见条索状血管影。膈上肺组织受压向上移位，可伴有受压肺组织萎陷[5]。

对于膈肌连续性的观察，冠状面及矢状面优于轴位[6]。当裂孔较小时，轴位通常观察不到膈肌缺口，此时膈上疝囊内多为脂肪、网膜及血管组织，极容易与胸壁脂肪瘤混淆。本病例术前误诊为"左侧胸腔脂肪密度肿块，考虑脂肪瘤可能"。若裂孔较大，可导致胃、肠管等更多腹腔结构进入胸腔，此时易做出正确诊断。回顾分析本例的CT图像，矢状位显示左侧膈肌影不连续，病灶内可见条状血管样密度影自下向膈上延伸，与单纯的脂肪瘤不完全相符，且膈下结构如左肾上移，支持腹部或腹膜后脂肪组织疝入胸内。

4. 鉴别诊断

本病例疝囊内为脂肪组织，应注意与胸壁脂肪瘤和膈上脂肪堆积鉴别。他们的鉴别要点是膈肌的连续性是否完整，本病膈肌不连续，而后两者膈肌连续性完整。另外，病变的脂肪内可见来自腹腔的血管影，后者无这一现象。

胸膜或胸壁脂肪肉瘤亦可发生于任何部位，脂肪内可见强化的软组织成分，诊断时应予鉴别。原发于胸膜的脂肪肉瘤非常罕见，患者就诊时多有胸痛、呼吸困难等症状[7]。CT扫描常呈混杂密度，病灶内部软组织成分形状不规则，形态及走行与血管不同。

综上所述，膈疝影像诊断相对容易，尤其是胃肠道疝入胸腔者更易诊断；本例之所以误诊，是由于患者没有明确的外伤史，病变部位比较少见，断裂的膈肌范围较小，疝入胸腔的仅有脂肪及血管，如没有在冠状位及矢状位对膈肌不连续这一典型征象的显示，单从横切位观察很容易和脂肪瘤混淆。鉴别诊断需要与胸内其他含脂肪成分的病变相鉴别。外伤性横膈疝严重时会引起呼吸困难或死亡，这种情况必须立即施行手术，进行横膈修补，病变与脂肪瘤的手术方案完全不同，故影像学诊断尤为重要。仔细分析图像和表现，能够确定断裂横膈的范围，应该能够得到正确诊断，这也是本例的经验所在。

（佟佳音　王秋萍）

·参考文献·

［1］郭佑民，陈起航，王玮. 呼吸系统影像学［M］.2版.上海：上海科学技术出版社.2016：1107-1119.

［2］Kikuchi S, Nishizaki M, Kuroda S, et al. A case of right-sided Bochdalek hernia incidentally diagnosed in a gastric cancer patient［J］. BMC Surgery, 2016, 16(1): 34-38.

［3］李晓阳，张德江，赵林，等.Bochdalek疝的MSCT诊断及其与代谢综合征的相关性分析［J］.中华解剖与临床杂志，2013，18（1）：57-59.

［4］赵伟峰，潘纪戍，吴国庚，等.成人Bochdalek疝的CT诊断（附42例分析）［J］.中华放射学杂志，2001，35（4）：288-291.

［5］Kumcuoglu Z, Sener RN. Bochdalek's hernia: CT findings［J］. AJR, 1992, 158(5): 1168-1169.

［6］黄理华，曹和涛，于芹，等.医源性膈疝MSCT多平面重组表现［J］.临床放射学杂志，2015，34（5）：752-755.

［7］Gaerte SC, Meyer CA, Winer-Muram HT, et al. Fat-containing Lesions of the Chest1［J］. Radiographics, 2002, 22(suppl 1): S61-S78.